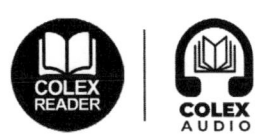 

AF275208

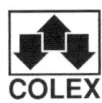
COLEX

Disfrute gratuitamente **DURANTE UN AÑO** del eBook y audiolibro de esta obra

El consentimiento informado en el ámbito médico (un enfoque comparado: España y Colombia)

- ⊘ Acceda a la página web de la editorial **www.colex.es**

- ⊘ Identifíquese con su usuario y contraseña. En caso de no disponer de una cuenta regístrese.

- ⊘ Acceda en el menú de usuario a la pestaña «Mis códigos» e introduzca el que aparece a continuación:

RASCAR PARA VISUALIZAR EL CÓDIGO

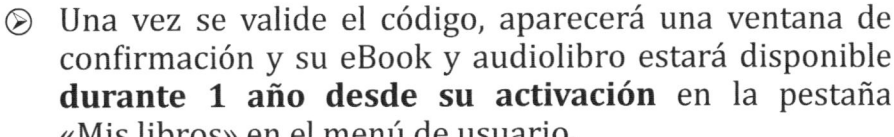

- ⊘ Una vez se valide el código, aparecerá una ventana de confirmación y su eBook y audiolibro estará disponible **durante 1 año desde su activación** en la pestaña «Mis libros» en el menú de usuario.

No se admitirá la devolución si el código promocional ha sido manipulado y/o utilizado.

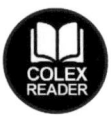

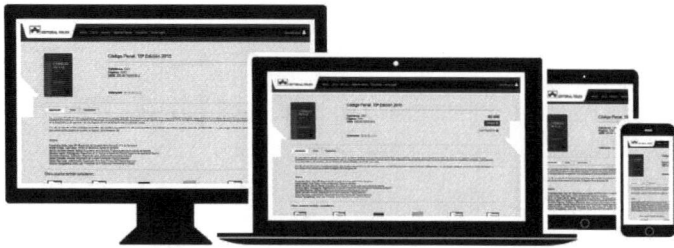

¡Gracias por confiar en Colex!

La obra que acaba de adquirir incluye de forma gratuita la versión electrónica. Acceda a nuestra página web para aprovechar todas las funcionalidades de las que dispone en nuestro lector.

Funcionalidades eBook

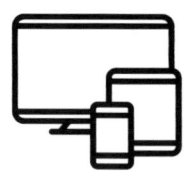

**Acceso desde
cualquier dispositivo**

**Idéntica visualización
a la edición de papel**

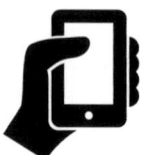

Navegación intuitiva

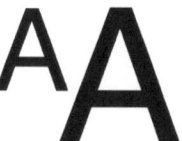

Tamaño del texto adaptable

Síguenos en:

COLECCIÓN
DERECHO SANITARIO, BIOTECNOLÓGICO Y
CIENCIAS DE LA VIDA

2

EL CONSENTIMIENTO INFORMADO EN EL ÁMBITO MÉDICO

(UN ENFOQUE COMPARADO: ESPAÑA Y COLOMBIA)

COLECCIÓN
DERECHO SANITARIO, BIOTECNOLÓGICO Y CIENCIAS DE LA VIDA

Director:

Luis SARRATO MARTÍNEZ
*Profesor de Derecho Administrativo,
Universidad Pública de Navarra. Doctor en Derecho.*

Consejo editorial:

José Francisco ALENZA GARCÍA
*Catedrático de Derecho Administrativo,
Universidad Pública de Navarra.*

Nuria AMARILLA MATEU
*Abogada especialista en Derecho
farmacéutico y Derecho alimentario.*

José María ANTEQUERA VINAGRE
*Enfermero y Abogado. Profesor de
Derecho Sanitario y Bioética de la
Escuela Nacional de Sanidad.*

María Luisa ARCOS VIEIRA
*Catedrática de Derecho Civil,
Universidad Pública de Navarra.*

Juan Luis BELTRÁN AGUIRRE
*Doctor en Derecho. Ex Presidente de
la Asociación Juristas de la Salud.*

Francisco Javier BLÁZQUEZ RUIZ
*Catedrático de Filosofía del Derecho,
Universidad Pública de Navarra.*

Francisco Miguel BOMBILLAR SÁENZ
*Profesor titular de Derecho Administrativo,
Universidad de Granada.*

Josefa CANTERO MARTÍNEZ
*Catedrática de Derecho Administrativo,
Universidad de Castilla La Mancha.*

Carlos COELLO MARTÍN
*Doctor en Derecho. Magistrado-Juez
de lo Contencioso-Administrativo.*

César CIERCO SEIRA
*Catedrático de Derecho Administrativo,
Universidad de Lleida.*

María Victoria DE DIOS VIÉITEZ
*Profesora titular de Derecho Administrativo,
Universidad de A Coruña.*

Federico DE MONTALVO JÄÄSKELÄINEN
*Profesor agregado de Derecho
Constitucional, Universidad
Pontificia Comillas (ICADE).*

Antonio EZQUERRA HUERVA
*Profesor titular de Derecho Administrativo,
Universidad de Lleida.*

Nuria GARRIDO CUENCA
*Catedrática de Derecho Administrativo,
Universidad de Castilla La Mancha.*

Cristina GIL MEMBRADO
*Catedrática de Derecho Civil,
Universidad de las Islas Baleares.*

Javier GARCÍA AMEZ
*Profesor Ay.D. de Derecho Penal,
Universidad de Oviedo.*

David LARIOS RISCO
*Miembro del Cuerpo Superior de Letrados
de la Administración de la Seguridad Social.
Presidente de la Asociación Juristas de la Salud.*

Eduardo OSUNA CARRILLO DE ALBORNOZ
*Médico. Catedrático de Medicina Legal
y Forense, Universidad de Murcia.*

Juan PEMÁN GAVIN
*Catedrático de Derecho Administrativo,
Universidad de Zaragoza.*

Juan Francisco PÉREZ GÁLVEZ
*Catedrático de Derecho Administrativo,
Universidad de Almería.*

Laura SALAMERO TEIXIDÓ
*Profesora agregada de Derecho
Administrativo, Universidad de Lleida.*

Javier SÁNCHEZ-CARO
*Profesor de Derecho Sanitario y Bioética
de la Escuela Nacional de Sanidad.*

Luis SARRATO MARTÍNEZ
*Profesor As.D. de Derecho Administrativo,
Universidad Pública de Navarra. Vocal del Comité
de Bioética de la Comunidad Foral de Navarra.*

José VIDA FERNÁNDEZ
*Profesor Titular de Derecho Administrativo
de la Universidad Carlos III de Madrid*

COLECCIÓN
DERECHO SANITARIO, BIOTECNOLÓGICO Y
CIENCIAS DE LA VIDA

2

EL CONSENTIMIENTO INFORMADO EN EL ÁMBITO MÉDICO

(UN ENFOQUE COMPARADO: ESPAÑA Y COLOMBIA)

Emma Elvira Ortiz Arciniegas

COLEX 2024

A mis padres, mi inspiración constante.
A Luisito, mi modelo a seguir.
A Marianita, mi adorada sobrina.

Agradecimientos

Quiero agradecer a todas las personas que hicieron posible cumplir esta meta.

A mis padres, por estar ahí siempre, con su amor incondicional.

A toda mi familia, de manera especial, a mi tío Álvaro Ortiz Monsalve y mi hermano Luis Roberto Ortiz Arciniegas, por sus aportes para este documento.

A mis queridas directoras de tesis doctoral, las profesoras María Teresa Picontó Novales y María Teresa Alonso Pérez por la confianza, generosidad, paciencia, amistad y apoyo permanente e incondicional.

A los doctores José Antonio Seoane, Inmaculada Vivas Tesón, y Beatriz Sáenz de Jubera Higuero por sus apreciaciones durante la defensa de este trabajo.

A las doctoras Noelia Martínez Doallo y Loreto Carmen Mate Satué por su colaboración.

A la Universidad de Zaragoza, su Escuela de Doctorado y a la Dra Yolanda Gamarra por el apoyo durante mi proceso acadómco.

A la Universidad Autónoma de Bucaramanga, directivos y personal administrativo por esta oportunidad de formación profesional.

A mis respetados colegas de la Facultad de Ciencias Jurídicas y Políticas, en especial, a los doctores Rodolfo Mantilla Jácome, Iván Santos Ballesteros y Aída Fernández de los Campos, por todo su apoyo.

A Luz Helena y María Camila García por su colaboración incondicional.

SUMARIO

RESUMEN

El consentimiento informado es para el sistema español y colombiano un asunto de profundo interés, relevancia y actualidad tanto para la medicina como para el derecho, porque ha existido una transformación en su concepción que va desde el tradicional esquema paternalista, hasta un nuevo modelo de relación clínica, en el que prevalecen los derechos y bienes más personales del individuo, como su autodeterminación, lo cual establece que su estudio se aborde desde una perspectiva ética y jurídica. Bajo las anteriores premisas se desarrolla esta obra, en la que se aplica la metodología propia del Derecho comparado, para ofrecer un panorama completo de las diferencias entre los dos ordenamientos jurídicos estudiados, así como las diversas soluciones jurisprudenciales que, en un país y en otro, se dan a los problemas que este instituto jurídico plantea. Se asume la postura de que el daño causado por la infracción de las normas aplicables a la obtención del consentimiento informado es autónomo al daño que a la salud del paciente pueda producirse como consecuencia de la intervención médica porque son dos derechos que si bien están relacionados y protegidos por el ordenamiento jurídico corresponden a bienes jurídicos distintos; esta doctrina que puede apreciarse en algunas sentencias del Tribunal Supremo español podría aplicarse en Colombia como un daño a los bienes personalísimos de especial protección constitucional establecida por la Sala Civil de la Corte Suprema de Justicia, de 5 de agosto de 2014. Del mismo modo, para la jurisdicción contencioso administrativa el incumplimiento del deber de informar al paciente los riesgos inherentes a un procedimiento clínico, constituye una falla en la prestación del servicio, por lo puede indemnizarse como una medida de reparación excepcional y complementaria a la medida de reparación no pecuniaria por la vulneración a los bienes constitucional o convencionalmente protegidos, planteada en la sentencia de unificación del Consejo de Estado, de 28 de agosto de 2014, en este último caso, cabe la posibilidad de ser otorgada de oficio por el juez.

SIGLAS Y ABREVIATURAS MÁS FRECUENTES

ACEMI	Asociación Colombiana de Empresas de Medicina Integral.
AMM	Asociación Médica Mundial.
AP	Audiencia Provincial.
Art./Arts./ art. /arts.	Artículo / Artículos.
ASSOSALUD	Asociación Nacional de Profesiones de la salud.
BOE	Boletín Oficial del Estado.
C-	Sentencia de Constitucionalidad de la Corte Constitucional de Colombia.
CADH	Convención Americana sobre Derechos Humanos.
CC. AA.	Comunidades Autónomas.
CCC	Código Civil Colombiano.
CCE	Código Civil Español.
CDFUE	Carta de los Derechos Fundamentales de la Unión Europea.
CDN	Convención Internacional sobre los Derechos del Niño.
CDPD	Convención sobre los Derechos de las Personas con Discapacidad.
CE	Constitución Española.
CEDH	Convenio Europeo para la Protección de los Derechos Humanos y Libertades Fundamentales.
C.I.	Consentimiento informado.
CIDH	Comisión Interamericana de Derechos Humanos.
Corte IDH	Corte Interamericana de Derechos Humanos.
COVID-19	Enfermedad por coronavirus de 2019.

CRPD	Comité sobre los Derechos de las Personas con Discapacidad.
EPS	Empresa Prestadora del Servicio de Salud.
etc.	Etcétera.
Excma.	Excelentísima.
Excmo.	Excelentísimo.
ICBF	Instituto Colombiano de Bienestar Familiar.
Ibidem.	Obra citada inmediatamente antes.
INSALUD	Instituto Nacional de Salud.
Intersex	Intersexual.
IVE	Interrupción voluntaria del embarazo.
LBAP	Ley 41/2002, de 14 de noviembre, básica de la autonomía del paciente y de derechos y obligaciones en materia de documentación e información clínica.
LEC	Ley de Enjuiciamiento Civil.
LGS	Ley General de Sanidad.
LJCA	Ley Reguladora de la Jurisdicción Contencioso Administrativo.
L.O.	Ley Orgánica.
LOPJM	Ley Orgánica de Protección Jurídica del Menor.
LSPIA	Ley 26/2015, de protección a la infancia y a la adolescencia, publicada el 29 de julio.
No.	Número.
op. cit.	Obra citada.
OEA	Organización de los Estados Americanos.
ONU	Organización de las Naciones Unidas.
PIDESC	Pacto Internacional de Derechos Económicos, Sociales y Culturales.
rad.	Radicado de la sentencia.
RJ / JUR	Repertorio de Jurisprudencia.
SAP	Sentencia de Audiencia Provincial.
SC-	Sentencias de la Corte Suprema de Justicia de Colombia.
SECPRE	Sociedad Española de Cirugía Plástica Reparadora y Estética
SIDA	Síndrome de inmunodeficiencia adquirida.
SMLMV	Salario mínimo legal mensual vigente.
STC	Sentencia del Tribunal Constitucional.
STS	Sentencia del Tribunal Supremo.

SU	Sentencia de Unificación de la Corte Constitucional de Colombia.
SUDH	Sistema Universal de Protección de los Derechos Humanos.
T-	Sentencia de tutela de la Corte Constitucional de Colombia.
TAC	Tomografía axial computarizada.
TEDH	Tribunal Europeo de Derechos Humanos.
TRA	Reproducción Humana Asistida.
TSJ	Tribunal Superior de Justicia.
Trans	Transgénero.
UNICEF	En inglés: Fondo de las Naciones Unidas para la Infancia.
v.	Versus.

PRÓLOGO

Conocí a la profesora Emma Elvira Ortiz Arciniegas a través de mi querida amiga y compañera Teresa Picontó Novales, Profesora Titular entonces y actualmente Catedrática de Filosofía del Derecho en la Universidad de Zaragoza. Tenía aquella el firme propósito de desarrollar su tesis doctoral y esta el empeño de que la llevara a cabo. Fue un placer —y también una oportunidad— coincidir con las dos en ese momento y colaborar a la consecución de tal objetivo, al que me sumé encantada en cuanto me di cuenta del tesón con que Emma Elvira acometía su labor académica y de la calidad de alguno de los rigurosos trabajos que presentó para avalar su pretensión. Así que nos embarcamos las tres en la elaboración de esta tesis doctoral de la que es autora la profesora Ortiz Arciniegas y que se presenta en esta publicación que ahora ve la luz.

Emma Elvira inició su tesis doctoral siendo ya profesora en la Universidad Autónoma de Bucaramanga, UNAB, (Colombia) donde desempeñaba entonces y sigue desarrollando ahora su labor docente en la Facultad de Ciencias Jurídicas y Políticas, con altos estándares de calidad a juzgar por el reconocimiento y respeto que en la misma se le profesa. Personalmente, tenía la certeza de que superaría, gracias a su perseverancia, el obstáculo que representa para la realización de una tesis doctoral las altas exigencias de las tareas docentes.

Enseguida hallamos un nexo de unión en torno a un tema en el que las tres íbamos a encontrarnos cómodas y que giraba en torno al consentimiento informado en el ámbito médico: la profesora Ortiz Arciniegas ya había trabajado sobre responsabilidad civil médica y las dos directoras podíamos aportar cada una la perspectiva propia de nuestra especialización, Derecho civil y Filosofía del Derecho.

El tema del consentimiento informado en el ámbito médico es poliédrico, presenta múltiples aristas y los numerosos problemas que suscita pueden estudiarse desde diferentes perspectivas jurídicas. Científicamente es muy interesante ahondar, como se hace en esta obra, en su doble faz —pública y privada— por la dificultad que implica la precisa delimitación entre uno y otro aspecto, cuestión que siempre me había intrigado. Por supuesto, se aborda la cuestión desde la perspectiva del Derecho privado que es la vertiente desde la que se han analizado muchos de los problemas que se generan en este ámbito. Además, se tienen en cuenta las aportaciones de la Filosofía del Derecho, —más precisamente de la bioética—, en relación a la naturaleza del consentimiento informado en el ámbito médico.

La nacionalidad colombiana de la autora aconsejaba un estudio de Derecho comparado entre el Ordenamiento jurídico colombiano, en el que ella estaba formada, y el español. La orientación comparatista se mostraría más tarde como un feliz hallazgo a la vista de las interesantes interacciones que pueden establecerse en la materia entre los dos Ordenamientos jurídicos y que fructifican en ideas y orientaciones que se recogen en esta obra.

La perspectiva dual, tanto desde el punto de vista de las disciplinas como del de los Ordenamientos, ha permitido a la autora realizar interesantes reflexiones y llegar a conclusiones que suponen notables aportaciones al conocimiento jurídico en relación al consentimiento informado.

Desde el punto de vista metodológico, esta obra responde a los parámetros habituales en la investigación jurídica que implica partir del análisis del ordenamiento jurídico y de la lectura crítica de la doctrina, lo cual permite reflexionar para llegar a conclusiones propias y nuevas en la materia. En lo que respecta a la metodología quiero destacar cómo la Dra. Ortiz Arciniegas se ha enfrentado a un muy diferente desarrollo normativo del consentimiento informado en los dos países que se comparan —España y Colombia—. En España, la Ley 41/2002, de 14 de noviembre, básica reguladora de la autonomía del paciente y de derechos y obligaciones en materia de información y documentación clínica regula esta cuestión, mientras que, en Colombia, la ausencia de regulación específica enfrenta a la autora a un panorama más complicado y menos seguro para desarrollar su estudio; sin embargo, la profesora Ortiz Arciniegas soluciona de manera sobresaliente esta dificultad recurriendo a la jurisprudencia de los Tribunales de su país, cuyas resoluciones son las que han perfilado y ofrecido soluciones a los problemas que suscita el consentimiento informado. Desde el punto de vista metodológico, por tanto, es destacable el tratamiento de la jurisprudencia en la investigación presentada que recurre de manera oportuna y acertada a las sentencias de los Tribunales colombianos a lo largo del discurso que va trabando. Además, el análisis de la jurisprudencia española no desmerece con respecto al de la colombiana, sino que, al contrario, se sitúa al mismo nivel incluyendo resoluciones tanto del Tribunal Constitucional, como sentencias de los Tribunales de diferente jurisdicción y orden, como puede fácilmente comprobarse en el cuidadoso anexo final en que se enumeran todas las sentencias estudiadas. También se citan, de manera pertinente, resoluciones de tribunales de jurisdicción internacional y de otros países diferentes a los específicamente estudiados.

La estructura dada a la obra permite analizar las principales cuestiones que suscita el consentimiento informado al mismo tiempo que permite que fluya ordenadamente el discurso desarrollado para a llegar a las conclusiones finales.

La investigación que la Doctora Ortiz Arciniegas presenta comienza con una reflexión desde la bioética acerca de la naturaleza del consentimiento informado y en el que queda bastante clara la relevancia jurídico-pública de su exigencia antes de iniciar cualquier intervención médica sobre el paciente. Las reflexiones efectuadas en esta parte de la obra revelan esa doble faceta pública y privada del consentimiento informado y su relación con derechos de la persona constitucionalmente reconocidos en ambos países, como el derecho a la integridad, el derecho a la intimidad personal, entre otros. También se desarrolla de manera clara la idea de cómo la importancia creciente del consentimiento informado y la necesidad de su regulación es paralela a la pérdida de relevancia de una forma de ejercer la Medicina que ha sido calificada de paternalista y que se encuentra en regresión, sino extinta definitivamente.

Se analiza también la regulación del consentimiento informado, partiendo de los textos internacionales de derechos humanos del ámbito internacional, europeo y americano, para pasar después a la regulación en España —estatal y autonómica— y en Colombia, anclándola convenientemente en los respectivos textos constitucionales de los dos países, con abundante y oportuna cita de doctrina constitucional. Al abordar el concepto de consentimiento informado se acentúa que debe entenderse como un proceso que se extiende a lo largo de todo el período de duración de la atención médica. Se explican todas las características que el mismo debe tener para ser eficaz y legitimar la intervención profesional sobre el paciente. Muy interesante es también el estudio de la posibilidad de revocar el consentimiento en cualquier momento y la cuestión de la renuncia a la información. Y, aunque no es un aspecto central de la obra, todas las referencias hechas a la situación generada por la pandemia sanitaria que sufrimos mundialmente son oportunas y acertadas. Se hace un análisis exhaustivo de la información que debe preceder a la prestación del consentimiento, indicando todos los datos que deben ser proporcionados al paciente, así como las características de la misma.

Un aspecto en el que ha sido muy fructífera la aplicación del método comparatista es el relativo al consentimiento de los menores de edad. La diferente perspectiva desde la que ambos Ordenamientos jurídicos contemplan esta materia es verdaderamente llamativa; la autora considera que frente al proteccionismo que caracteriza la regulación de esta cuestión en España, la perspectiva colombiana permite ver cómo, en el centro de las soluciones que tienden a dar los Tribunales, se da más preponderancia a la individualidad del menor.

La obra se cierra con un estudio acerca del daño que se genera como consecuencia de la infracción de las obligaciones que se imponen al médico debido a la necesidad de contar con el consentimiento informado; para ello, la autora ha recurrido a la doctrina y a la jurisprudencia generada en torno a la exigencia de responsabilidad civil. El estudio de esta cuestión es muy riguroso y exhaustivo, siendo destacable la posición de la autora, perfectamente argumentada, que aboga por una completa desvinculación del daño que puede causarse por la infracción de las normas reguladoras del consentimiento informado del perjuicio que puede generar la prestación médica propiamente dicha y que suele derivar en una lesión física o psíquica; estos dos tipos de daños pueden darse conjuntamente, pero puede también producirse el primero sin el segundo y viceversa. La argumentación en que apoya esta idea es, como digo, reseñable.

Esta doctrina que puede apreciarse en algunas sentencias del Tribunal Supremo español puede encontrar eco y engarce en la doctrina del daño a los bienes personalísimos de especial protección constitucional establecida por la Sala de Casación Civil de la Corte Suprema de Justicia de Colombia en el año 2014. Del mismo modo, para la jurisdicción contencioso administrativa el incumplimiento del deber de informar al paciente los riesgos inherentes a un procedimiento clínico constituye una falla en la prestación del servicio, por lo puede indemnizarse como una medida de reparación excepcional y complementaria a la «medida de reparación no pecuniaria por la vulneración a los bienes constitucional o convencionalmente protegidos» planteada en la sentencia de unificación del Consejo de estado colombiano, de 28 de agosto de 2014, en este último caso cabe la posibilidad de ser otorgada de oficio por el juez.

También se analizan, como presupuestos necesarios para la indemnizabilidad del daño, la infracción de las normas sobre consentimiento informado que equivale a la negligencia y, dentro del estudio referido al nexo causal, se da la relevancia pertinente a la teoría de la pérdida de oportunidad.

Concluyo esta presentación afirmando que el trabajo de la Doctora Doña Emma Elvira Ortiz Arciniegas consiste en una reflexión profunda sobre los problemas del consentimiento informado. El discurso elaborado cuestiona y pone en duda afirmaciones realizadas por la doctrina y se aportan ideas y soluciones novedosas al debate científico existente sobre la materia; reflexiones que, indudablemente, suponen un avance del conocimiento jurídico.

La valía de la obra fue puesta de relieve por el Tribunal que formó parte de la Comisión que la juzgó como tesis doctoral y que estuvo formado por el Catedrático de Filosofía del Derecho de la Universidad de La Coruña, Dr. D. José Antonio Seoane, por la Catedrática de Derecho civil de la Universidad de Sevilla, Dra. D.ª Inmaculada Vivas Tesón, y por la profesora de Derecho civil de la Universidad de La Rioja, Dra. D.ª Beatriz Sáenz de Jubera Higuero. La tesis obtuvo la calificación más alta posible, sobresaliente cum laude.

Personalmente quiero reseñar que para mí ha sido un placer y un honor acompañar a la profesora Ortiz Arciniegas en este proceso, pues al margen de que profesionalmente he disfrutado mucho viendo los avances de su trabajo y aprendiendo con ellos, en lo personal el camino que hemos recorrido juntas me ha revelado a una persona comprometida con su familia, con sus amigos, con su Universidad, con su país. Concibo la verdadera amistad como un valioso tesoro y me precio hoy de tenerla como amiga.

María Teresa Alonso Pérez
Catedrática de Derecho civil
Universidad de Zaragoza

INTRODUCCIÓN

En el campo médico sanitario el consentimiento informado ha venido, tras una evolución histórica, adquiriendo una participación progresiva del paciente y se ha reconocido su autonomía[1] hasta llegar a ser un fundamento moral en la sociedad[2]. De este modo, el consentimiento informado constituye la manifestación más relevante de la autonomía del paciente en su dimensión decisoria[3]; decisión que se relaciona con los derechos fundamentales de la integridad personal, el libre desarrollo de la personalidad y la dignidad humana.

El consentimiento informado[4] es para el sistema español y colombiano un asunto de profundo interés y relevancia tanto para la medicina como para el derecho, porque ha existido una transformación en su concepción que va desde el tradicional esquema paternalista, hasta un nuevo modelo de relación clínica, en el que prevalecen los derechos y bienes más personales del individuo, como su autodeterminación, lo cual establece que su estudio se aborde desde una perspectiva ética y jurídica.

Bajo las anteriores premisas y por la trascendencia que en ambos países ha adquirido el consentimiento en la prestación del servicio asistencial se desarrolla esta obra, que se ha titulado «Consentimiento Informado en el ámbito médico (Un enfoque comparado España y Colombia)»; lo cual constituye su perspectiva diferenciadora.

En su desarrollo se debe tener en cuenta que, en ambos ordenamientos, el derecho internacional y el interno se integran y constituyen un todo armónico y sistémico; que la autonomía decisoria se encuentra protegida y, por

---

1   Ángel Pelayo GONZALEZ TORRES, *El derecho a la autonomía del paciente en la relación médica. Tratamiento jurisprudencial del consentimiento informado*, Comares, Granada, 2009, pág. 1.

2   José Antonio SEOANE, «Las autonomías del paciente», en *Revista Dilemata,* núm. 3, 2010, pág. 62.

3   José Antonio SEOANE, «La construcción jurídica de la autonomía del paciente», en *EIDON*, vol. 39, núm. 39, 2013, pág.15.

4   Denominado para este trabajo consentimiento informado, médico o sanitario.

último, que el consentimiento informado adquiere una dimensión subjetiva[5] y la categoría de un derecho personalísimo[6], que admite excepciones. Sin embargo, la doctrina plantea las dificultades que aún persisten para garantizar la eficacia del consentimiento, dada su complejidad y los retos éticos que se imponen frente al avance biomédico y tecno-científico de la medicina.

También el consentimiento es *«un presupuesto de la lex artis*[7] *y, por lo tanto, un acto clínico»*[8], que se constituye en un elemento indispensable para la legalidad de la actuación médica. Para su otorgamiento se han determinado dos etapas: inicialmente, el galeno proporciona la información básica de manera gradual y continua, que contiene las implicaciones, beneficios, riesgos probables de la intervención terapéutica así como los relacionados con las circunstancias personales, los efectos adversos y las posibles alternativas de tratamiento; con base en lo anterior, el paciente consiente o rechaza su práctica con plena libertad, conforme a su proyecto de vida y de acuerdo con lo que considere más conveniente a sus propios intereses.

En el ordenamiento interno español, el consentimiento informado no aparece en el catálogo de derechos fundamentales de la Constitución de 1978, pero se basa en el respeto a los derechos a la integridad física y moral, la dignidad, el libre desarrollo de la personalidad, así como en la protección de la salud. Como fuente normativa se encuentra la Ley 41/2002, de 14 de noviembre, básica reguladora de la autonomía del paciente y de derechos y obligaciones en materia de documentación clínica. Esta regulación destaca la importancia que para el paciente tiene la información adecuada, como presupuesto para el consentimiento libre y voluntario del afectado[9]. Siendo esta ley básica, los parlamentos autonómicos han reglamentado aspectos del consentimiento informado, en el ámbito de sus respectivas competencias. A su vez, el Tribunal Constitucional en sentencia 37/2011, de 28 de marzo, en (F.F. 4 y 5) determina que el consentimiento informado es un derecho fundamental inherente a la integridad personal (art. 15 CE integridad física y moral)[10], como reconocimiento de la dignidad humana por parte del Estado y de la sociedad.

---

5   Noelia MARTÍNEZ DOALLO, *El derecho al consentimiento informado del paciente. Una perspectiva iusfundamental*, Comares, España, 2021, págs. 71-73; Gonzalo ARRUEGO RODRÍGUEZ, «La naturaleza constitucional de la asistencia sanitaria no consentida y los denominados supuestos de urgencia vital», en *Revista Española de Derecho Constitucional*, núm. 82, 2008, p. 54.

6   Corte Constitucional de Colombia, Sala Séptima de Revisión, 15.6.2016 (T-303/2016).

7   Según la RAE es el conjunto de reglas técnicas a que ha de ajustarse la actuación de un profesional en ejercicio de su arte u oficio.

8   Julio Cesar GALÁN CORTÉS, «Responsabilidad médica y el consentimiento informado», en *Revista Médica de Uruguay*, vol. XV, Uruguay, 1999, pág. 2.

9   STS (Sala de lo Civil) 30.11.2021 (RJ 2021/4355).

10   En términos de MARTÍNEZ DOALLO el Tribunal Constitucional en la argumentación de la

En lo que respecta al sistema jurídico colombiano, al igual que en España el consentimiento informado no se encuentra en la Constitución Política de 1991, pero se fundamenta en los principios de dignidad humana, libre desarrollo de la personalidad (considerado como la cláusula general de libertad), la integridad personal y la salud. A su vez, en materia legislativa se tiene lo previsto en el Código de Ética Profesional Médica[11], que corresponde a la Ley 23/1981 y su decreto reglamentario 3380 de 1981[12], junto con algunas resoluciones del Ministerio de Salud y Protección Social. Además de lo anterior, la jurisprudencia de la Corte Constitucional, considera que el consentimiento en el campo médico tiene un carácter de principio autónomo[13], que materializa otros principios constitucionales como la dignidad humana, el libre desarrollo de la personalidad, la libertad individual, y que constituye un elemento determinante para la protección de los derechos a la salud y la integridad personal[14]. En varias oportunidades se han propuesto reformas en el Congreso de la República Colombiano para modificar la Ley 23/1981 e implantar un Código de Ética acorde con los principios tanto de la Constitución Política de 1991 como de la Ley 1751 de 2015, estatutaria de salud así como una actualización pertinente con la evolución del ejercicio médico contemporáneo[15]. Estos proyectos de ley no alcanzaron a tener los debates reglamenta-

---

sentencia 37/2011 utiliza diferentes expresiones como integridad física, integridad física y moral, integridad física y psíquica e integridad personal lo que puede resultar confuso ya que el fundamento del consentimiento informado y la autodeteminación del paciente se relaciona más con la integridad moral, cuya omisión puede tener efectos sobre la salud, por lo que considera más adecuado utilizar el concepto de integridad personal. Postura que compartimos. *Vid.* Noelia MARTINEZ DOALLO, *El derecho al consentimiento informado del paciente. Una perspectiva iusfundamental, op. cit.*, pág. 155.

11   Ley 23/1981, de 18 de febrero, por la cual se dictan normas en materia de ética médica (Diario Oficial n.º 35.711, de 27.2.1981). Esta Ley constituyó en su momento histórico, uno de los más importantes logros alcanzados para la defensa del ejercicio ético de la medicina en Colombia. Su expedición por parte del Congreso Nacional fue el fruto de un prolongado proceso de estudio iniciado en el mes de enero de 1978, en el cual, participaron representantes del Ministerio de Salud, la Academia Nacional de Medicina y la Federación Médica Colombiana.

12   Decreto 3380/1981, de 30 de noviembre, por el cual se reglamenta la Ley 23/1981 (Diario Oficial n.º 35914, de 30.12.1981).

13   El componente fáctico es fundamental para determinar el alcance del principio del consentimiento informado y su fuerza normativa se logra por intermedio de la ponderación y adecuación con otros principios que entran en tensión al momento de resolver el caso particular. *Vid.* Corte Constitucional de Colombia, Sala Tercera de Revisión, 12.9.1994 (Sentencia T-401/1994).

14   Corte Constitucional de Colombia, Sala Plena, 30.11.2011 (Sentencia C-900/2011).

15   En el año 1992 se presentó el primer proyecto de reforma bajo el número 188/92 Cámara y 073/93 Senado, posteriormente la iniciativa número 135/96 Cámara y 214/98 Senado. Desde el año 2015 se han presentado 4 proyectos de ley en igual sentido, que no alcanzan a ser tramitados y por lo tanto fueron archivados, como son: Ley 218/2016 Cámara y 24/15 Senado, Más tarde los proyectos 04/2017 Cámara y dos años después la iniciativa

rios y fueron archivados con fundamento en el art. 190 de la Ley 5/1992, no obstante, debe destacarse que han permitido al Congreso hacer una importante reflexión, evidenciando la necesidad de fortalecer la figura jurídica del consentimiento informado como un proceso que requiere una comunicación clara y asertiva, antes de someterse a las intervenciones médicas.

Estas iniciativas de reforma legislativa, se constituyeron en uno de los motivos para plantear el problema de esta investigación ya que el legislador colombiano es plenamente consciente de la trascendencia de esta institución jurídica, de la cual requiere precisar lo referente al concepto de información suficiente, el consentimiento cualificado para los procedimientos médicos invasivos, y la revocación del consentimiento en cualquier momento del proceso de atención asistencial. El otro motivo que determinó el planteamiento del problema de esta investigación, es el mayor desarrollo legislativo, que existe en el sistema español relativo a los derechos y libertades involucrados en el ámbito de la salud, especialmente en lo que se refiere a la autonomía de la voluntad del paciente[16], e igualmente el mayor avance que se ha logrado en el desarrollo jurisprudencial relacionado con el daño y la condena de perjuicios en los casos de carencia de información e infracción al consentimiento informado, que permiten determinar criterios más acordes con la realidad actual para las necesidades colombianas.

Bajo esta problemática se configuró como objetivo general de este estudio determinar los elementos esenciales del consentimiento informado en el ámbito médico, en los ordenamientos jurídicos español y colombiano con sus similitudes y diferencias. En lo referente a los objetivos específicos se precisan el concepto, los elementos y la naturaleza jurídica del consentimiento informado en estos dos sistemas comparados; también se identifica el fundamento de ese consentimiento en las regulaciones constitucionales, en las normas legislativas de orden estatal, así como en el tratamiento jurisprudencial y doctrinal. Además, se analiza el consentimiento informado de las personas en situación de discapacidad y de los niños, niñas y adolescentes. Finalmente se establece cuál es el daño que se ocasiona por infracción al consentimiento informado o por déficit de la información suministrada al paciente.

En razón de los fines de esta trabajo, se consideró necesario en la delimitación del problema, hacer referencia a manera de contexto, a algunas cuestiones como la bioética, la evolución histórica, los instrumentos inter-

---

número 104/ 2019 Cámara. (éste última no alcanzó a cursar su trámite en primer debate). Finalmente, en la legislatura 2020-2021 se presentó en el Congreso de la República el proyecto de Ley 173/2020 Cámara, que corresponde al 236/2021 Senado, que también fue archivado por no haber cumplido los requisitos del art. 190 de la ley 5.ª de 1992, esto es, «ningún proyecto será considerado en más de dos legislaturas».

16 Federico DE MONTALVO JÄÄSKELÄINEN, *Menores de Edad y Consentimiento Informado*, Tirant lo Blanch, Valencia, 2019, pág. 52.

nacionales y el consentimiento contractual; igualmente se aclara que en el contenido de esta investigación no se analizan aspectos referentes al consentimiento en los tratamientos psiquiátricos, las instrucciones previas, la regulación del consentimiento en la investigación, la donación de órganos, la historia clínica, la eugenesia, la libertad religiosa, los diagnósticos prenatales y el paciente como consumidor de servicios médicos.

Para el logro de los objetivos anteriores, se utilizó la metodología descriptiva con técnicas de revisión documental, a partir de la normativa nacional e internacional, la doctrina y las sentencias que se han considerado más relevantes para el instituto jurídico que se examina. Se acude a la técnica de análisis que ofrece el derecho comparado, donde se aplica el método deductivo para concluir lo particular de lo general.

En lo que respecta a la estructura, este manuscrito se ha dividido en siete capítulos; el primero denominado la dimensión bioética del consentimiento informado, se desarrolla de manera instrumental, se revisan los aspectos bioéticos del consentimiento informado, debido a que los derechos fundamentales de las personas constituyen el eje a partir del cual se incorpora la dimensión jurídica; en este sentido, señala SEOANE: *«los derechos fundamentales expresan mejor que los derechos humanos el significado y las transformaciones jurídicas y políticas y la aportación del derecho»*[17]. Este modelo *iusfundamental*, entre otras cosas, añade la protección constitucional reforzada, la certeza y exigibilidad frente a los poderes públicos y los administrados. De manera seguida, se presenta la evolución histórica de la relación clínica, con los modelos opuestos: el paternalismo, autonomismo y como reto de la bioética una propuesta integradora como punto intermedio de los extremos enunciados. Además, merece especial atención, el desarrollo jurisprudencial de Estados Unidos sobre la autonomía, a través de la teoría del *«informed consent»* y del derecho a la *«Privacy»*, por la influencia que ha tenido en las diferentes legislaciones, en las que se encuentran las que convocan este estudio.

El segundo capítulo se titula marco normativo nacional e internacional del consentimiento informado. Como es evidente, existe un vínculo indisoluble de la autonomía decisoria con el consentimiento informado[18], por lo que esta parte constituye uno de los núcleos del texto, en la que se estudian las cuestiones fundamentales relativas al tema investigado y en especial el anclaje *iusfundamental* del principio de autonomía del paciente en la constitución, en el desarrollo legal, en la evolución jurisprudencial y doctrinal en los países escogidos para este trabajo. Además, se pone de presente que, aunque el

---

17 José Antonio SEOANE, Prólogo del Libro Noelia MARTINEZ DOALLO, *El derecho al consentimiento informado del paciente una perspectiva iusfundamental, op.cit.*, pág. 16.

18 Virginia PENTÓN GARCÍA y otros, «La ética y la bioética. Bases del consentimiento informado en Ortodoncia: modelos de diagnóstico y evaluación», en *MediSur*, vol. 7, núm. 6, 2009, págs. 42-54.

consentimiento es uno solo, puede formalizarse de diferentes maneras. El consentimiento verbal se basa en el diálogo entre médico y paciente. Por el contrario, cuando se realizan procedimientos quirúrgicos diagnósticos o terapéuticos que, dado su carácter invasivo, generan riesgos que afectan y comprometen la salud del paciente e incluso son de notoria y previsible repercusión negativa para la salud, es una exigencia normativa o jurisprudencial, que el consentimiento se otorgue por escrito.

El tercer capítulo se refiere a los elementos constitutivos para la validez del consentimiento informado, como son la información, la competencia y la voluntariedad. Respecto a la información se analizan los requisitos establecidos en la legislación y jurisprudencia para su eficacia, así como a las clases de información que el médico está obligado a entregar al paciente en la atención médica. También se examina la competencia del paciente para entender los riesgos que enfrenta por la realización del acto médico y finalmente se estudia la voluntariedad, la cual requiere que no se influya de manera indebida en su decisión.

El capítulo cuarto trata sobre las excepciones al consentimiento informado, ya que es un derecho limitado, que no es absoluto y puede ceder frente a otros derechos o principios en las situaciones previstas por la legislación en el sistema español o por la jurisprudencia constitucional del sistema colombiano.

El capítulo quinto se refiere al consentimiento informado de las personas en situación de discapacidad cognitiva, con base en los trascendentales cambios introducidos, para las personas mayores, en el sistema colombiano, con la Ley 1996 de 2019, así como en el derecho español, para los mayores de edad o los menores emancipados, con la Ley 8/2021 que les reconoce el ejercicio de su capacidad jurídica.

En el capítulo sexto se desarrolla el consentimiento informado de los niños, niñas y adolescentes, quienes participan de manera progresiva en función de su edad y madurez en la toma de decisiones relacionadas con las intervenciones sanitarias, a la luz de las últimas reformas legislativas.

Finalmente, en el capítulo séptimo, se analiza el daño derivado de la infracción del consentimiento informado en las actuaciones médicas. En esta parte del texto se acudirá a la responsabilidad civil para hacer referencia a los daños que se indemnizan cuando el facultativo no informa de manera adecuada a su paciente sobre los riesgos inherentes al procedimiento clínico, según los criterios jurisprudenciales de los tribunales españoles y colombianos, porque entiendo que es el campo dogmático en el que se ha desarrollado este conocimiento.

Sobre los resultados obtenidos, se espera que esta investigación oriente a la comunidad científica, académica y jurídica en la promoción, protección y respeto de la autonomía decisoria del paciente al recabar el consentimiento ante cualquier actuación médica[19], bien sea preventiva, diagnóstica o tera-

---

19 Excepto cuando existe una justificación constitucional.

péutica. Además, siguiendo con la idea de considerar que el paciente[20] debe recibir la información en las diferentes etapas de su tratamiento, se propone, entender el consentimiento como un proceso libre, reflexivo y cualificado[21] contribuyendo así, a una correcta *«praxis médica»*[22] en el servicio asistencial en salud. Igualmente, este trabajo puede servir como un punto de partida para futuras investigaciones, por ser un tema de relevancia jurídica y en permanente evolución.

---

20   La capacidad de comprensión y comunicación del paciente se estima la poseen la mayoría de los seres humanos adultos. Francisco LAPORTA SANMIGUEL, «Algunas incógnitas del principio de autonomía personal en tratamientos médicos» en Blanca MENDOZA BUERGO, (Ed.), *Autonomía personal y decisiones médicas. Cuestiones éticas y jurídicas*, Aranzadi, 2010, Navarra, pág. 30.

21   Es cualificado debido a que el grado de información que debe suministrarse al paciente para tomar su decisión se encuentra directamente relacionado con la complejidad del procedimiento. Así, en los casos de mayor complejidad puede exigirse que dicho consentimiento se dé por escrito para los eventos en los que la intervención o el tratamiento son altamente invasivo. Corte Constitucional de Colombia, Sala Plena, 26.04.2017 (C-246/2017).

22   La *praxis médica* consiste en prescribir, indicar o aplicar un procedimiento directo o indirecto en el diagnóstico, pronóstico y/o tratamiento de los pacientes. Pedro LAÍN ENTRALGO, *Historia de la medicina*, Masson, España, 2006, pág. 123.

CAPÍTULO I

LA DIMENSIÓN BIOÉTICA DEL CONSENTIMIENTO INFORMADO

El objeto de estudio en esta investigación es el consentimiento informado[23] en los ordenamientos jurídicos español y colombiano, que, tiene una doble connotación: por un lado, es un *«requisito previo para toda intervención médica»*[24], que responde a una necesidad ética[25] y a una obligación legal del facultativo y, al mismo tiempo, se considera como *«un derecho subjetivo y la manifestación de un derecho fundamental»*[26], el cual debe ser protegido por el ordenamiento jurídico. Esta conjunción lleva a que, como se hace a continuación, se aborde de forma contextual desde la bioética que constituye el eje de la función del derecho y de los derechos fundamentales en el ámbito asistencial. En efecto, se hará referencia a los principios de la relación clínica que: *«sigue siendo la piedra angular del acto médico»*[27] y su evolución a partir de un modelo paternalista hacia un modelo basado en la libertad y la dignidad humana.

---

23   El Tribunal Constitucional en sentencia 37/2011 de 28 de marzo, se refiere a «este instituto» cuando analiza si el consentimiento informado está dentro de la protección constitucional de la integridad física y moral, *«con lo cual podemos decir que el consentimiento informado es, al menos, un instituto jurídico»*. STC 28.3.2011 (RJ 2011/37). *Vid.* Ángel Pelayo González-Torre, «El consentimiento informado en sentencia del Tribunal Constitucional Español 37/2011 de 28 de marzo», en Cad. *IberAmer. Direito. Sanit.*, Brasília, vol. 2, núm. 2, 2013, pág. 776.

24   Miguel Kfouri Neto, *Responsabilidade civil do medico*, 5.ª ed., Revista dos Tribunais, Sao Paulo, 2003, pág. 38.

25   Rodrigo López y Patricio Vega, «Consentimiento informado en Medicina Práctica clínica e investigación biomédica», en *Revista chilena de cardiología*, vol. 36, núm. 1, 2017, págs. 57-66.

26   Noelia Martínez Doallo, *El derecho al consentimiento informado del paciente. Una perspectiva iusfundamental, op.cit.*, pág. 128.

27   Alfonso Mendoza F., «La relación médico paciente: consideraciones bioéticas», en *Revista Peruana de Ginecología y Obstetricia*, vol. 63, núm. 4, págs. 555-564.

Los derechos fundamentales *«reconocidos por fuentes constitucionales»*[28] o los que se crean interpretativamente[29], expresan mejor que los derechos humanos la base de su sistema normativo[30] y el significado de la transformación de los ordenamientos jurídicos mediante garantías como la protección constitucional reforzada y su certeza y exigibilidad frente al Estado[31].

En España el anclaje fundamental del consentimiento en el ámbito asistencial se constituye en una manifestación del ejercicio del derecho fundamental a la integridad física y moral[32] (STC 37/2011), mientras que en Colombia se materializa en los derechos fundamentales a la dignidad humana, el libre desarrollo de la personalidad y la libertad individual. (Corte Constitucional, (Sentencia T-303/16)). De ahí, que el consentimiento informado tenga un nuevo sentido, lo que conduce, a un modelo más amplio denominado *iusfundamental*, que respeta los derechos[33] del paciente, pero que tiene un abordaje diferente basado en la autonomía relacional y la confianza, para *«consolidar la naturaleza fiduciaria de las relaciones asistenciales»*[34]. Sin embargo, debido a la importancia de los bienes personales que se involucran, en la práctica sanitaria se plantean algunas controversias teóricas y prácticas; las primeras se relacionan con los cuestionamientos éticos sobre el alcance de la autodeterminación de la persona como sujeto moral[35], capaz de decidir de manera libre, según sus propios valores[36]; las segundas se refieren tanto al contenido de la información que debe recibir el paciente como a la identificación del

---

28   José Antonio SEOANE, Prólogo del Libro Noelia MARTÍNEZ DOALLO, *El derecho al consentimiento informado del paciente una perspectiva iusfundamental*, *op.cit.*, pág. 16.

29   *«A partir de una fundamentación basada en derechos fundamentales»* (denominadas normas adscritas). *Vid* Leonardo GARCÍA JARAMILLO, «Análisis de Teoría de los derechos fundamentales, de Robert Alexy», en *Ámbito jurídico*, Departamento de Gobierno y Ciencias Políticas, Universidad EAFIT (Con la colaboración de Robert Alexy), 2015, pág. 2. Accesible en: https://www.ambitojuridico.com/noticias/administrativo-y-contratacion/analisis-de-teoria-de-los-derechos-fundamentales-de-robert

30   *Ibidem.*, pág. 2.

31   José Antonio SEOANE, Prólogo del Libro Noelia MARTÍNEZ DOALLO, *El derecho al consentimiento informado del paciente una perspectiva iusfundamental*, *op.cit.*, pág. 16.

32   Gonzalo ARRUEGO RODRÍGUEZ, «Sobre el marco constitucional de la asistencia sanitaria no consentida en el ordenamiento jurídico español», en *Derecho y Salud*, vol. 15, núm. 1, 2007, pág. 125.

33   José Antonio SEOANE, «La construcción jurídica de la autonomía del paciente», *op.cit.*, pág. 34.

34   José Antonio SEOANE, Prólogo del Libro Noelia Martínez Doallo, *El derecho al consentimiento informado del paciente una perspectiva iusfundamental*, *op.cit.*, pág. 16.

35   Manuel PÉREZ FLÓREZ, «Bioética: Consentimiento Informado», *Presidente Comité de Ética, Clínica Las Condes*, vol. 13, núm. 4, 2002, pág. 2.

36   Lucía PANTOJA ZARZA, «El consentimiento informado: ¿sólo un requisito legal?», en *Revista Española de Reumatología,* vol. 31, núm, 8, 2004, pág. 477.

daño producido cuando el galeno omite recabar el consentimiento como un acto previo a la actuación sanitaria.

Con todo, el estudio sobre el consentimiento informado desde la perspectiva de los derechos fundamentales, objeto de este primer capítulo, va más allá de considerarlo como el cumplimiento de una norma, en razón a que la bioética y el derecho se nutren mutuamente[37] desde el momento en que se entrelazan los actos jurídicos en las relaciones bioéticas[38]. Así, inicialmente se revisa el concepto de bioética y se mencionan los aportes de las principales normas éticas en el ámbito europeo y americano que garantizan la autonomía decisoria en la relación sujeto-investigador y que posteriormente se extienden a la relación médico-asistencial.

Igualmente, se explican los principios éticos tradicionales de la bioética cuales son: la beneficencia, no maleficencia, la justicia y la autonomía. En este último principio se describe, además, la triple dimensión de la autonomía, planteada por SEOANE (informativa, funcional y decisoria). También, se revisa el desarrollo histórico de la relación clínica, y finalmente, se estudian los modelos asistenciales como paternalismo y autonomismo, y la propuesta intermedia *iusfundamental* que desde una perspectiva filosófica y ética toma lo mejor de estos modelos considerados extremos. Con posterioridad y en razón con la interrelación con la bioética se hace el análisis del consentimiento informado desde la perspectiva jurídica.

1.1. Relación entre bioética y derecho

Sobre lo pertinente del análisis de la bioética iniciamos recordando que, de manera tradicional, eran los médicos quienes planteaban de modo informal y poco riguroso los dilemas morales, y los teólogos se referían de modo exclusivo a los problemas de la vida o de la muerte, mientras que algunos legisladores sin conocimiento jurídico ni científico, profieren las normas sobre las ciencias de la vida[39]; estas situaciones junto con los avances de la medicina y la biología así como la aplicación de tecnologías especializadas, también conllevan la aparición de nuevos dilemas relativos a los derechos y libertades

---

37 La bioética y el derecho son: *«ingenierías sociales que tienden puentes, establecen criterios de corrección y de justicia (...). Discurren mediante la reflexión práctica, la prudencia y la deliberación para afrontar los casos difíciles que exigen una respuesta correcta». Vid.* Ernesto Jaime VIDAL GIL, «Bioética y Derecho: la positivización de los principios», en *Anales de la Cátedra Francisco Suárez*, núm. 52, 2018, pág. 24.

38 Tino QUINTANA, «Bioética y Bioderecho», en *Bioética desde Asturias*, 2012, pág. 3. Accesible en: https://www.bioeticadesdeasturias.com/bioetica-y-bioderecho/.

39 Rodolfo VÁZQUEZ, «Bioética y derecho. Retos para una agenda de discusión en México», conferencia impartida el 26 de octubre de 2012, en la Universidad Autónoma del Estado de Hidalgo, pág. 3. Accesible en: https://www.uaeh.edu.mx/campus/icsa/noticias/2/docs/2013/2/bioetica_y_derecho.pdf

de las personas[40], lo cual demuestra su transcendencia[41] y la necesidad de aplicar el pensamiento ético en el ámbito del derecho.

Se ha apuntado que la bioética tiene un origen relativamente reciente, que es una disciplina especializada de la ética general[42] y que se basa en dos elementos: el conocimiento biológico y los valores humanos[43]. Etimológicamente el término bioética proviene del griego *«bios»*, que significa vida, y *«ethos»*, que entiende costumbre. Fritz Jahr, filósofo y educador alemán, acuña por primera vez el término Bio-ética en 1926, en el texto: «La ciencia de la vida y la enseñanza de la moral. Viejos descubrimientos bajo una nueva luz» *(Die Wissenschaft vom Leben und Sittenlehre)*. Sin embargo, un año después, con el documento «Bio-ética: una perspectiva de la relación ética de los seres humanos con los animales y las plantas» *(Bio-Ethik: Eine Umschau über die ethischen Beziehungen des Menschen zu Tier und Pflanze)* fue más conocido y planteó este concepto desde el mismo título[44]. Por su parte, en América, en 1970, el oncólogo RENSSELAER POTTER, emplea el término bioética en un artículo titulado *«Bioethics: The Sicence of Survival»*[45] y un año después, en su libro *«Bioethics: bridge to the future»*[46].

El objeto del estudio de la bioética desde su origen, son las cuestiones humanas en el ciclo vital, en la salud y en la enfermedad; asimismo, se encarga de analizar los principios o normas inherentes a la conducta del ser humano; es, por tanto, la ética de la vida humana[47], la cual rechaza las posiciones que atentan contra la libertad de los individuos e impiden el diálogo

---

40   Federico DE MONTALVO JÄÄSKELÄINEN, *Menores de Edad y Consentimiento Informado, op. cit.*, pág. 44.

41   Margarita BOLADERAS CUCURELLA, *Bioética*, Síntesis, Madrid, 1998, pág. 9.

42   Carlos María ROMEO CASABONA, «El Bioderecho y la Bioética, un largo camino en común», en *Revista Iberoamericana de Bioética*, núm. 3, 2017, pág. 3.

43   Ángel Pelayo GONZALEZ TORRES, «Bioética, Bioderecho y Biopolítica, una aproximación desde España», en *Criterio Jurídico garantista*, núm. 6, 2012, pág. 13.

44   Natacha Salomé LIMA, e Irene CAMBRA BADII, La bioética según Fritz Jahr: idea y cosmovisión. Referencias contextuales y narrativas del surgimiento del concepto. V Congreso Internacional de Investigación y Práctica Profesional en Psicología XX Jornadas de Investigación Noveno Encuentro de Investigadores en Psicología del MERCOSUR. Facultad de Psicología - Universidad de Buenos Aires, Buenos Aires, 2013. Accesible en: https://www.aacademica.org/000-054/34

45   Significa una ética para la vida o para lo viviente.

46   Casi simultáneamente el Dr. André Hellengers de la Universidad de Georgetown, emitió el concepto de «Bioética Aplicada o Clínica». *Vid.* Arnulfo CORNEJO RODRÍGUEZ, *Fundamentos de la Bioética*, UNAB, Bucaramanga, 2009, pág. 76.

47   Margarita GARCÍA HUERTA, «Conocimientos, actitudes y práctica clínica del consentimiento informado en el bloque quirúrgico en el área de salud de Soria», en *Universidad de Valladolid*, (tesis doctoral dirigida por: DEL VILLAR SORDO, Valentín), España, 2015, pág. 17. Accesible en: https://www.educacion.gob.es/teseo/imprimirFicheroTesis.do?idFichero=RpCdVQejax0%3D

y la argumentación[48]. Siendo su objeto de estudio el actuar humano en el ámbito de la vida[49] la bioética examina el comportamiento humano a partir de los valores y principios morales[50]y, propone respuestas éticas sobre lo que se puede hacer y no se puede hacer, configurándose así su carácter orientativo. Como la bioética se encarga de *evaluar el conflicto entre el avance de la ciencia y el bienestar moral del ser humano*[51], se entiende como norma para la vida en la toma de decisiones que se impone en todo contexto de convivencia para contrarrestar el desequilibrio que se pueda originar por la discriminación de raza, género, religión, condición económica o política[52].

En consecuencia, se trata de un espacio discursivo interdisciplinario o transdisciplinar[53] que contempla posiciones éticas[54] donde confluyen varias disciplinas con perspectivas y metodologías propias[55]. De esta manera, busca *«construir una base común desde la cual deliberar; ser sensible a las necesidades sociales y orientar, tratar y resolver los problemas que se plantean»*[56] desde sus dos variantes: (i) la *bioética general*, que se ocupa de los valores y los principios éticos y (ii) la *bioética aplicada*, que se encarga de usar los principios generales a temas y casos específicos[57]. En términos de VÁSQUEZ la bioética es una disciplina filosófica por derecho propio y su carácter interdisciplinario debe entenderse a partir de un enfoque intermedio, con doble dimensión: como individuo en tanto agente racional autónomo y digno; y en

---

48   Asunción ÁLVAREZ DEL RÍO, «Rodolfo Vázquez, Del aborto a la clonación. Principios de una bioética liberal», en *Revista Hispanoamericana De Filosofía Crítica*, vol. 37, núm. 109, 2005, pág. 117.

49   Jorge LARRACILLA ALEGRE y otros, *Bioética para estudiantes y profesionales de la salud*, Alfil, México, 2012, pág. 11.

50   José María PARDO SÁENZ, *Bioética práctica al alcance de todos*, Rialp, Madrid, 2004, pág. 16.

51   Rodolfo VÁZQUEZ, *Bioética y Derecho. Fundamentos y problemas actuales*, 2.ª ed., Fondo de Cultura Económica, 2004, pág. 15.

52   José CARDONA ARIAS, «De la bioética a la biopolítica Sus desafíos de cerca al Siglo XXI», en *Revista de la Academia Nacional de Medicina*, vol. 30, núm. 3, 2008, pág. 148.

53   La bioética es: *«el estudio interdisciplinar y transdisciplinar orientado a la toma de decisiones éticas de los problemas planteados a los diferentes sistemas éticos, por los progresos médicos y biológicos, en el ámbito microsocial y macrosocial, micro y macroeconómico, y su repercusión en la sociedad y su sistema de valores, tanto en el presente como en el futuro»*. Francesc Abel I FABRE, *Bioética: orígenes, presente y futuro*, Instituto Borja de Bioética, en *Fundación Mapfre de Medicina*, Madrid, 2001, pág. 5.

54   Janet DELGADO RODRÍGUEZ, *Autonomía relacional: un nuevo enfoque para la bioética*, Universidad Nacional de Educación a Distancia, España, 2012, pág. 2.

55   Carlos María ROMEO CASABONA, «El Bioderecho y la bioética, un largo camino en común», *op.cit*, pág. 3.

56   Ernesto Jaime VIDAL GIL, «Bioética y Derecho: la positivización de los principios», *op. cit.*, pág. 25.

57   María de la Luz MARTÍNEZ, *Bioética para estudiantes y profesionales de Ciencias de la Salud*, Alfil, 2012, pág. 12.

la dimensión social y, por lo tanto, cumpliendo normas bajo el principio de igualdad o de justicia[58]. La bioética tiene también un campo de estudio relativo a la asistencia clínica[59] en el cual aplica un enfoque multidisciplinario y sistemático frente a los conflictos éticos y jurídicos que atañen a la relación sanitaria[60]. Sin embargo, no es exclusiva de la medicina, porque también es trascendente en la ingeniería genética[61], la reproducción humana, el final de la vida, así como la investigación y experimentación científica[62]. Además la bioética no es un sistema moral ni pretende sustituirlo[63], tampoco es una reflexión teórica y abstracta sobre los dilemas de la vida, porque desde sus comienzos ha propiciado la toma concreta de decisiones en diversos ámbitos[64]. Su importancia e interrelación con el derecho se ha valorado de varias maneras; así se afirma que la bioética recurre a la ciencia.

> «para reforzar o transformar la normatividad, y a su vez la normatividad jurídica ayuda a ampliar de manera eficaz el conocimiento científico»[65]; igualmente se señala que: «el derecho sin la bioética es ciego y la bioética sin el derecho resulta vacía»[66].

En su desarrollo la bioética ha venido enfrentado y superando diversos retos que: «hasta hace poco tiempo resultaban impensables»[67]. Incluso se afirma que: «se suscitan interrogantes para los que el Derecho y la moral no

---

58   Rodolfo VÁZQUEZ, Bioética y Derecho. Fundamentos y problemas actuales, 2.ª ed., op. cit., pág. 15.

59   Diego GRACIA GUILLÉN, «Bioética», en Carlos Maria ROMEO CASABONA, (dir.), Enciclopedia de bioderecho y bioética, T. 1.º. Cátedra Interuniversitaria Fundación BBVA– Diputación Foral de Bizkaia de Derecho y Genoma Humano, Comares, Granada, 2011, págs. 209-227.

60   Gisbert CALABUIG, Medicina Legal y Toxicología, Masson S.A., Barcelona, 2004, pág. 125.

61   La genética se ocupa de la manipulación de seres humanos y no humanos, desde equipos interdisciplinarios y desde distintas posiciones. Adela CORTINA ORTS, «Ética de las biotecnologías (Genética) ¿Un mundo justo y feliz?», en Taula, quaderns de pensament, núm. 40, 2006, pág. 1.

62   Pablo DE LORA DELTORO y Marina GASCÓN ABELLÁN, Bioética, principios, desafío, debates, edit. Alianza, Madrid, 2008, pág. 3.

63   David ROY y otros, La Bioéthique. Ses fondements et ses controverses, ERPI - Le Renouveau Pédagogique Editions, 1995, pág. 39.

64   Jaime ESCOBAR TRIANA y Chantal ARISTIZÁBAL TOBLER, «Los principios en la bioética: fuentes, propuestas y prácticas múltiples», en Revista Colombiana de Bioética, núm. 6, 2011, pág. 88.

65   Rodolfo VÁZQUEZ, Bioética y Derecho. Fundamentos y problemas actuales, Fontamara, 2013, pág. 8.

66   Diego GRACIA GUILLÉN, Fundamentos de Bioética, 2.ª ed., Triacastela, Madrid, 2007, pág. 577.

67   Marina GASCÓN ABELLÁN, Carmen GONZÁLEZ CARRASCO y Josefa CANTERO MARTÍNEZ, Derecho sanitario y bioética Cuestiones actuales, (coords), Tirant lo Blanch, 2011, pág. 3.

parecen tener respuesta»[68]debido a la complejidad para interpretar los problemas éticos. Además, se considera que la bioética es *«un puente hacia el futuro»*[69] que *«delibera si lo técnicamente correcto y posible es éticamente bueno»*[70]. Así, por ejemplo, se ha planteado que la bioética debe dar sus aportaciones para propiciar un planeta justo y sostenible lo que conllevará también la construcción de nuevos instrumentos ante nuevas realidades sociales[71]. Asimismo, existe la necesidad de establecer los mínimos universalmente exigibles por medio de una *bioética cívica*[72]. Un reto similar corresponde a garantizar la supervivencia de las futuras generaciones en un mundo multicultural mediante una *bioética global*[73]. Significa lo anterior que, la bioética se ha convertido no solo en un poderoso instrumento de reflexión intelectual, sino de elaboración de criterios orientativos para el Derecho, constituyéndose sin duda en punto de partida para la toma de decisiones en beneficio de los seres humanos[74]. De este modo, al utilizar métodos deliberativos contribuye *«al estudio y reflexión de problemas morales ligados con biomedicina, la vida, el medioambiente y a dar lineamientos éticos fundados en los valores y la dignidad humana»*[75].

1.2. Bioética y bioderecho

Estas relaciones entre la bioética y el derecho entrelazan los aspectos éticos y jurídicos y las necesidades médicas en las que el consentimiento informado es una categoría central[76]; entre esos dos conocimientos existe una

---

68   Manuel ATIENZA RODRIGUEZ, *Bioética, derecho y argumentación*, 2.ª ed., Palestra, Perú, 2010, pág. 8.

69   Ernesto Jaime VIDAL GIL, «Bioética y Derecho: la positivización de los principios», *op. cit.*, pág. 25.

70   Francesc Abel FABRE, «De Cambridge a Harvard y Georgetown, pasando por V.R. Potter», en *Bioética & Debat: Tribuna abierta del institut borja de bioética*, núm. 50, 2007, pág. 1.

71   Carlos María ROMEO CASABONA, «El Bioderecho y la bioética, un largo camino en común», *op.cit.*, pág. 5.

72   José María RODRIGUEZ MERINO, *Bioética y Derechos emergentes,* 2.ª ed., Dykinson, Madrid, pág. 33.

73   Adela CORTINA ORTS, «Bioética para el siglo XXI: construyendo esperanza», en *Revista Iberoamericana de Bioética*, núm. 1, 2016, pág. 3.

74   Carlos María ROMEO CASABONA, «El bioderecho y la bioética, un largo camino en común», *op.cit.*, pág. 187.

75   Nelson MOLINA RAMÍREZ, «La bioética: sus principios y propósitos, para un mundo tecnocientífico, multicultural y diverso», en *Revista Colombiana de Bioética*, 2013, vol. 8, núm. 2, pág. 35.

76   José Antonio SEOANE, Prólogo del Libro Noelia Martínez Doallo, *El derecho al consentimiento informado del paciente una perspectiva iusfundamental, op.cit.*, pág. 16.

relación inescindible[77.] En criterio de ROMEO CASABONA es claro que la (bio) ética y el (bio) derecho tienen el mismo objeto de estudio, pero desde ópticas diferentes, bien sea la ética o la jurídica[78], y agrega que, si la bioética no se refleja en las normas jurídicas, la sociedad quedaría sujeta a la buena o mala voluntad de las personas y, a su vez, si las normas jurídicas no se adecúan a la bioética, se extendería la injusticia a toda la sociedad[79.]

Más específicamente en el ámbito sanitario, el derecho por su propia dinámica tiene que promulgar de manera continua y progresiva sus normas, permitiendo que la bioética resuelva conflictos derivados del avance tecno-científico[80]. Para estos efectos se plantean cuatro modelos en la relación bioética y derecho[81] que son: el libertario que consiste en propiciar la libertad individual desde un espacio libre de regulación jurídica; el segundo es el liberal que está a favor de la intervención del derecho en la bioética, buscando que las reglas sean neutrales, lo que significa una mínima legislación, así se garantiza tanto la autodeterminación de las personas como la protección de la libertad; el tercer modelo es el utilitario que propone la necesidad de la intervención del derecho para maximizar los beneficios y minimizar los costos y sufrimientos de la sociedad en beneficio de un gran número de personas, asegurándole la calidad de vida y, por último, el modelo dignatario que reconoce que si bien existe la necesidad de la intervención del derecho para defender la dignidad, lo principal no es el balance de costos y beneficios, sino la igualdad, así el ser humano es el sujeto y no el objeto del derecho[82].

Por su parte, el bioderecho une la biología con el derecho y estudia los fenómenos bioéticos y los conflictos que surgen como consecuencia de la aplicación de la medicina y demás ciencias de la salud[83.] Así puede decirse

---

77 Jorge SCALA, «Bioética y Derecho», en *Persona y bioética*, vol. 8, núm. 21, 2004, pág. 36.

78 Carlos María ROMEO CASABONA, «El Bioderecho y la Bioética, un largo camino en común», *op. cit.*, pág. 3.

79 Jorge SCALA, «Bioética y Derecho», en *Persona y bioética*, *op.cit.*, pág. 36.

80 Héctor MENDOZA, «Bioderecho y derechos humanos. Principios fundamentales», en Erick VALDÉS e Ingrid BRENA SESMA, (ed.), *Bioderecho y Derechos Humanos. Perspectivas biojurídicas contemporáneas*, edit. Universidad Nacional Autónoma de México, Instituto de Investigaciones Jurídicas International, México, 2020, pág. 41.

81 Jacob DAHL RENDTORFF, «Diferentes abordajes al bioderecho y a los Derechos humanos en Europa y Latinoamérica», en Erick VALDÉS e Ingrid BRENA SESMA(ed.), *Bioderecho y Derechos Humanos. Perspectivas biojurídicas contemporáneas*, edit. Universidad Nacional Autónoma de México, Instituto de Investigaciones Jurídicas International, México, 2020, pág. 5.

82 Laura PALAZZANI, «Biolaw and Biopolicies», en *11th Global Summit of National Ethics/Bioethics Committees. Global Health, Global Ethics, Global Justice*, edit. 11th Global Summit of National Ethics/Bioethics Committees, Berlín, 2016, pág. 87.

83 Ángela APARISI MIRALLES, «Bioética, bioderecho y biojurídica. Reflexiones desde la filosofía del derecho», en *Anuario de filosofía del derecho*, núm. 24, 2007, pág. 80.

que, frente a los criterios de la bioética, el legislador, desde una perspectiva jurídica los convierte en normas buscando respetar los derechos individuales o grupales que se involucran[84]. Además, en algunos contextos se considera que el bioderecho como biojurídica, aun cuando son conceptos que, si bien se parecen, son diferentes. En criterio de APARISI, la biojurídica aborda cuestiones bioéticas, pero desde una perspectiva distinta, su función por tanto será, la de precisar aquellos principios, no morales, sino propiamente jurídicos, en los que se apoyaría el bioderecho[85].

Por tanto, a la biojurídica le corresponde reflexionar sobre la pertinencia de las normas y principios a la luz de la dignidad y de los derechos humanos, mientras que el bioderecho crea los principios y normas para proteger a las personas, y específicamente en el ámbito médico, vela por el derecho a la salud y al consentimiento del paciente como base de su autodeterminación. Para lograr este fin, es necesaria la intervención de múltiples ciencias, entre las que destacan la medicina en sus ámbitos investigativo, clínico y asistencial[86], la biología en sus dimensiones científica y tecnológica, además, la filosofía[87], la ética y la jurídica[88].

1.3. Aportes de la bioética al consentimiento informado

Ahora bien, un tema concomitante con el anterior y relevante para este trabajo es el relacionado con los aportes de los documentos internacionales al consentimiento informado que se da en un primer momento en la relación sujeto-investigador y, posteriormente, se extiende a la relación médica en el campo asistencial[89]. Si bien existe el reconocimiento del consentimiento sanitario como expresión de la autonomía del paciente, su actual protección

---

84   Carlos María ROMEO CASABONA, «El Bioderecho y la bioética, un largo camino en común», *op. cit.*, pág. 5.

85   Ángela APARISI MIRALLES, «Bioética, bioderecho y biojurídica. Reflexiones desde la filosofía del derecho», *op.cit.*, pág. 63.

86   Alicia RENDÓN LÓPEZ, «El Bioderecho como Investigación Interdisciplinaria: Respuesta Jurídica», en *Amicus Curiae*, 2006, núm. 6, 2006, pág. 1.

87   Se ha dado lugar a cuestionamientos de las relaciones posibles entre la bioética y la filosofía donde, *«la bioética es el resultado de aportes de distintos campos y la filosofía no juega un papel fundamental; o bien, la bioética es una rama de la filosofía desatendiendo la problemática planteada por los saberes científicos».* Vid. Manuel ATIENZA RODRÍGUEZ, *Bioética, derecho y argumentación, op. cit.*, pág. 3.

88   Erick VALDÉS, «Bioderecho, genética y derechos humanos. Análisis de los alcances jurídicos del bioderecho europeo y su posible aplicación en Estados Unidos como fuente de derechos humanos de cuarta generación», en *Universitas, Revista de filosofía, derecho y política*, núm. 17, 2013, págs. 159 y 160.

89   *Ibidem.*

ha sido producto del desarrollo histórico, como una forma de proteger el activo moral de la personalidad, que incluye de forma crucial la capacidad del individuo para determinar sin interferencia externa si acepta el acto médico recomendado[90].

Es así como la autonomía decisoria se protege de manera progresiva en el ámbito internacional mediante la aprobación de diferentes Tratados, Convenios, Informes y Declaraciones que, aunque no tienen carácter jurídico son de gran relevancia para el alcance de la libertad de decisión. Para su visión panorámica se enuncian de manera seguida los principales documentos deontológicos iniciando por el ámbito europeo y posteriormente por el americano.

El primer intento de establecer pautas éticas básicas en la investigación con seres humanos acontece en el año 1931; se trata de las directivas relacionadas con la experimentación en seres humanos, del Ministerio Alemán de Sanidad del Reich para Ilustración Pública y Propaganda[91]; en ella se reconoce el derecho del paciente o su sustituto legal para otorgar un consentimiento claro e indubitable para participar en ensayos clínicos y experimentos. En razón a que, después de concluida la Segunda Guerra Mundial, se conocen los experimentos médicos nazis se redacta el Código de Núremberg[92],

---

90 Federico DE MONTALVO JÄÄSKELÄINEN, *Menores de Edad y Consentimiento Informado, op. cit.*, pág. 76.

91 Juan Carlos TEALDI, «Historia y significado de las normas éticas internacionales sobre investigaciones biomédicas», en: Genoveva KEYEUX, Victor PENSCHASZADEH y Alya SAADA, (coords.), *Ética de la Investigación en seres humanos y políticas de salud pública*, UNESCO y Universidad Nacional de Colombia, Bogotá D.C., 2006, pág. 60. Sin embargo, durante la Segunda Guerra Mundial este código nunca se aplicó en los campos de concentración y de esta manera, durante investigaciones científicas fueron cometidos distintos crímenes contra la humanidad, efectuados por los médicos nazis, tales como pruebas de supervivencia bajo situaciones de hambre, congelamiento, infecciones provocadas y exposición a gas mostaza, hasta diversas mutilaciones quirúrgicas y actos de esterilización y eugenesia. PRESSEL, David, «Nuremberg and Tuskegee: lessons for contemporary American medicine», en *National Medical Association*, vol. 95, núm. 12, 2003, pág. 1217.

92 Cuatro hechos marcaron la evolución del Código de Núremberg y señalaron violaciones de los derechos de los sujetos de investigación. El primero de ellos fue el estudio realizado en 1956 en el colegio de Willowbrook, ciudad de Nueva York, en donde niños con discapacidad mental fueron inyectados con el virus de la hepatitis. El segundo, en 1963, en el Hospital Judío de enfermedades crónicas en la ciudad de Nueva York, en el cual se inyectaron células cancerosas a pacientes hospitalizados esperando la respuesta inmune a la enfermedad. El tercero ocurrió durante la Guerra Fría en Estados Unidos, en el cual se expuso a un grupo de militares a un alto nivel de radiación tratando de estudiar los efectos de dicha exposición como una forma de prepararse para una posible guerra nuclear. El último es el estudio de sífilis realizado en la ciudad de Tuskegee (1932 y 1972), en el cual se consideró investigar a un grupo de hombres afroamericanos que padecían sífilis y documentar los efectos de la enfermedad sin tratamiento a lo largo del tiempo. Según la autora, los cuatro sucesos compartían la no preocupación acerca del real significado de los derechos que tienen los sujetos que participan en una investigación. María Teresa URRUTIA,

que es considerado como el primer Código Ético reconocido internacionalmente como norma vinculante para la realización de investigaciones con seres humanos, el cual hace énfasis en la autonomía de los sujetos que se someten a una investigación[93]. Se incluye una definición de consentimiento[94] y los principios que deben cumplirse para la investigación ética en humanos. Esta regulación hace énfasis en el consentimiento voluntario, buscando que se den las garantías de buena información, sin coacción o engaño y en condiciones objetivas de libertad de elección[95].

También el Código de Núremberg determina que el sujeto debe comprender la naturaleza, la duración y el propósito del experimento, el método y los medios por los que se va a realizar, además, todos los inconvenientes y riesgos razonablemente esperables sin olvidar los efectos que sobre su salud podrían derivarse de su participación en la investigación. Asimismo, menciona que el deber y la responsabilidad para determinar la calidad del consentimiento recaen sobre el individuo que inicia, dirige o participa en la investigación y que ninguna prueba se debe llevar a cabo *a priori*, cuando se considera que puede producir la muerte de la persona[96].

«Investigación en sujetos humanos: los derechos y el desarrollo de la investigación», en *Indret*, 2009, pág. 97. Accesible en: https://pdfs.semanticscholar.org/bf6a/6d7b4a60a-d24a7391eb29fdea177fdc1a0a3.pdf?_ga=2.173695843.1363981932.1605800844-1006730544.1605800844.

93 Alonso GALLARDO MIRANDA y Francisco COLLARDO TORRES, «Ética en la investigación médica», en *Revista de la Sociedad Andaluza de Traumatología y Ortopedia*, vol. 26, núm. 2, 2008, pág. 120.

94 El art. 1 del Código de Núremberg señala que: «*el consentimiento voluntario del sujeto humano es absolutamente esencial. Esto quiere decir que la persona implicada debe tener capacidad legal para dar su consentimiento; que debe estar en una situación tal que pueda ejercer su libertad de escoger, sin la intervención de cualquier elemento de fuerza, fraude, engaño, coacción o algún otro factor coercitivo o coactivo; y que debe tener el suficiente conocimiento y comprensión del asunto en sus distintos aspectos para que pueda tomar una decisión consciente. Esto último requiere que antes de aceptar una decisión afirmativa del sujeto que va a ser sometido al experimento, debe ser explicado la naturaleza, duración y propósito del mismo, las formas mediante las cuales se llevará a cabo, todos los inconvenientes y riesgos que pueden presentar y los efectos sobre su salud o persona que puedan derivarse de su participación en el experimento. El deber y la responsabilidad de determinar la calidad del consentimiento recaen en la persona que inicia, dirige, o implica a otro en el experimento. Es un deber personal y una responsabilidad que no puede ser delegada con impunidad a otra persona*». Traducción adaptada de José Alberto MAINETTI, *Ética médica*, Quirón, La Plata, 1989, p. 112. Transcrita del «Boletín de la Oficina Sanitaria Panamericana», en *Bioética Número Especial, Juramento Hipocrático*, vol. 108, núm. 5 y 6, 1990, pág. 619.

95 Julio Cesar GALÁN CORTÉS, «Responsabilidad médica y el consentimiento informado», *op. cit.*, pág. 7.

96 José Alberto MAINETTI, Código de Núremberg, Tribunal Internacional de Núremberg, 1947, Traducción, 1989, Quirón, La Plata, Argentina, párr. 2, 3 y 4.

En Inglaterra, en 1946 se profiere el Código Internacional de Ética Médica[97], que señala entre los deberes de los médicos, el respeto por los derechos del paciente; su importancia radica en que establece las bases para el comportamiento del cuerpo médico en todo el mundo.

Posteriormente, en Finlandia, en 1964, la Asociación Médica Mundial proclama la Declaración de Helsinki[98] que, sin ser una norma jurídica, goza de gran aceptación, ya que determina los principios éticos para las investigaciones médicas en seres humanos[99]. En el punto 11 de esta declaración se establece que es un »*deber del médico proteger la vida, la salud, la dignidad, la integridad, el derecho a la autodeterminación y la intimidad del ser humano*»[100]. La mencionada declaración[101] desarrolla los principios del Código de Núremberg y los conjuga con las pautas éticas recogidas en la Declaración de Ginebra[102]. La Declaración de Helsinki se basa en que la medicina necesita de investigación y en muchas ocasiones se tiene que recurrir a la experimen-

---

97 Código Internacional de Ética Médica, de octubre (WMA, de 10.1949). Adoptado por la 3.ª Asamblea General de la Asamblea Médica Mundial Londres, Inglaterra, octubre 1949 y enmendado por la 22.ª Asamblea Médica Mundial Sídney, Australia, agosto 1968 y la 35.ª Asamblea Médica Mundial Venecia, Italia, octubre 1983.

98 En el año 1953 el Congreso de Estados Unidos aprueba el proyecto de ley Kefauver-Harris, documento que relevó la importancia del C.I. de los sujetos involucrados en investigaciones relacionadas con drogas, hecho que en el año de 1964 da origen a la Declaración de Helsinki.

99 Declaración de Helsinki, de junio (WMA, de 6.1964). Adoptada por la 18.ª Asamblea Médica Mundial, Helsinki, Finlandia, junio 1964 y enmendada en Tokio en octubre 1975. Esta Declaración ha sido objeto de diversas revisiones: Venecia en octubre 1983, Hong Kong en septiembre 1989, Sudáfrica en octubre 1996, Edimburgo en octubre 2000; Washington en 2002; Tokio en 2004; Seúl en octubre 2008 y Brasil en octubre 2013.

100 De igual modo, respecto de la participación voluntaria en las investigaciones clínicas, el art. 25 de la Declaración de Helsinki señala que: *«La participación de personas capaces de dar su consentimiento informado en la investigación médica debe ser voluntaria»*. Esta declaración incluye tres secciones, la primera de ellas dedicada a abordar lo que significa la investigación en seres humanos, por qué es necesaria y la importancia de priorizar la salud de los participantes; la segunda discute los principios básicos para la investigación reafirmando el Código de Núremberg y la tercera se refiere al cuidado en salud asociado a la investigación. Además, esta Declaración establece que en el campo de la investigación biomédica debe hacerse una distinción fundamental entre el estudio cuyo objetivo es esencialmente diagnóstico o terapéutico para el paciente y aquel cuyo objetivo es puramente científico y no representa un beneficio diagnóstico o terapéutico directo para la persona que participa en la investigación.

101 La Asociación Médica Mundial (AMM) ha actualizado la Declaración de Helsinki y la ha sometido a constantes revisiones, desarrollando así un cuerpo de principios y criterios de actuación mediante arts. que posteriormente se aplican con protocolos adicionales.

102 La Declaración de Ginebra se considera como una actualización del juramento hipocrático propuesto por la Asamblea General de la Asociación Médica Mundial, realizada en Ginebra en septiembre de 1948. En la cual se indican las bases éticas de actuación del cuerpo médico.

tación en seres humanos, por lo que, en todo caso el bienestar de las personas, debe prevalecer por encima de la ciencia y de la sociedad.

En 1981, se promulga la Declaración de Lisboa sobre los Derechos del Paciente de la Asociación Médica Mundial, que tiene como principio básico el derecho a la autodeterminación del paciente, cuyo contenido se concreta en el derecho a la toma de decisiones libres; incorpora en el art. 3 a) el derecho a *«dar o negar el consentimiento para cualquier examen, diagnóstico o terapia, asistido por la previa información clara y adecuada para que pueda tomar sus decisiones, como también el derecho a ser informado por el médico de las consecuencias provenientes en razón a la elección que realice»*[103].

Con los anteriores documentos y especialmente con el Código de Núremberg se puede concluir que las aportaciones de la bioética al consentimiento informado se hacen evidentes en Europa después de la Segunda Guerra Mundial, periodo en el que salen a la luz los experimentos médicos realizados con prisioneros de los campos de concentración; el consentimiento del paciente viene a constituir una respuesta a la necesidad de limitar los abusos cometidos[104], y se exige que se respete la dignidad y los derechos y las libertades fundamentales para proteger al ser humano en su integridad personal. También en este desarrollo histórico se precisan las principales normas éticas en el ámbito americano, que son antecedentes en la autonomía decisoria del paciente; el primer texto deontológico es la la Declaración de Derechos del Paciente de Asamblea de Representantes de la Asociación Americana de Hospitales[105], de 1973, y, aunque no fue sancionada por el poder legislativo de Estados Unidos, su importancia radica en que fue el primer documento que aprueba derechos de los pacientes y tuvo influencia en el contenido de los derechos reconocidos de manera posterior en diferentes legislaciones[106]. Respecto al consentimiento informado

---

103 Declaración de Lisboa sobre los Derechos del Paciente, de septiembre/octubre (WMA, de 9.10.1981). En el art. 3.b; establece *«el derecho a negarse de participar en investigaciones clínicas»*.

104 Alonso GALLARDO MIRANDA y Francisco COLLARDO TORRES, «Ética en la investigación médica», *op. cit.*, pág. 120.

105 Declaración de Derechos del Paciente, de 6 de febrero (Asamblea de Representantes de la AHA, de 6.2.1973). En 1970 la Comisión Conjunta de Acreditación de Hospitales Norteamericanos, en respuesta a las demandas formuladas por la Organización de Consumidores NWRO, elaboró en 1972 la Carta de Derechos de los Enfermos frente al sistema sanitario. Este documento sirvió de base para la Carta de Derechos de los Pacientes elaborada por el Consejo de Administración de la Asociación Americana de Hospitales (AHA) aprobada el 6 de febrero de 1973, adoptada por la 34ª Asamblea Médica Mundial en Lisboa en septiembre/octubre de 1981 y enmendada en Bali en septiembre de 1995 y revisada su redacción en la 171.ª Sesión del Consejo en Santiago, Chile, octubre 2005 y reafirmada en Oslo, Noruega, abril 2015.

106 A manera de ejemplo, se menciona la Ley General de Sanidad Española. *Vid.* Javier GAFO, «Historia de una nueva disciplina: la Bioética», en Carlos María ROMEO CASABONA, (coord.), *Derecho médico y bioética*, edit. Comares, Granada, 1998, pág. 96.

determina que es derecho del paciente recibir la información completa sobre el diagnóstico, tratamiento, pronóstico, alternativas y riesgos en términos que puedan ser comprendidos, así como el derecho a la libre elección de tratamiento, excepto en caso de emergencia[107].

Posteriormente, en 1978, el Informe Belmont constituye la pieza clave para la regulación ética de las investigaciones en salud. En su numeral 4 dispone que «*el paciente tiene derecho a rechazar el tratamiento en la medida que lo permita la ley. También tiene derecho a ser informado de las consecuencias médicas de su acción*». Dicho informe sirve de fundamento para la conceptualización acerca de la autonomía del paciente; además, ofrece elementos de juicio para evaluar la validez del consentimiento médico, así como profundiza en los aspectos referidos a la valoración de los riesgos y beneficios de un procedimiento médico[108] y propone los principios éticos junto con las directrices que se aplican en los sujetos de investigación. También establece como principios básicos del quehacer asistencial el respeto a las personas como seres autónomos, la beneficencia que comprende las obligaciones de no hacer daño y de maximizar los beneficios, así como la justicia, que corresponde a la equidad en la distribución de los beneficios, para satisfacer los criterios adecuados a los que el consentimiento sanitario debe ajustarse. Asimismo, señala que el procedimiento médico debe constar de tres elementos: información, comprensión y voluntariedad. Se resalta que aun cuando el Informe Belmont no posee eficacia jurídica, por no ser vinculante como un cuerpo normativo, ha influido de manera permanente, tanto en el ámbito europeo como americano, en lo relativo a la toma de conciencia ante los retos que enfrenta la bioética[109]; según GALÁN CORTÉS, a partir de este informe el consentimiento médico se conoce como auténtico, que se caracteriza por la decisión auténtica del paciente, entendiendo como tal, la que se encuentra conforme con el sistema de valores del individuo[110].

Finalmente, en 1984, la Asociación Médica de Estados Unidos con el Manual de Ética Médica buscó facilitar la toma de decisiones en la práctica clínica, la enseñanza y la investigación, por ello presenta los lineamientos

---

107   La Declaración de Derechos del Paciente (...) 3. «*El paciente tiene derecho a que su médico le comunique todo lo necesario para que pueda dar su consentimiento informado previamente a la aplicación de cualquier procedimiento o tratamiento. Excepto en las urgencias, la información que ha de darse al paciente para que pueda dar su consentimiento informado ha de incluir al menos lo relativo al procedimiento o tratamiento específico, los riesgos médicos significativos asociados y la probable duración de la discapacidad*».

108   Liliana MONDRAGÓN BARRIOS, «Consentimiento Informado: una praxis dialógica para la investigación», en *Revista de Investigación Clínica*, núm. 1, 2009, pág. 75.

109   Salvador TARODO SORIA, «La doctrina del consentimiento informado en el ordenamiento jurídico norteamericano», en *Revista Derecho y Salud*, vol. 14, núm. 1, 2006, pág. 247.

110   Julio César GALÁN CORTÉS, «Responsabilidad médica y el consentimiento informado», *op. cit.*, pág. 7.

generales para la actuación médica, según las circunstancias individuales de cada paciente[111]. En ese manual se precisa que el consentimiento sanitario es un proceso de comunicación *«en el que se debe contemplar el diagnóstico del paciente, la naturaleza, propósito, riesgos y beneficios del procedimiento propuesto y de las alternativas, incluyendo la opción de no recibir cualquier tratamiento»*[112].

En suma, los anteriores textos bioéticos que se originan en el ámbito americano, aunque no sean vinculantes, proporcionan aspectos sobre el quehacer médico y aportan elementos que favorecen el respeto por el sujeto de investigación y el paciente y su derecho a conocer lo que ocurre en las investigaciones en salud o en los tratamientos médicos, para otorgar un consentimiento válido y pleno. Se destaca que el Informe Belmont ha trascendido también al ámbito europeo. Resulta importante para nuestro trabajo mencionar que, estos instrumentos entienden el consentimiento como un proceso comunicativo lo que implica que la información proporcionada en la asistencia médica sea sucesiva y continua.

1.4. Principios de la bioética

Ante los diversos dilemas éticos que surgen a diario en la práctica médica y que tienen impacto en la sociedad, que, como hemos comentado, generan retos para el Derecho y para otras disciplinas que deben interactuar para resolverlos. Es así como, bajo este hilo conductor y para facilitar el proceso de toma de decisiones biomédicas, se han formulado diversos métodos[113] o puntos de partida denominados principios de la bioética que contribuyen a resolver diversos cuestionamientos éticos que surgen en el ámbito sanitario. En el año de 1974 el Congreso de los Estados Unidos creó la Comisión Nacional para la Protección de los Sujetos Humanos de Investigación Biomédica y del Comportamiento, con el fin de identificar los principios éticos que deberían fundamentar la investigación con seres humanos en la medicina y en las ciencias de la conducta. Producto de ello, se publicó en 1978, el Informe Belmont, del que ya se hizo referencia, con tres principios bioéticos básicos: el respeto por la autonomía, la beneficencia y la justicia[114] en el

---

111 Lois Snyder, en «Manual de Ética del American College of Physicians», en *Indret*, 2012, pág. 2. Accesible en: https://www.acponline.org/system/files/documents/running_practice/ethics/manual/spanish-ethics-manual-6th-edition.pdf .

112 Yael Schenker y otros, «Interventions to Improve Patient Comprehension in Informed Consent for Medical and Surgical Procedures: A Systematic Review» en *Med Decis Making OnlineFirst*, núm. 1, 2010, pág. 4.

113 José Antonio Seoane, «Argumentación jurídica y bioética. Examen teórico del modelo deliberativo de Diego Gracia», en *Anuario de Filosofía del Derecho*, 2016, pág. 491.

114 Juan Carlos Siurana Aparisi, «Los principios de la bioética y el surgimiento de una bioética intercultural», en *Veritas*, núm. 22, 2010, pág. 122.

desarrollo de investigaciones clínicas. Posteriormente, en 1979, BEAUCHAMP y CHILDRESS publicaron el libro «Principios de Ética Biomédica», en el cual se incorpora la no maleficencia. Se estructuran así, cuatro principios éticos para la investigación clínica que extienden su aplicación al campo médico[115], cuales son: beneficencia, no maleficencia, autonomía y justicia, que son universales debido a que constituyen el marco para analizar los problemas éticos que surgen en las ciencias biomédicas; son considerados *«elementos de un lenguaje moral común»*[116] y fundamentan la denominada *«bioética intercultural»*[117] y sobre los cuales en términos generales se afirma, que el ser humano no puede evadir estos principios al ejecutar cualquier juicio de valor cuando hay un conflicto entre ellos o se enfrenta a un dilema moral[118].

Adicionalmente, estos principios hacen parte de una moralidad común conocida también como ética del sentido común, al ser considerados como normas compartidas reconocidas por todas las personas, con el fin de promover el mejor interés del paciente y contrarrestar las condiciones que afecten la calidad de vida de las personas[119]. Es así como, se constituyen en el punto de partida en cualquier discusión en casos de *«eutanasia, trasplantes de órganos, genoma humano, optimización de recursos en medicina intensiva, la asistencia a enfermos de sida o la experimentación con un nuevo fármaco»*[120].

Sobre la aplicación de esos principios se afirma por BEAUCHAMP y CHILDRESS (1999) que, en razón a que los fundamentos de la bioética, tienen el mismo nivel, no es posible establecer entre ellos ninguna jerarquía, por tanto, en el quehacer médico, es el caso concreto el que determina qué principio debe prevalecer para resolver el dilema que se presenta. La trascendencia de estos pilares hace necesario que se trate de cada uno de ellos, para lo cual iniciamos con el de la beneficencia que, en el campo bioético,

---

115 Miguel Ángel GARCÍA PÉREZ, «Los principios de la bioética y la inserción social de la práctica médica», en *Revista de Administración Sanitaria Siglo XXI*, vol. 4, núm. 2, 2006, pág. 342. Accesible en: https://www.elsevier.es/es-revista-revista-administracion-sanitaria-siglo-xxi-261-pdf-13091842. *Vid.* TRIBUNA ABIERTA DEL INSTITUT BORJA DE BIOÈTICA, «Principios de Ética Biomédica, de Tom L. Beauchamp y James F. Childress», en *Bioètica & Debat*, vol. 17, núm. 64, 2011, pág. 2. Accesible en: http://www.ucv.ve/fileadmin/user_upload/facultad_agronomia/Producion_Animal/ProducciOn_Animal/Bioetica.pdf

116 Raanan GILLON y Ann LLOYD, *Principles of Health Care Ethics*, 1.ª ed., Wiley, 1994, pág. 333.

117 Juan Carlos SIURANA APARISI, «Los principios de la bioética y el surgimiento de una bioética intercultural», *op. cit.*, pág. 154.

118 Erick VALDÉS, «El nacimiento del bioderecho», en Erick VALDÉS e Ingrid BRENA SESMA (ed.), *Bioderecho y Derechos Humanos. Perspectivas biojurídicas contemporáneas*, edit. Universidad Nacional Autónoma de México, Instituto de Investigaciones Jurídicas International, México, 2020, pág. 19.

119 C OVALLE GÓMEZ y otros, «Educación en bioética: experiencia de un programa», en *Revista Colombiana De Bioética*, vol. 5, núm. 2, 2015, pág. 91.

120 Manuel ATIENZA RODRÍGUEZ, «Juridificar la bioética», en *Isonomía*, núm. 8, 1998, pág. 75.

no puede confundirse con la benevolencia o caridad, porque estas últimas se encuentran supeditadas a la voluntad de la persona.

1.4.1. La beneficencia

La beneficencia no se refiere al arbitrio profesional, sino que el médico actué como beneficente. En este marco, el principio de beneficencia consiste en prevenir el daño, eliminarlo o hacer el bien a otros, y por consiguiente, incluye siempre la acción, no su ausencia[121]. En general, coincide con el principio de utilidad de las éticas teleológicas, ya que la naturaleza de la beneficencia es utilitarista y una acción beneficente no se constata por su intención o motivación, sino por sus consecuencias[122].

Se trata, por lo tanto, de una «beneficencia positiva»; esto es: i) que produzca beneficios concretos y que puedan ser constatados, ii) que exista un agente que beneficie y un paciente que es beneficiado, iii) que exista un equilibrio razonable y útil entre riesgos y beneficios, y iv) que provoque consecuencias útiles para los pacientes o sujetos de experimentación[123].

Se añade que, la beneficencia no comprende todos los actos encaminados a hacer el bien, sino sólo aquellos que son una exigencia ética en el campo de la medicina. De ahí que, antes de realizar un tratamiento clínico, los médicos tienen la obligación de hacer un balance de los beneficios y sus riesgos[124]. En este este modelo existen cinco obligaciones positivas de beneficencia; cada una de ellas representa una regla, cuya observancia facilita su materialización, a saber: (i) proteger y defender los derechos de otros; (ii) prevenir el daño que pueda ocurrir a otros; (iii) quitar las condiciones que causarán daño a otros; (iv) ayudar a personas con discapacidades; y (v) rescatar a personas en peligro[125]. Al respecto se aprecia que la primera regla, se traduce en el ámbito asistencial en proteger el derecho individual del paciente de acuerdo con lo que el médico entiende por el bien. Sin embargo, se debe reconocer que los derechos individuales son un concepto heterónomo, esto es, *«que no se puede elegir por sí mismo porque la beneficencia, además de una obligación profesional, también es un derecho que está determinado por criterios*

---

121 Juan Carlos SIURANA APARISI, «Los principios de la bioética y el surgimiento de una bioética intercultural», *op. cit.*, pág. 125.

122 Raanan GILLON y Ann LLOYD, *Principles of Health Care Ethics*, 1.ª ed., *op.cit.*, pág. 334.

123 Erick VALDÉS, «El nacimiento del bioderecho», *op. cit.*, pág. 22.

124 Tom BEAUCHAMP y James CHILDRESS, *Principios de ética biomédica*, Masson, Barcelona, 1999, pág. 260.

125 Juan Carlos SIURANA APARISI, «Los principios de la bioética y el surgimiento de una bioética intercultural», *op. cit.*, pág. 126.

que no necesariamente coinciden con la persona[126] *involucrada»*[127]. Bajo estos supuestos, BEAUCHAMP y CHILDRESS señalan que, a diferencia de las obligaciones de no maleficencia, las de beneficencia son menos categóricas, porque cada individuo sólo las puede cumplir parcialmente, es decir, nadie es capaz de hacer todo el bien que es posible realizar; enfatizan el carácter ambiguo de la beneficencia y reconocen que la línea entre una obligación y el ideal moral no está determinada[128].

1.4.2. La no maleficencia

Sobre el principio de la No maleficencia se precisa que hace alusión a la obligación de no causar daño intencionadamente[129] y se inscribe en la máxima clásica *«primum non nocere»*, que significa *«lo primero no dañar»*. Se encuentra contemplado de manera implícita en el juramento hipocrático a través de la expresión *«si es para su daño (...) lo impediré»*[130]. Como se observa, el sentido de este principio es exclusivamente negativo, puesto que se trata de una abstención de dañar, que se complementa con no imponer siquiera el riesgo de provocarlo[131]. Por lo tanto, la razón del principio que se traduce una obligación general, la de no hacer daño, y se aplica por excepción los casos donde hay evidencia demostrable de que el daño es menor que el bien a obtener. Extendiendo esta interpretación al ámbito sanitario se podría justificar el daño en virtud al beneficio que produce frente a los riesgos de un procedimiento quirúrgico, o en los casos de gravar costos sociales con el fin de potenciar la salud pública, o de imponer ciertas cargas sobre un sujeto de investigación[132].

Para BEAUCHAMP y CHILDRESS, la observancia de este principio implica no causarle a otra persona daños físicos, incluyendo el dolor, o la muerte[133]. Por consiguiente, la no maleficencia coincide con las buenas prácticas médicas,

---

126 En el paternalismo moderado (*Soft Paternalism*) cuando un paciente está en riesgo, podría justificarse restringir su autonomía, por ejemplo, cuando su decisión se basa en una superstición y se puede contradecir su comprensión, ya que la beneficencia es optar por su salud y observa el deber de hacer el bien.

127 Erick VALDÉS, «El nacimiento del bioderecho», *op. cit.*, pág. 21.

128 TRIBUNA ABIERTA DEL INSTITUT BORJA DE BIOÉTICA, «Principios de Ética Biomédica, de Tom L. Beauchamp y James F. Childress», *op.cit.*, pág. 2.

129 Juan Carlos SIURANA APARISI, «Los principios de la bioética y el surgimiento de una bioética intercultural», *op. cit.*, pág. 124.

130 Domingo GARCÍA MARZA, *La apuesta ética en las organizaciones sanitarias*, Universitat Jaume I, España, 2005, pág. 41.

131 Erick VALDÉS, «El nacimiento del bioderecho», *op. cit.*, pág. 21.

132 *Ibidem.*, p. 21.

133 BEAUCHAMP y CHILDRESS, *Principios de ética biomédica, op. cit.*, pág. 193.

que le exigen al profesional de la salud proporcionar al paciente los mejores cuidados prescritos en la *lex artis* de su profesión, así como realizar las intervenciones diagnósticas y terapéuticas indicadas. Por lo que, su inobservancia, conduce a configurar actos de negligencia, imprudencia o impericia, según el caso[134].

1.4.3. Justicia

Ahora, sobre el principio de Justicia señalamos que está inspirado en la definición de Aristóteles consistente en que los iguales deben ser tratados de igual manera y los desiguales de forma desigual[135]. Además, implica la imparcialidad en la distribución de riesgos y beneficios, así como el trato equitativo de los sujetos de investigación, por lo que su aplicación se refleja en la selección justa de los participantes en estos proyectos[136]. Si bien, en la práctica clínica, el derecho a la asistencia sanitaria supone *«la obligación del poder público de proporcionar una cobertura sanitaria básica a todos los ciudadanos»*[137], la justicia se basa en que: *«debe procurarse un reparto equitativo de los beneficios y las cargas, facilitando un acceso no discriminatorio, adecuado y suficiente de las personas a los recursos disponibles, y un uso eficiente de los mismos»*[138]. En otros términos, la justicia corresponde a la distribución imparcial, equitativa, apropiada que se determina por normas de cooperación social[139].

Frente a este principio BEAUCHAMP y CHILDRESS reconocen seis reglas de distribución, competitivas entre sí: *i)* a cada uno en partes iguales, *ii)* a cada uno de acuerdo con su necesidad, *iii)* a cada uno de acuerdo con su esfuerzo, *iv)* a cada uno de acuerdo con su contribución, *v)* a cada uno de acuerdo con su mérito, y *vi)* a cada uno de acuerdo con las variaciones espontáneas del mercado[140]. Estos autores hacen notar que cada una de estas reglas representan un criterio que, aunque no es jerárquico respecto de los otros, parecen aceptar el principio de distribución de Rawls, cuando afirma que:

---

134   Jaime ESCOBAR TRIAN y Chantal ARISTIZÁBAL TOBLER, «Los principios en la bioética: fuentes, propuestas y prácticas múltiples», *op. cit.*, pág. 91.

135   Margarita GARCÍA HUERTA, «Conocimientos, actitudes y práctica clínica del consentimiento informado en el bloque quirúrgico en el área de salud de Soria», *op. cit.*, pág. 28.

136   Jaime ESCOBAR TRIANA y Chantal ARISTIZÁBAL TOBLER, «Los principios en la bioética: fuentes, propuestas y prácticas múltiples», *op. cit.*, pág. 90.

137   Pablo LORA DELTORO y Alejandra ZÚÑIGA FAJURI, *El derecho a la asistencia sanitaria Un análisis desde las teorías de la justicia distributiva*, Iustel Publicaciones, Madrid, pág. 12.

138   Pablo SIMÓN LORDA, «Diez mitos en torno al consentimiento informado», en *Anales del Sistema Sanitario de Navarra*, vol. 29, 2006, pág. 33.

139   BEAUCHAMP y CHILDRESS, *Principios de ética biomédica*, *op. cit.*, pág. 327.

140   Erick VALDÉS, «El nacimiento del bioderecho», *op. cit.*, pág. 24.

«toda desigualdad en la distribución debe estar sustentada en que aquélla que busque el mejoramiento de las condiciones de los más necesitados» [141]. A este respecto, el principio de justicia tradicional ordena una distribución eficiente y equitativa de los beneficios y cargas tanto en el ámbito de la salud como en el de investigación.

1.4.4. La autonomía

En relación con el principio de autonomía, palabra que proviene del griego *«αὐτονομία»* y significa *«autogobierno»* señalamos que está inspirado en la filosofía liberal, en la que el valor supremo es la autonomía personal[142]. La autonomía ha sido entendida de diversas maneras y en varios contextos; mientras para KANT[143] es una facultad humana que coincide con la racionalidad, definida como *«la constitución de la voluntad, por la cual es ella para sí misma una ley, independientemente de cómo estén constituidos los objetos del querer»*[144]. Para Stuart MILL la autonomía está implícita en la libertad, partiendo del hecho de que la única libertad es la de buscar el propio bien, siempre que no se prive o se obstaculice el de los demás[145].

Con respecto al sujeto, se considera que es autónomo cuando es capaz de darse sus propias normas y puede cumplirlas, y es heterónomo cuando

---

141   John RAWLS, *A Theory of Justice*, Harvard University Press, Belknap Press, Cambridge, 1999, pág. 320.
Recientemente Jhon Rawls. *Vid.* «Anales de la cátedra Francisco Suárez», núm. 55, Monográfico: 50 años de la Teoría de la Justicia, 2021, págs. 233-254.

142   Max CHARLES WORTH, *La bioética en una sociedad liberal*, 1.ª ed., Cambridge University Press, 1996, pág. 8.

143   En el campo filosófico Torralba Rossello define la autonomía en sentido ontológico y ético. *«En el sentido ontológico, supone que ciertas esferas de la realidad son autónomas respecto de otras. Es decir, hablamos de autonomía cuando una realidad está regida por su propia ley, distinta de otras leyes, pero no necesariamente incompatible con ellas, en ocasiones se ha identificado este significado ontológico de la autonomía con la autosuficiencia, en el sentido de que pueda afirmarse que una realidad no depende de ninguna otra. (...) en sentido ético podemos afirmar que una ley moral es autónoma cuando tiene en sí misma su fundamento y la razón propia de su legalidad. El hombre, como ser social, siempre estará influenciado por elementos como Las costumbres o normas para formar la personalidad de cada ser humano, que si bien podrá tomar decisiones propias, reflexionadas e incluso razonadas autónomamente, no dejarán de tener cierta influencia externa».* Francesc TORRALBA ROSSELLO, «The Limits of the Autonomy Principle. Philosophical Considerations», en Jacob DAHL RENDTORFF y Peter KEMP (ed.), *Basic Ethical Principles in European Bioethics and Biolaw, Volume II: Partners' Research*, edit. Centre for Ethics and Law, Copenhague, 2000, págs. 217-236.

144   Immanuel KANT, *Fundamentación de la Metafísica de las costumbres*, Espasa-Calpe, Madrid, 1973, pág. 101.

145   John STUART MILL, *Sobre la libertad*, edit. Centro de publicaciones Ministerio de Trabajo y Seguridad Social, Madrid, 1991, pág. 51.

estas reglas vienen dadas del exterior. Por ello, es importante, diferenciar ser autónomo, con la acción autónoma, ya que el tener la capacidad de darse a sí mismo las pautas que rigen los propios actos no implica que todos los comportamientos tengan el mismo origen, sino que en ocasiones se puede proceder por influencias externas, de manera heterónoma, sin perder por esa circunstancia la condición de individuos autónomos[146]. En este contexto, la autonomía, es un principio ético y un derecho fundamental, que garantiza la calidad de vida de las personas acorde con su proyecto de vida personal, familiar y colectivo[147] y, a su vez, se convierte en característica por excelencia de todo ser humano, por ello, tiene relación directa con el reconocimiento de la dignidad humana[148]. Todas estas posibilidades se encuentran en la base de la identidad de los seres humanos como seres morales[149]. Por ello, el entender al hombre como ser autónomo, no significa que sea independiente en forma absoluta, ya que su identidad depende de los vínculos o lazos culturales y afectivos[150].

Aun cuando la autonomía no es el único principio bioético sobre el cual se basa el consentimiento informado, si es el más sólido pilar que lo sostiene[151] y, según STAVRINIDES *en una sociedad libre, uno de los objetivos de la ley es proteger la libertad personal y la autonomía*[152]; de esta manera, el consentimiento médico al relacionarse con derechos como la libertad, el libre desarrollo de la personalidad y la dignidad humana tiene *sustancial relevancia jurídica*[153]. Sobre el alcance y contenido de la autonomía, SEOANE distingue tres dimensiones así: la decisoria, la funcional o ejecutiva y la informativa[154].

---

146 David CURBELO PÉREZ, «Principio de Autonomía, Menores y Práctica Clínica», en *Facultad de Derecho de la Universidad Nacional de Educación a Distancia*, (tesis doctoral dirigida por JUNQUERA DE ESTÉFANI, Rafael), Madrid, 2003, pág. 14. Accesible en: https://www.researchgate.net/publication/282852721_PRINCIPIO_DE_AUTONOMIA_MENORES_Y_PRACTICA_CLINICA

147 Zoila Rosa Franco Peláez, «El consentimiento informado como ejercicio de la autonomía en promoción de la salud», en *Revista hacia la promoción de la salud*, núm. 10, 2005, pág. 52.

148 Margarita Boladeras Cucurella, *Bioética, op. cit.*, pág. 30.

149 Jorge José FERRER y Juan Carlos ÁLVAREZ PÉREZ, *Para fundamentar la Bioética. Teorías y paradigmas teóricos en la bioética contemporánea*, Universidad Pontificia Comillas, Bilbao, 2003, pág. 41.

150 Julio César SCATOLINI, «Dignidad y Autonomía de la Persona. Concepto y Fundamento de los Derechos Humanos», en *Revista Perspectiva de las Ciencias Económicas y Jurídicas*, vol. 2, núm. 1, 2012, pág. 147.

151 Diego GRACIA GUILLÉN, *Fundamentos y enseñanza de la Bioética, op. cit.*, págs. 69-84.

152 Zenon STAVRINIDES, «Adolescent Patients' Consent and Refusal to MedicalTreatment: an Ethical Quandary in English Law», *Humanicus*, núm. 8, 2012, pág. 9.

153 Silvina ÁLVAREZ MEDINA, *La autonomía de las personas. Una capacidad relacional*, Centro de Estudios Políticos y Constitucionales, Madrid, 2018, pág. 14.

154 José Antonio SEOANE RODRÍGUEZ, «Las autonomías del paciente», *op.cit.*, págs. 61-75.

La dimensión decisoria, como su nombre indica, propicia el ejercicio de las elecciones libres del enfermo, en el proceso comunicativo entre los profesionales sanitarios y el paciente[155]. A su vez, la autonomía funcional o ejecutiva se refiere no solo a la facultad de una persona para tomar decisiones, sino, a su capacidad para llevar adelante lo decidido[156]. Finalmente, la informativa consiste en una facultad del paciente para disponer la información *«de carácter personal, íntima, privada y pública, de modo que pueda decidir por sí mismo cuándo y en qué condiciones procede revelar situaciones referentes a la propia vida y salud»*[157]. Estas tres dimensiones determinan la concepción integral de la autonomía que se constituye tanto en un derecho para los pacientes como en una garantía para la correcta práctica médica.

Si bien hemos utilizado el término autonomía, en realidad, en el ámbito bioético, corresponde al principio de respeto por la autonomía decisoria, que le confiere al paciente el derecho a su autodeterminación, es decir, a participar activamente en la toma de decisiones sobre su tratamiento médico[158], que complementa con la libertad para orientar el curso de la vida y la salud[159]. Aunque la autonomía no se limita al consentimiento médico, este principio se materializa en aquel[160]. De esta manera, el principio de autonomía decisoria consiste en reconocer la capacidad de la persona para tomar decisiones a partir de sus creencias y valores[161] y supone (i) el reconocimiento de la libre elección individual de planes de vida con ideales de excelencia (ii) que el Estado y los demás individuos no interfieran en esa elección, limitándose a facilitar la consecución de esos planes y la satisfacción de los ideales[162].

De lo anterior se deriva para este principio dos tipos de obligaciones: una positiva y otra negativa. La primera implica respetar el derecho que otros tienen de tomar decisiones autónomas y la segunda corresponde a no interferir, coartar o restringir por ningún medio, las acciones y decisiones de otros. En el ámbito clínico o biomédico, respetar la autonomía significa que tanto

---

155 José Antonio SEOANE RODRÍGUEZ, «El significado de la Ley Básica de Autonomía del Paciente (Ley 41/2002 de 14 de noviembre) en el sistema jurídico-sanitario español. Una propuesta de interpretación», en *Derecho y Salud*, vol. 12, núm. 1, 2004, págs. 41-60.

156 Antonio CASADO DA ROCHA, *Bioética para legos. Una introducción a la ética asistencial*, Plaza y Valdés, Madrid, 2008, pág. 56.

157 José Antonio SEOANE, «La construcción jurídica de la autonomía del paciente», *op. cit.*, pág. 22.

158 Janet DELGADO RODRÍGUEZ, *Autonomía relacional: un nuevo enfoque para la bioética*, *op. cit.*, pág. 7.

159 Zoila Rosa FRANCO PELÁEZ, «El consentimiento informado como ejercicio de la autonomía en promoción de la salud», *op. cit.*, pág. 50.

160 Enrique BRAVO ESCUDERO, «Los límites de la autonomía del paciente. Autonomía o paternalismo», en *Debática*, vol. 1, núm. 2, 2012, pág. 1.

161 Tom BEAUCHAMP y James CHILDRESS, *Principios de ética biomédica*, *op. cit.*, pág. 63.

162 Margarita BOLADERAS, *Bioética*, *op. cit.*, pág. 57.

el médico como el científico deben velar por que no exista ningún tipo de coacción externa que obligue al paciente a decidir o hacer algo contrario a su intención[163]. Más exactamente, para el consentimiento sanitario la autonomía decisoria como inviolabilidad de la dignidad humana, exige al prestador del servicio de salud, el respeto a la voluntad y las decisiones personales del paciente sobre la manera de vivir y de morir[164].

Ahora bien, para determinar las acciones autónomas, BEAUCHAMP y CHILDRESS, definen los criterios para que una persona actúe autónomamente; así en el ámbito médico un agente autónomo es aquel que posee la capacidad de actuar racionalmente, pero, a la vez, *i)* de manera informada, *ii)* comprendiendo lo informado, *iii)* con intención, iv) de manera voluntaria, *v) y* consciente, *vi)* sin coacción externa, y *vii)* adicionalmente, tiene el derecho a cambiar su decisión en caso de que su autonomía se vea disminuida[165]. También consideran estos autores que no todos los sujetos están en capacidad de tomar decisiones *«y no pueden actuar de forma suficientemente autónoma, o no pueden ser considerados autónomos, por su inmadurez, incapacidad, ignorancia, coerción o explotación»*[166]. Se entiende así que, estos casos serían excepcionales, ya que se busca de manera general proteger la dignidad humana. En este contexto, una persona autónoma[167] se comporta libremente de acuerdo con el proyecto de vida escogido[168] y, por lo tanto, una acción se cataloga como autónoma cuando actúa a) con intención, b) con comprensión y c) sin influencias externas que determinen su conducta[169].

Finalmente, sobre este principio, es necesario agregar que un sector de la doctrina señala que un autonomismo excesivo no es la solución correcta en el campo médico, debiendo buscar fórmulas equilibradas que llevarían a

---

163 Erick VALDÉS, «El nacimiento del bioderecho», *op. cit.*, pág. 20.

164 BRAVO ESCUDERO, «Los límites de la autonomía del paciente. Autonomía o paternalismo», *op. cit.*, pág. 52.

165 Tom BEAUCHAMP y James CHILDRESS, *Principios de ética biomédica, op. cit.*, pág. 66.

166 *Ibidem*., pág. 65.

167 BEAUCHAMP y CHILDRESS consideran que: *«ser autónomo no es lo mismo que ser respetado como agente autónomo. Respetar a un agente autónomo implica, como mínimo, asumir su derecho a tener opiniones propias, a elegir y a realizar acciones basadas tanto en sus valores como en sus creencias personales. Este respeto debe ser activo, y no simplemente una actitud. Implica no sólo la obligación de no intervenir en los asuntos de otras personas, sino también la de asegurar las condiciones necesarias para que su elección sea autónoma».* Ver Ester BUSQUETS ALIBÉS, «Principio de Autonomía y Beneficencia. Dos principios en tensión», en *bioética*, 2008, pág. 3. Accesible en: https://www.bioeticaweb.com/autonomasa-y-beneficiencia-dos-principios-en-tensiasn/.

168 Tom BEAUCHAMP y James CHILDRESS, *Principios de ética biomédica*, *op. cit.*, pág. 121.

169 Juan Carlos SIURANA APARISI, «Los principios de la bioética y el surgimiento de una bioética intercultural», *op. cit.*, pág. 124.

instaurar una autonomía moderada y adaptada[170], cuestión sobre la que se volverá más adelante.

Vistos ya los postulados de la bioética que la doctrina tradicional plantea, cuales son la beneficencia, no maleficencia, justicia y autonomía, precisamos que en España la Ley 44/2003, de 21 de noviembre, de ordenación de las profesiones sanitarias reconoce que la atención sanitaria técnica y profesional debe regirse no solo por normas legales sino deontológicas[171].

1.5. Críticas al principalismo

En cuanto hace a la aplicación práctica de estos principios si bien en algunas situaciones pueden resolver los conflictos que se dan en la asistencia médica y en la investigación, en otros son insuficientes para solucionar los complejos dilemas que se deben afrontar en la vida social. Por esto, algunos autores los cuestionan ya que a su juicio no proporcionan una interlocución ética adecuada, por su rigidez[172], porque tienen aplicabilidad restringida[173], producen ideologización[174] y su universalidad es solo formal[175].

Así, señalan JONSEN y TOULMIN que el enfoque del principialismo[176] como modelo de deliberación moral es incompleto, porque ni los principios ni las reglas deben entenderse como el comienzo y el fin de las decisiones morales[177]. Fundamentan su crítica en algunas premisas que valoran como

---

170 Federico DE MONTALVO JÄÄSKELÄINEN, *Menores de Edad y Consentimiento Informado, op. cit.*, pág. 23.

171 El Código de Ética y Deontología Médica, de 2011, no se publicó, no es una ley pero se considera que es una guía deontológica colegial para la profesión médica. *Vid.* Marta GESINSKA, *El consentimiento informado como garantía del principio de la autonomía del paciente: estudio comparativo de los ordenamientos jurídicos español y polaco*, Colex, A Coruña, pág. 93.

172 Albert JONSEN y Stephen TOULMIN, *The Abuse of Casuistry: A History of Moral Reasoning*, University of California Press, Berkeley, 1990, pág. 132.

173 Danner CLOUSER y Bernard GERT, «A Critique of Principalism», en *The Journal of Medicine and Philosophy*, vol. 15, núm. 2, 1990, pág. 225.

174 Daniel CALLAHAN, «Individual Good and Common Good. A Communitarian Approach to Bioethics», en *Perspectives in Biology and Medicine*, vol. 46, núm. 4, 2003, pág. 497.

175 Erick VALDÉS, «Haciendo más práctico el principialismo. La importancia de la especificación en bioética», en *Revista de Bioética y Derecho*, 2015, vol. 35, págs. 65-78.

176 El término principialismo corresponde a una corriente de pensamiento que incluye los cuatro principios bioéticos: Beneficencia, No Maleficencia, Justicia y Autonomía en las deliberaciones éticas frente a casos concretos. *Vid.* Fernando LOLAS STEPKE, «Enciclopedia de Derecho y bioética», en Carlos María ROMEO CASABONA, (Dir)., *Catedra de Derecho y Genoma Humano, Universidad de Deusto*.

177 Albert JONSEN y Stephen TOULMIN, *The Abuse of Casuistry: A History of Moral Reasoning*, *op. cit.*, pág. 200.

incorrectas: sostienen que el principialismo tiene aspiraciones de otorgar solución definitiva a los problemas que aborda y que los principios, por su rigidez, colapsan frente a los casos complejos, porque no existen criterios para jerarquizarlos[178]. En igual sentido crítico, CLOUSER y GERT consideran que los principios son un conjunto de normas generales y vagas, relacionadas con consideraciones éticas y problemas morales, pero no son prácticos. Expresan, además, que están en contradicción entre sí y, por lo tanto, no tienen ninguna relación sistemática entre ellos[179]. Igualmente, CALLAHAN afirma que los problemas bioéticos no pueden ni deben reducirse a una cuestión de autonomía individual, ni a la toma de decisiones en cada caso concreto y cuestiona el principialismo porque olvida el interés público y el bien común[180]. Para CASASOLA RIVERA la experiencia moral no puede reducirse a esos cuatro principios rectores porque no ofrecen una base epistemológica objetiva para tomar decisiones, sino que están sujetos a múltiples interpretaciones de acuerdo con marcos axiológicos diversos; además, en el aspecto clínico y específicamente en la investigación biomédica, los desafíos éticos son muchos, que no alcanzan a resolverse con estos postulados[181].

En cuanto a la doctrina española GRACIA[182] y ATIENZA cuestionan el sistema tradicional de principios y formulan argumentos para transformarlos. GRACIA plantea la deliberación como método de la ética clínica[183], que consiste en el razonamiento sobre hechos, valores y deberes que aplica principios abstractos, circunstancias específicas y consecuencias predecibles[184]. Dicho método comprende sentimientos, valores, creencias, esperanzas, tradiciones y expectativas, porque estos elementos están presentes cuando una per-

---

178 Erick VALDÉS, «El nacimiento del bioderecho», *op. cit.*, pág. 27.

179 Danner CLOUSER y Bernard GERT, «A Critique of Principalism», *op.cit.*, pág. 228.

180 Daniel CALLAHAN, «Individual Good and Common Good. A Communitarian Approach to Bioethics», *op. cit.*, pág. 500.

181 Wilmer CASASOLA RIVERA, «Más allá del principialismo: hacia una reconceptualización de la bioética», en *Revista de Filosofía Praxis*, núm. 73, 2016, pág. 74.

182 Diego GRACIA reconoce tres tradiciones: *«una propiamente médica, de origen hipocrático y que ha inspirado el ideal de la beneficencia en la ética médica occidental durante más de veinte siglos; otra, que surgió en la Modernidad, de la mano de un enfoque más jurídico que enfatiza la idea de autonomía y la reclamación de los derechos; y la que tiene más en cuenta una dimensión sociopolítica, cuyas raíces se encuentran en la Grecia clásica, pero que se ha ido reformulando a lo largo del tiempo en torno a la idea de justicia».* Lydia FEITO GRANDE, «Fundamentos de Bioética, de Diego Gracia», en *Bioética & Debat*, vol. 17, núm. 64, 2011, pág. 9.

183 Diego GRACIA GUILLÉN, «La deliberación moral: el método de la ética clínica», en *Medicina Clínica*, núm. 117, 2001, págs. 18-23.

184 José Antonio SEOANE, «Argumentación jurídica y bioética. Examen teórico del modelo deliberativo de Diego Gracia», *op. cit.*, pág. 492.

sona toma una decisión[185]. En su obra «Fundamentos de bioética»[186] propone jerarquizar los cuatro principios de la bioética, para salvaguardar los valores y resolver los conflictos que se dan en la práctica médica y formula dos categorías referidas a: *«(i) los principios de mayor peso moral o deberes de obligación perfecta, que corresponden a no maleficencia y justicia y (ii) los principios de menor peso moral o deberes de obligación imperfecta»*, que hacen alusión a la autonomía y beneficencia[187]. Como muestra este modelo, es esencial diferenciar los niveles, porque el ser humano no se limita al ámbito de lo privado, tiene también una dimensión pública, de convivencia y socialización. Por lo que los principios de dividen en dos niveles: en el primero de ellos incluye la no maleficencia[188] y la justicia[189], considerados como los deberes morales perfectos que conforman la ética de mínimos y pertenecen al ámbito de lo público, por ello son de obligatorio cumplimiento. En el segundo nivel se encuentra la beneficencia y la autonomía, considerados deberes imperfectos que se relacionan con la vida moral en la que cada individuo debe ser respetado en su diversidad. Adicionalmente, pertenecen al ámbito de lo privado y corresponden a la ética de máximos[190]. En caso de que se produzca un conflicto entre los principios, plantea que deben garantizarse los mínimos, que son los que posibilitan los máximos, así, por más que la libertad personal tenga relevancia, ésta no puede poner en duda las obligaciones de la justicia. Esa jerarquización de los principios que hace GRACIA permite considerar la

---

185 Diego GRACIA, «Philosophy: ancient and contemporary approaches», en Jeremy SUGARMAN and Daniel P. SULMASY (ed.), *Methods in medical ethics*, 2nd edition, Washington D. C., Georgetown University Press, 2010, pág. 68.

186 Diego GRACIA GUILLÉN, *Fundamentos de Bioética*, 2.ª ed., *op.cit.*, págs. 395-505.

187 *Ibidem.*, pág. 396.

188 La no maleficencia *«asegura la integridad física de las personas. Es la garantía de que los seres humanos no serán dañados, ya sea por ejecución de una acción dañina o por omisión de una acción debida para evitar el daño»*. Lydia FEITO GRANDE, «Fundamentos de Bioética, de Diego Gracia», *op. cit.*, pág. 10.

189 La justicia *«asegura la no discriminación, el acceso igualitario a los bienes y recursos sociales»*. *Ibidem.*, pág. 10.

190 Por su parte, FERRER y ÁLVAREZ consideran que cada principio contiene dos caras, una de gestión pública y otra de gestión privada y de cada una de ellas emanan unas normas. Será en estas normas y no en los principios, donde se establezca una jerarquía. Las normas de gestión pública conformarán la ética de mínimos y por ello serán jerárquicamente anteriores a las de gestión privada, que se referirán a la ética de máximos. Esta ética de mínimos comprenderá no sólo las normas de gestión pública recogidas por el Derecho, sino también otras que exige la sociedad, aunque no estén desarrolladas en forma de leyes. El principio de autonomía es entendido como el respeto a las decisiones autónomas y defienden que, si bien una buena parte de las normas derivadas de este principio pertenecen al nivel privado, hay otras que están reguladas por leyes y se nos pueden exigir coercitivamente, por lo que pertenecen al nivel público. FERRER y ÁLVAREZ PÉREZ, *Para fundamentar la Bioética. Teorías y paradigmas teóricos en la bioética contemporánea*, *op. cit.*, pág. 481.

autonomía en un sentido más amplio que el kantiano, para entenderla como una facultad humana y un acto de elección autónoma, en el que incluso las personas autónomas son capaces de hacer elecciones no autónomas y, a su vez, las personas no autónomas pueden realizar en algunas circunstancias y hasta cierto grado, acciones autónomas[191].

En síntesis, GRACIA al jerarquizar los principios bioéticos que rigen la actividad del médico establece un primer nivel con la justicia y no maleficencia, y un segundo con la autonomía y beneficencia[192]; además, desarrolla su modelo centrado en valores[193], más que en los principios[194]. En la valoración crítica a ese modelo se argumenta que, en sus versiones sucesivas han mejorado el procedimiento deliberativo, aunque no puede resolver todos los problemas de la práctica clínica, ya que existen limitaciones por el diseño del procedimiento, como la exigencia de analizar un único problema ético cada vez, más, es posible reformular este modelo combinando niveles y pasos[195].

Por su parte, ATIENZA, desde una perspectiva más jurídica, considera que es necesario modificar el modelo GRACIANO debido a que la jerarquía establecida, no debe subordinar la autonomía a ningún otro valor ni a un segundo nivel[196]. A su vez, CORTINA cuestiona la tesis propuesta por GRACIA, e insiste en la importancia de la autonomía; considera que es imposible situarla entre los máximos no exigibles, ya que se funda precisamente en una ética de mínimos que obliga a respetar los ideales de autorrealización del individuo[197].

Otra propuesta frente a los principios bioéticos tradicionales es la que hace ATIENZA, quien en su obra *«juridificar la bioética»* se basa en que el derecho es o debe ser una prolongación de la moral y corresponde a un mecanismo

---

191 Diego GRACIA GUILLÉN, *Fundamentos de Bioética*, *op. cit.*, pág. 183.

192 Diego GRACIA, «Teoría y práctica de la deliberación moral», en Lydia FEITO, Diego GRACIA, Miguel SÁNCHEZ (editores), *Bioética: el estado de la cuestión*, Triacastela, Madrid, 2011, págs. 101-154.

193 Los valores, según GRACIA son: *«lo más trascendental de nuestra vida, lo que la dota de contenido y la hace única, irrepetible y distinta a las demás»*. Así pues, *«es en los valores dónde se expresa nuestra identidad personal, lo que hace que nuestra vida sea nuestra y de nadie más, o que sea la de cada uno a diferencia de todas las demás»*. José Antonio SEOANE RODRÍGUEZ, «El significado de la Ley Básica de Autonomía del Paciente (Ley 41/2002 de 14 de noviembre) en el sistema jurídico-sanitario español. Una propuesta de interpretación», *op. cit.*, págs. 339 y 345.

194 Lydia FEITO GRANDE, «Fundamentos de Bioética, de Diego Gracia», *op. cit.*, pág. 11.

195 José Antonio SEOANE, «Argumentación jurídica y bioética. Examen teórico del modelo deliberativo de Diego Gracia», *op cit.*, pág. 508.

196 Manuel ATIENZA RODRIGUEZ, «Juridificar la bioética» en Rodolfo Vásquez (comp.) *Bioética y Derecho*. Fondo de Cultura Económica, Madrid, 1999, pág. 80.

197 Adela CORTINA ORTS, *Ética aplicada y democracia radical*, 2.ª ed., Tecnos Madrid, 2007, págs. 223 y 240. En el mismo sentido, Adela CORTINA ORTS, «Universalizar la aristocracia. Por una ética de las profesiones», en *Claves de razón práctica*, núm. 75, 1997, págs. 46-52.

para positivizar la ética[198]; sostiene que si bien es necesaria la jerarquización, es conveniente pasar de los principios bioéticos a un nivel diferente denominado reglas, construyendo así un conjunto de pautas específicas que resulten coherentes y acordes a estos postulados, que permitan resolver los problemas prácticos y en específico los casos difíciles. Tesis que refuerza con la idea según la cual es *«necesario que el legislador intervenga ordenando conductas y puntualizando extremos respecto a las vagas formulaciones de la bioética»*[199]. El autor diferencia los principios de las reglas; los primeros[200] son más generales e indeterminados, son menos concluyentes, pueden cumplirse en diversos grados dependiendo de las circunstancias, ya que exigen un proceso de ponderación de razones, mientras que las reglas son más específicas, concretas y precisas, tienen más fuerza obligatoria porque se cumplen en su totalidad, reducen los procesos de argumentación y exigen un hacer o no hacer frente a la situación clínica presentada[201]. ATIENZA en su modelo propone dos categorías de principios bioéticos: los *principios primarios*: que corresponden a la autonomía, dignidad, universalidad e información y los *principios secundarios* que son: paternalismo justificado, utilitarismo restringido, diferencia y secreto. Los primeros responden a cuatro problemas generales, denominados casos fáciles: (i) ¿quién debe decidir?; (ii) ¿qué daño y qué beneficio se puede o se debe causar?; (iii) ¿cómo debe tratarse a un individuo en relación con los demás? y (iv) ¿qué se debe decir y a quién?

No obstante, afirma que los principios primarios son insuficientes para afrontar los «casos difíciles» y es necesario acudir a principios secundarios, que se derivan de éstos[202], lo cual implica que, si unos principios son primarios y otros secundarios los primeros tienen prioridad sobre los segundos y, por lo tanto, deberá probarse que se dan las circunstancias requeridas

---

198 *Ibidem.*, págs. 81 y 82.

199 Mateo RAMÓN MARTÍN, *Bioética y derecho*, Ariel, Barcelona, 1987, pág. 75.

200 *«Los principios son mandatos óptimos, generales, formales e indeterminados. Expresan los valores superiores de un orden jurídico. Los principios son menos que las reglas en dos sentidos: no ahorran tiempo a la hora de tomar una decisión porque necesita el proceso de razonamiento y en cuanto premisas para sostener un argumento tienen menos fuerza y son menos concluyentes que las reglas. Y, por otra parte, los principios son más que las reglas en otros dos sentidos: afectan o agrupan un mayor número de situaciones por lo que tienen mayor poder explicativo y alcance justificativo y la menor fuerza de los principios en cuanto a premisas de la argumentación práctica se relaciona con una mayor fuerza expansiva. Por su parte, las reglas son normas que exigen su cumplimiento total. Si una regla es válida, entonces es obligatorio hacer precisamente lo que ordena. Por eso ahorran tiempo, dado que evitan o reducen el proceso complejo de argumentación. Las reglas son mandatos definitivos. Determinan lo que hay que hacer o no y, por ello, son más concretas, más concluyentes y tienen más fuerza obligante».* Manuel ATIENZA RODRÍGUEZ y Juan RUIZ MANERO, «Sobre principios y reglas», en *Doxa, Cuadernos de Filosofía del Derecho*, núm. 10, 1991, págs.116-117.

201 *Ibidem.*, págs. 116-117.

202 Manuel ATIENZA RODRÍGUEZ, «Juridificar la bioética», *op. cit.*, págs. 81 y 82.

para aplicarlos[203]. Respecto a la pregunta ¿quién debe decidir?, el autor la responde con el principio primario de *«autonomía»* que obliga a contar con la decisión de la persona, previamente informada, porque cada individuo tiene derecho a disponer su vida y su salud. Adicionalmente, como principio secundario que se deriva de la autonomía, nace el paternalismo justificado, por el cual una persona diferente al enfermo puede tomar la decisión que afecta su vida o salud, si este último, está en situación de incompetencia, supone un beneficio para él y se puede presumir que consentiría si cesa la incompetencia[204]. Con referencia al segundo interrogante, ¿qué daño o beneficio se puede causar? ATIENZA plantea para responderlo, el principio primario de *«dignidad»* que busca respetar a las personas haciéndoles el bien y prohíbe hacerles daño e instrumentalizarlas, porque todo ser humano tiene valor en sí mismo y no puede ser tratado como un simple medio[205]. Como postulado secundario del respeto por la dignidad, expone el *«utilitarismo restringido»* que consiste en que es

> «lícito emprender una acción que no supone un beneficio para una persona, cuando se produce un beneficio apreciable para los demás; se pude presumir que el afectado aceptaría o se cuenta con su consentimiento y se trata de una medida no degradante»[206].

A la pregunta ¿qué trato se debe dar a cada individuo en relación con los demás?, la responde con el principio primario de *«universalidad o igualdad»* que obliga a tratar de igual manera a quienes están en las mismas condiciones. De este postulado se deriva el *«trato diferenciado»*, que consiste en que se puede tratar de manera diferente a una persona si se cumplen tres situaciones (i) si la diferencia se basa en una circunstancia universal, (ii) si produce un beneficio apreciable y, (iii) cuando se puede presumir que el perjudicado consentiría si pudiera decidir en circunstancias de imparcialidad[207]. Por último, en relación con el cuestionamiento ¿qué se debe decir y a quién? nace el principio de *«información o publicidad»* que obliga a comunicar al paciente su estado de salud, porque todos los individuos tienen derecho a saber lo que les afecta, postulado del que se deriva el *«secreto»* que admite ocultar a una persona información sobre su salud, si se respeta su personalidad o se posibilita una investigación a la que ha consentido[208].

---

203 *Ibidem.*, págs. 93 y 94.

204 Rodolfo VÁSQUEZ, «Teorías y principios normativos en bioética», en *DOXA, Cuadernos de Filosofía del Derecho,* núm. 23, Alicante, 2000, pág. 428.

205 Pablo LORA DELTORO y Marina GASCÓN ABELLÁN, *Bioética, principios, desafío, debates, op. cit.*, pág. 11.

206 Rodolfo VÁSQUEZ, «Teorías y principios normativos en bioética», *op.cit.,* pág. 428.

207 *Ibídem.*, pág. 428.

208 *Vid.* Ramón CANALS MIRET y Lydia BUISÁN ESPELETA, «El secreto médico» en *Bioética, dere-*

En contraposición con este modelo, CASADO GONZALEZ plantea que unir las nociones de bioética y derecho es una cuestión importante, pero no para juridificarla, sino para reconocer los valores constitucionales y los derechos humanos, pues *«la bioética necesita de la reflexión ética previa y del debate ciudadano, pero, después, requiere decisiones jurídicas»*[209].

Considero que también la propuesta de ATIENZA es insuficiente para resolver los casos difíciles que se presentan en el campo de la medicina y la investigación, porque se pueden dar circunstancias que lleven sucesivamente a aplicar otros principios éticos perdiéndose así los criterios objetivos que deben estar presentes en la actuación clínica para no vulnerar la igualdad de los pacientes. Además, se requiere de la precisión de unas pautas que el mismo autor plantea, para resolver los principales cuestionamientos que se presentan en el quehacer diario del servicio sanitario. No se desconoce que el reto de la bioética es complejo porque está claro que los principios no pueden llegar a solucionar cada uno de los supuestos posibles que se dan en la práctica y podría ser de mayor utilidad construir una base común para propiciar la deliberación y el diálogo frente a temas tan sensibles y trascendentes, como los relacionados con la vida, la salud, la integridad personal, entre otros.

1.6. Evolución de la relación médico-paciente

Visto ya lo referente con los principios de la bioética, que dejamos de lado, queremos detenernos en la relación médico paciente, en la forma en que ha evolucionado en el tiempo y en los modelos que se han desarrollado. Con referencia a la relación clínica definida como una relación interpersonal con connotaciones éticas, filosóficas y sociológicas de tipo profesional que sirve de base a la gestión de la salud[210], deben distinguirse según CORBELLA I DUCH el sujeto activo que es el paciente, el sujeto pasivo es el profesional de la salud y, el objeto entendido como el interés de mantener o recuperar la salud y el contenido es el conjunto de derechos y deberes de cada una de las partes[211]. Sin embargo, en la práctica clínica *«es evidente que en la relación médico-paciente existe una gran asimetría»*[212] por lo que trasformar la relación clínica significa que: la información asistencial proporcionada al

---

cho y sociedad, Trotta, Madrid, 2015, pág. 200.

209 María CASADO GONZÁLEZ, «¿Por qué bioética y Derecho?», en *Acta Bioethica*, núm. 2, 2002, pág. 192.

210 Héctor RODRIGUEZ SILVA, «La relación médico-paciente», en *Revista Cubana de Salud Pública*, vol. 32, núm. 4, 2006, pág. 2.

211 Josep CORBELLA I DUCH, *Manual de Derecho Sanitario*, Atelier, Barcelona, 2012, pág. 162.

212 Ana María DE BRIGARD, «Consentimiento informado del paciente», en *Revista Colombiana de Gastroenterología*, vol. 19, núm. 4, 2004, págs. 227-280.

paciente se considera un elemento esencial que se basa en el acercamiento, la confianza mutua y el diálogo que cumple *«la función para asistirlo en su proceso decisorio»*[213]. Así las cosas, la información deja de ser un simple acto de transmisión de conocimientos[214] y se convierte en un elemento esencial del consentimiento informado.

Sobre los modelos asistenciales iniciamos señalando que hasta fechas relativamente recientes, en la medicina, imperó el modelo paternalista, vertical[215], conocido también como modelo de beneficencia[216], en el cual se considera que el médico debe tomar las decisiones y el enfermo[217] obedecer sus órdenes o someterse al tratamiento prescrito[218], por lo que corresponde al facultativo, quien posee los conocimientos técnicos y científicos propios de la medicina y actúa según la *lex artis*, valorar y decidir lo que mejor le conviene al paciente[219].

---

213   Noelia MARTINEZ DOALLO, *El derecho al consentimiento informado del paciente. Una perspectiva iusfundamental, op. cit.*, pág. 151.

214   Edorta COBREROS MENDAZONA, «¿Decir la verdad al enfermo? Aspectos jurídicos», en ASTUDILLO, CASADO, CLAVÉ y MORALES (Eds.) *Dilemas éticos en el final de la vida*, San Sebastián, Sociedad Vasca de Cuidados Paliativos. 2004, pág. 121.

215   A juicio de Manuel ATIENZA: *«La justificación ética del paternalismo exige como condición necesaria, aunque no suficiente, que se trate de un bien objetivo. Esto significa aceptar no sólo que existe el bien en sentido objetivo, sino que además puede ser conocido, de manera que para poder articular una teoría justificatoria del paternalismo hay que sostener un cierto objetivismo –o absolutismo- ético, al igual que una concepción cognoscitivista de la ética».* *Vid.* Manuel ATIENZA, «Discutamos sobre paternalismo», en *Doxa*, vol. 5, Alicante, 1988, págs. 209-210.

216   El paternalismo se funda en «los principios éticos de beneficencia y no maleficencia». Ana María DE BRIGARD, «Consentimiento informado del paciente», *op.cit.*, pág. 7. Sin embargo, para PELLEGRINO paternalismo y beneficencia son diferentes. *«En el paternalismo, el médico conoce mejor que el paciente cuál es su mejor interés. Mientras que, en el principio de beneficencia, la construcción de lo mejor para el paciente se efectúa a partir de lo que se considera médicamente bueno para el paciente, de lo que el propio paciente considera bueno para sí mismo y de lo que se considera bueno para las personas como miembros de la comunidad».* *Vid.* Edmun Daniel PELLEGRINO, «The four principles and the doctor-patient relationship: the need for a better linkage», en GILLON, R. (Edit.), *Principles of health careethics, Principles of health care ethics*, John Wiley & sons, West Sussex, 1996, pág. 355.

217   La palabra enfermo etimológicamente proviene del latín *infirmus*, compuesta por el prefijo *in* y el adjetivo *firmus*, lo que significa, falta de firmeza tanto física como moral. En términos de JÄÄSKELÄINEN DE MONTALVO *«hasta fechas recientes se consideraba que una persona en estado de sufrimiento era incapaz de adoptar y tomar una decisión libre y clara, por cuanto la enfermedad no sólo afectaba a su cuerpo, sino también a su alma».* *Vid.* Federico DE MONTALVO JÄÄSKELÄINEN, *Menores de Edad y Consentimiento Informado, op.cit.*, pág. 63.

218   Margarita BOLADERAS CUCURELLA, *Bioética, op.cit.*, pág. 174.

219   El modelo Paternalista, es denominado también paternal o sacerdotal. El médico actúa como el tutor del paciente, como un buen padre que sabe qué es lo mejor para el él sin que sea necesaria su participación. Ezequiel EMANUEL J. y Linda EMANUEL L., «Cuatro modelos de la relación médico paciente», en Azucena COUCEIRO VIDAL (ed.), *Bioética para*

De este paternalismo se dice que en la praxis es «*no tomar en cuenta las preferencias o acciones del paciente*»[220]. Según DWORKIN se trata en concreto de la «*la interferencia en la libertad de acción de una persona justificada por razones que se refieren exclusivamente al bienestar, el bien, la felicidad, las necesidades, los intereses o los valores de la persona coaccionada*»[221]. En la misma línea, SEOANE plantea que el paternalismo consiste en «*decidir por y sobre el otro sin el otro, o sin tomar en consideración al otro*». Es decir, implica la limitación intencionada de la libertad de decisión y acción del paciente, con la finalidad de evitarle un daño o proporcionarle un bien[222]. Frente a este modelo tradicional en el desarrollo histórico de la relación médico paciente[223] nace el autonomismo. De entrada, podemos decir que ambos modelos fundamentan la actuación del médico en principios distintos: el primero de ellos en la beneficencia y no maleficencia y el segundo en la autonomía. De igual modo, a partir de las críticas que se hacen al autonomismo, al igual que al paternalismo, por ser modelos «*extremos insuficientes y fallidos*» en la práctica médica[224], se enunciará más adelante, con una perspectiva ética–filosófica y jurídica el modelo «*iusfundamental*»[225], que busca integrar los dos esquemas ya mencionados.

La relación entre el médico y el paciente en su recorrido histórico inicia en la Grecia Clásica fue de tipo vertical porque el galeno desempeñaba el papel de tutor, y el enfermo, el de persona desvalida, sin la facultad de manifestar su consentimiento frente a las intervenciones médicas[226]. Es importante hacer referencia a los Consejos de Esculapio, a Platón y a Hipócrates de Cos. Posteriormente, Esculapio, dios griego de la medicina, hijo de Coronis y

---

clínicos, Madrid, Triacastela, 1999, pág. 109.

220 Macario ALEMANY, *El Paternalismo Médico*, Tirant lo Blanch, Alicante, 2011, pág.745.

221 Gerald DWORKIN, «Paternalism», en R. A. Wasserstrom (ed.), *Morality and the Aw*, Belmont, Wadsworth Publishing Co., 1971, págs. 107-126.

222 José Antonio SEOANE, «La construcción jurídica de la autonomía del paciente», *op. cit.*, pág. 22.

223 SIEGLER divide la historia de la relación médico – paciente en la medicina occidental en cuatro (4) etapas: (i) la *edad del paternalismo*, que va del siglo VI a. C. hasta la década de 1960; (ii) la *edad de la autonomía*, que comprende desde el año 1945 hasta el siglo XX; (iii) la *edad de la burocracia*, que irrumpió hace unos treinta o cuarenta años cuando organizaciones públicas comenzaron a costear los gastos sanitarios; y (iv) la *edad de la toma de decisiones compartidas por médico y paciente*. Mark SIEGLER, *Las tres edades de la medicina y la relación médico-paciente*, Fundación Víctor Grífols i Lucas, 2011, pág. 13.

224 Juan Luis BELTRÁN AGUIRRE, «Bioética y Derecho biomédico: principios informantes. Su reflejo en la normativa y en la práctica asistencial. Enfrentamientos, prevalencias y transgresiones», en *Derecho y salud*, vol. 24, núm. 1, 2014, pág. 40.

225 Desarrollado de igual manera en la obra de Noelia Martínez Dallo.

226 Vladimir MONSALVE CABALLERO y Daniela NAVARRO REYES, *El consentimiento informado en la praxis médica*, Temis, Coordinador Pontifica Universidad Javeriana, Colección ensayos, núm. 25, Bogotá, 2014, pág. 8.

Apolo, en su obra *«Consejos de Esculapio»* afirmaba que el médico sólo podía exponer ciertos asuntos a los pacientes en cuanto a su patología con el fin de ocultarles la gravedad de su mal[227].

En la sociedad griega existían hombres libres y hombres esclavos. En el marco de esa distinción social, el filósofo Platón clasificaba la relación médico-paciente por la condición del enfermo. Los médicos de esclavos daban órdenes, no los escuchaban, ni los dejaban hablar, eran quienes decidían por los pacientes. En cambio, los médicos de hombres libres respetaban al paciente, le hablaban, lo acompañaban, ayudaban y apoyaban[228]. En consecuencia, los hombres libres tenían la posibilidad de conocer la enfermedad, de que se les informase sobre las alternativas y elegir la ejecución de la terapia planteada, porque: *«uno de los derechos del hombre libre era la autodeterminación y el libre albedrío»*[229]. Este hecho se considera un acercamiento al origen del consentimiento del paciente, pero en desigualdad, donde la labor del médico se centraba en ayudar a tomar a la persona libre las mejores decisiones para restablecer su salud[230].

Posteriormente, Hipócrates de Cos (460 a 375 a. C.), padre de la medicina moderna, mantuvo la tradición de la Grecia Clásica. En sus obras hizo énfasis en la decisión del médico, ignorando la opinión del paciente[231]. En virtud de lo anterior, *«en correspondencia con sus convicciones, los griegos consideraban al enfermo como un incapacitado y al médico como restaurador de su moral, por lo que hacía una suerte de función paternal»*[232].Con el paternalismo el paciente se encontraba subordinado a todo aquello que el médico considerara conveniente, para mantener su salud o tratar su enfermedad, o para rehabilitarlo[233].La autonomía y el derecho a la información del paciente no se garantizaban, ya que la palabra era utilizada como procedimiento persuasivo para conseguir una buena relación con el enfermo y sus familiares, y lograr así el asentimiento de ambos a las prescripciones del médico, sin informar de

---

227   *Ibidem*., pág. 9.

228   Beatriz Burbiski y Miguel Naser, «Reflexiones acerca de la relación médico-paciente», en *Arch Argent Pediatr*, vol. 97, núm. 1, 1999, pág. 45.

229   Liliany Chuaire y Magda Carolina Sánchez, «Plato and the contemporary informed consent» en *Colombia médica*, 2007, págs. 297-300.

230   Diana E. Revilla Lazarte y Duilio J. Fuentes Delgado, «La realidad del consentimiento informado en la práctica médica peruana», en *Acta Médica Peruana*, vol. 24, núm. 3, 2007, págs. 223-228.

231   Vladimir Monsalve Caballero y Daniela Navarro Reyes, *El consentimiento informado en la praxis médica, op. cit.*, pág. 9.

232   Mayela Marrero Aliño y Gina Carralero Ibargoll, *Ética médica: comentarios y reflexiones*, El Cid Editor, Argentina, 2009, pág. 7.

233   Luis Alberto Kvitko, *Consentimiento Informado*, Tribunales, Argentina, 2015, pág. 96.

la enfermedad para evitar que el paciente decidiera[234]. Durante la edad media la relación médico asistencial continuó imperando la tradición hipocrática paternalista de la Edad Antigua. Por ello, se mantuvo la subordinación del enfermo a las decisiones del médico, quien hacía lo mejor para el paciente, que tenía la confianza puesta en él para recuperarse integralmente[235]. Posteriormente, en la edad moderna la influencia del Renacimiento y su idea de *«retomar al hombre como centro y esencia de sí mismo»*[236], las transformaciones sociales, el concepto de libertad e igualdad entre los hombres de John Locke[237], así como los derechos a la libertad de expresión y libertad de conciencia, propugnados por la Revolución Francesa, fueron el fundamento para la construcción de la teoría del consentimiento informado.

En el siglo XIX, continuó aplicándose el paternalismo[238] hipocrático, pues los profesionales de la medicina no informaban al paciente, sino que decidían por él[239]. Esta tendencia coincide con la investigación de THOMAS PERCIVAL quien, en el año 1803, publicó el libro *«Medical Ethics»*. En su texto expuso que las relaciones médico-asistenciales de los siglos XVIII y XIX se caracterizaban por: un paternalismo médico en donde se concebía a los pacientes como incompetentes para rechazar un tratamiento que la medicina consideraba eficaz y, por lo tanto, se aplicaba el principio hipocrático de beneficencia; los profesionales de la salud procedían sin el consentimiento del paciente, en contra de su voluntad o con el consentimiento basado en una información previa parcial, engañosa o falsa[240]. En este sentido, las reflexiones del médico británico se reflejan en algunas etapas del *«case law»* norteamericano, que se mencionarán más adelante. Sólo hasta la segunda mitad del siglo XX se erigió la libertad como el principio básico en la relación construida entre el médico y el paciente; que sustenta en que: *«el consentimiento informado garantiza el principio de libertad en el ámbito concreto de la gestión del cuerpo y, por lo tanto, de la vida y de la muerte»*[241]. Así, los derechos del hombre se

---

234 Javier GARCÍA CONDE, *Oncología clínica básica*, Arán, Madrid, 2002, pág. 315.

235 Vladimir MONSALVE caballero y Daniela NAVARRO REYES, *El consentimiento informado en la praxis médica*, *op. cit.*, pág. 16.

236 Eliana Maribel QUINTERO ROA, «Consentimiento informado: evolución histórica en la jurisprudencia norteamericana», en *Revista Temas Socio Jurídicos*, vol. 32, núm. 65, 2013, págs. 137-154.

237 Jhon LOCKE, *Dos ensayos sobre el Gobierno Civil*, Espasa Calpe, Madrid, 1991, pág. 206.

238 Según JÄÄSKELÄINEN DE MONTALVO: «La doctrina ya no rechaza el paternalismo y admite que existe un paternalismo justificado». *Vid.* Federico DE MOLTALVO JÄÄSKELÄINEN, *Menores de Edad y Consentimiento Informado*, *op.cit.*, pág. 91.

239 Vladimir MONSALVE CABALLERO y Daniela NAVARRO REYES, *El consentimiento informado en la praxis médica*, *op. cit*, pág. 17.

240 Benjamín HERAZO ACUÑA, *Consentimiento informado: procedimientos, intervenciones y tratamientos en salud*, Ecoe, 2007, pág. 18.

241 Javier GARCÍA CONDE, *Oncología clínica básica*, *op.cit.*, pág. 316.

convierten en el eje de las relaciones médico-asistenciales, cambiando el esquema paternalista por el que considera que el paciente es sujeto de derechos y, por lo tanto, responsable y protagonista en la toma de decisiones en lo relacionado con su vida y salud.

Relativo a este periodo histórico, la doctrina[242] ha determinado que la jurisprudencia norteamericana[243] *«protagonizó un proceso pionero en la construcción de la autonomía»*, en torno del *«informed consent»* y la *«Privacy»*[244] que, además de haber influido en la ejecución del acto médico, se constituye en referente para las legislaciones posteriores: *«el consentimiento se ha consolidado y desarrollado en el país norteamericano para que posteriormente y de modo paulatino se exporte al resto del mundo»*[245]. Por lo tanto, es necesario hacer una breve referencia a las principales sentencias norteamericanas que marcaron la evolución del consentimiento informado y que, además, tienen una conexión directa con la responsabilidad médica.

El término consentimiento informado[246] fue introducido en 1957, en la sentencia del Tribunal de apelaciones de california, del caso Salgo v. Leland Stanford Jr. University Board of Trustees[247]; en la cual el Juez Bray señaló que: *«Un médico viola su deber hacia su paciente y es sujeto de responsabilidades si no proporciona cualquier dato que sea necesario para formar la base de un consentimiento inteligente del paciente al tratamiento propuesto»*[248]. Se constituye así en la primera providencia judicial que reconoce que el consentimiento médico es una manifestación del derecho a la libre determinación del paciente[249].

---

242 Para GALÁN CORTÉS el consentimiento presenta distintas etapas: *«consentimiento voluntario»*, *«consentimiento informado»*, *«consentimiento válido»*; y el *«consentimiento auténtico»*. Julio Cesar GALÁN CORTÉS, «Responsabilidad médica y el consentimiento informado», *op. cit.*, pág. 7.

243 Aunque, el consentimiento informado no nace en Estados Unidos solamente como garantía para los pacientes, sino además como una manera de garantizar el ejercicio médico con menos riesgos de su profesión. *Vid.* Alan MEISEL, «The role of litigation in end of life care: a reappraisal», The Hastings Center Report. 2005, pág. 48. Disponible en: Project MUSE - The Role of Litigation in End of Life Care: A Reappraisal (jhu.edu).

244 José Antonio SEOANE, «La construcción jurídica de la autonomía del paciente», *op. cit.*, págs. 13-34.

245 Noelia MARTINEZ DOALLO, «El consentimiento informado del paciente en los Estados Unidos de América. Génesis, Evolución, Fundamentos y Breve comparación crítica con el modelo español», en *Derecho y Salud*, 2020, vol. 30, núm. 2, pág. 73.

246 Corresponde a segunda etapa del consentimiento informado. Julio Cesar GALÁN CORTÉS, «Responsabilidad médica y el consentimiento informado», *op. cit.*, pág. 7.

247 Court of Appeals of California, 1957, Olga Salgo *v.* Leland Stanford Jr. Accesible en: https://law.justia.com/cases/california/court-of-appeal/2d/154/560.html

248 TL BEAUCHAMP y LB. MCCULLOUGH, «Ética Médica. Las responsabilidades Morales de los Médicos», en *Revista Veritas*, núm. 138, 1987, págs. 61-83.

249 Sin embargo, se reseña que la primera referencia histórica que se conoce de un concepto

Algunos autores[250], establecen tres etapas diferenciadas que se dan en la responsabilidad médica norteamericana cuando se omite el consentimiento informado. La primera fase se ubica entre 1780 a 1890, en la que los médicos actuaban sin el consentimiento del paciente o con el consentimiento obtenido con engaños[251] y, en ocasiones, en contra de su voluntad; siendo responsables del daño producido sin intención por *«malpractice»* o negligencia profesional. Una segunda fase que inicia 1890 a 1920 donde se sustituye la falta de una adecuada asistencia médica o *«malpractice»* por la de *«battery»*[252] dando lugar al delito de agresión, al considerar como actuación intencional el contacto físico del facultativo sin autorización del paciente como un elemento para determinar la responsabilidad médica. Sin embargo, al igual que en la fase primera, la ilegalidad de la actuación médica en ausencia de consentimiento sigue ligada a la producción de un resultado físico, lesivo para la salud del paciente, porque: *«la actuación sin consentimiento no se entiende que por sí sola vulnere algún derecho»*[253]. Y, un tercer momento de 1950 a 1972 donde prevalece la autonomía del paciente como derecho autónomo[254] en el que se considera que la vulneración del consentimiento produce por sí sola una lesión al derecho a la libre determinación que es suficiente para generar responsabilidad médica.

judicial que menciona la necesidad de contar con el beneplácito del paciente para un tratamiento médico se da en Inglaterra es del año 1767 en el caso SLATER v. BAKER y STAPLETON en este fallo, la Corte otorgó una compensación de 500 libras al Sr. SLATER fundamentando su decisión de la siguiente manera: *«los acusados actuaron con precipitud, ignorancia y torpeza, de forma contraria a las reglas comunes de la profesión, además, fue impropio romper el callo óseo sin consentimiento del paciente, dado que un paciente siempre debe saber qué hay que hacerle, pues es la única manera en que puede tomar coraje y prepararse para someterse a una operación».* Margaret BRAZIER, «Exploitation and enrichment: The paradox of medical experimentation», en *Journal of Medical Ethics*, vol. 34, núm. 3, 2008, pág. 182. Eliana QUINTERO ROA, «Consentimiento informado: evolución histórica en la jurisprudencia norteamericana», *op. cit.*, pág. 139.

250 PÉTROVICH, Aleksandar, «Una historia jurisprudencial angloamericana: derecho al consentimiento informado», en *Revista del Foro*, núm. 4, 1997 pág. 52. En el mismo sentido, Salvador TARODO SORIA, «La doctrina del consentimiento informado en el ordenamiento jurídico norteamericano», *op. cit.*, pág. 232.

251 Eliana Maribel QUINTERO ROA,, «Consentimiento informado: evolución histórica en la jurisprudencia norteamericana», *op. cit.*, pág. 139.

252 La «battery» puede definirse como toda actuación intencional consistente en la imposición de una fuerza ilegal sobre una persona, es actuación que conduce a un sujeto a temer la imposición de una fuerza ilegal e inmediata sobre su persona. (DAM, Cees Van, *European Tort*, Oxford University Press, Oxford, 2006, pág. 110).

253 Salvador TARODO SORIA, «La doctrina del consentimiento informado en el ordenamiento jurídico norteamericano», *op. cit.*, pág. 232.

254 U.S, Court of Appeals of New York, 1914, Mary E. Schloendorff v. The Society of the New York Hospital. Accesible en: https://biotech.law.lsu.edu/cases/consent/schoendorff.htm

A manera de ejemplo en la primera etapa, se cita el fallo *LEVANTIA S. CARPENTER v. ZARA H. BLAKE* de 1871, del Tribunal Supremo de Nueva York. Corresponde a una demanda por mala praxis en el tratamiento de un hombro dislocado. En este caso, el médico BLAKE asegurando a la paciente que ya estaba completamente restablecida de su luxación de hombro, obtiene su consentimiento a que se dé por finalizado el tratamiento. Pasado un tiempo, la señora CARPENTER percibe molestias en su hombro y demanda al médico. El Tribunal condena a BLAKE[255] al haber obtenido el consentimiento de la paciente para dar su alta, por medio de información falsa. La Corte de Nueva York al resolver la demanda argumentó:

«si la situación de afección de la salud es nueva (o desconocida), entonces el paciente deberá avenirse a la experiencia del cirujano que llamó para que le atendiera, pero si el caso ya tiene un manejo sistematizado que ha sido usado durante mucho tiempo, el cirujano no se debe apartar de él, a menos que esté dispuesto a asumir el riesgo de establecer por su éxito, la conveniencia y la seguridad de su experimento»[256].

En este caso, la omisión del consentimiento dio lugar a *«malpractice»* o *«negligence»* entendida como falta de una correcta asistencia médica y no como la vulneración de un derecho autónomo por parte del paciente. Este criterio fue mantenido en el fallo *JACKSON v. BURNHAM*, por la Suprema Corte de Mississippi en 1980 con el siguiente argumento:

«si el médico considera conveniente realizar un proceso experimental, en un caso que podría atenderse de otra manera, debe hacerlo bajo su propio riesgo, de manera tal que, en caso de resultados inesperados, en razón a la fe que se puso en él, debe justificar su experimento con una teoría razonable»[257].

En estos casos es posible afirmar que la *malpractice* se refiere a la vulneración de la obligación del médico de proporcionar información suficiente al paciente. En opinión de MARTÍNEZ DOALLO la negligence requiere algunos elementos como:

«a) un deber legalmente establecido en favor del demandante, b) el incumplimiento de dicho deber por el demandado, c) un daño en el demandante cuantificable en términos económicos, d) una relación causal directa y próxima entre el perjuicio y el quebrantamiento del deber por el demandado»[258].

---

255 El Dr. Blake alegó en su favor que el novedoso tratamiento en el manejo de la Sra. Carpenter no podía ser considerado negligencia porque además corresponde a lo que puede ocurrir en una investigación y no en una práctica común.

256 Supreme Court of Nueva York, 1971, Carpenter *v.* Blake. Accesible en: https://casetext.com/case/carpenter-v-blake-1.

257 Supreme Court of Mississippi, 1980, Chester K Burnham. v. City of Jackson Mississippi. Accesible en: https://law.justia.com/cases/mississippi/supreme-court/1980/51672-0.html.

258 Noelia MARTÍNEZ DOALLO, «El consentimiento informado del paciente en los Estados Uni-

De ahí que en los casos de *negligence*, la responsabilidad corresponde a una conducta no intencional del médico que produce un daño que se puede cuantificar económicamente.

Los Tribunales Norteamericanos en sentencia del año 1905, cambian el criterio jurisprudencial[259] en el caso *MOHR v. WILLIANS* donde la paciente consintió para una cirugía en el oído derecho, pero, durante la operación, el facultativo determinó que su oído izquierdo estaba en una condición más grave por lo cual, decide operarlo. Señala la Corte Suprema de Minnesota que:

«ningún médico puede violar la integridad corporal del paciente sin mediar su consentimiento, en virtud de que el principal y máximo derecho de todo individuo es el derecho sobre sí mismo (...) todo contacto físico no consentido, ilegal, o no autorizado a una persona por otra persona, constituye una agresión» [260].

Se condena al doctor Willians por un delito de *«battery»* (agresión)[261]. Se concluye de esta sentencia que, por primera vez, en una intervención médica sin consentimiento, el bien jurídico protegido es el derecho del paciente a su integridad física. Sin embargo, la ilicitud de la actuación médica en ausencia de consentimiento, sigue unida a la materialización del daño corporal. En términos de MARTÍNEZ DOALLO a diferencia de la negligencia, la agresión corresponde: *«al acto intencional que resulta de un contacto físico no autorizado por el paciente»* donde la responsabilidad médica surge de la falta de consentimiento, o cuando se obtiene para un procedimiento diferente al efectivamente practicado[262].

El caso más emblemático que ha generado abundante análisis es *LAW SCHOOL CASE BRIEF SCHLOENDORFF v. SOC'Y OF N.Y. HOSP*, en 1914, donde la paciente demanda por lesiones asociadas con una cirugía no autorizada que precipitó la gangrena y la amputación de varios dedos. El fallo argumentó que:

---

dos de América. Génesis, Evolución, Fundamentos y Breve comparación crítica con el modelo español», *op. cit.*, pág. 67.

259 Cabe decir que, el caso Botsford v. Union Pacific Rail Co, en 1981, de la Corte Suprema de Justicia inició esta nueva tendencia. Supreme Court, 1891, Union Pacific Railway Company v. Botsford. Accesible en: https://supreme.justia.com/cases/federal/us/141/250/

260 Supreme Court of Minnesota, 1905, Anna Mohr *v.* Williams. Accesible en: https://cite.case.law/minn/95/261/

261 En el mismo sentido, las posteriores sentencias U.S. Court of Appeals of Illinois, 1906, Pratt *v.* Davis. Accesible en: https://www.ravellaw.com/opinions/967d63e3e4aceb0c7cc-c62e78af2d543
Y la sentencia Supreme Court of Oklahoma, 1913, Rolater *v.* Strain. Accesible en: https://law.justia.com/cases/oklahoma/supreme-court/1913/14030.html

262 Noelia MARTÍNEZ DOALLO, «El consentimiento informado del paciente en los Estados Unidos de América. Génesis, Evolución, Fundamentos y Breve comparación crítica con el modelo español», *op. cit.*, pág. 67.

«todo ser humano de edad adulta y sano juicio tiene el derecho de determinar lo que debe hacerse con su propio cuerpo, y un cirujano que realiza una intervención sin el consentimiento de su paciente comete una agresión por la que se le pueden reclamar legalmente daños. Esto es verdad, excepto en casos de emergencia, cuando el paciente está inconsciente y cuando es necesario operar antes de que sea obtenido su consentimiento»[263].

La relevancia de esta sentencia radica en que no es necesario que se haya producido un daño corporal para que exista responsabilidad del médico. La vulneración del derecho al consentimiento informado produce por sí sola una lesión al derecho a la libre elección del paciente[264], con independencia que se haya practicado de manera correcta el procedimiento o que se haya obtenido un beneficio[265]. El anterior criterio se mantuvo en la sentencia *SALGO v. LELAND STANFORD JR UNIVERSITY BOARD OF TRUSTEES* en el año 1957, ya mencionada, donde Martin Salgo demandó a los fideicomisarios de la Universidad de Stanford y al médico de Stanford Dr. Frank Gerbode, por negligencia, porque no le informaron de los detalles y riesgos asociados a la realización de un aortograma que lo dejó con parálisis permanente en sus extremidades inferiores. La sentencia centra su argumentación de la siguiente manera:

«es deber del médico discutir con el paciente todos los hechos que afectan sus derechos e intereses como son los riesgos quirúrgicos, los peligros, el azar. Un médico viola su deber para con el paciente y asume la responsabilidad sobre sí mismo cuando retiene información y hechos que son necesarios para que el paciente dé un consentimiento inteligente respecto del tratamiento propuesto.

---

263   Court of Appeals of New York, 1914, Mary E. Schloendorff *v.* The Society of the New York Hospital. Accesible en: https://biotech.law.lsu.edu/cases/consent/schoendorff.htm

264   Salvador TARODO SORIA, «La doctrina del consentimiento informado en el ordenamiento jurídico norteamericano», *op. cit.*, pág. 232

265   Contario a este criterio MARTÍNEZ DOALLO expone que solo hay dos posturas de la jurisprudencia norteamericana la primera corresponde a aquellas situaciones donde el facultativo realiza el acto médico sin el consentimiento básico del paciente y la demanda se fundamenta en la doctrina de la *battery*, en la que solo se demuestra que la intervención médica practicada no fue consentida o fue diferente a la consentida inicialmente. La otra posición corresponde a que el paciente otorga un consentimiento básico, pero la información proporcionada fue inadecuada o defectuosa en atención al estándar de información aplicable, estos casos se resuelven bajo la doctrina de la *negligence*, constituyendo la prueba del daño físico un requisito para que prospere la demanda. De este modo, sin la presencia de un resultado físico-lesivo, el paciente no podrá obtener la protección a la autonomía decisoria y el respectivo reconocimiento por los daños morales. *Vid.* Noelia MARTÍNEZ DOALLO, «El consentimiento informado del paciente en los Estados Unidos de América. Génesis, Evolución, Fundamentos y Breve comparación crítica con el modelo español», *op. cit.*, pág. 76.

Igualmente, el médico no puede minimizar los riesgos de un procedimiento para inducir el consentimiento del paciente»[266].

Por lo que, la información previa se extiende tanto a los riesgos como a las alternativas de tratamiento como condición para la formación de la decisión autónoma.

Posteriormente en el Caso *GRAY v. GRUNNAGLE* en 1966[267], de la Supreme Court of Pennsylvania, se demanda por las lesiones como resultado de una cirugía donde no se obtuvo el consentimiento adecuado del paciente. En esta oportunidad se hace alusión al proceso deliberativo que debe realizar el paciente antes de someterse al acto médico. Por último, se reseña el caso *CULVER*, del año 1982, donde se determinó que la obtención del consentimiento informado puede ser formalmente correcta y, además, adecuada a la capacidad del paciente, *«pero el consentimiento otorgado puede no ser válido porque interfiere en la decisión diversos mecanismos psíquicos de defensa»*[268]. En criterio de GALÁN CORTÉS esta resolución judicial corresponde a la etapa conocida como *«del consentimiento válido»*[269].

Como se adelantó, también los Tribunales norteamericanos han establecido un vínculo entre el *«right of privacy»* y el consentimiento informado[270], que por la amplitud conceptual del «derecho a no ser molestado» se protegen derechos relacionados con la vida, la intimidad, y la sexualidad. En este sentido, se estudian casos relativos al aborto, la medicación forzosa a personas privadas de la libertad y la eutanasia con una perspectiva más amplia del concepto de salud[271]. A modo de ejemplo, se enuncian las principales resoluciones judiciales que plantean estas cuestiones: *PLANNED PARENTHOOD OF SOUTHEASERN PENNSYLVANIA v. CASEY*[272], *BEE v.*

---

266 Court of Appeals of California, 1957, Olga Salgo *v.* Leland Stanford Jr. Accesible en: https://law.justia.com/cases/california/court-of-appeal/2d/154/560.html

267 Supreme Court of Pennsylvania, 1966, Gray *v.* Grunnagle. Accesible en: https://law.justia.com/cases/pennsylvania/supreme-court/1966/423-pa-144-0.html .

268 Juan Bruno ZAYAS ALFONSO, «Aspectos generales sobre el consentimiento informado en Obstetricia y Ginecología», en *Medisan*, vol. 17, núm. 10, 2013, pág. 7013.

269 Julio Cesar GALÁN CORTÉS, «Responsabilidad médica y el consentimiento informado», *op. cit.*, pág. 7.

270 José Antonio SEOANE, «La construcción jurídica de la autonomía del paciente», *op.cit.*, pág. 18.

271 Tom BEAUCHAMP y James CHILDRESS, *Principios De Ética Biomédica*, *op. cit.*, pág. 120.

272 U.S. Supreme Court, 1992, Planned Parenthood of Southeasern Pennsylvania v. Casey. Accesible en: https://www.oyez.org/cases/1991/91-744. Las decisiones concernientes a la propia salud (en particular la decisión de abortar), son inherentes a la propia libertad personal pues esta es una de las más básicas decisiones de la persona humana, que implican «las más íntimas y personales elecciones, centrales para la dignidad y autonomía personal, «originadas dentro de la zona de la conciencia y las creencias», que reflejan una «visión íntima» de un «profundo carácter personal» y que involucran las nociones de «autonomía personal

GREAVES[273], *WASHINGTON v. HARPER*[274], *CRUZAN v. DIRECTOR MO. DEP'T OF HEALTH*[275], *MCKAY v. BERGSTED*[276]. Adicionalmente, la privacidad también se relaciona con el control de información que le concierne a una persona[277], así se establece en la sentencia *ROE v. WADE*[278]. De esta manera, se puede afirmar que los procesos decisorios están relacionados con la intimidad y protegidos por el *«right of privacy»* como asuntos relativos a la autodeterminación[279], donde la privacidad, sin ser un derecho constitucional absoluto en el sistema norteamericano, está necesariamente ligada a la cualidad de persona y a la dignidad humana. Así se observa que la protección jurídica del consentimiento informado en la jurisprudencia norteamericana ha sido objeto de una evolución jurisprudencial que ha transformado la *praxis médica*, que debe garantizar tanto la autonomía decisoria del paciente como su derecho a la intimidad. En este sentido, las resoluciones norteamericanas

---

e integridad corporal», lo que confiere una «particular importancia a la decisión».

273 U.S. Court of Appeals, 1984, Bee v. Greaves. Accesible en: https://law.justia.com/cases/federal/district-courts/FSupp/669/372/2370232/ . La administración involuntaria de sustancias psicotrópicas, «es de suficiente importancia como para caer dentro de la categoría del interés en la privacidad protegido por la Constitución».

274 U.S. Supreme Court, 1990, Washington *v.* Harper. Accesible en: https://supreme.justia.com/cases/federal/us/494/210/. La Corte, reconoció que la «inyección forzosa no consentida de medicamentos en el cuerpo de una persona representa una sustancial interferencia en la libertad personal.

275 La Corte reconoció la existencia de un derecho a rechazar el tratamiento que constituye una manifestación del derecho del *«informed consent»* y en último término, del *«constitutional privacy right»* («derecho constitucional a la privacidad»). Una persona competente tiene, de esta forma, un *«liberty interest»* al rechazo de un tratamiento médico. En el caso de personas incompetentes la ley admite, en determinadas circunstancias, la subrogación de la decisión de dar por finalizada la alimentación e hidratación asistida, siempre que se siga el procedimiento establecido para garantizar que la acción de los subrogados responde a los deseos expresados por el paciente cuando era competente. U.S. Supreme Court, 1990, Cruzan by Cruzan v. Director Missouri Department of Health. Accesible en: https://www.law.cornell.edu/supremecourt/text/497/261.

276 Supreme Court of Nevada, 1990, Mckay *v.* Bergstedt. Accesible en: https://law.justia.com/cases/nevada/supreme-court/1990/21207-1.html . Se autorizó la retirada del respirador de un joven tetraplégico, arguyendo que el derecho individual a decidir tiene más valor que el del Estado en preservar la vida.

277 José Antonio SEOANE, «La construcción jurídica de la autonomía del paciente», *op. cit.*, pág. 18.

278 U.S. Supreme Court, 1973, Roe *v.* Wade. Accesible en: https://jurisprudencia.mpd.gov.ar/Jurisprudencia/Roe%20v%20Wade.pdf . Se reconoce, de forma expresa, que el derecho del *«informed consen»* es un derecho fundamental, al establecer el Tribunal la conexión entre el derecho a la libre determinación en cuestiones que afectan a la propia salud, el derecho a la privacidad y el *«liberty interest»*.

279 Noelia MARTÍNEZ DOALLO, «El consentimiento informado del paciente en los Estados Unidos de América. Génesis, Evolución, Fundamentos y Breve comparación crítica con el modelo español», *op. cit.*, pág. 72.

se han convertido en antecedentes para la construcción jurídica de este instituto, en ambos ordenamientos.

A partir de este marco histórico, podemos afirmar que en las últimas décadas[280], se ha visto un cambio de modelo en la relación médico paciente. Tras siglos de existencia de una cultura médica inspirada y basada en el paternalismo, se da paso al autonomismo, aceptando que, si bien es el médico el más calificado en materia de conocimientos en salud, el paciente no es un *«sujeto incapaz y dependiente de la voluntad externa»* sino el verdadero protagonista de la relación clínica. En consecuencia, el paciente pasa de ser objeto de atención médica a convertirse en sujeto de una relación, de la que surgen derechos y obligaciones recíprocos[281]. Según SEOANE, el autonomismo consiste en *«decidir por y sobre uno mismo sin los otros, o sin considerar a los otros»*. De este modo, el paciente se aleja de la tutela paterna del profesional y toma conciencia de la capacidad de darse sus propias normas para decidir sobre su propio bien en relación con su vida y su salud[282].

Efectivamente puede decirse que el traslado del principio de autonomía a la relación clínica implica la consideración del paciente como un sujeto libre, con derecho a decidir que una determinada intervención le resulta inaceptable, siendo obligación del médico no interferir en sus decisiones, limitándose a ayudar al paciente en su elección[283]. Precisamente, la autonomía decisoria corresponde a la que más desarrollo ético y jurídico ha tenido en la doctrina y jurisprudencia[284].

Ahora bien, la autonomía del paciente no es absoluta, y admite excepciones en su aplicación, debido a que la autodeterminación posee límites, por ejemplo, no sería razonable permitir decisiones que pusieran en riesgo la salud pública[285]. Además, el procedimiento médico, es uno de sus límites, ya que el paciente sólo puede decidir libremente entre las opciones clínicas disponibles[286].

---

280 José Antonio SEOANE, «Del paternalismo al autonomismo: ¿Hay otros modelos de fundamentación ética?», en Manuel de los Reyes López, Francisco Javier RIVAS FLORES, Raquel BUISÁN PELAY y José GARCÍA FÉREZ (coord.), *La Bioética, mosaico de valores,* 2005, págs. 77-104.

281 Ana María DE BRIGARD, «Consentimiento informado del paciente», *op. cit.*, pág. 277.

282 José Antonio SEOANE, «La construcción jurídica de la autonomía del paciente», *op. cit.*, pág. 22.

283 Sergio GALLEGO RIESTRA, *El derecho del paciente a la autonomía personal y las instrucciones previas: Una nueva realidad legal*, edit. Aranzadi S.A., Thomson Reuters, Pamplona, 2009, pág. 11.

284 José Antonio SEOANE, «La construcción jurídica de la autonomía del paciente», *op. cit.*, pág. 22

285 Erick VALDÉS, «El nacimiento del bioderecho», *op. cit.*, pág. 20.

286 BRAVO ESCUDERO, «Los límites de la autonomía del paciente. Autonomía o paternalismo», *op. cit.*, pág. 2.

Se agrega que, todas las personas no disponen de capacidad para realizar elecciones correctas ante determinadas situaciones[287]. Por lo tanto, no se puede identificar lo correcto con autonomía, ya que una decisión o una acción autónoma, por sí solas no se pueden calificar como buenas o correctas[288]. En efecto, se considera que la autonomía en el ámbito médico depende de una serie de factores, de condiciones internas y externas y del tipo de relación que el paciente tiene con los demás[289]. De ahí que, el autonomismo tampoco es suficiente en la actual relación médico paciente y han aparecido nuevos modelos que unen los extremos paternalismo y autonomismo. Incluso se ha planteado que el fundamento ético del consentimiento informado no deriva del principio de autonomía sino de *«la articulación correcta»* de los cuatro principios clásicos de la bioética norteamericana: no-maleficencia, justicia, beneficencia y autonomía[290]. En términos similares se ha sostenido que se deben recuperar los principios de beneficencia, no maleficencia y justicia, no para superar el principio de autonomía sino para buscar el equilibrio de la relación sanitaria, lo que parte de la doctrina ha denominado el nuevo paternalismo justificado[291].

Expuestas con anterioridad las diversas argumentaciones que sustentan la relación médico paciente, a continuación, se trata de la forma en que desde la filosofía del derecho se estructura otro modelo denominado *iusfundamental* que se considera como un punto intermedio entre el paternalismo y la autonomía. Uno de sus fines está en la aceptación de la relación de interdependencia médico- paciente en la que la decisión debe recaer en el paciente según sus valores y proyecto de vida, porque afecta su integridad personal, con el apoyo del facultativo para llegar a la *«decisión más adecuada»* de su caso clínico. Parte del respeto por los bienes más personales del paciente y se funda en una relación de confianza[292], la cual se requiere para propender por una autonomía basada en la interdependencia y está lejos de fomentar

---

287 José Antonio SEOANE, «Las autonomías del paciente», *op. cit.*, pág. 62.

288 Charles TAYLOR, «Atomismo» (1985), traducción de Silvia Mendlewicz y Albert Calsamiglia, en Jerónimo BETEGÓN y Juan Ramón DE PÁRAMO (dir. y coord.), *Derecho y moral. Ensayos analíticos*, Ariel, Barcelona, 1990, págs.107-124.

289 Federico DE MONTALVO JÄÄSKELÄINEN, *Menores de Edad y Consentimiento Informado*, *op. cit.*, pág. 91.

290 Pablo SIMÓN LORDA, «Diez mitos en torno al consentimiento informado», *op. cit.*, págs. 29-40.

291 Federico DE MONTALVO JÄÄSKELÄINEN, *Menores de Edad y Consentimiento Informado*, *op. cit.*, pág. 92.

292 José Antonio SEOANE, Del paternalismo al autonomismo: ¿Hay otros modelos de fundamentación ética?, *op. cit.*, pp. 77-104 y SEOANE, Prólogo del Libro Noelia Martínez Doallo, *El derecho al consentimiento informado del paciente una perspectiva iusfundamental*, *op,-cit.*, pág. 16.

una autonomía individualista e independiente[293]. El modelo *iusfundamental*, tiene una base más verosímil y razonable; retoma algunos elementos del paternalismo y del autonomismo para reinterpretarlos en la realidad clínica[294].

Dicho modelo consiste en *«decidir por y sobre uno mismo, pero con los otros o tomando en consideración a los otros»*[295]. Se fundamenta de la siguiente manera:

«de una parte, hay que conservar la beneficencia, pues sigue desempeñando un papel crucial, aunque su significado haya sido modificado por la autonomía de los pacientes. De otra parte, hay que reconsiderar y potenciar el valor de la autonomía, eludiendo posiciones que postulan su valor absoluto y acompañándola con otros rasgos de la condición humana, como la dependencia»[296].

Se trata de una propuesta más interesante y realista que armoniza el paternalismo y autonomismo desde un enfoque filosófico porque en el modelo *iusfundamental* la decisión se caracteriza por ser intersubjetiva y compartida por el facultativo y el paciente[297]. Con lo cual se diferencia de los modelos tradicionales en los que la decisión que se toma es aislada e individual. A favor de este modelo la doctrina manifiesta que supera lo perjudicial del modelo basado en el autoritarismo del facultativo, y el extremo del modelo autonómico que reduce el proceso asistencial a una elección entre varias alternativas médicas[298]. Se aprecia que es una propuesta intermedia que considero es la más ponderada y permite superar la polaridad entre el paternalismo y la autonomía en la relación médica para fundarse en lo mejor de ambos modelos sin desconocer los derechos del paciente para autodeterminarse y llegar a la decisión más correcta en cada caso clínico.

En su esencia, fundamentación y fines considero que el modelo *iusfundamental* tiene una mirada más amplia de los tradicionales y pueden llegar a resolver de mejor forma, las necesidades del servicio médico, especialmente en aquellos casos que tienen mayor complejidad. Se resalta que esta propuesta que está en construcción permanente se basa en la confianza, en la aceptación de los intereses comunes y en una relación de interdepen-

---

293 Victoria CAMPS, *La voluntad de vivir*, Ariel, Barcelona, 2005, pág. 127.

294 Federico DE MONTALVO JÄÄSKELÄINEN, *Menores de Edad y Consentimiento Informado*, *op. cit.*, pág. 95.

295 José Antonio SEOANE, «El significado de la Ley Básica de Autonomía del Paciente (Ley 41/2002, de 14 de noviembre) En el sistema jurídico-sanitario español. Una propuesta de interpretación», *op. cit.*, pág. 45.

296 José Antonio SEOANE, «La construcción jurídica de la autonomía del paciente», *op. cit.*, pág. 22.

297 Noelia MARTÍNEZ DOALLO, *El derecho al consentimiento informado del paciente una perspectiva iusfundamental, op. cit.*, pág. 128.

298 Robert A. BURT, «The end of autonomy», en *Hastings Cent Rep*, 2005, págs. 9-13.

dencia, lo cual constituye un modelo distinto para comprender la relación médico-paciente.

Tratándose de un modelo *iusfundamental* y debido a que el consentimiento informado no está catalogado como un derecho fundamental en la Constitución Española[299], no implica que este instituto quede sin protección. Por lo que ha sido el Tribunal Constitucional Español, quien lo vincula al derecho fundamental a la integridad física y moral[300]. Lo que permite afirmar que el consentimiento en el sistema español es una *«norma adscrita de derecho fundamental»*[301]. En este camino, la autonomía del paciente se relaciona en mayor medida con la integridad moral de las personas, al ser la autonomía decisoria un derecho de carácter personalísimo. Por lo que, resultaría contradictorio considerar que el consentimiento médico se funda solo en la integridad física, sin olvidar que existe una relación entre su ejercicio y la integridad física, así como la salud del paciente[302].

Desde esta perspectiva, la decisión del paciente encuentra anclaje en el modelo *iusfundamental* como una manifestación del derecho fundamental a la integridad tanto física como moral y, para garantizar su efectividad, se agrega la garantía de la protección constitucional reforzada[303], que consiste en acudir al recurso de amparo de conformidad a los arts. 53, 161 y 162 CE[304].

Por su parte, en Colombia, la Constitución Política de 1991 no contempla dentro del catálogo de derechos fundamentales, el consentimiento informado. Por lo que la jurisprudencia de la Corte Constitucional de Colombia en sentencia T-303/16[305] consideró que el consentimiento informado es una garantía para la protección de los derechos a la salud y la integridad personal

---

299 El consentimiento informado no es una norma directamente estatuida como un derecho fundamental, según la clasificación de Alexy. *Vid.* Robert ALEXY, *Teoría de los derechos fundamentales*, traducción de Carlos Bernal Pulido, Centro de Estudios Constitucionales y Políticos, Madrid, 2012, pág. 52.

300 Angel PELAYO GONZÁLEZ-TORRE, «El consentimiento informado en sentencia del Tribunal Constitucional Español 37/2011 de 28 de marzo», *op. cit.*, pág. 755.

301 Robert ALEXY, *Teoría de los derechos fundamentales*, *op.cit.*, pág. 52.

302 Noelia MARTÍNEZ DOALLO, «El consentimiento informado del paciente en los Estados Unidos de América. Génesis, Evolución, Fundamentos y Breve comparación crítica con el modelo español», *op. cit.*, pág. 78

303 José Antonio SEOANE, Prólogo del Libro Noelia Martínez Doallo, *El derecho al consentimiento informado del paciente una perspectiva iusfundamental*, *op.cit.*, pág. 16.

304 Gonzalo ARRUEGO RODRÍGUEZ, «La naturaleza constitucional de la asistencia sanitaria no consentida y los denominados supuestos de urgencia vital», *op.cit.*, págs. 53-82.

305 En el mismo sentido las sentencias de la Corte Constitucional de Colombia, Sala Plena, 13.4.2016 (Sentencia C-182/2016), Sala Plena, 3.8.2016 (Sentencia C-405/2016) y Corte Suprema de Justicia de Colombia, Sala de Casación Civil, 24.5.2017 (Sentencia SC-7110/2017).

cuya naturaleza jurídica corresponde a un principio jurídico autónomo, lo cual significa que:

> «la información que el médico le suministra al paciente no siempre resulta exigible en igual grado, sino que, dependiendo de la ponderación conjunta de una serie de variables, el médico debe darle información más o menos cualificada al paciente»[306].

Esta decisión también sigue a Robert Alexy cuando establece que los principios *«son mandatos de optimización, que ordenan que algo se realice en la mayor medida posible, de conformidad con las posibilidades fácticas y jurídicas»*[307]. De este modo, los derechos fundamentales, en su naturaleza jurídica, constituyen principios y, a diferencia de las reglas, requieren de un juicio de ponderación. El sistema colombiano al considerar que el consentimiento informado es un principio constitucional que se materializa en derechos fundamentales como la dignidad humana, la libertad individual y el libre desarrollo de la personalidad, otorga una protección adicional para su efectividad con la acción de tutela. (Sobre esta cuestión se volverá con mayor detalle en el capítulo segundo). Por lo que se aprecia, es mayor el punto de encuentro relativo a la naturaleza jurídica que tiene el consentimiento informado en los sistemas jurídicos examinados. De un lado, en España está adscrito al derecho fundamental a la integridad personal y de otro, en Colombia es un principio jurídico autónomo que constituye una garantía para la integridad personal del paciente y se materializa en otros principios y derechos fundamentales como la dignidad, la integridad personal y el libre desarrollo de la personalidad. Esto implica que, en ambos ordenamientos, se refuerza la protección del consentimiento informado, por medio del proceso amparo o la acción de tutela

Además de lo anterior, es de medular trascendencia que el consentimiento informado ha evolucionado en la relación médico-sanitaria, desde un modelo paternalista hacia un modelo autonomista y que, desde una perspectiva filosófica y ética jurídica se ha estructurado la nueva propuesta denominada modelo *iusfundamental* que supera los extremos del paternalismo y de la autonomía y llena sus vacíos, en los llamados casos complejos. Ese nuevo modelo nace del respeto a la autodeterminación y la dignidad humana del paciente, a partir de la confianza e interrelación entre el profesional médico y el paciente para tomar la decisión más correcta. A mi juicio, el modelo *iusfundamental* es trasladable al ordenamiento colombiano, en especial, para los casos de mayor complejidad médica que requieran decisiones intersubje-

---

306 Corte Constitucional de Colombia, Sala Quinta de Revisión, 10.10.2002, (Sentencia T-850/2002).

307 Leonardo GARCÍA JARAMILLO, «Análisis de "Teoría de los derechos fundamentales, de Robert Alexy"», en *Ambito jurídico, op. cit.*, pág. 2.

tivas. No obstante, la perspectiva jurídica nos enfatice que la decisión médica corresponde al paciente como un derecho personal y subjetivo.

Finalmente, se debe tener en cuenta que el progreso tecnológico y el avance biomédico, ha provocado la aparición de nuevos dilemas relativos a los derechos y libertades de las personas, por lo que la bioética como el derecho constituyen dos realidades inacabadas en constante evolución, donde la pluralidad de planteamientos posibilita la aplicación de principios, reglas y valores. Es crucial, por tanto, llegar a un consenso entre la comunidad médico-científica y jurídica para garantizar el equilibrio entre los derechos individuales y colectivos frente a las necesidades actuales de la sociedad. El reto es complejo y debe propugnar por una actuación del facultativo con sentido más humano, fundada en el paciente como un interlocutor válido para llegar a una decisión intersubjetiva que corresponda a la que mejor se adecúe a su proyecto de vida.

Visto lo referente a la bioética, en el siguiente capítulo se realiza el análisis del consentimiento informado desde una perspectiva jurídica.

CAPÍTULO II

MARCO NORMATIVO NACIONAL E INTERNACIONAL DEL CONSENTIMIENTO INFORMADO

Como ya se adelantó en el anterior capítulo, el consentimiento médico tiene como fundamento el respeto por los derechos humanos, las libertades fundamentales y la dignidad humana[308]. Esto implica de un parte que el galeno tiene la obligación de proporcionar la información de manera completa y comprensible sobre las alternativas terapéuticas existentes y los riesgos inherentes al procedimiento prescrito (Corte Constitucional de Colombia, Sala Plena, 26 de abril de 2017 (Sentencia C-246/2017)), y de otra que, el paciente una vez comprenda las diferentes alternativas, tome la decisión relativa a su integridad personal de acuerdo con sus expectativas y valores, haciendo uso de su autodeterminación.

En consonancia con lo anterior, MARTÍNEZ DOALLO expresa que la estructura del consentimiento sanitario, tiene dos etapas frente a dos derechos subjetivos[309] del paciente correlativos a dos deberes del facultativo: de

---

308 Guido BERRO ROVIRA, «Consentimiento informado», en *Rev. Urug Cardiol,* vol. 28, 2013, págs. 18-31.

309 El consentimiento informado es un derecho subjetivo teniendo en cuenta las siguientes propuestas: HOHFELD entiende el derecho subjetivo como: *«la identificación de una determinada posición jurídica»*, clasificándolo en doble perspectiva: de una parte, como correlación: *«derecho y deber, privilegio y no derecho, potestad y sujeción, e inmunidad e incompetencia»* de otra como opuesto: *derecho y no derecho, privilegio y deber, potestad e incompetencia e inmunidad y sujeción*, lo anterior permite identificar frente a un caso concreto el análisis de una restricción o de una configuración de un derecho subjetivo. *Vid*. Wesley Newcomb HOHFELD, «Some Fundamental Legal Conceptions as Applied in Judicial Reasoning», en *Faculty ScholarshipSeries*, 1917. Accesible en: https://digitalcommons.law.yale.edu/fss_papers/4378. En igual sentido, *Vid.* María Claudia MERCIO CACHAPUZ, «Configuración y restricción de los derechos subjetivos a partir de un análisis de las posiciones jurídicas fundamentales en juego», en *Revista de Derecho Privado,* Universidad Externado de Colombia, núm. 33, 2017, pág. 72. Por su parte, en MARTÍNEZ DOALLO, cuando realiza el análisis de la teoría del consentimiento médico estudia la perspectiva

una parte, el paciente recibe información completa y adecuada sobre el acto médico, situación correspondiente al deber del facultativo de proporcionarla y, por otra parte, el derecho del paciente para consentir o rechazar la intervención terapéutica, que, corresponde al deber del médico de solicitar su autorización para legitimar su intervención o de abstenerse de realizar el procedimiento sanitario[310].

Esta declaración de voluntad del paciente es lo que, se denomina *consentimiento informado*; cuya denominación parte de la doctrina considera impropia por diversos argumentos. Algunos sostienen que, al hacer referencia al consentimiento, significa que el facultativo y el paciente están en igualdad de condiciones lo cual no es cierto tratándose de la relación médica. Otros opinan que el consentimiento debe ser reemplazado por asentimiento ya que sobra el vocablo informado porque está implícito dar información al paciente, para que su autorización legitime el procedimiento médico a practicar[311].Para otros, lo más adecuado sería utilizar la expresión *elección informada*, debido a que la opción de no consentir el acto médico también es esencial al concepto de consentimiento otorgado voluntariamente[312].

Sin embargo, tanto el *consentimiento informado*, el *asentimiento* o la *elección informada*[313] hacen referencia a la facultad del paciente para tomar una decisión libre e informada, respecto a su integridad personal, en la que existe la posibilidad de aceptar o rehusar las intervenciones propuestas por el médico tratante. (STC (Sala Segunda) 28 de marzo de 2011 (RJ 2011/37)). Desde este punto de vista, no existiría diferencia entre una y otra denomi-

---

holfeldiana y considera que es un derecho subjetivo al constituirse en una *inmunidad* del paciente, correlativa a la *incompetencia* del facultativo, quien no puede realizar una intervención médica sin su autorización. *Vid.* Noelia MARTÍNEZ DOALLO, *El derecho al consentimiento informado del paciente. Una perspectiva iusfundamental, op.cit.*, pág. 131. Asímismo, *Vid.* Noelia MARTÍNEZ DOALLO, «El derecho al consentimiento informado a partir de la teoría del estatus de Georg Jellinek», en *IUS ET SCIENTIA: Revista electrónica de Derecho y Ciencia*, vol. 3, núm. 1, 2017, pág. 211. En el mismo sentido, GARCÍA LLERENA, expresa que el consentimiento informado es un derecho subjetivo concebido como una inmunidad del paciente que le permite rehusar la intervención médica para asegurar el respeto por la autonomía corporal. *Vid.* Viviana GARCÍA LERENA, *Una concepción iusfundamental del consentimiento informado: la integridad física en investigación y medicina*, Sociedad Internacional de Bioética (SIBI), Gijón, 2012, pág. 59.

310 Noelia MARTÍNEZ DOALLO, *El derecho al consentimiento informado del paciente. Una perspectiva iusfundamental, op.cit.*, pág. 153.

311 Josep CORBELLA I DUCH, «¿Es válida la expresión consentimiento informado?», IV Congreso Nacional de Derecho Sanitario, Madrid, 1997, *Asociación Española de Derecho Sanitario-Fundación Mapfre*, 1998, pág. 5.

312 Bernard DICKENS y Rebecca COOK, «Dimensions of informed consent to treatment, Ethical and legal issues in reproductive health», en *International Journal of Gynecology & Obstetrics*, 2004, pág. 14.

313 Actualmente, el término elección informada se utiliza con mayor frecuencia en la práctica de métodos anticonceptivos.

nación y se estaría más frente a una cuestión de *nomen* y no de fondo.; además, lo relevante está en que la doctrina y la jurisprudencia han acuñado la expresión *consentimiento informado*, para resaltar la importancia de la información adecuada y suficiente y, así garantizar la emisión válida del consentimiento sanitario.

Con fundamento en lo ya expuesto, se inicia el segundo capítulo, aduciendo, principalmente, la idea del *«consentimiento contractual»* como base común de la autonomía de la voluntad y su regulación en los Códigos Civiles de los sistemas jurídicos español y colombiano, posteriormente se examina el consentimiento sanitario y su protección desde el Derecho Internacional en los Sistemas de Derechos Humanos, tanto a nivel universal como a nivel regional por medio de las providencias uniformes del Tribunal Europeo de Derechos Humanos y la Corte Interamericana de Derechos Humanos.

Después, se determina la naturaleza jurídica del consentimiento informado a partir de su encuadramiento constitucional, legal y el desarrollo jurisprudencial en los Tribunales Constitucionales de los ordenamientos de ambos Países y se define el consentimiento en el ámbito médico a partir de la amplia literatura sobre el tema. Asimismo, se revisa el rechazo y la revocación del consentimiento sanitario como ejercicio de la autodeterminación del paciente.

2.1. El consentimiento contractual

Iniciamos esta parte del documento señalando que la autonomía privada en la dimensión contractual *«es la libertad de cada parte de decidir y actuar para satisfacer las necesidades e intereses, que se expresan a través del negocio jurídico»*[314]. Donde, el consentimiento es un elemento del negocio jurídico, en el que debe existir un acuerdo entre las partes sobre las condiciones en que se desarrolla.

En su origen etimológico el término consentimiento viene del latín *consentire*; de *cum*, con, y *sentire*, sentir; lo cual expresa *compartir el sentimiento, el parecer*. En efecto, el consentimiento consiste en *«la coincidencia de las voluntades de las personas»*[315]. Siguiendo esta línea, se entiende que una persona consiente cuando permite la realización de determinada conducta, autoriza una petición específica, o acepta obligarse[316]. En el ámbito privado se ha considerado que el consentimiento, es la intención de contratar y la

---

314 Claudia Patricia ORELLANA ROBALINO, «Consentimiento informado en la prestación de servicios de salud», en *Derecho glob. Estud. sobre derecho justicia*, Guadalajara, vol. 3, núm. 9, 2018, págs. 57-80.

315 Hans HATTENHAUER, *Conceptos fundamentales del Derecho Civil*, Ariel, Barcelona, 1987, pág. 68.

316 Álvaro ORTIZ MONSALVE, *Manual de Obligaciones*, Temis, Bogotá D.C., 2016, pág. 77.

exteriorización de la voluntad de dos o más personas sobre el mismo objeto jurídico[317]. En igual sentido, los hermanos MAZEAUD señalan que *«el consentimiento es la voluntad de la persona que se obliga»*[318].

Desde el punto de vista de la teoría general del contrato, el consentimiento supone un acuerdo de voluntades por el que las partes se obligan a cumplir algo o a seguir un determinado comportamiento de observancia mutua o recíproca con el fin de satisfacer necesidades y cumplir ciertos intereses[319].

Se establece, entonces, que es esencial una voluntad declarada o manifiesta de las partes para que un contrato nazca jurídicamente. Siguiendo esta tendencia y precisando el concepto, VALENCIA ZEA y ORTIZ MONSALVE[320] exponen de manera acertada que el consentimiento es la

> «conjunción de dos o más declaraciones de voluntad de partes distintas, comunicadas entre sí, que tienen una finalidad común, así sus intereses no lo sean, consistente en formar un contrato con obligaciones a cargo de todas los que concurren a su celebración o de una sola de ellas».

Esta definición comprende las características del consentimiento, la forma como se constituye y determina que la voluntad tienen una finalidad común a las partes que dan su consentimiento[321].

---

317 Como lo propone ALESSANDRI, el consentimiento es el acuerdo de las voluntades de dos o más personas sobre un objeto jurídico. Arturo ALESSANDRI y Manuel SOMARRIVA, *Curso de Derecho Civil. Fuentes de las Obligaciones, Tomo IV*, Nascimiento, Santiago de Chile, 1998, pág. 15. En el mismo sentido, TAMAYO, establece que hay que tener presente que no solo debe manifestar su consentimiento la persona que se obliga a satisfacer la prestación, sino que es necesario *«la común intención de los contratantes, su acuerdo de voluntades»*. *Vid.* Javier TAMAYO JARAMILLO, «La prescripción en el seguro de responsabilidad civil», en *Revista Ámbito jurídico*, núm. 157, 2004, pág. 2.

318 Henri MAZEAUD y Jean MAZEAUD, *Lecciones de Derecho Civil, Parte 2da.* Vol. I, Jurídicas Europa- América, Buenos Aires, 1960, pág. 151. En el mismo sentido, LAPORTA SAN MIGUEL afirma que: *«Uno decide libremente cuando la preferencia por lo que ha elegido se ha formado libremente»*. Francisco LAPORTA SAN MIGUEL, «Autonomía personal y decisiones médicas», *op. cit.*, pág. 27.

319 Luis DÍEZ-PICAZO y L. PONCE DE LEÓN, *Fundamentos del Derecho Civil Patrimonial*, 6.ª ed., Civitas, Navarra, 2008, pág. 715. En igual sentido, Pedro DE PABLO CONTRERAS, Miguel Ángel PÉREZ ÁLVAREZ y María Ángeles PARRA LUCÁN, *Curso de Derecho Civil (I). Teoría General de la Obligación y el Contrato*, (coord. Carlos Martínez de Aguirre Aldaz), Edisofer, Madrid, 2018, pág. 425. Carlos LASARTE, *Contratos: principios del Derecho civil Tomo III*, Marcial Pons, Madrid, 2008, pág. 128.

320 Arturo VALENCIA ZEA y Álvaro ORTIZ MONSALVE, *Derecho civil. Tomo III. De las obligaciones*, Temis, Bogotá D.C., 2015, pág. 55.

321 Álvaro ORTIZ MONSALVE, «Consentimiento», en Fabricio MANTILLA ESPINOSA y Francisco TERNERA BARRIOS (dirs.), *Los contratos en el derecho privado*, Legis, Bogotá D.C., 2017, pág. 109.

Como resulta lógico, corresponde al ordenamiento jurídico velar para que el consentimiento se preste de forma libre y consciente por los contratantes[322]. Aunque los Códigos Civiles de España y Colombia no definen el consentimiento, establecen los requisitos para la validez de los contratos, así como los vicios que lo invalidan.

El Código Civil Español, en el art. 1.261 determina que: *«No hay contrato sino cuando concurren los requisitos siguientes: ...1.° Consentimiento de los contratantes. (...)»*.

A su vez Código Civil colombiano en su art. 1.502 señala que: *«para que una persona se obligue a otra por un acto o declaración de voluntad, es necesario: (...) 2.°.) que consienta en dicho acto o declaración y su consentimiento no adolezca de vicio (....)»*.

De estas normas se desprende que el consentimiento es un requisito para la existencia de los contratos, que se funda en la autonomía de la voluntad de las personas para disponer de sus intereses y, por tanto, para crear derechos y obligaciones[323]. Al respecto, declara la sentencia del Tribunal Supremo, Sala de lo Contencioso Administrativo, de 14 de octubre de 1994 (RJ 1990/7318) que: *«la vinculación contractual exige el consentimiento de ambas partes sobre la causa y el objeto del contrato»*. Por su parte, la Corte Constitucional de Colombia en Sentencia C-934/2013, de 11 de diciembre de 2013, puntualiza que la autonomía privada permite celebrar contratos en virtud del consentimiento y determinar con amplia libertad el contenido de sus obligaciones y de los derechos correlativos, sin que el Estado pueda restringir estas actuaciones, excepto cuando vayan en contra del orden jurídico o afecten los derechos de los demás.

Ahora bien, el consentimiento que se da en un negocio jurídico tiene una dimensión diferente a la aceptación del paciente para someterse a la actuación médica. Sobre esta cuestión la sentencia del Tribunal Supremo, Sala de lo Contencioso Administrativo, de 4 de abril 2000, (RJ 2000/3258) aclara que: *«la prestación de un consentimiento sanitario es distinto al necesario para comprar o vender»*. En igual sentido, LLAMAS POMBO señala que una es la voluntad para que nazca el contrato y otra la voluntad para realizar el acto médico[324.] De ahí que se afirme que el consentimiento clínico más que una obligación contractual[325] es una garantía vinculada a los derechos funda-

---

322   José Luis LACRUZ BERDEJO, *Elementos de derecho civil*, Bosch, Barcelona, 1994, pág. 395.

323   Corte Constitucional de Colombia, Sala Plena, 11.12.2013 (Sentencia C-934/13).

324   Eugenio LLAMAS POMBO, *La responsabilidad civil del médico, aspectos tradicionales y modernos*, Trivium, Madrid, 1988, pág. 153.

325   En el mismo sentido, la profesora ALONSO PÉREZ señala que el consentimiento del art. 10.6 de la Ley General de Sanidad no es el contractual, aunque la STS, sala de lo civil, de 12 de julio de 1994 AR 6730 haya considerado que el consentimiento del art 10.6 es el mismo contractual. *Vid.* María Teresa ALONSO PÉREZ, «Responsabilidad civil derivada

mentales[326]. Sin embargo, cabe reconocer que en los contratos médicos privados, el consentimiento es una condición indispensable para la formación del contrato[327], y además constituye una exigencia que une al facultativo y al paciente en la relación médica contractual.

En este marco, el consentimiento en sentido estricto y el consentimiento informado tienen una base común, que debe estar presente en toda relación médica contractual, lo que implica que, en algunos casos, pueden llegar a confundirse ambas voluntades. En términos de DE LORENZO Y MONTERO

«si se considera que el tratamiento médico es el resultado de un contrato entre el médico y el paciente, la legitimación para que el médico actúe en el cuerpo del paciente se encontraría en la previa existencia de un contrato, que por tanto requiere como elemento indispensable el consentimiento sanitario»[328].

En la esfera jurídica el consentimiento médico-contractual se ubica en el derecho civil vinculado a la teoría de las obligaciones y de los contratos[329]. En este sentido, la relación asistencial tiene un carácter de prestación o arrendamiento de servicios médicos[330] (más no de obra) [331], en donde una parte denominada profesional sanitario se obliga a asistir a la otra, designada

---

de una actuación médica arbitraria en el seno de una relación trilateral (a propósito de la Sentencia de la Sala de lo Civil del Tribunal Supremo de 24 de mayo de 1995)», en *Anuario de Derecho Civil*, núm. L-2, 1997, pág. 934.

326 Antonio ROVIRA VIÑAS, *Autonomía personal y tratamiento médico. Una aproximación constitucional al consentimiento informado*, Thomson-Aranzadi, Pamplona, 2007, pág. 46.

327 Jean PENNEAU, *La responsabilité du médecin*, Dalloz, París, 1996, pág. 19.

328 Ricardo DE LORENZO Y MONTERO y Javier SÁNCHEZ CARO, «Consentimiento Informado», en Javier SANZ LARRUGA, José María GÓMEZ y DÍAZ-CASTROVERDE (dir. congr.) y Miguel SÁNCHEZ (coord.), Lecciones de derecho sanitario, Universidade da Coruña, Coruña, 1999, pág. 209.

329 Hugo RODRÍGUEZ ALMADA,«Seudoconsentimiento informado en Uruguay», en *Revista Médica del Uruguay*, vol. 18, núm. 1, 2002, pág. 89.

330 Cabe precisar que, en criterio de la académica María Teresa ALONSO PÉREZ, que comparto, con relación a los contratos practicados en ejercicio de la disciplina médica, el contrato de obra es nulo por contravención al art 1.271 del Código Civil, ya que la persona no es elemento objetivo de la relación contractual porque el médico no puede garantizar la curación del paciente. *Vid.* María Teresa ALONSO PÉREZ, *Los contratos de servicios de los abogados, médicos y arquitectos*, JM Bosch Barcelona, 1997, pág. 386. La misma autora cita cita abundante jurisprudencia sobre esta cuestión María Teresa ALONSO PÉREZ, «El paralelismo entre obligaciones de medios\resultado y los contratos de servicios\obra en las propuestas oficiales de modernización del Derecho español», en *Revista de Derecho Civil*, 2019, vol. 6, núm. 2, 2019, pág. 174. Accesible en: https://www.nreg.es/ojs/index.php/RDC/article/view/418

331 Ciertamente, la jurisprudencia española ha señalado la importancia que reviste el cumplimiento del deber de información del médico respecto del paciente. Así lo establece la STS (Sala de lo Social) 26.9.2000 (RJ 1999/1737) que recalca que la información correcta es un elemento esencial de la *lex artis ad hoc* en la relación jurídica médico- paciente.

paciente, a quien le corresponde el pago de honorarios. Dicha manifestación de voluntad es suficiente para que nazca el contrato, porque recae sobre los elementos esenciales como son los servicios que se prestarán y la remuneración. Mientras que, como se advirtió, en la asistencia médica, la legitimación para que el profesional de la salud actúe en el cuerpo del enfermo nace de la válida obtención del consentimiento informado[332].

En consecuencia, unos son los actos que se dirigen a la formación del consentimiento contractual y otros los que propician la disposición de derechos personales. Sin embargo, frente a los contratos médicos resulta difícil separarlos, ya que cuando el paciente se somete a un procedimiento médico, celebra un contrato donde otorga su consentimiento, y a su vez, dispone de un derecho relacionado con su integridad personal, cuando emite su asentimiento[333]. De ahí que, en la práctica médica en los casos en los cuales existe una relación contractual ambas voluntades se manifiestan de manera simultánea[334], y el contrato será válido siempre y cuando cumpla los requisitos exigidos por la ley [335]. En este escenario, la tendencia de la doctrina civil mayoritaria considera que el consentimiento médico ya no es un requisito meramente contractual, sino que corresponde a un derecho relativo a la libertad individual del paciente[336].

Por lo expuesto, en ambos ordenamientos jurídicos el consentimiento propiamente dicho es un requisito esencial para la perfección de un contrato. Para su validez debe ser libre, consciente y ausente de error. Por su parte, el consentimiento informado es un derecho del paciente que constituye una aceptación libre y previa para la realización de un acto médico, después de haber recibido la información adecuada de parte del profesional sanitario. Por lo tanto, este último no es un requisito meramente contractual, aunque puede coincidir en una misma exteriorización de voluntad del paciente, en los casos de la medicina privada.

---

332 Ricardo DE LORENZO Y MONTERO y Javier SÁNCHEZ CARO, *El consentimiento informado en Anestesia,* Ediciones Doyma, Madrid, 1998, pág. 210.

333 De esta forma, el consentimiento se divide en dos etapas: una primera en que se acuerda la realización de un diagnóstico y una segunda fase en que el paciente manifiesta la aceptación o rechazo al tratamiento propuesto. Ricardo LORENZETTI, *Responsabilidad civil de los médicos,* Editora Jurídica Grijley, Lima, 2005, pág. 14.

334 Laura LÓPEZ ALMANSA BEAUS, *Finalidad, alcance y legibilidad de la información en el consentimiento informado,* Universidad Católica de Valencia San Vicente Mártir, España, 2015, pág. 87.

335 Marta GESINSKA, «El consentimiento informado como garantía del principio de la autonomía del paciente: estudio comparativo de los ordenamientos jurídicos español y polaco», *op. cit.,* pág. 93.

336 Federico DE MONTALVO JÄÄSKELÄINEN, *Menores de Edad y Consentimiento Informado, op. cit.,* pág. 73.

2.2. Sistema Universal de Protección de Derechos Humanos

Sobre la protección del consentimiento informado en los Sistemas Internacionales de Derechos Humanos reseñamos que, el consentimiento informado (en adelante C.I.), ha ganado progresivamente reconocimiento y protección que, como lo señala la Corte Interamericana de Derechos Humanos, se integra en el *corpus iuris* por un *«conjunto de instrumentos internacionales de contenido y efectos jurídicos variados como tratados, convenios, resoluciones y declaraciones»*[337]. Además, debe tenerse en cuenta que una de las funciones del ordenamiento jurídico internacional es garantizar la promoción y defensa de los valores, los derechos humanos y libertades fundamentales, así como velar por la efectividad de las normas que los protegen. En este contexto, en el ejercicio del derecho a la salud, las acciones de los médicos, tienen que respetar la autonomía, la libre determinación y la dignidad del paciente [338]. De la uniformidad de este criterio han sido abanderados los Sistemas Internacionales de Protección de los Derechos Humanos que se mencionan en las próximas páginas.

El Sistema Universal[339] de Protección de los Derechos Humanos[340], en adelante, SUDH, mediante la Declaración Universal de Derechos Humanos, estipula que todos los derechos son indivisibles e interdependientes y compromete a todos los Estados a promover el respeto de los derechos y las libertades individuales, adoptando las medidas necesarias para garantizar su reconocimiento. En línea con este deber, el consentimiento sanitario se interrelaciona con otros derechos. Así, lo determina el Relator Especial en su informe de 2009[341], al recordar que:

---

337 Corte I.D.H., Opinión Consultiva 16. El Derecho a la información sobre la asistencia consular en el marco del debido proceso, 1 de octubre de 1999, párrafo 115.

338 Gianella Gonzalo, «Los derechos humanos y el consentimiento informado en la práctica clínica: Más allá del derecho a la salud», en *Revista Peruana de Medicina Experimental y Salud Pública*, vol. 30, núm 2, 2013, pág. 316.

339 El Sistema Universal de Protección de los Derechos Humanos es el conjunto de normas y organismos con alcance internacional, pertenecientes a la Organización de las Naciones Unidas.

340 El Sistema Universal de Protección de los Derechos Humanos, nace en la Organización de las Naciones Unidas ONU, de la que son miembros 193 Estados. Está conformado por nueve convenciones y órganos creados para vigilar el cumplimiento de los distintos tratados de Derechos Humanos. La Asamblea General es el principal órgano deliberativo de la Organización de las Naciones Unidas. Gutiérrez, M Comisión Interamericana de Derechos Humanos (CIDH) observación internacional. 2014, Universidad Javeriana Bogotá D.C. Actividad Internacional, pág. 2.

341 El mandato del Relator Especial sobre el derecho de toda persona al disfrute del más alto nivel posible de salud física y mental fue establecido por la Comisión de Derechos Humanos en abril de 2002 con la Resolución 2002/31, de 22 de abril (Oficina del Alto Comisionado de las Naciones Unidas para los Derechos Humanos, de 22.4.2002).

«el C.I. invoca algunos derechos humanos como la salud, el derecho a la libre determinación, el derecho de toda persona a no ser sometida a experimentos sin su libre consentimiento, la seguridad y la dignidad de la persona humana, el reconocimiento ante la ley, la libertad de pensamiento y expresión y la libre determinación en lo tocante a la reproducción»[342].

De esta manera se recalca que el consentimiento informado es un derecho de toda persona, que se relaciona con otros derechos como la salud y la libertad sexual.

En esta perspectiva, los principales instrumentos[343] de protección del SUDH que permiten consolidar la autonomía decisoria tanto en el servicio médico asistencial como en la experimentación clínica, son los siguientes: la Declaración Universal de Derechos Humanos proclamada por la Asamblea General de las Naciones Unidas en París, 10 de diciembre de 1948[344] que, en su art. 3, expresa que: *«Todo individuo tiene derecho a la vida, a la libertad y a la seguridad de su persona»*; el Pacto Internacional de Derechos Civiles y Políticos del año 1966[345], de Naciones Unidas, en su art. 7, determina que: *«(...). En particular, nadie será sometido sin su libre consentimiento a experimentos médicos o científicos»*. (Se aprecia como a partir de estos instrumentos el consentimiento informado se considera como una facultad de interés universal) y, la Convención sobre los Derechos de las Personas con Discapacidad[346] aprobada en la Sede de las Naciones Unidas en Nueva York, de 13 de diciembre de 2006, en su art. 15, menciona que: *«(...) en particular, nadie será sometido a experimentos médicos o científicos sin su consentimiento libre e informado»*. Esta convención protege y asegura el goce pleno el consen-

---

342 HULT, Paul, en «Informe del Relator Especial sobre el derecho de toda persona al disfrute del más alto nivel posible de salud física y mental», en Oficina del Alto Comisionado de las Naciones Unidas para los Derechos Humanos, 2009, (nota 6), párr. 19. Accesible en: https://www.ohchr.org/SP/Issues/Health/Pages/SRRightHealthIndex.aspx.

343 Los convenios son instrumentos normativos y vinculantes, que se acuerdan entre sujetos de Derecho Internacional, producen efectos jurídicos y conforman el *hard law*. Por su parte, las Declaraciones son reglas con ausencia de fuerza vinculante para los Estados, pero se adoptan bajo el convencimiento de que es necesario su cumplimiento y hacen parte del *soft law*.

344 Está considerada como derecho vinculante y junto con el Pacto Internacional de Derechos Civiles y Políticos y el Pacto de Derechos Económicos, Sociales y Culturales conforman la Carta Internacional de Derechos Humanos.

345 Pacto Internacional de Derechos Civiles y Políticos (Oficina del Alto Comisionado de las Naciones Unidas para los Derechos Humanos, de 16.12.1966). Adoptado y abierto a la firma, ratificación y adhesión por la Asamblea General en su Resolución 2200 A (XXI), de 16 de diciembre de 1966. Entrada en vigor: 23 de marzo de 1976.

346 La Convención se concibió como un instrumento de derechos humanos con una dimensión explícita de desarrollo social. En ella se adopta una amplia clasificación de las personas con discapacidad y se reafirma que gozan de todos los derechos humanos y libertades fundamentales.

timiento médico en condiciones de igualdad. De este documento se hará referencia más adelante.

Asimismo, algunos instrumentos del *soft law*[347] hacen énfasis en la obligación de recabar el consentimiento informado basado en la información adecuada que recibe el paciente, así, en la Declaración Universal sobre el Genoma Humano y los Derechos Humanos aprobada por la Conferencia General de la UNESCO en 1997, en su art. 5 *b)* contempla el consentimiento médico de la siguiente manera:

«En todos los casos, se recabará el consentimiento previo, libre e informado de la persona interesada. Si no está en condiciones de manifestarlo, el consentimiento o autorización habrán de obtenerse de conformidad con lo que estipule la ley, teniendo en cuenta el interés superior del interesado».

También, la Declaración Universal sobre Bioética y Derechos Humanos aprobada por La Conferencia General de la UNESCO, de 19 de octubre de 2005, en su art. 6 determina la revocación del consentimiento médico en cualquier momento:

«Toda intervención médica preventiva, diagnóstica y terapéutica sólo habrá de llevarse a cabo previo consentimiento libre e informado de la persona interesada, basado en la información adecuada. Cuando proceda, el consentimiento debería ser expreso y la persona interesada podrá revocarlo en todo momento y por cualquier motivo»[348].

Se observa que la integridad personal constituye un valor bioético en el sistema universal de derechos humanos, en la que se entiende como derecho del paciente la revocación de un acto médico.

En este marco, se hará referencia al desarrollo del consentimiento sanitario a partir de dos escenarios de protección de derechos humanos: el Sistema Europeo e Interamericano. Se inicia con en el Sistema Europeo de Derechos Humanos, en el que se hace especial mención a la actividad interpretativa del Tribunal Europeo de Derechos Humanos que garantiza el cumplimiento de las obligaciones derivadas de la Convención Europea de Derechos Humanos.

---

347 El concepto *soft law* comprende acuerdos, principios y declaraciones que no son vinculantes, pero que se considera necesarios tanto su cumplimiento como sus efectos.

348 De igual manera, en el art 6 de la Declaración Universal sobre Bioética y Derechos Humanos aprobada por La Conferencia General de la UNESCO, 1 de octubre de 2005 expresa: *«La investigación científica sólo se debería llevar a cabo previo consentimiento libre, expreso e informado de la persona interesada. La información debería ser adecuada, facilitarse de forma comprensible e incluir las modalidades para la revocación del consentimiento».*

2.3. El Sistema Europeo de Protección de los Derechos Humanos y el consentimiento informado

En el ámbito del sistema europeo para la protección de los derechos humanos, los principales instrumentos que salvaguardan el consentimiento sanitario son: la Directiva del Consejo de Europa sobre buenas prácticas en la realización de ensayos clínicos[349], el Convenio del Consejo de Europa sobre derechos humanos y biomedicina de 1997, también conocido como Convenio de Oviedo[350], y sus protocolos adicionales[351]. La importancia del Convenio de Oviedo como norma vinculante, radica en que protege los derechos del paciente a conocer la información, a la prestación del previo consentimiento médico, así como el acceso a la información relativa a la salud del paciente salvaguardando su intimidad. El art. 5 de esta norma, determina que toda intervención en el ámbito de la sanidad debe estar precedida del consentimiento libre e informado, que resulta de un proceso deliberativo que realiza el paciente, sin fuerza, engaño o cualquier otra forma de coerción. En efecto, se entiende que la persona otorga el consentimiento libre de cualquier presión externa, después de recibir la información adecuada[352].

A su vez, en el art. 6.2 del Convenio de Oviedo relacionado con la protección de las personas, determina como excepción al consentimiento que el representante legal podrá consentir los tratamientos médicos del menor y prevé que su opinión será tomada en cuenta como un factor determinante en función de su edad y madurez. A la luz de lo anterior, dicho instrumento internacional tiene especial valía porque establece un marco común para la protección de los derechos humanos y la dignidad humana en la aplica-

---

349 La Directiva del Consejo de Europa sobre buenas prácticas en la realización de ensayos clínicos. Directiva 2001/20/CE, de 4 de abril, relativa a la aproximación de las disposiciones legales, reglamentarias y administrativas de los Estados miembros sobre la aplicación de buenas prácticas clínicas en la realización de ensayos clínicos de medicamentos de uso humano, (Diario Oficial de las Comunidades Europeas L 121, de 1.5.2001).

350 Convenio para la protección de los derechos humanos y la dignidad del ser humano con respecto a las aplicaciones de la biología y la medicina, de 4 de abril (STCE n.º 164, de 4.4.1997).

351 El texto del convenio fue modificado por las disposiciones del Protocolo n° 3 (STE n° 45), del Protocolo n.º 5 (STE n° 55), del Protocolo n.º 8 (STE n.º 118). Incluía el texto del Protocolo n° 2 (STE n° 4) que, de conformidad con su art. 5 párrafo 3, formaba parte integrante del convenio desde su entrada en vigor el 21 de septiembre de 1970.

352 Juan Carlos GALÁN CORTÉS, *El consentimiento informado del usuario de los servicios sanitarios,* Colex, Madrid, 1997, pág. 42. En este contexto, GESINSKA señala que la información adecuada *«asegura que el consentimiento sea preciso y se refiera a una actuación concreta» Vid.* Marta GESINSKA, *El consentimiento informado como garantía del principio de la autonomía del paciente: estudio comparativo de los ordenamientos jurídicos español y polaco, op. cit.,* pág. 43.

ción de la biología y la medicina; por lo tanto, busca la armonización de las legislaciones de los Estados que lo suscribieron[353]. En suma el Convenio de Oviedo es de especial relevancia para el sistema español porque reconoce por primera vez los derechos del paciente a la «confidencialidad, información y autonomía»[354].

Para el caso que nos ocupa, España ratifica el convenio de Oviedo en el año 1999[355] y entra en vigor el 1 de enero de 2000. De este modo, el mencionado convenio se constituye en antecedente para proferir sus disposiciones como la Ley 41/2002, de 14 de noviembre, básica reguladora de la autonomía del paciente y de derechos y obligaciones en materia de información y documentación clínica[356], así como de la Ley 14/2007, de 3 de julio, de investigación biomédica[357]. Como se deduce, esta normativa internacional ha contribuido a la consolidación del derecho informado debido a que, los tratados y acuerdos internacionales ratificados por el Estado forman parte del sistema jurídico interno, en virtud del art. 96 de la Constitución Española.

Por otra parte, en el sistema Europeo, también se destaca el Convenio de Derechos Humanos[358], denominado Convención Europea de Derechos Humanos en adelante, CEDH, la cual protege los derechos y libertades fundamentales y, aunque no contempla norma específica referida al consentimiento informado[359], le corresponde al Tribunal Europeo de Derechos Huma-

---

353 Stefania NEGRI, «El Consentimiento Informado en la Jurisprudencia del Tribunal Europeo», en *JULGAR Número Especial Coimbra editora*, 2014, pág. 102. Accesible en: http://julgar.pt/wp-content/uploads/2019/02/JULGAR-ESPECIAL-CONSENTIMENTO-INFORMA-DO-05-O CONSENTIMENTO-SN.pdf.

354 Verónica NEVADO CATALÁN, «El interés superior del menor maduro en situación de grave riesgo: entre la autonomía del paciente y el derecho a la vida», en *Revista Anuario de Derecho Civil*, tomo LXX, vol. 4, 2017, pág. 389.

355 Orden de 20 de octubre, por la que se corrige errores del convenio entre el Gobierno del Reino de España y el Gobierno de la Federación de Rusia sobre cooperación en materia de lucha contra la delincuencia, hecho en Moscú el 17 de mayo de 1999 (BOE n.º 251, de 20.10.1999).

356 En relación con el Convenio de Oviedo, *«impulsó la creación de un nuevo marco jurídico en el ámbito biomédico español, que llevó a generar la ley básica reguladora de la autonomía del paciente y de derechos y obligaciones en materia de información y documentación clínica»*. Carmen GONZÁLEZ LEÓN, «La protección del paciente y el consentimiento informado», en *Lex Medicinae Revista Portuguesa de Direito da Saúde*, núm. 12, 2009, pág. 15.

357 Federico DE MONTALVO JÄÄSKELÄINEN, *Menores de Edad y Consentimiento Informado, op. cit.*, pág. 76.

358 Convención Europea de los Derechos Humanos, aprobada en Roma de 4 de noviembre (CE, de 4.11.195). Esta Convención más conocida como Convenio Europeo de Derechos Humanos, fue adoptada en Roma el 4 de noviembre de 1950, aunque su entrada en vigor se produjo el 3 de septiembre de 1953; fue enmendada por los Protocolos 11 y 14, a partir de junio de 2010 y está inspirado en la Declaración Universal de Derechos de Naciones Unidas (1948).

359 STEDH, 16.12.1997 (Caso Raninen *c.* Finlandia), p. § 63 y STEDH, 24.2.1998 (Caso Botta *c.* Italia), pág. § 32.

nos[360], en adelante, TEDH, con sede en Estrasburgo[361] interpretar de manera progresiva el respeto por la autonomía decisoria del paciente.

De este modo, en un primer momento, el TEDH estableció que el art. 3 de la CEDH, era el fundamento para proteger el bienestar físico de los detenidos, al brindarles la asistencia médica, así se deduce de la sentencia *JALLOH c. ALEMANIA* la cual expresó que las personas privadas de su libertad quedan bajo la protección del art. 3 de dicha convención[362], de ahí que los Estados deben velar por el bienestar de los detenidos, lo que incluye evitar las intervenciones médicas forzadas[363]. Posteriormente, según una interpretación más extensiva, el TEDH consideró que, la imposición de un tratamiento médico sin el consentimiento sanitario es una violación a su vida privada[364], conforme lo estipula el art. 8.1 de la CEDH[365], donde la integridad física y moral está relacionada con el derecho a la vida y, en específico, con el respeto por la vida privada y familiar[366]. En efecto, la sentencia *Y.F. c TURQUIA,* al estudiar el sometimiento a un examen ginecológico de manera forzada, establece que: *«la vida privada es un concepto amplio que incluye la autonomía personal»* porque: *«el cuerpo también es un aspecto íntimo de la vida privada»*[367], por lo tanto, un examen obligatorio constituye una injerencia tanto a la integridad física como psicológica de la persona[368]. En igual sentido, La STEDH de 8/3/2022 *REYES JIMÉNEZ c ESPAÑA* declara que la ausencia de consentimiento informado por escrito para una intervención quirúrgica

---

360 Sistema Regional de Derechos Humanos.

361 Creado por el Tratado de Londres, de 5 de mayo de 1949. Esta Institución judicial fue creada cuando se produjo la primera elección de los miembros del Tribunal por la Asamblea Consultiva del Consejo de Europa. Para el desempeño de su función el Tribunal compuesto por 47 jueces está asistido por una secretaría y tiene su sede en Estrasburgo, Francia. Esta institución judicial es la garante del cumplimiento de las obligaciones derivadas del CEDH.

362 Art. 3 CEDH. Prohibición de la tortura. «Nadie podrá ser sometido a tortura ni a penas o tratos inhumanos o degradantes».

363 STEDH, 11.7.2006 (Caso Jalloh *c.* Alemania), págs. § 69-74.

364 María José CORCHETE MARTIN, «El consentimiento informado algunas apreciaciones conceptuales desde la perspectiva constitucional», en Eugenio LLAMAS POMBO (dir.), *Estudios sobre la responsabilidad sanitaria. Un análisis interdisciplinar*, La Ley, España, 2014, pág. 88.

365 Art. 8.1 CEDH – El derecho al respeto de la vida privada y familiar. *«Todas las personas tienen derecho al respeto por su vida privada y familiar, su casa y su correspondencia».*

366 STEDH, 26.3.1985 (Caso X e Y c. Países Bajos), pág. § 22. El TEDH afirmó en el asunto *X e Y c. Países Bajos* que el concepto de vida privada incluye la integridad física y moral de la persona.

367 Francisca GUILLÉN, «Jurisprudencia del Tribunal Europeo de derechos humanos sobre violencia obstétrica», *en Observatorio de Violencia obstétrica, Asociación El Parto es Nuestro*, 2016. Accesible en: https://lagarbancitaecologica.org/ecofeminismo/observatorio-de-violencia-obstetrica-jurisprudencia-del-tribunal-europeo-de-derechos-humanos/

368 STEDH, 22.6.2003 (Caso Y.F. *c.* Turquía), pág. § 40.

supone la vulneración del derecho fundamental al respeto de su vida privada y familiar del art. 8 del CEDH. De las anteriores resoluciones se deduce que el art. 8.1 de la CEDH constituye la base jurídica para proteger el consentimiento médico a través de la integridad física y psicológica del paciente, lo que conlleva asegurar el respeto efectivo por la vida privada[369].

En consonancia con lo expresado, se inicia el análisis de las providencias del TEDH, que se consideran más importantes, por sus aportes al instituto del consentimiento informado.

En este camino, la sentencia *PRETTY c. REINO UNIDO,* al analizar un caso de suicidio asistido, señala que imponer un tratamiento médico sin la aprobación del paciente adulto y en su sano juicio constituye un ataque a su integridad física y moral[370]. Siguiendo en esta línea, en el fallo, *BOTTA c. ITALIA,* el TEDH admite que el consentimiento es una facultad de autodeterminación que legitima al paciente para decidir de manera libre sobre las medidas terapéuticas y tratamientos que puedan afectar su integridad[371], escogiendo entre las distintas posibilidades, consintiendo su práctica o rechazándolas, aun cuando pudiera conducir a un resultado fatal[372]. En sentido similar, la providencia *HERCZEGFALVY c. AUSTRIA*, reitera que es de suma importancia la elección que hace el paciente de los actos médicos que le practican[373.] Por lo que se refiere al consentimiento del niño, niña y adolescente, en el caso *GLASS c. REINO UNIDO,* el Tribunal de Estrasburgo consideró que se atenta contra el derecho al respeto de la vida privada y en específico a la integridad personal cuando se suministran medicamentos a un menor con discapacidades severas, a pesar de que la madre se opuso a dicha prescripción[374]. En igual sentido, el TEDH indicó en el caso *M.A.K. y R.K. c. REINO UNIDO* que, al extraer una muestra de sangre en contra de las instrucciones de los padres del menor, se viola el art. 8.1 de la CEDH[375]. En cuanto a la práctica de este-

---

369   STEDH, 20.3.2007 (Caso Tysiac *c.* Polonia), pág. § 23.

370   STEDH, 29.4.2002 (Caso Pretty *c.* Reino Unido), pág. § 63.

371   En este sentido, la Comisión Europea de Derechos Humanos interpretó que el C.I. incluye *«el derecho a no ser sometido a tratamientos o ensayos médicos no consentidos, con el argumento de que toda intervención obligatoria, aunque menor, tal como la imposición de una prueba diagnóstica, constituye en todo caso violación del derecho a la vida privada»* CEDH, 13.12.1979 (Caso X c. Austria, n. 8278/78), pág. § 155; CEDH, 10.12.1984 (Caso Acmanne et al. c. Belgio, n. 10435/83), pág. § 254.

372   En asuntos médicos, la negativa a aceptar un tratamiento en particular podría, inevitablemente, conducir a un desenlace fatal, pero la imposición de tratamiento médico sin el consentimiento del paciente si es maduro y sensato analizaría en infracción a la integridad física de la parte interesada, lo que podría poner en tela de juicio los derechos protegidos por el art. 8, pág. § 1 de la Convención. STEDH, 24.2.1998 (Caso Botta *c.* Italia), pág. § 32.

373   STEDH, 24.9.1992 (Caso Herczegfalvy *c.* Austria), pág. § 86.

374   STEDH, 9.3.2004 (Caso Glass *c.* Reino Unido), pág. § 33.

375   STEDH, 23.3.2010 (Caso M.A.K. e RK *c.* Reino Unido), pág. § 75.

rilizaciones involuntarias de menores de edad, el Tribunal Europeo de Derechos Humanos se pronuncia en los fallos *V.C.*, *N.B.* y *I.G. c. ESLOVAQUIA*, de la siguiente manera: la esterilización es una interferencia grave en la salud reproductiva, que requiere el consentimiento informado, en consecuencia, se vulneran los derechos al respeto de la vida privada y familiar cuando se esteriliza a un menor de edad, sin obtener previo consentimiento libre, informado y válido según los estándares internacionales[376].

Con relación al contenido de la información, la sentencia *GUERRA c. ITALIA* señaló que el paciente debe tener acceso a la información completa que le permita evaluar los riesgos que asume por la práctica del acto médico[377]. En esta misma línea en el fallo *CODARCEA c. RUMANÍA*, el Tribunal argumentó que los Estados deben imponer las normas precisas para que los médicos señalen las consecuencias previsibles de las intervenciones médicas, de modo que, si se materializa un riesgo previsible sin que se haya informado al paciente, el Estado podría llegar a ser directamente responsable[378]. Con referencia a la salud pública, como excepción al consentimiento, en la providencia *SOLOMAKHIN c. UCRANIA*, donde el demandante fue vacunado a pesar de su oposición, el TEDH señaló que la vacunación obligatoria, al ser un tratamiento médico involuntario, equivale a una injerencia en el derecho al respeto de la vida privada; sin embargo, podría considerarse justificada, por la prevalencia de la salud pública y la necesidad de controlar la propagación de enfermedades infecciosas[379]., De igual manera, respecto al rechazo del tratamiento médico, el Tribunal en el caso *TESTIGOS DE JEHOVÁ DE MOSCÚ Y OTROS c. RUSIA* observó que, la libertad para aceptar o rechazar un tratamiento médico específico, como una transfusión de sangre, es de importancia para la autodeterminación y autonomía personal. En consecuencia, para que la libertad sea significativa, los pacientes deben tener el derecho de tomar decisiones acordes a sus propios valores y creencias[380]. Finalmente, respecto a la forma del consentimiento informado en sentencia *REYES JIMENEZ c. ESPAÑA* agrega este Tribunal que *«un acuerdo verbal en las circunstancias del caso no es suficiente a la luz de las disposiciones específicas de la legislación española, que requieren el consentimiento informado por escrito»*[381].

---

376 STEDH, 8.11.2011 (Caso V.C. *c.* Eslovaquia) pág. § 14 y STEDH, 12.6.2012 (Caso N.B. *c.* Eslovaquia), pág. § 25.

377 STEDH, 19.2.1998 (Caso Guerra y otros *c.* Italia), pág. § 60; y STEDH, 29.4.2002 (Caso Pretty *c.* Reino Unido), pág. § 63.

378 STEDH, 2.6.2009 (Caso Codarcea *c.* Rumanía), pág. § 104.

379 STEDH, 15.3.2012 (Caso Solomakhin *c.* Ucrania), págs. § 33-36; STEDH, 9.7.2002 (Caso Salvetti *c.* Italia), pág. § 52 y STEDH, 5.7.1999 (Caso Matter *c.* Eslovaquia), pág. § 64.

380 STEDH, 10.06.2010 (Caso Testigos de Jehová de Moscú y otros *c.* Rusia), pp. § 131-142.

381 STEDH, 8.3.2022 (Caso Reyes Jiménez c. España) pág. § 14.

En definitiva, este proceso de internacionalización ha tenido influencia para el avance de la autonomía decisoria del paciente, al incorporarse en la jurisprudencia como un elemento interpretativo[382] de conformidad al art. 10.2 de la Constitución Española.

Por último, con referencia al contexto normativo del Derecho de la Unión Europea, el consentimiento informado también forma parte de los derechos fundamentales[383]. Así la Carta de los Derechos Fundamentales de la Unión Europea[384] en adelante, CDFUE, conocida también como Carta de Niza[385] se constituye en garante de los derechos del paciente en el campo de la medicina y la biología. De esta manera, a la par de la evolución de la sociedad y de los avances científicos y tecnológicos, y, como lo dispone el art. 3.2.a) para las actividades terapéuticas, se exige el consentimiento libre e informado como derecho a la integridad física y psíquica según las modalidades estipuladas por la ley.

En lo que interesa a este estudio, en España se aplica la Carta de Niza en los términos del art. 2 de la Ley Orgánica 1/2008, de 30 de julio, que determina:

> «a tenor de lo dispuesto en el párrafo segundo del art. 10 de la Constitución Española y del apartado 8 del art. 1 del Tratado de Lisboa, las normas relativas a los derechos fundamentales y a las libertades que la Constitución se interpretarán también de conformidad con lo dispuesto en la Carta de los Derechos Fundamentales».

De igual manera, y de conformidad con el art. 6.1 del tratado de Lisboa[386], la CDFUE, tiene fuerza obligatoria y ha contribuido al desarrollo normativo del consentimiento informado en el sistema jurídico español, en especial porque el mencionado art. 3.2.a) atribuye una naturaleza *iusfundamental*[387] de la que ya se hizo mención en el anterior apartado.

---

382 Noelia MARTÍNEZ DOALLO, *El derecho al consentimiento informado del paciente. Una perspectiva iusfundamental, op.cit.*, pág. 22.

383 Roberto CIPPITANI, «Consentimiento informado en el Derecho Europeo», en Víctor Manuel MARTÍNEZ BULLÉ GOYRI (coord.), *Consentimiento informado. Fundamentos y problemas de su aplicación práctica*, Universidad Autónoma de México, Instituto de Investigaciones Jurídicas, México, 2017, pág. 239.

384 Carta de los Derechos Fundamentales de la Unión Europea, de 7 de diciembre (Diario Oficial de las Comunidades Europeas C 364, de 18.12.2000). Una versión revisada de la Carta fue proclamada el 12 de diciembre de 2007 que en su art. 3 dispone: *«Toda persona tiene derecho a su integridad física y psíquica. 2. En el marco de la medicina y la biología se respetarán en particular: a) el consentimiento libre e informado de la persona que se trate, de acuerdo con las modalidades establecidas en la ley»*.

385 Publicada en el *Diario Oficial de la Unión Europea* de 14 de diciembre de 2007.

386 Tratado de Lisboa por el que se modifican el tratado de la unión europea y el tratado constitutivo de la comunidad europea (2007/C 306/01)

387 Noelia MARTÍNEZ DOALLO, *El derecho al consentimiento informado del paciente. Una perspectiva iusfundamental, op.cit.*, pág. 22.

Revisado el Sistema Europeo de Derechos Humanos, en las siguientes líneas haré mención a los aportes a la autonomía decisoria, del otro ordenamiento regional, que tiene injerencia en este estudio, denominado Sistema Interamericano de Derechos Humanos, en adelante SIDH, que se inició formalmente con la aprobación de la Declaración Americana de los Derechos y Deberes del Hombre en la Novena Conferencia Internacional Americana celebrada en Bogotá, en 1948.

2.4. El Sistema Interamericano de Derechos Humanos y el consentimiento informado

En este escenario[388], la Corte Interamericana de Derechos humanos, en adelante, la Corte IDH, señala que la obligación de obtener el consentimiento informado significa establecer límites a la actuación médica para que ni el Estado, ni terceros, actúen mediante injerencias arbitrarias en la esfera de la integridad personal[389]. En el Sistema Interamericano de Derechos Humanos, el instrumento que garantiza la protección y respeto por el consentimiento sanitario, es la Convención Americana sobre Derechos Humanos[390], en adelante CADH[391], que da a la dignidad, la connotación de derecho, principio y valor fundante. La función interpretativa de la Corte IDH define el consentimiento como una decisión previa de someterse a un acto médico, obtenido de manera libre, es decir, sin amenazas ni coerción y manifestado con posterioridad a la información adecuada, completa, fidedigna y accesible, que ha sido comprendida por el paciente[392].

Cabe señalar que, la CADH tampoco cuenta con una norma expresa que regule la obligatoriedad del consentimiento informado, en consecuencia, la

---

388 El Sistema Interamericano de Derechos Humanos es un escenario regional constituido por los Estados que integran la Organización de los Estados Americanos, OEA, cuya función es velar por la promoción de los derechos humanos en el continente americano. Este Sistema cuenta con dos órganos de protección: la Comisión Interamericana de Derechos Humanos y la Corte Interamericana de Derechos Humanos que han utilizado sus competencias para desarrollar el alcance y protección al C.I. cuando expresan que la información clara y accesible del tratamiento y procedimientos practicados al paciente es un elemento que adquiere un carácter instrumental para garantizar y respetar el derecho a la salud. (SCIDH, 8.3.2017, Caso Poblete Vilches y otros c. Chile, pág. 5.

389 SCIDH, 30.11.2016 (Caso I.V. c. Bolivia), pág. 3.

390 Convención Americana sobre derechos Humanos, de 22 de noviembre (DDI - OEA, de 22.11.1969). Llamada Pacto de San José de Costa Rica, fue aprobada el 22 de noviembre de 1969 y entró en vigor el 18 de julio de 1978. Ha sido ratificada a enero de 2012 por 24 países entre los cuales se encuentra Colombia.

391 Suscrita en la Conferencia Especializada Interamericana sobre Derechos Humanos San José, Costa Rica 7 al 22 de noviembre de 1969.

392 SCIDH, 4.7.2006 (Caso Ximenes Lopes c. Brasil), párr. 103.

jurisprudencia de la Corte IDH materializa su protección al vincularlo con un catálogo de derechos como la integridad y libertad personal (art. 5[393]), la dignidad (art. 11[394]), vida privada (art. 11.2[395]) la libertad de pensamiento y de expresión (arts. 7 y 13[396]).

Debemos hacer mención que, en relación al derecho al acceso a la información mencionado en el art. 13 de la CADH, la Corte Interamericana reconoce que, buscar, recibir y difundir informaciones e ideas[397], incluye el derecho a recibir la información relacionada con la salud[398]. Dicha facultad se complementa con la correlativa obligación del Estado de suministrarla, de forma tal que la persona pueda conocer y valorar la información médica proporcionada[399].

Con las anteriores normas, el derecho de acceso a la información adquiere un carácter instrumental para lograr la satisfacción de otros derechos de la Convención Americana[400]. Ahora bien, una de las competencias de la Corte IDH corresponde a la protección de los derechos establecidos por la CADH[401], por lo que los criterios jurisprudenciales relacionados con el consentimiento informado afloran en el análisis de actuaciones médicas y la investigación clínica. Así, la jurisprudencia de la Corte IDH considera que el consentimiento es una condición necesaria para toda práctica médica, además de una obligación jurídica y ética.

---

393 Art. 5.º Derecho a la Integridad Personal *«1. Toda persona tiene derecho a que se respete su integridad física, psíquica y moral (...)».*

394 Art. 11.º Protección de la Honra y de la Dignidad *«1. Toda persona tiene derecho al respeto de su honra y al reconocimiento de su dignidad».*

395 Art. 11.º Protección de la Honra y de la Dignidad «2. Nadie puede ser objeto de injerencias arbitrarias o abusivas en su vida privada».

396 Art. 7.º Derecho a la Libertad Personal «1. Toda persona tiene derecho a la libertad (...)». Art. 13.º Libertad de Pensamiento y de Expresión «Toda persona tiene derecho a la libertad de pensamiento y de expresión (...). Este derecho comprende la libertad de buscar, recibir y difundir informaciones e ideas de toda índole (...)».

397 SCIDH, 5.2.2001 (Caso «La Última Tentación de Cristo» Olmedo Bustos y otros *c.* Chile), párr. 64; y SCIDH, 25.11.2015 (Caso Pueblos Kaliña y Lokono *c.* Surinam), párr. 261.

398 SCIDH, 19.9.2006 (Caso Claude Reyes y otros *c.* Chile), párr. 77; y SCIDH, 31.8.2012 (Caso Furlan y Familiares *c.* Argentina), párr. 294.

399 SCIDH, 19.9.2006 (Caso Claude Reyes y otros *c.* Chile), párr. 77.

400 Comisión Interamericana de Derechos Humanos, Acceso a la información en materia reproductiva desde una perspectiva de derechos humanos, *op. cit.*, párr. 25-26.

401 La Corte Interamericana de Derechos Humanos fue establecida como resultado de haber entrado en vigor el 18 de julio de 1978. La Corte fue instalada oficialmente en su sede en San José de Costa Rica, el 3 de septiembre de 1979 y su estatuto aprobado por la Asamblea General de la OEA celebrada en La Paz, Bolivia en octubre de 1979, mediante Resolución No. 448.

A continuación, haré referencia a aquellas sentencias que se consideran de mayor trascendencia en la función interpretativa de la Corte IDH.

Una providencia de especial interés es la de *I.V.*[402] *vs BOLIVIA*[403] relativa a la ligadura de trompas que tiene una consecuencia permanente en los órganos sexuales femeninos. En esta oportunidad señala la Corte IDH que cuando se omite solicitar el C.I. a una mujer para esterilizarla, se vulneran sus derechos a la integridad y libertad personal, la honra, la dignidad, libertad de pensamiento y expresión estipulados en la CADH. Así mismo, esta sentencia aclaró que el consentimiento del paciente es una condición *«sine qua non»* para la práctica sanitaria, que se basa en el respeto a la autonomía decisoria. De igual manera enfatiza el fallo que el consentimiento no es un acto único de aceptación, sino el resultado de un proceso previo, libre, pleno e informado[404]. Finalmente, esta sentencia reitera que el consentimiento válido se otorga al obtener y entender la información integral brindada por el profesional asistencial[405].

En sentido similar, la providencia *ATALA RIFFO c. CHILE*, expresó que el C.I., es un aspecto central, donde el reconocimiento de la dignidad, constituye la posibilidad de todo ser humano de autodeterminarse, al escoger libremente las posibilidades que le dan sentido a su existencia, según sus propias opciones y convicciones[406]. Esta posición es también sostenida, en el caso *CHAPARRO ÁLVAREZ y LBAPO ÍÑIGUEZ c. ECUADOR*, en la cual, se determinó que la libertad [407] es el derecho de toda persona de organizar su vida individual y social conforme a sus propias iniciativas y convicciones, en

---

402 Por solicitud expresa se mantiene en reserva el nombre de la presunta víctima, utilizándose la sigla «I.V.» para referirse a la misma.

403 El caso sometido a la Corte. El 23 de abril de 2015 la Comisión Interamericana de Derechos Humanos («la Comisión Interamericana» o «la Comisión») sometió a la jurisdicción de la Corte el caso «I.V.» contra el Estado Plurinacional de Bolivia por la intervención quirúrgica a la que fue sometida la señora I.V. en un hospital público el 1 de julio de 2000.

404 SCIDH, 30.11.2016 (Caso I.V. *c.* Bolivia); SCIDH, 15.5.2011 (Caso Rosendo Cantú y otra *c.* México); SCIDH, 28.11.2012 (Caso Artavia Murillo y otros *c.* Costa Rica)*;* SCIDH, 20.11.2014 (Caso Espinoza Gonzáles *c.* Perú)*;* SCIDH, 2.5.2008 (Caso Kimel *c.* Argentina)*,* entre otros casos.

405 SCIDH, 30.11.2016 (Caso I.V. c. Bolivia). En otras palabras, el consentimiento informado asegura el efecto útil de la norma que reconoce la autonomía como elemento indisoluble de la dignidad de la persona.

406 SCIDH, 24.2.2012 (Caso Atala Riffo y Niñas *c.* Chile); y SCIDH, 31.8.2016 (Caso Flor Freire *c.* Ecuador), párr. 103.

407 La libertad se caracteriza por ser un espacio exento e inmune a las injerencias abusivas o arbitrarias por parte de terceros o de la autoridad pública. Véase al respecto SCIDH, 1.6.2006 (Caso de las Masacres de Ituango *c.* Colombia), párr. 194; y SCIDH, 1.9.2015 (Caso Comunidad Campesina de Santa Bárbara *c.* Perú), párr. 200.

el marco de la legalidad. Así, la libertad, se constituye en un derecho humano básico, propio de los atributos de la persona[408].

Siguiendo esta línea, la Corte IDH en la sentencia *ALBÁN CORNEJO y OTROS c. ECUADOR* resaltó la vinculación de los derechos a la vida privada, y la integridad personal con la salud[409], donde la falta de atención médica adecuada conlleva la vulneración de la integridad personal del enfermo[410]. Finalmente, en la providencia *FERNANDEZ ORTEGA y OTROS c. MÉXICO* se contempló que la vida privada engloba tanto la identidad física y moral del paciente como su derecho a la autonomía y desarrollo personal[411].

De lo recogido en este conjunto de sentencias, puede inferirse que el consentimiento informado más que un acto aislado de aceptación de un paciente para la práctica de un procedimiento clínico se concibe como el resultado de un proceso gradual y permanente en las actuaciones médicas. Es así como, la normativa internacional y las sentencias proferidas en el ámbito de los sistemas de derechos humanos, han influido en el desarrollo del consentimiento informado de Colombia, debido a que el art. 93 de la Constitución Política establece que las normas internacionales de derechos humanos prevalecen en el orden jurídico interno y, de igual manera, los derechos constitucionales se interpretarán de conformidad con los tratados sobre derechos humanos ratificados por el estado colombiano. En definitiva, resulta ineludible considerar que el Sistema Universal del Protección de Derechos Humanos propicia el respeto por el consentimiento informado como un derecho relacionado con la libertad y dignidad del paciente.

En este contexto, el SUDH se ha centrado en hacer realidad de manera progresiva, que toda actuación médica sea preventiva, diagnóstica, terapéutica y toda investigación clínica, se realice después de haber obtenido el consentimiento libre e informado del interesado, basado en la información

---

408   SCIDH, 21.11.2007 (Caso Chaparro Álvarez y Íñiguez *c.* Ecuador), párr. 52; y SCIDH, 28.11.2012 (Caso Artavia Murillo y otros *c.* Costa Rica), párr. 142.

409   SCIDH, 22.11.2008 (Caso Albán Cornejo y otros. *c.* Ecuador), párr. 117. SCIDH, 21.5.2013 (Caso Suárez Peralta *c.* Ecuador), párr. 130; SCIDH, 1.9.2015 (Caso Gonzales Lluy y otros *c.* Ecuador), párr. 171; y SCIDH, 29.2.2016 (Caso Chinchilla Sandoval *c.* Guatemala), párr. 170.

410   De este modo, *«la existencia de una conexión entre la integridad física y psicológica con la autonomía personal y la libertad de tomar decisiones sobre el propio cuerpo y la salud exige, por un lado, que el Estado asegure y respete decisiones y elecciones hechas de forma libre y responsable y, por el otro, que se garantice el acceso a la información relevante para que las personas estén en condiciones de tomar decisiones informadas sobre el curso de acción respecto a su cuerpo y salud, de acuerdo a su propio plan de existencia. En materia de salud, el suministro de información oportuna, completa, comprensible y fidedigna, debe realizarse de oficio, debido a que esta es imprescindible para la toma de decisiones informadas en dicho ámbito».* SCIDH, 31.8.2012 (Caso Furlan y Familiares c. Argentina), párr. 294.

411   SCIDH, 30.8.2010 (Caso Fernández Ortega y otros *c.* México), párr. 129; y SCIDH, 28.11.2012 (Caso Artavia Murillo y otros *c.* Costa Rica), párr. 143.

adecuada que reciba, lo que incluye la posibilidad de revocarlo en cualquier momento y por cualquier motivo.

A manera de recapitulación, se aprecia que, en el ámbito del sistema europeo para la protección de los derechos humanos, el Convenio de Oviedo contiene un catálogo de derechos para los pacientes y sujetos de investigación biomédica, relacionados con la dignidad humana, la vida, la libertad, e integridad física y psíquica. Dicho convenio ha sido el antecedente para el desarrollo en el sistema Español de la Ley 41/2002, de 14 de noviembre, básica reguladora de la autonomía del paciente y de derechos y obligaciones en materia de información y documentación clínica, así como de la Ley 14/2007, de 3 de julio, de investigación biomédica.

De otra parte, a pesar de que el Convenio Europeo de Derechos Humanos, no hace referencia expresa al consentimiento informado, el Tribunal de Estrasburgo mediante una interpretación extensiva del art. 8.1, relacionado con el respeto por la vida privada y familiar, establece que imponer un tratamiento médico sin el consentimiento de un paciente adulto y capaz, constituye un ataque a la integridad personal y a la facultad de autodeterminación del paciente. Finalmente, la Carta de los Derechos Fundamentales de la Unión Europea, recoge en su art. 3 el consentimiento informado como derecho a la integridad personal.

A su vez, el Sistema Interamericano de Derechos Humanos, el consentimiento sanitario, se constituye en una facultad de configuración jurisprudencial, que se garantiza con un catálogo de derechos como la integridad personal, libertad, honra, dignidad, libertad de pensamiento y expresión (entendido como el derecho a recibir información médica). De ahí que algunos fallos de la Corte IDH resaltan la relación entre la vida privada y la integridad personal con la salud, de conformidad con el numeral 2 del art. 11 de la CADH. De esta forma, el consentimiento pleno conlleva el reconocimiento de la dignidad y autodeterminación del paciente, según sus propias iniciativas y convicciones. En consecuencia, los Estados deben exigir, a través de su personal asistencial, el consentimiento informado como requisito libre y previo para las actuaciones e investigaciones médicas. Como ha quedado claro, el paciente es el destinatario de los servicios médicos.

Al comparar los sistemas regionales de Derechos Humanos descritos, puede considerarse que el consentimiento informado es un derecho de configuración jurisprudencial que se basa en la interpretación que hacen el TEDH y la Corte IDH de las Convenciones de Derechos Humanos. En este sentido, el art. 8.1 de la CEDH, enuncia el respeto por la vida privada y familiar que está relacionada con la integridad física y psíquica. Del mismo modo, para la Corte IDH el consentimiento médico se garantiza con un catálogo de derechos de la CADH como la integridad personal, libertad, honra, dignidad, vida privada, libertad de pensamiento y expresión. Coinciden estos sistemas regionales en fundar el consentimiento informado en el respeto por la vida privada.

Por lo anterior puede deducirse que, los sistemas enunciados han tenido influencia en la protección y desarrollo jurisprudencial del consentimiento informado de los ordenamientos jurídicos que se estudian.

Pues bien, en este escenario, procedo de manera seguida a realizar el análisis jurídico de la autonomía del paciente, a partir del fundamento constitucional y evolución legislativa en los ordenamientos que convocan este trabajo. También, realizo un estudio comparativo de la naturaleza jurídica del consentimiento médico a partir de la jurisprudencia. Del mismo modo, se determina el concepto de consentimiento sanitario desde la doctrina y la normatividad nacional.

2.5. El consentimiento informado en los ordenamientos español y colombiano

El paciente (en ocasiones denominado usuario)[412], como sujeto competente, recibe del profesional asistencial la información en términos comprensibles, para posteriormente participar de manera voluntaria, consciente y activa en las decisiones respecto a su salud[413]. En este contexto, el consentimiento se requiere para *«toda intervención terapéutica, aún la más elemental»*[414]. Sin embargo, *«no cualquier autorización es suficiente para legitimar la intervención médica»*[415], pues el paciente debe haber comprendido las implicaciones[416] para valorar las diferentes alternativas[417] de manera previa a su autorización[418] para aceptarlo o rechazarlo.

---

412 La Ley 41/2002, de 14 de noviembre, Básica Reguladora de la Autonomía del Paciente y de Derechos y Obligaciones en materia de Documentación e Información Clínica, en su art. 3 define el paciente como *«la persona que requiere asistencia sanitaria y está sometida a cuidados profesionales para el mantenimiento o recuperación de la salud»* y usuario como *«la persona que utiliza los servicios sanitarios de educación y promoción de la salud, de prevención de enfermedades y de información sanitaria»*.

413 Pablo SIMÓN LORDA y Luis CONCHEIRO, «El consentimiento informado: teoría y práctica», en *Medicina Clínica*, núm. 100, 1993, pág. 660.

414 Corte Constitucional de Colombia, Sala Octava de Revisión, 26.5.2011 (Sentencia T-452/2011); Corte Constitucional de Colombia, Sala Tercera de Revisión, 12.9.1994 (Sentencia T-401/1994).

415 Corte Constitucional de Colombia, Sala Plena, 22.7.2011 (Sentencia C-574/2011); Corte Constitucional de Colombia, Sala Octava de Revisión, 15.6.2010 (Sentencia T-452/2010); Corte Constitucional de Colombia, Sala Octava de Revisión, 12.6.2008 (Sentencia T-586/2008); Corte Constitucional de Colombia, Sala Plena, 12.5.1999 (Sentencia SU-377/1999).

416 Corte Constitucional de Colombia, Sala Plena, 22.7.2011 (Sentencia C-574/2011); Corte Constitucional de Colombia, Sala Octava de Revisión, 15.6.2010 (Sentencia T-452/2010); Corte Constitucional de Colombia, Sala Primera de Revisión, 11.8.2004 (Sentencia T-762/2004); Corte Constitucional de Colombia, Sala Plena, 12.5.1999 (Sentencia SU-377/1999).

417 Las cuales incluyen la ausencia de cualquier tipo de tratamiento médico.

418 Enrique BARROS BOURIE, *Tratado de responsabilidad extracontractual,* Editorial Jurídica de Chile, Santiago de Chile, 2007, pág. 667.

Por esta razón, el consentimiento médico constituye la herramienta que garantiza el respeto por los derechos de la persona[419] y protege su autonomía decisoria frente a las actividades preventivas, diagnósticas o terapéuticas prescritas. (SAP Madrid, Sección 3.ª, 16 de marzo de 2017 (JUR 2017/3490).

A partir de los instrumentos internacionales ya mencionados, se propone entender la obtención del consentimiento informado como un proceso[420] permanente, gradual[421] y de ejecución continuada[422] en la prestación del servicio asistencial. En consecuencia, el consentimiento es un instituto evolutivo y no un acto clínico aislado[423]. Donde obra especial relevancia tanto la labor informativa del facultativo como el acto de decisión del paciente[424], por lo que la sentencia del Tribunal Supremo, Sala de lo Civil, de 30 de noviembre 2021 (RJ 4355/2021) recuerda que: *es imprescindible que el paciente cuente con la información médica adecuada sobre las medidas terapéuticas, pues solo si dispone de dicha información podrá prestar libremente su consentimiento*.

En este marco, se comparte el concepto que dan algunos autores al considerar el consentimiento sanitario como: *un proceso de ilustración continuada al paciente, en el cual éste expresa su voluntad de aceptar o rechazar un plan diagnóstico o terapéutico formulado por el médico*[425]. A partir de esta premisa, la información no se agota en un momento, por el contrario, debe ser permanente, suficiente y comprensible en todas las etapas del tratamiento médico, donde el alcance del consentimiento clínico va más allá de una firma en un formato estándar. Al respecto, la resolución del Tribunal

---

419   Al respecto, GHERSI señala que: *los seres humanos tienen la capacidad de elegir racionalmente y actuar de acuerdo a sus convicciones. Ello debe ser respetado, absteniéndose de interferir en su elección siempre que no perjudiquen a terceros. La autonomía debe cumplir con los siguientes tres requisitos: a) una acción autónoma no debe ser forzada, b) implica tener opciones reales y c) debe poseer toda la información relevante*. Carlos GHERSI, *Derecho de los Pacientes al Servicio de Salud*, Ediciones Jurídicas Cuyo, Mendoza, 1998, pág. 161.

420   José Antonio SEOANE, «Las autonomías del paciente», *op.cit.*, pág. 64. *«Es un proceso comunicativo entre los profesionales asistenciales y el paciente»*.

421   María del Carmen VIDAL CASERO, «La problemática del consentimiento informado», en *Cuadernos de Bioética,* 1998, vol. 1, pág. 12.

422   STS (Sala de lo Civil) 24.5.1999 (RJ 1999/451).

423   Hugo RODRIGUEZ ALMADA, «Los aspectos críticos de la responsabilidad médica y su prevención», en *Revista Médica Uruguay*, 2001, vol. 17, núm. 1, pág. 22.

424   Jorge Iván HERRERA MORENO, «Formalismo y consentimiento informado», en *Boletín DERECHO & VIDA*, núm. 67, 2007, pág. 5.

425   Juliana MENDOZA VILLA y Luis HERRERA MORALES, «El consentimiento informado en Colombia. Un análisis comparativo del proyecto de ley 24/2015 con el código vigente y otros códigos de ética», en *Revistas CES*, vol. 8, núm. 1, 2017, pág. 8. Se aclara que los proyectos de ley 24/2015 y 104/2019 se archivaron. Actualmente el proyecto 173/2020C (Cámara de Representantes) se aprobó en el primer debate el 22 de octubre 2020 *«Por medio del cual se modifica la Ley 23 de 1981 y se dictan otras disposiciones»*. Proyecto con número 236/2021 fueron archivados por tránsito de legislaturas.

Supremo, Sala de lo Civil, de 30 de marzo de 2010 (RJ 2010/211), determina que: *«el paciente tiene en cualquier momento o fase del proceso asistencial derecho a conocer toda la información sobre su propia salud»*.

En efecto, resulta esencial la información que se proporcione al paciente durante la actuación médica para que comprenda los riesgos que asume con sus decisiones, en palabras del Tribunal Constitucional Español: *«el consentimiento requiere de una adecuada información para poder ser ejercido válidamente»*[426].

En lo que sigue, realizo en un primer momento, el encuadramiento del consentimiento informado en las constituciones española y colombiana. Posteriormente, examino el entramado normativo del consentimiento sanitario, así como su evolución y desarrollo jurisprudencial en el que se concreta su naturaleza jurídica, retomando lo ya expresado en lo relativo a la bioética y al modelo *iusfundamental*.

2.5.1. Fundamento constitucional y legal del consentimiento informado en España

El texto Constitucional de 1978 *«no recoge expresamente un derecho a la autonomía y ni un derecho a la libertad individual del paciente»*[427], por lo que la jurisprudencia reconoce en un primer momento el derecho de la autonomía decisoria[428] relacionándola con los principios y derechos expresamente recogidos en la Constitución Española[429] como: el derecho a la integridad física y moral (art. 15[430]), la libertad (art. 1.1[431] y 17.1[432]), la vida, (art. 15), la dignidad,

---

426 STC 28.3.2011 (RJ 2011/37).

427 Noelia MARTÍNEZ DOALLO, *El derecho al consentimiento informado del paciente. Una perspectiva iusfundamental, op.cit.*, p. 128.

428 José Antonio SEOANE, «La construcción jurídica de la autonomía del paciente», *op.cit.,* p. 22.

429 Al respecto señala el Tribunal Constitucional Español que: *«los preceptos constitucionales relativos a los derechos fundamentales y libertades públicas pueden no agotar su contenido en el reconocimiento de los mismos, sino que, más allá de ello, pueden contener exigencias dirigidas al legislador en su labor de continua configuración del ordenamiento jurídico, ya sea en forma de las llamadas garantías institucionales, ya sea en forma de principios rectores de contornos más amplios, ya sea, en forma de bienes jurídicos constitucionalmente protegidos».* STC 19.12.1996 (RJ 1996/212) y STC 17.6.1999 (RJ 1999/116).

430 *Art. 15 «Todos tienen derecho a la vida y a la integridad física y moral, sin que, en ningún caso, puedan ser sometidos a tortura ni a penas o tratos inhumanos o degradantes. Queda abolida la pena de muerte, salvo lo que puedan disponer las leyes penales militares para tiempos de guerra».*

431 *Art. 1.1 «España se constituye en un Estado social y democrático de Derecho, que propugna como valores superiores de su ordenamiento jurídico la libertad, la justicia, la igualdad y el pluralismo político».*

432 *Art. 17.1 «Toda persona tiene derecho a la libertad y a la seguridad. Nadie puede ser privado de su libertad, sino con la observancia de lo establecido en este art. y en los casos y en la forma previsto en la ley».*

el libre desarrollo de la personalidad (art. 10.1[433]), la libertad ideológica (art. 16.1[434]), la información (art. 20.1.d[435]), la intimidad personal (art. 18.1[436]), y la protección a la salud (art. 43.1[437]). A la luz del desarrollo jurisprudencial, el Tribunal Constitucional empieza a concretar qué derechos corresponden al núcleo esencial del consentimiento informado. En primer lugar, con referencia al art. 17.1 CE, relativo a la libertad, la sentencia del Tribunal Constitucional 61/1990, de 29 de marzo establece que esta norma hace referencia a la libertad física y no corresponde a la autodeterminación de la persona.

Con relación al derecho a la intimidad, art. 18.1 CE, el mismo Tribunal en sentencia 218/2002, de 25 de noviembre, al estudiar la relación del consentimiento médico con el derecho a la intimidad explica que:

> «la práctica de un acto médico sin el consentimiento informado no constituye una intromisión en el derecho a la intimidad, aunque, en algunas situaciones, según su forma de realización, podría vulnerar, la intimidad corporal».

Sobre esta cuestión, se plantea que la obligación de solicitar el consentimiento contribuye a proteger la intimidad del paciente, sin embargo, el núcleo esencial del consentimiento informado no constituye en sí mismo una expresión de su derecho a la intimidad[438].

En cuanto al derecho a la libertad ideológica, art. 16.1 CE, se considera que, aunque existe la posibilidad de que haya una relación con el consentimiento informado con este derecho fundamental, no es suficiente para establecer su núcleo esencial[439].

---

433 Art. 10.1 «La dignidad de la persona, los derechos inviolables que le son inherentes, el libre desarrollo de la personalidad, el respeto a la ley y a los derechos de los demás son fundamento del orden político y de la paz social».

434 Art.1 6.1 «Se garantiza la libertad ideológica, religiosa y de culto de los individuos y las comunidades sin más limitación, en sus manifestaciones, que la necesaria para el mantenimiento del orden público protegido por ley».

435 Art. 20.1.d «A comunicar o recibir libremente información veraz por cualquier medio de difusión. La ley regulará el derecho a la cláusula de conciencia y al secreto profesional en el ejercicio de estas libertades».

436 Art. 18.1 «Se garantiza el derecho al honor, a la intimidad personal y familiar y a la propia imagen». Del mismo modo, con referencia a la autodeterminación informativa, ha señalado el Tribunal Supremo que es un derecho activo de control sobre el conjunto de informaciones relativas a una persona, que se relaciona con la protección de datos personales. STC 30.11.2000 (RJ 2000/290).

437 Art. 43.1 «Se reconoce el derecho a la protección de la salud».

438 Marta GESINSKA, El consentimiento informado como garantía del principio de la autonomía del paciente: estudio comparativo de los ordenamientos jurídicos español y polaco, op. cit., pág. 235.

439 Ibidem.

En lo que respecta a las dimensiones del consentimiento informado, la sentencia (RJ119/2001) del Tribunal Constitucional, de 24 de mayo, establece que éste adquiere una dimensión positiva en relación con el libre desarrollo de la personalidad, orientada a su plena efectividad. Mientras que, las sentencias 220/2005, de 12 de septiembre, y 160/2007, de 2 de julio, del mismo Tribunal determinan, que el consentimiento informado tiene una dimensión negativa que implica la abstención del médico para actuar en el paciente hasta tanto no obtenga su consentimiento, buscando proteger *«la inviolabilidad de la persona, no sólo contra ataques dirigidos a lesionar su cuerpo o espíritu, sino también contra toda clase de intervención en esos bienes que carezca del consentimiento de su titular»*.

Posteriormente, la ya mencionada sentencia del Tribunal Constitucional de 28 de marzo de 2011 (RJ 2011/37) en su análisis consideró que el consentimiento para el ámbito médico, es inherente al derecho fundamental a la integridad física y moral protegido por el art. 15 CE, en la medida en que éste tutela la inviolabilidad de la persona contra toda intervención en su cuerpo. De este modo, determina la sentencia que el consentimiento médico es diferente a los derechos a la salud y la vida y, se caracteriza por ser un elemento de la facultad negativa del derecho constitucional relativo a la integridad física y moral, lo que implica:

«la imposición de un deber de abstención de actuaciones médicas salvo que se encuentren constitucionalmente justificadas, y, asimismo, una facultad de oposición a la asistencia médica, en ejercicio de un derecho de autodeterminación que tiene por objeto el propio sustrato corporal».

Postura que como ya se advirtió, es la que actualmente asume la doctrina constitucional. Sobre esta cuestión se volverá nuevamente cuando se determine la naturaleza jurídica del consentimiento sanitario, ya que, con la terminología utilizada por el Tribunal Constitucional en la sentencia de 2011, no es del todo claro, si el consentimiento informado, como un bien personal del paciente relativo a su dignidad y autodeterminación, está adscrito a la integridad física, a la integridad moral o a ambas[440].

Ahora bien, en relación al ámbito legislativo, actualmente, el consentimiento médico se regula en la Ley 41/2002, de 14 de noviembre, básica de la autonomía del paciente y de derechos y obligaciones en materia de documentación e información clínica, (en adelante LBAP), cuyo cuerpo normativo concibe el consentimiento médico como

«la conformidad libre, voluntaria, y consciente de un paciente, manifestada en el pleno uso de sus facultades después de recibir la información adecuada, para

---

440 Noelia MARTÍNEZ DOALLO, *El derecho al consentimiento informado del paciente. Una perspectiva iusfundamental, op.cit.*, pág. 151.

que tenga lugar una actuación que afecta su salud»[441]. Esta disposición entró en vigor el 16 de mayo de 2003 y se considera como el aporte normativo estatal que consolida la autonomía del paciente[442].

En el sistema español, el primer intento por regular el consentimiento informado, es, la Orden del Ministerio del Trabajo, de 7 de julio de 1972[443] que aprobó el reglamento general para el régimen, gobierno y servicio de las instituciones sanitarias de la seguridad social[444]. Esta norma establecía en su art. 148.4 que el paciente tiene derecho a ser advertido de su gravedad y autorizar directamente o mediante sus familiares las actuaciones terapéuticas que impliquen riesgo previsible. MARTÍNEZ-PEREDA formula dos críticas frente a esta regulación. La primera se refiere a su alcance subjetivo, toda vez que no abarca la medicina privada. La segunda, al hecho de ser un reglamento y no consistir en una ley en sentido material y formal, lo que evidencia la ausencia de un verdadero estatuto general que garantice los derechos de los usuarios en los servicios hospitalarios[445]. Posteriormente, el Real Decreto 2082/1978[446], de 25 de agosto, aprobó las garantías de los usuarios de los hospitales públicos. El apartado c) del art. 13 determina una serie de derechos de los pacientes y recoge la obligación de los establecimientos sanitarios[447] y de su personal, de obtener el previo consentimiento expreso y escrito del enfermo para aplicar medios terapéuticos o realizar intervenciones que entrañen grave riesgo para la vida, a menos que la urgencia y la gravedad del caso hagan indispensable la intervención inmediata, a juicio del facultativo[448].

---

441 Ley 41/2002, de 14 de noviembre, básica reguladora de la autonomía del paciente y de derechos y obligaciones en materia de documentación e información clínica, art. 3.

442 José Antonio SEOANE, «Las autonomías del paciente», *op. cit.*, pág. 67.

443 Se da en cumplimiento del Decreto-Ley 13/1971, que encargó al Instituto Nacional de Previsión la presentación de un proyecto de reglamento de los diversos Centros Hospitalarios.

444 Orden Ministerial, de 7 de julio, sobre reglamento general para el régimen, gobierno y servicio de las instituciones sanitarias de la seguridad social (BOE n.° 172, de 19.7.1972).

445 José Manuel MARTÍNEZ-PEREDA RODRÍGUEZ, *La responsabilidad penal del médico y del sanitario*, Colex, Madrid, 1994, pág. 545.

446 De acuerdo con esta normativa, el consentimiento informado consiste en la previa conformidad expresa del paciente para aplicarle medios terapéuticos o realizar intervenciones que puedan producir riesgo vital grave, lesiones o mutilaciones permanentes, a menos que la urgencia y gravedad del caso hagan indispensables, a juicio del médico, la práctica del acto. José Antonio SEOANE RODRÍGUEZ, «Examen teórico del modelo deliberativo de Diego García», *op. cit.*, pág. 492.

447 De igual manera, se profiere el Real Decreto 2081/1978, de 25 de agosto, sobre presupuestos e indicadores de rentabilidad de los Hospitalarias (BOE n.° 209, 1.9.1978), que también fue declarado nulo, por la Sala 4 del Tribunal Supremo de 29 de abril de 1982.

448 Real Decreto, de 25 de agosto, sobre normas provisionales de gobierno y administración de los Servicios hospitalarios y las garantías de los usuarios (BOE n.° 209, de 1.9.1978). art. 13 c) *«La previa conformidad y consentimiento expreso y escrito del enfermo, y en caso de su menor edad o imposibilidad, de su representante legal, para aplicar medios terapéuti-*

Este decreto fue declarado nulo por la Sala Cuarta del Tribunal Supremo en sentencias de 29 de abril y 10 de diciembre de 1982, como consecuencia de omitir el trámite preceptivo del dictamen previo del Consejo de Estado de España. No obstante, para algunos, esta norma, aunque fallida, adquiere importancia porque es un intento de reglamentación estatal que busca respetar los derechos del paciente[449]. Frente a esta disposición, SEOANE, expresa que no reconoce la autonomía sanitaria como un derecho en sentido pleno. Fundamenta su criterio en la escasa eficacia jurídica del Real Decreto, al ser declarado nulo; así como en su aplicación, ya que carece de universalidad territorial y su alcance es subjetivo, pues se restringe al campo de la Seguridad Social o al de los enfermos atendidos en hospitales públicos[450].

Más adelante, la Ley 30/1979[451] de octubre 27, relacionada con la extracción y trasplante de órganos[452], al referirse al donante vivo, recoge el derecho del paciente a recibir información y dar un consentimiento válido[453]. Es así como esta legislación, en su momento histórico, llena un vacío legal sobre la información que recibe el paciente y su consentimiento en el caso de donación y extracción de órganos. En 1984, el Instituto Nacional de Salud, en adelante, INSALUD[454], difundió el *«Plan de Humanización de la Asistencia*

---

cos o realizar intervenciones que entrañen grave riesgo para su vida o de las que necesaria o previsiblemente se deriven lesiones o mutilaciones permanentes, a menos que la urgencia y gravedad del caso hagan indispensable, a juicio del facultativo o facultativos, la aplicación o intervención inmediatas».

449 Juan PEMÁN GAVÍN, «Hacia un Estatuto Del Enfermo Hospitalizado», en *Revista de Administración Pública*, núm. 103, 1984, pág. 95.

450 José Antonio SEOANE, «La construcción jurídica de la autonomía del paciente» *op.cit*, pág. 21.

451 Ley 30/1979, de 27 de octubre, sobre extracción y trasplante de órganos (BOE n.º 266, de 6.11.1979).

452 Siguiendo la Directiva 2010/53/UE del Consejo de Europa, fue promulgado en España el Real Decreto 1723/2012, derogando el R.D. 2070/1999, que actualiza las normas de calidad y seguridad de los órganos humanos destinados al trasplante.

453 En este sentido, dice el precepto en el art. 4 c) *«(...) que el donante otorgue su consentimiento de forma expresa, libre y consciente, debiendo manifestarlo, por escrito, ante la autoridad pública que reglamentariamente se determine, tras las explicaciones del médico que ha de efectuar la extracción, obligado este también a firmar el documento de cesión del órgano, en ningún caso podrá efectuarse la extracción sin la firma previa de este documento, a los efectos establecidos en esta ley, no podrá obtenerse ningún tipo de órganos de personas que, por deficiencias psíquicas o enfermedad mental o por cualquiera otra causa, no puedan otorgar su consentimiento expreso, libre y consciente».* Y en el 6 c) *«(...) que el receptor exprese por escrito su consentimiento para la realización del trasplante cuando se trate de un adulto jurídicamente responsable de sus actos, o por sus representantes legales, padres o tutores, en caso de pacientes con déficit mental o menores de edad».*

454 El Instituto Nacional de Salud puso en marcha el Plan de Humanización e implantó, como instrumento básico, la Carta de Derechos y Deberes del Paciente, que entró en vigor a partir de 1º de octubre de 1984. Presenta 16 derechos básicos asegurados al paciente en el ámbito hospitalario del INSALUD, y algunos de ellos están relacionados con el consen-

Sanitaria Hospitalaria» que, en uno de sus instrumentos de ejecución, más exactamente en la Carta de Derechos y Deberes de los Pacientes y, concretamente en los puntos 4 y 5, establece el derecho a recibir información completa y continua sobre el proceso clínico, así como la libre autodeterminación del paciente en las actuaciones médicas[455]. De igual manera, se contemplan las excepciones al consentimiento sanitario.

En 1986, se promulga la Ley General de Sanidad, en adelante, LGS que corresponde a la Ley 14/1986 de 25 de abril. Esta norma dedica varias previsiones a fijar y ordenar el sistema sanitario, busca garantizar la salud como un derecho inalienable y mantiene el respeto por la dignidad humana y la libertad individual. En este sentido, se considera como la primera disposición relativa a la información asistencial y el consentimiento médico, donde se pone de relieve el derecho del enfermo a la libre elección médica tras recibir información suficiente sobre el diagnóstico de sus dolencias y alternativas de tratamiento. La aprobación de la LGS se constituyó en su momento histórico, en un notable avance[456] para el reconocimiento de los derechos del paciente[457]. También, se afirma que a partir de la LGS *«se dio el desarrollo jurisprudencial en torno al consentimiento informado»*[458]. Además, la LGS señala que se prescinde de recabar el consentimiento en los casos de riesgo para la salud pública o en aquellas situaciones que resultase imposible solicitarlo y la actuación fuese urgente, excepciones que se han mantenido en la actual legislación. Cabe subrayar que esta regulación no define el consentimiento informado, pero en el art. 10.5 contemplaba que el derecho del paciente consiste en que la información *«se dé en términos comprensibles, a él y a sus familiares o allegados, de manera completa y continuada, verbal y*

---

timiento informado. Accesible en: https://ingesa.sanidad.gob.es/bibliotecaPublicaciones/publicaciones/internet/docs/Plan_Humanizacion_AsistHospit.pdf .

455 *«El paciente tiene derecho a la libre determinación entre las opciones que le presente el responsable médico de su caso, siendo preciso su consentimiento expreso previo a cualquier actuación, excepto en los siguientes casos: 1. Cuando la urgencia no permita demoras, 2. Cuando no seguir tratamiento suponga un riesgo para la salud pública. 3. Cuando exista imperativo legal. 4. Cuando no esté capacitado para tomar decisiones, en cuyo caso el derecho corresponderá a sus familiares o personas legalmente responsables».*

456 Orden de 15 de noviembre, por la que se asigna al Gobierno para la creación, cambio de denominación y supresión de las especialidades sanitarias y para la determinación de las condiciones de obtención, expedición y homologación de los títulos correspondientes (BOE n.º 274, de 15.11.2002).

457 Marta GESINSKA, *El consentimiento informado como garantía del principio de la autonomía del paciente: estudio comparativo de los ordenamientos jurídicos español y polaco, op. cit.,* pág. 232.

458 Juan Guillermo AGÓN LÓPEZ, *Consentimiento Informado y Responsabilidad Médica*, La Ley, Madrid, 2017, pág. 112.

escrita, sobre su proceso, incluyendo diagnóstico, pronóstico y alternativas de tratamiento»[459].

No obstante, el derecho a la información en el sistema sanitario ha sido objeto de diversos matices y ampliaciones por normativas de distinto rango[460], lo que evidenciaba la necesidad de reforma y actualización de la LGS, según lo expresa la exposición de motivos de la LBAP[461]. Como ya se advirtió, actualmente la Ley 41/2002, de 14 de noviembre, básica reguladora de la autonomía del paciente y de derechos y obligaciones en materia de documentación e información clínica[462], es la norma que reglamenta el consentimiento informado. Su disposición adicional primera reconoce la condición de norma básica que ofrece las mismas garantías en todo el territorio español, en virtud de los arts. 149.1.1.ª y 16.ª CE La LBAP buscó completar y reforzar la regulación contenida en la LGS, por lo tanto, establece un mejor desarrollo normativo relativo a la autonomía del paciente a partir del derecho a la información[463].

---

459 (...) LGS art. 10 num. 4. *«A ser advertido de si los procedimientos de pronóstico, diagnóstico y terapéuticos que se le apliquen pueden ser utilizados en función de un proyecto docente o de investigación, que, en ningún caso, podrá comportar peligro adicional para su salud. En todo caso será imprescindible la previa autorización y por escrito del paciente y la aceptación por parte del médico y de la Dirección del correspondiente Centro Sanitario».*

460 A modo de ejemplo, se menciona la *«Ley Orgánica 15/1999, de 13 de diciembre, de Protección de Datos de Carácter Personal, califica a los datos relativos a la salud de los ciudadanos como datos especialmente protegidos, estableciendo un régimen singularmente riguroso para su obtención, custodia y su eventual cesión».*

461 Orden de 15 de noviembre, por la que se asigna al Gobierno para la creación, cambio de denominación y supresión de las especialidades sanitarias y para la determinación de las condiciones de obtención, expedición y homologación de los títulos correspondientes (BOE n.º 274, de 15.11.2002).

462 Entre los principios básicos que enuncia la LBAP en su art. 2, figura la exigencia del previo consentimiento de los pacientes o usuarios para toda actuación en el ámbito de la sanidad, *«que debe obtenerse después del que el paciente reciba una información adecuada».* Queda recogido el derecho a decidir libremente entre las opciones clínicas disponibles, tras recibir la información adecuada y a negarse al tratamiento, salvo en los casos previstos en la ley. El art. 4 regula el derecho a la información asistencial de los pacientes, como medio indispensable para ayudarle a tomar decisiones de acuerdo con su propia y libre voluntad, correspondiendo garantizar esa información, con el contenido previsto en el art. 10, al médico responsable del paciente, así como a los profesionales que le atiendan durante el proceso asistencial o le apliquen una técnica o un procedimiento concreto. Esta norma, además, reconoce el derecho a no recibir información (con los límites contemplados en el art. 9.1). Por lo que se refiere al consentimiento informado, el art. 8 prevé que: *«toda actuación en el ámbito de la salud de un paciente necesita el consentimiento libre y voluntario del afectado, una vez que, recibida la información prevista en el art. 4, haya valorado las opciones propias del caso»* y que, como regla general, se prestará verbalmente, salvo determinados supuestos, como las intervenciones quirúrgicas, en las que se efectuará por escrito. STC 28.3.2011 (RJ 2011/37).

463 Esta normativa, de acuerdo a su Exposición de Motivos, *«refuerza y da un trato especial al derecho a la autonomía del paciente, estableciendo la regulación de las instrucciones pre-*

La Ley 41/2002 ó LBAP ha propiciado la consolidación del consentimiento informado[464], entre otros aspectos, trata con profundidad la documentación clínica, la atribución a los médicos de evaluar la capacidad del paciente, la regulación sobre voluntades anticipadas o testamento vital relativas a los deseos del paciente en el ámbito del consentimiento informado, la figura del médico responsable de la información y la fijación de los 16 años como la mayoría de edad sanitaria[465]. Se considera además que, esta norma es de gran importancia porque se constituye en antecedente para posteriores reformas legislativas[466].

La disposición adicional segunda de la Ley 41/2002 establece que las normas de la LBAP relativas a la información sanitaria, y a la libertad de elección del facultativo y de centro médico, son de aplicación supletoria en los proyectos de investigación médica, así como en procesos de extracción y trasplante de órganos, y en las técnicas de reproducción humana asistida. Posteriormente, la Ley 26/2015, de protección a la infancia y a la adolescencia, publicada el 29 de julio[467], (en adelante LSPIA), que entró en vigencia 20 días después de su publicación, modifica la LBAP, en lo referente al consentimiento de los mayores de 16 años en situaciones de grave riesgo[468] y determina que la decisión sanitaria deberá adoptarse atendiendo al mayor beneficio para la vida o la salud del menor. Asimismo, la LSPIA determina que aquellas decisiones que sean contrarias a estos intereses, deberán ponerse en conocimiento de la autoridad judicial, excepto por razones de urgencia, caso en el cual los profesionales sanitarios adoptarán las medidas necesarias en salvaguarda del cumplimiento de un deber legal.

---

vias y de la documentación clínica de los pacientes, en una clara e inequívoca opción por la tutela de la autodeterminación del paciente».

464 Noelia MARTÍNEZ DOALLO, *El derecho al consentimiento informado del paciente. Una perspectiva iusfundamental, op.cit.*, pág. 22.

465 Cesáreo GARCÍA ORTEGA y José ALMENARA BARRIOS, «Nuevos escenarios para el sistema nacional de salud: transferencias y novedades legislativas», en *Revista Medicina* Clínica, vol. 123, núm. 2, 2004, pág. 17.

466 Sin ánimo de entrar en mayor detalle, a partir de la Ley 41/2002, se introducen modificaciones en distintas temáticas como: la Ley Orgánica 7/2006, de 21 de noviembre, sobre protección de la salud y de lucha contra el dopaje en el deporte (BOE n.º 279, de 22.11.2006), la Ley 14/2007, de 3 de julio, sobre investigación biomédica (BOE n.º 159, de 4.7.2007) y la Ley 2/2010 de 3 de marzo, de salud sexual y reproductiva y de la interrupción voluntaria del embarazo (BOE n.º 55, de 4.3.2010).

467 Ley 26/2015, de 28 de julio, de modificación del sistema de protección a la infancia y a la adolescencia (BOE n.º 180, de 29.7.2015).

468 Según la exposición de motivos, Ley Orgánica de protección jurídica del menor tiene por objeto introducir los cambios necesarios en la legislación española de protección a la infancia y a la adolescencia que permitan continuar garantizando a los menores una protección uniforme en todo el territorio del Estado y que constituya una referencia para las Comunidades Autónomas en el desarrollo de su respectiva legislación en la materia.

Finalmente, la Disposición Final 13 de la reciente L.O. 8/2021, de 4 de junio, de protección integral de la infancia y de la adolescencia frente a la violencia, modifica la Ley 41/2002 en lo relativo a la información y documentación clínica en los menores de edad víctimas de violencia de género.

En este desarrollo normativo, es preciso decir que, en algunos casos, las Comunidades Autónomas antecedieron la regulación de la autonomía del paciente de la LBAP mientras que, en otros, la norma estatal se constituyó en un referente para el legislador Autonómico. Se agrega que, la disposición adicional primera de la legislación básica establece que las Comunidades Autónomas adoptarán, de acuerdo con sus competencias, las medidas necesarias para la efectividad de la LBAP. Como ya se indicó, con anterioridad a la promulgación de la LBAP algunas Comunidades Autónomas, en adelante, CC. AA. regularon lo relacionado a la información, el consentimiento informado y la historia clínica[469]. A manera de ejemplo, se mencionan la Ley Catalana 21/2000, de 29 de diciembre, que es la primera legislación autonómica que instituye los derechos del paciente a la información asistencial[470] y la Ley de Galicia de 3/2001[471], de 28 de mayo, reguladora del consentimiento informado y de la historia clínica de los pacientes[472].

En este contexto, dado el carácter básico de la LBAP, la legislación emanada de los parlamentos autonómicos, debe ajustarse a esta normativa, sin perjuicio de que establezcan un régimen más detallado, de conformidad con el art. 148.21 de la Constitución Española. Al respecto, SANCHO GARGALLO menciona que: *«en las Comunidades Autónomas donde exista una regulación sobre la materia, la normativa estatal básica se integrará, respetando el contenido esencial acerca del derecho de autonomía del paciente, con la propia»*[473]. En términos de GONZÁLEZ SALINAS:

«la Ley 41/2002 tiene carácter unificador, de tal forma que las CC. AA. sólo podrían en el futuro dictar su legislación en desarrollo de este bloque unitario,

---

469 Las disposiciones autonómicas que pudieran contradecir sus preceptos habrán de entenderse sin efecto desde la entrada en vigor de aquélla. Por otro lado, constituye una obligación de las Comunidades Autónomas el desarrollo y ejecución de gran parte de sus preceptos. Javier SÁNCHEZ CARO, «La Ley de autonomía del paciente y su repercusión en la Comunidades Autónomas», en *Revista Adm Sanit*, 2003, vol. 1, núm. 2, pág. 40.

470 Modificada por la Ley *16/2010, sobre los derechos de información concerniente a la salud y la autonomía del paciente, y la documentación clínica.*

471 Ley 3/2001, de 28 de mayo, reguladora del consentimiento informado y de la historia clínica de los pacientes (BOE n.º 158, de 3.7.2001), Comunidad Autónoma de Galicia.

472 La Ley Gallega de 3/2001, de 28 de mayo, define al C.I. como: *«el derecho del paciente a obtener información y explicación adecuadas de la naturaleza de su enfermedad y del balance entre los efectos de la misma y los riesgos y beneficios de los procedimientos terapéuticos recomendados, para, a continuación, solicitarle su aprobación para ser sometido a esos procedimientos».* La Ley 3/2001 fue modificada por la Ley 3/2005, 7 de marzo.

473 Ignacio SANCHO GARGALLO, «Tratamiento legal y jurisprudencial del consentimiento informado», en *InDret*, núm. 2, 2004, pág. 5.

sin contradecirlo. De la misma manera, las leyes autonómicas promulgadas hasta la fecha son desplazadas por la norma estatal e incurren en una incompetencia sobrevenida en aquellas partes que la contradice»[474].

Para el avance de este estudio es necesario determinar las normas de las CC. AA. que desarrollan, entre otros aspectos, la denominación de las actuaciones asistenciales ante las que se debe recabar el consentimiento informado[475], como se observa a continuación:

Tabla N.º 1: Normativa autonómica relacionada con el Consentimiento Informado

Comunidad Autonómica	Normatividad
Cataluña	Ley 16/2010, de 3 de junio, de modificación de la Ley 21/2000, de 29 de diciembre, sobre los derechos de información concerniente a la salud y la autonomía del paciente, y la documentación clínica[476]. Art. 12 Num. 7 (…) «Los pacientes hayan dado su consentimiento previo (…)».
Aragón	Ley 6/2002, de 15 de abril, de Salud de Aragón[477]. Art. 12. El consentimiento informado. «1. Cualquier intervención que se produzca en el ámbito de la salud requiere el consentimiento específico y libre de la persona afectada, tras haber sido informada conforme a lo establecido en el art. 8 de esta ley. El consentimiento debe realizarse por escrito en los casos de intervenciones quirúrgicas, procedimientos diagnósticos invasivos y, en general, cuando se lleven a cabo procedimientos que puedan suponer riesgos e inconvenientes notorios y previsibles susceptibles de repercutir en la salud del paciente».

---

474 Pedro GONZÁLEZ SALINAS, «El alcance del carácter básico de la Ley Reguladora de la Autonomía del Paciente y su influencia en las leyes autonómicas sobre la misma materia», en Pedro GONZÁLEZ SALINAS y Emilio LIZARRAGA BONELLI (coord.), *Autonomía del Paciente, Información e Historia Clínica (Estudios sobre la Ley 41/2002, de 14 de noviembre)*, Civitas, Madrid, 2004, pág. 29.

475 María Encarnación GONZÁLEZ HERNÁNDEZ y María CASTELLANO ARROYO, «El Consentimiento en las actuaciones médicas en las Comunidades Autónomas españolas», en *Revista española de medicina legal: órgano de la Asociación Nacional de Médicos Forenses*, vol. 38, núm. 3, 2012, pág. 100.

476 Ley 16/2010, de 3 de junio, de modificación de la Ley 21/2000, de 29 de diciembre, sobre los derechos de información concerniente a la salud y la autonomía del paciente, y la documentación clínica. Publicado en: (BOE n.º 156, de 28 de junio de 2010).

477 Ley 6/2002, de 15 de abril, de salud de Aragón (BOE n.º 121, de 21.5.2002).

Extremadura	Ley 3/2005, de 8 de julio, de información sanitaria y autonomía del paciente[478]. Art. 23. Definición de consentimiento informado. *«1. (...) Se entiende por consentimiento informado la conformidad expresa del paciente, manifestada de forma voluntaria y libre, previa obtención de la información adecuada con tiempo suficiente, para la realización de cualquier actuación relativa a su salud».*
Galicia	Ley 3/2005, de 7 de marzo, de modificación de la Ley 3/2001, de 28 de mayo, reguladora del consentimiento informado y de la historia clínica de los pacientes[479]. Art. 3. Definición. *«se entiende por consentimiento informado el prestado libre y voluntariamente por el afectado para toda actuación en el ámbito de su salud y una vez que, recibida la información adecuada, hubiera valorado las opciones propias del caso. El consentimiento será verbal, por regla general, y se prestará por escrito en los casos de intervención quirúrgica, procedimientos diagnósticos y terapéuticos invasores, y, en general, en la aplicación de procedimientos que supongan riesgos o inconvenientes de notoria y previsible repercusión negativa sobre la salud del paciente»[480].*
Comunidad Autónoma de Castilla y León	Ley 8/2003, de 8 de abril, sobre derechos y deberes de las personas en relación con la salud[481]. Art. 33. Consentimiento informado. «1. Con el fin de acreditar el respeto a las decisiones sobre su propia salud de sus usuarios, todos los centros, servicios o establecimientos sometidos a la presente ley deberán recabar el consentimiento por escrito del paciente, o de quien deba sustituir su decisión, antes de realizar intervenciones quirúrgicas, procedimientos diagnósticos y terapéuticos invasivos y, en general, procedimientos sanitarios que supongan riesgos e inconvenientes notorios y previsibles, susceptibles de repercutir en la salud del paciente o del feto, si fuera el caso de una mujer embarazada».

---

478 Ley 3/2005, de 8 de julio, sobre información sanitaria y autonomía del paciente (BOE n.º 186, de 5.8.2005).

479 Ley 3/2005, de 7 de marzo, de modificación de la Ley 3/2001, de 28 de mayo, reguladora del consentimiento informado y de la historia clínica de los pacientes. (BOE n.º 93, de 19.4.2005).

480 La Ley 8/2008, de 10 de julio, de salud de Galicia. Art. 8.1 expresa en relación con los Derechos relacionados con la autonomía de la decisión: *«Derecho a que se solicite consentimiento informado en los términos establecidos en la Ley 3/2001, de 28 de mayo, y en la Ley 3/2005, de 7 de marzo, de modificación de la anterior. Se entenderá por consentimiento informado el prestado libre y voluntariamente por la persona afectada para toda actuación en el ámbito de su salud y una vez que, recibida la información adecuada, hubiera valorado las opciones propias del caso. El consentimiento será verbal, por regla general, prestándose por escrito en los casos de intervenciones quirúrgicas, procedimientos diagnósticos y terapéuticos invasores y, en general, en la aplicación de procedimientos que supongan riesgos o inconvenientes de notoria y previsible repercusión negativa sobre la salud del o la paciente».*

481 Ley 8/2003, de 8 de abril, sobre derechos y deberes de las personas de las personas en

116

Andalucía	Ley 2/1998, de 15 de junio, de Salud de Andalucía[482]. Art. 6.1. *«Los ciudadanos, al amparo de esta ley, son titulares y disfrutan, con respecto a los servicios sanitarios públicos en Andalucía, de los siguientes derechos:* ñ) A que se respete su libre decisión sobre la atención sanitaria que se le dispense, previo consentimiento informado».
Murcia	Ley 3/2009, de 11 de mayo, de los derechos y deberes de los usuarios del sistema sanitario de la Región de Murcia[483]. Art. 42. Consentimiento informado. «1. Como una de las manifestaciones básicas del derecho de decisión que ostenta el paciente en consideración a lo dispuesto en la legislación básica del Estado, toda actuación asistencial que afecte a la salud de un paciente necesita el consentimiento libre y voluntario de éste tras recibir la información asistencial necesaria para valorar las opciones propuestas. Con carácter general, este consentimiento informado será verbal».
Castilla- La Mancha	Ley 5/2010, de 24 de junio, sobre derechos y deberes en materia de salud de Castilla-La Mancha[484]. Art. 18. El consentimiento informado. «1. Toda actuación en el ámbito de la salud de un paciente necesita el consentimiento del mismo, manifestado libre y voluntariamente una vez que, recibida la información adecuada, haya valorado las opciones propias del caso. La prestación del consentimiento informado es un derecho del paciente y su obtención un deber del profesional sanitario responsable de la asistencia al mismo».
Navarra	Ley Foral 17/2010, de 8 de noviembre, de derechos y deberes de las personas en materia de salud en la Comunidad Foral de Navarra[485]. Exposición de motivos. *«El capítulo I regula la libertad de elección y el consentimiento informado, entendido como un proceso de comunicación e información en la relación médico-paciente, que tiene como objetivo el derecho del paciente a decidir libremente sobre el procedimiento diagnóstico o terapéutico después de conocer los riesgos, beneficios y alternativas posibles».*

relación con la salud (BOE n.º 103, de 30.4.2003).

482 Ley 2/1998, de 15 de junio, de Salud de Andalucía (BOE n.º 185, de 4.8.1998). Última modificación: 7 de mayo de 2010.

483 Ley 3/2009, de 11 de mayo, de los derechos y deberes de los usuarios del sistema sanitario de Región de Murcia (BOE n.º 34, de 9.2.2011).

484 Ley 5/2010, de 24 de junio, sobre derechos y deberes en materia de salud de Castilla-La Mancha (BOE n.º 248, de 13.10.2010).

485 Ley Foral 17/2010, de 8 de noviembre, de derechos y deberes de las personas en materia de salud en la Comunidad Foral de Navarra (BOE n.º 315, de 28.12.2010).

Valencia	Ley 10/2014, de 29 de diciembre, de Salud de la Comunitat Valenciana[486]. Art. 43. Derecho al consentimiento informado. «1. *Toda actuación en el ámbito de la salud de un paciente necesita el consentimiento libre y voluntario del afectado una vez que, recibida la información asistencial, haya valorado las opciones propias del caso».*
Madrid	Ley 12/2001, de 21 diciembre, Ordenación Sanitaria de la Comunidad de Madrid[487]. Art. 27. Derechos de los ciudadanos en relación con el sistema sanitario. «4. El ciudadano como paciente tiene derecho a conocer la identidad de su médico o fa*cultativo, quien será responsable de proporcionarle toda la información necesaria que requiera, para poder elegir y, en su caso, otorgar su consentimiento a la realización de los procedimientos diagnósticos, terapéuticos, profilácticos y otros, que su estado de salud precise»*[488].
País Vasco	Ley 8/1997, de 26 de junio, de Ordenación Sanitaria de Euskadi[489]. Art. 10. Derechos y deberes de carácter instrumental y complementario. «1. El sistema sanitario de Euskadi garantizará el desarrollo y aplicación de todos los derechos y deberes de carácter instrumental y complementario que deriven de la regulación legal del derecho a la protección de la salud, potenciando, entre otros, el máximo respeto a la personalidad, dignidad humana e intimidad de las personas en sus relaciones con los servicios sanitarios, así como la observancia de la obligación de dejar constancia escrita de todo proceso diagnóstico o terapéutico, y de recabar el consentimiento correspondiente, previas las condiciones necesarias de información».
La Rioja	Ley 2/2002, de 17 abril, de Salud[490]. Art. 6. Derechos relacionados con la autonomía de la voluntad. «1. Consentimiento informado. Los usuarios del Sistema Público de Salud de La Rioja mayores de 16 años tienen derecho a negar que se les practique cualquier procedimiento diagnóstico o terapéutico. Así mismo, el consentimiento del usuario a que se le practiquen los procedimientos médicos citados deberá estar precedido de la información precisa, clara y completa por parte del equipo responsable de los mismos».

---

486 Ley 10/2014, de 29 de diciembre, de Salud de la Comunitat Valenciana (BOE n.º 35, de 10.2.2015).

487 Ley 12/2001, de 21 de diciembre, de Ordenación Sanitaria de la Comunidad de Madrid (BOE n.º 55, de 5.3.2002).

488 Última actualización 22/03/2017.

489 Ley 8/1997, de 26 de junio, de Ordenación Sanitaria de Euskadi (BOE n.º 9, de 11.1.2012).

490 Ley 2/2002, de 17 de abril, de salud (BOE n.º 106, de 3.5.2002).

Cantabria	Ley 7/2002, de 10 de diciembre, de Ordenación Sanitaria de Cantabria[491]. Art. 30. Derecho al consentimiento informado. «1. El consentimiento previo e inequívoco del usuario mayor de edad constituye un requisito indispensable para la realización de cualquier procedimiento diagnóstico o terapéutico»[492].
Asturias	Ley 7/2019, de 29 de marzo, de Salud[493]. Art. 52. Derecho a la autonomía de decisión. «Siguiendo el principio de que la dignidad de la persona, el respeto a su autonomía e intimidad orientarán toda actividad sanitaria, el derecho a la autonomía de decisión de pacientes y usuarios se concreta en: a) Derecho a que se solicite consentimiento informado en los términos establecidos en la ley 41/2002, de 14 de noviembre».
Illes Balears	Ley 5/2003 de 4 de abril, de salud de las Illes Balears[494]. Art. 12. El consentimiento informado «1. Cualquier intervención en el ámbito de la salud requiere que la persona afectada haya dado el consentimiento específico y libre y haya sido previamente informada».
Canarias	Ley 11/1994, de 26 de julio, de Ordenación Sanitaria de Canarias[495]. Art. 6. Derechos de los ciudadanos. «o) A que se respete su libre decisión sobre la atención sanitaria que se le dispense, previo consentimiento informado (...)»[496].

Fuente: elaboración propia.

En definitiva, las normas sanitarias de las CC. AA. contienen disposiciones análogas y complementarias a la LBAP. En algunas se incluyen requisitos adicionales que precisan el concepto del consentimiento informado y facilitan su finalidad[497]. De acuerdo con la terminología de la normatividad descrita, la Ley de Extremadura 3/2005, la Ley gallega 3/2005, la Ley castellano-manchega 5/2010 y la Ley de Murcia 3/2009 mencionan que el con-

---

491 Ley 7/2002, de 10 de diciembre, de Ordenación Sanitaria de Cantabria (BOE n.º 6, de 7.1.2003).

492 Última actualización 28/02/2017.

493 Ley 7/2019, de 29 de marzo, de Salud. (BOE n.º 126, de 27/05/2019).

494 Ley 5/2003, de 4 de abril, de Salud de Illes Balears (BOE n.º 55, de 22.4.2003).

495 Ley 11/1994, de 26 de julio, de ordenación Sanitaria de Canarias (BOE n.º 204, de 26.8.1994).

496 Última actualización 31/12/2020.

497 La Ley 3/2005 de 8 de julio de información sanitaria y autonomía del paciente de Extremadura, expresa que la información se proporciona mínimo 24 horas antes del procedimiento correspondiente para que el paciente pueda reflexionar con calma y decidir libremente y la Ley 1/2003, de 28 de enero, de derechos e información al paciente de la Comunidad Valenciana añade, que la información recibida debe ser claramente comprensible para él.

sentimiento informado debe otorgarse *«ante toda actuación en el ámbito de la salud»*, al igual que la LBAP. Mientras que, la Ley andaluza 2/1998, Ley aragonesa 6/2002, Ley Foral navarra 17/2010, Ley valenciana 10/2014, Ley balear 5/2003, y la Ley castellano-leonesa 8/2003, señalan que el consentimiento informado se da *«ante cualquier intervención asistencial»*. Finalmente, la Ley de Madrid 12/2001, Ley riojana 2/2002, Ley cántabra 7/2002, Ley de Asturias 7/2019, Ley Catalana 16/2010 y Ley Canaria 11/1994 exponen que el consentimiento informado se recaba *«antes de la realización de procedimientos sanitarios»*.

Existen otros textos que permiten facilitar la implementación del consentimiento médico. A modo de ejemplo, se menciona el Acuerdo 261 de 6 de noviembre de 1995 del Consejo Interterritorial del Sistema de Salud, así como las Guías específicas de C.I. que las CC. AA. de Navarra, Cataluña y el País Vasco desarrollaron a partir de este acuerdo. También, la Orden de 8 de julio de 2009 de la Junta de Andalucía[498], por la que se dictan instrucciones a los Centros del Sistema Sanitario Público de Andalucía, en relación al procedimiento de Consentimiento Informado[499], que adopta las medidas adecuadas para velar por la garantía de los derechos de la ciudadanía, en aspectos relacionados con la aplicación de la medicina y la investigación.

Establecido el desarrollo normativo del consentimiento informado en el sistema español, de igual manera se realiza en el ordenamiento jurídico colombiano.

2.5.2. Fundamento constitucional y legal del consentimiento informado en Colombia

En la Constitución Política colombiana, al igual que en la Constitución Española, tampoco se menciona expresamente el consentimiento del paciente, por lo que la jurisprudencia consideró, en un primer momento, que se materializa en principios constitucionales como la dignidad humana y derechos fundamentales como: el libre desarrollo de la personalidad (art. 16[500]), (en ocasiones mencionado como autonomía por ser considerado este derecho

---

498 BOJA, Boletín Oficial de la Junta de Andalucía, 6 de agosto de 2009, Año XXXI, Número 152, p. 44.

499 Que concibe el Consentimiento Informado como *«un proceso de información dirigido al paciente o persona usuaria del sistema sanitario, expresado de manera verbal por regla general, salvo en los casos legalmente exigidos para que se preste de forma escrita, pero que en cualquier caso ha de tener un reflejo documental en la historia clínica y que responde a un desarrollo practico fundamental del principio de autonomía, en relación a potenciar el desarrollo efectivo de los derechos de la ciudadanía».*

500 Art. 16. *«Todas las personas tienen derecho al libre desarrollo de su personalidad sin más limitaciones que las que imponen los derechos de los demás y el orden jurídico».*

como la cláusula general de libertad individual[501], el derecho a recibir información (art. 20) [502] y la salud (art. 49)[503], establecidos en la Carta Constitucional de 1991. Posteriormente, entiende el máximo Tribunal Constitucional que la facultad del paciente para tomar decisiones médicas se concreta en principios como: la dignidad humana[504] así como en los derechos al libre desarrollo de la personalidad[505], la salud[506] e incluye la integridad personal[507] y el pluralismo[508]. Concreta la Corte Constitucional, en sentencia T-452/2010, de 15 de junio, que toda persona tiene derecho a tomar decisiones que determinen el curso de su vida. Esta posibilidad es una manifestación del principio general de libertad del art. 16 CP, del cual emana el derecho específico de la autonomía del enfermo que le permite tomar decisiones relativas a su

---

501 Corte Constitucional de Colombia, Sala Plena, 5.5.1994 (Sentencia C-221/1994), Sala Plena, 27.9.1997 (Sentencia C-616/1997) y Sala Plena, 25.6.1997 (Sentencia C-309/1997), entre otras.

502 Art. 20. «Se garantiza a toda persona la libertad de expresar y difundir su pensamiento y opiniones, la de informar y recibir información veraz e imparcial, y la de fundar medios masivos de comunicación».

503 Art. 49. «La atención de la salud y el saneamiento ambiental son servicios públicos a cargo del Estado. Se garantiza a todas las personas el acceso a los servicios de promoción, protección y recuperación de la salud».

504 Corte Constitucional de Colombia, Sala Tercera de Revisión, 12.9.1994 (Sentencia T-401/1994), Sala Plena, 12.5.1999 (Sentencia SU337/1999), Sala Quinta de Revisión, 10.10.2002 (Sentencia T-850/2002), Sala Cuarta de Revisión, 3.2.2003 (Sentencia T-1021/2003), Sala Primera de Revisión, 11.6.2004 (Sentencia T-762/2004), Sala Primera de Revisión, 28.11.2005 (Sentencia T-1229/2005), Sala Primera de Revisión, 10.2.2006 (Sentencia T-866/2006), Sala Cuarta de Revisión, 1.12.2006 (Sentencia T-1019/2006), Sala Cuarta de Revisión, 26.7.2007 (Sentencia T-560 A/2007), Sala Octava de Revisión, 29.2.2008 (Sentencia T-216/2008) y Sala Octava de Revisión, 1.7.2008 (Sentencia T-653/2008).

505 Corte Constitucional de Colombia, Sala Tercera de Revisión, 12.9.1994 (Sentencia T-401/1994), Sala Segunda de Revisión, 28.101993 (Sentencia T-493/1993), Sala Plena, 12.5.1999 (Sentencia SU337/1999), Sala Quinta de Revisión, 4.10.2002 (Sentencia T-823/2002), Sala Primera de Revisión, 28.11.2005 (Sentencia T-1229/2005), Sala Primera de Revisión, 10.2.2006 (Sentencia T-866/2006), Sala Cuarta de Revisión, 1.12.2006 (Sentencia T-1019/2006), Sala Octava de Revisión, 4.3.2008 (Sentencia T-216/2008) y Sala Octava de Revisión, 1.7.2008 (Sentencia T-653/2008), entre otras.

506 Corte Constitucional de Colombia, Sala Primera de Revisión, 10.2.2006 (Sentencia T-866/2006), Sala Octava de Revisión, 4.3.2008 (T-216/2008) y Sala Segunda de Revisión, 31.7.2008 (Sentencia T-760/2008), entre otras.

507 Corte Constitucional de Colombia, Sala Tercera de Revisión, 12.9.1994 (Sentencia T-401/1994), Sala Plena, 12.5.1999 (Sentencia SU337/1999 y Sala Primera de Revisión, 10.2.2006 (Sentencia T-866 de 2006), entre otras.

508 Art. 1o. «Colombia es un Estado social de derecho, organizado en forma de República unitaria, descentralizada, con autonomía de sus entidades territoriales, democrática, participativa y pluralista, fundada en el respeto de la dignidad humana, en el trabajo y la solidaridad de las personas que la integran y en la prevalencia del interés general». Corte Constitucional de Colombia, Sala Octava de Revisión, 1.7.2008 (Sentencia T-653/2008), entre otras.

salud[509]. En este contexto, explica la Sentencia T-401/1994, de 12 de septiembre de 1994, que la información que el galeno está obligado a trasmitir a su paciente tiene la naturaleza normativa de un principio, lo que corresponde a una imposición que se debe realizar dentro de las posibilidades jurídicas y fácticas existentes.

Precisamente el Tribunal Constitucional para determinar los principios o derechos fundamentales relativos al núcleo esencial del consentimiento informado, plantea en sentencia T-303/2016, de 15 de junio, que el consentimiento médico se caracteriza por ser un principio jurídico autónomo que materializa otros principios establecidos en la Constitución Política como la dignidad humana, la libertad individual, el libre desarrollo de la personalidad y el pluralismo. Agrega la sentencia T-059/2018, de 22 de febrero, que la doctrina constitucional entiende el consentimiento informado como:

> «el resultado del ejercicio de los derechos constitucionales a recibir información y a la autonomía (arts. 16 y 20 CP.). Además, este derecho adquiere un carácter de principio autónomo que materializa el libre desarrollo de la personalidad, la libertad individual y el pluralismo; así mismo, es un elemento indispensable para la protección de los derechos a la salud y a la integridad personal».

En este marco, aunque la anterior jurisprudencia no haga referencia expresa a la teoría de la argumentación jurídica de Robert Alexy, es evidente su asunción, especialmente en lo concerniente a la denominación de principio, que corresponde a un mandato de optimización que puede ser cumplido en diferentes grados, atendiendo a las posibilidades fácticas y jurídicas de cada caso. Así lo ha entendido la Corte Suprema de Justicia de Colombia en sentencia SC-7110/2017 de 24 de mayo de 2017 cuando hace referencia a la sentencia T-303/2016. En consecuencia, en el ordenamiento jurídico colombiano, el consentimiento médico busca garantizar la autodeterminación del paciente, y aunque no se especifica en una norma constitucional, la jurisprudencia lo considera como un principio jurídico autónomo que se materializa en principios y en un catálogo de derechos de la Constitución Política, como la dignidad humana, la libertad individual, el libre desarrollo de la personalidad y el pluralismo para garantizar la salud y la integridad personal. Sobre esta cuestión se volverá nuevamente en el análisis relativo a la naturaleza jurídica del consentimiento informado.

Respecto al desarrollo legal de la autonomía del paciente, se encuentra la Ley 23/1981, por la cual, *«se dictan normas en materia de ética médica»*, más

---

509 El mecanismo para garantizar o hacer efectiva la autonomía a la que se ha hecho referencia es el consentimiento previo del paciente para la práctica de tratamientos médicos ya que es el medio a través del cual éste manifiesta su sometimiento al mismo; por el contrario, en su ausencia se entiende que la persona rehúsa su aplicación. Precisamente para proteger la autonomía, la Corte ha indicado que: *«todo tratamiento, aún el más elemental, debe hacerse con el consentimiento del paciente»*.

conocido como el Código de Ética Médica, en cuyo art. 15 se expresa la obligación de solicitar el consentimiento para llevar a cabo un procedimiento o tratamiento, previa ilustración de las consecuencias que de allí se deriven[510]. Asimismo, este cuerpo normativo, al referirse a la asistencia médica también advierte de la necesidad del consentimiento del paciente, en los arts. 14, 17 y 18[511]. En cuanto a la reglamentación de la Ley 23/1981, el Decreto 3380 de 1981, en su art. 10[512], impone al médico advertir del riesgo previsto, con respecto a los efectos adversos que podrían producirse como consecuencia del tratamiento clínico[513]. Se agrega que, el Ministerio de Salud y Protección Social, emitió la Resolución 229, de 20 de febrero del año 2020[514], que establece en el art. 4.2.3.2 entre otros derechos, la comunicación plena y clara con el personal de la salud, apropiada a las condiciones psicológicas y culturales del paciente, que le permitan obtener la información necesaria respecto a la enfermedad que padece, así como a los procedimientos y tratamientos que se le vayan a practicar, junto con los riesgos o beneficios para

---

510   Ley 23/1981. Art. 15. «El médico no expondrá a su paciente a riesgos injustificados pedirá su consentimiento para aplicar los tratamientos médicos, y quirúrgicos que considere indispensables y que puedan afectarlo física o síquicamente, salvo en los casos en que ello no fuere posible, y le explicará al paciente o a sus responsables de tales consecuencias anticipadamente».

511   Art. 14: *«El médico no intervendrá quirúrgicamente a menores de edad, a personas en estado de inconsciencia o mentalmente incapaces, sin la previa autorización de sus padres, tutores o allegados, a menos que la urgencia del caso exija una intervención inmediata».* Art. 16 *«La responsabilidad del médico por reacciones adversas, inmediatas o tardías, producidas por efectos del tratamiento, no irá más allá del riesgo previsto. El médico advertirá de él al paciente o a sus familiares o allegados».* Art.1 8: *«Si la situación del enfermo es grave el médico tiene la obligación de comunicarla a sus familiares o allegados y al paciente en los casos en que ello contribuya a la solución de sus problemas espirituales y materiales».*

512   Decreto 3380/1981, de 30 de noviembre, por el cual se reglamenta la Ley 23/1981 (Diario oficial n.° 35914, de 30.12.1981). Art. 10. *«El médico cumple la advertencia del riesgo previsto, a que se refiere el inciso segundo del art. 16 de la Ley 23/1981, con el aviso que, en forma prudente, haga a su paciente o a sus familiares o allegados, con respecto a los efectos adversos que, en su concepto, dentro del campo de la práctica médica, puede llegar a producirse como consecuencia del tratamiento o procedimiento médico».*

513   De manera complementaria a la normativa ya descrita, en lo que respecta a la prestación médica hay que referir la Ley Estatutaria 1751/2015 que consagra la salud como un derecho fundamental autónomo, garantiza su prestación, lo regula y establece sus mecanismos de protección. Art. 2 *«Naturaleza y contenido del derecho fundamental a la salud. El derecho fundamental a la salud es autónomo e irrenunciable en lo individual y en lo colectivo. Comprende el acceso a los servicios de salud de manera oportuna, eficaz y con calidad para la preservación, el mejoramiento y la promoción de la salud».* Ley Estatutaria 1751/2015, de febrero 16, por medio de la cual se regula el derecho fundamental a la salud y se dictan otras disposiciones (Diario oficial n.° 49.427, de 16.2.2015).

514   La Resolución 229 de 2002, Por la cual se definen los lineamientos de la carta de derechos y deberes de la persona afiliada y del paciente en el Sistema General de Seguridad Social en Salud y de la carta de desempeño de las Entidades Promotoras de Salud, EPS, de los regímenes Contributivo y Subsidiado. Esta norma deroga la Resolución 229 de 2002.

la salud[515]. Interesa señalar que, en Colombia, tanto la Ley de Ética Médica y su Decreto Reglamentario, relacionadas con el consentimiento informado, tienen 43 años de vigencia, se expidieron con anterioridad a la Constitución Política de 1.991 y se complementan con las decisiones del Ministerio de salud proferidas con posterioridad a la Carta Política. Es evidente que, en el ordenamiento colombiano, existe escasa regulación relativa al consentimiento informado, comparada con España, donde el derecho a la autonomía del paciente, tiene mayor consolidación y profundización normativa.

Así pues, establecida la ubicación normativa del C.I., se hace referencia a la evolución jurisprudencial relativa a la naturaleza jurídica del consentimiento sanitario. Se recuerda que desde el primer capítulo se hizo referencia a esta cuestión.

2.5.3. Naturaleza jurídica del Consentimiento Informado a partir de la jurisprudencia de los sistemas español y colombiano

Parte del estudio sobre el consentimiento sanitario, comprende entre otros aspectos, su naturaleza jurídica. Ahora bien, la importancia de determinarla no constituye una elucubración puramente especulativa, sino que acarrea consecuencias de índole práctica, porque de ella dependen las normas que le son aplicables[516]. De ahí se entiende que, con base al modelo *iusfundamental*, al determinar que consentimiento informado se considera adscrito a un derecho fundamental o a un principio constitucional, también se garantiza su efectividad por medio de acciones constitucionales.

En el caso Español el reconocimiento y protección en que hoy se concibe la autonomía del paciente es el resultado del desarrollo jurisprudencial[517]. De esta forma, el instituto jurídico del consentimiento informado:

> «ha ido abriéndose paso, venciendo las resistencias de algunas sentencias que utilizaban argumentos como la urgencia de la intervención, la necesidad de la actuación sanitaria o la corrección técnica de la intervención, para pasar por alto el consentimiento sanitario»[518].

---

515   Esta carta de Derechos contiene los contemplados en la declaración de Lisboa, de la Asociación Médica Mundial.

516   Viviana GARCÍA LERENA, *Una concepción iusfundamental del consentimiento informado: la integridad física en investigación y medicina, op. cit.*, pág. 59.

517   José Antonio SEOANE RODRÍGUEZ, «La construcción jurídica de la autonomía del paciente», *op cit* pág.28.

518   Angel PELAYO GONZÁLEZ-TORRE, «El consentimiento informado en sentencia del Tribunal Constitucional Español 37/2011 de 28 de marzo», *op.cit.,* pág. 770.

Se mencionan de manera seguida las resoluciones más relevantes que contribuyen a determinar su naturaleza jurídica.

El Tribunal Constitucional[519], en Sentencia 137/1990, de 19 de julio, en un caso relacionado con la huelga de hambre de los GRAPO[520], señaló que la autodeterminación es:

«la facultad de decidir acerca de los tratamientos y actuaciones médicas y constituyen un derecho de la persona estrechamente vinculado con la integridad física y a la vida, estos mismos derechos marcan los límites de la autonomía del paciente, que nunca será absoluta, de modo que llegue a incluir el derecho a prescindir de la propia vida». De esta resolución parece deducirse claramente que el consentimiento médico se vincula en una primera etapa a los derechos a la integridad física, a la salud y a la vida.

Por su parte, el Tribunal Supremo, Sala de lo Civil abordó por primera vez[521], el consentimiento médico en sentencia del 23 de abril de 1992, donde se condena a unos cirujanos por los daños derivados de una intervención quirúrgica que había dejado parapléjica a una menor con los siguientes argumentos: *«los médicos no advirtieron a la madre que tal intervención no era ineludible ni necesaria, ni le explicaron los tratamientos alternativos, ni le expusieron los riesgos de la operación».* Por esta razón, se declara la responsabilidad médica al no haberse obtenido de manera adecuada el consentimiento médico (STS (Sala de lo Civil) 23 de abril de 1992 (RJ 1992/3323)). Con la misma orientación encontramos que, en enero del año 2001, la Sala Civil del Tribunal Supremo de 12 de enero de 2001, (RJ 1995/3688) menciona las normas internacionales y en específico el Pacto Internacional de Derechos Civiles y Políticos de Nueva York de 16 de diciembre de 1966 que establece que:

«el consentimiento informado constituye un derecho humano fundamental, precisamente una de las últimas aportaciones realizada en la teoría de los derechos humanos, consecuencia necesaria o explicación de los clásicos derechos a la vida, a la integridad física y a la libertad de conciencia. Derecho a la libertad personal, a decidir por sí mismo en lo atinente a la propia persona y a la propia vida y consecuencia de la autodisposición sobre el propio cuerpo».

Aclara la sentencia que el consentimiento médico: es una *«consecuencia necesaria de los derechos a la vida, a la integridad física y la libertad de conciencia».* Y explica que corresponde al derecho de decidir por sí mismo en lo atinente a la propia persona y a la propia vida y en consecuencia a la auto-disposición sobre el propio cuerpo. Se aprecia como en esta providen-

---

519 STC 29.6.2000 (RJ 2000/181).

520 Manuel ATIENZA RODRÍGUEZ, *Tras la justicia*, edit. Ariel, Barcelona, 1993, págs. 117-143.

521 Pablo SIMÓN LORDA, «El consentimiento informado: abriendo nuevas brechas», en *Cuadernos de la Fundació Víctor Grífols i Lucas, Problemas Prácticos del Consentimiento Informado, Fundació Víctor Grifols i Lucas*, Barcelona, 2002, pág. 11.

cia, se hace mayor énfasis en relacionar el consentimiento informado con la integridad física, dejando de lado la afectación de la integridad moral del paciente, que es la que concierne en mayor medida con su facultad decisoria, ya que en los casos en los cuales no se presente alguna lesión física o daño a la salud, la falta de información vulnera el bien más personal como lo es la integridad moral.

Cuatro meses después, en sentencia del Tribunal Supremo de la misma sala, el 11 de mayo de 2001 (RJ 1996/1044) vuelve a calificar el consentimiento informado como un derecho humano fundamental con apoyo en los preceptos constitucionales e internacionales como la Carta 2000/CE 364/01, de los Derechos Fundamentales de la Unión Europea, ya mencionada[522]. Más adelante, el Tribunal Constitucional en sentencia 154/2002, de 18 de julio, expresó que el derecho a la integridad física y moral se compromete cuando se impone al paciente un procedimiento médico en contra de su voluntad[523].

Estos pronunciamientos, desde la perspectiva de la dogmática de los derechos fundamentales, generaron críticas en algunos sectores de la doctrina[524]. En este escenario, se pensaba que catalogar el consentimiento sanitario

---

522 Carta de los Derechos Fundamentales de la Unión Europea, de 7 de diciembre (Diario Oficial de las Comunidades Europeas C 364, de 18.12.2000).«*1. Toda persona tiene derecho a su integridad física y psíquica. 2. En el marco de la medicina y la biología se respetarán en particular: el consentimiento libre e informado de la persona de que se trate, de acuerdo con las modalidades establecidas en la ley»*.

523 A su vez, algunos autores comparten la posición del Tribunal Supremo sobre la naturaleza jurídica del consentimiento informado. Como afirma MARTÍNEZ-PEREDA RODRÍGUEZ el encuadre correcto del consentimiento informado consiste en considerarlo incluido en la lista de los derechos fundamentales como *«una peculiar manifestación del derecho a la libertad y a la dignidad de la persona humana [...], en suma, un derecho a la libertad personal, a decidir por sí mismo en lo que atañe a la propia persona y a la propia vida»*. José MARÍN GÁMEZ, «A vueltas con la constitucionalidad del art. 10.6 de la Ley General de Sanidad: la relevancia jurídica del consentimiento informado», en *Revista General de Derecho,* núm. 610/611, 1996, pág. 8240. En igual sentido, SIMÓN LORDA argumenta que: *«entre los cuatro valores superiores del ordenamiento jurídico español: libertad, justicia, igualdad y pluralismo político, el consentimiento informado se encuentra íntimamente vinculado a la libertad, ya que la exigencia del consentimiento del paciente para la práctica del acto médico presupone el reconocimiento de que las decisiones relativas a la intervención en el cuerpo humano pertenecen al ámbito de la libertad de la propia persona»*. Pablo SIMÓN LORDA, *El consentimiento informado. Historia, teoría y práctica,* Triacastela, Madrid, 2000, p. 73. Igualmente, para LÓPEZ SÁNCHEZ los derechos del paciente constituyen una concreción de los derechos humanos, atribuidos a la persona, aunque enferma, a mantener su autonomía personal y su capacidad de autorrealización. Cristina LÓPEZ SÁNCHEZ, *Testamento vital y voluntad del paciente,* Dykinson, Madrid, 2003, pág. 20.

524 Al analizar el tema del encuadre del consentimiento médico informado en el rol de los derechos fundamentales en España, se encuentran diversas posiciones doctrinales: la de quienes piensan que el C.I. se encuentra vinculado a un derecho fundamental concreto y la de quienes consideran que el C.I. es un derecho fundamental *per se.* Francisco BASTIDA y Juan XIOL, *Autonomía del paciente, responsabilidad patrimonial y derechos fundamentales,* edit. Fundación Coloquio Jurídico Europeo, Madrid, 2012, pág. 178.

como un derecho fundamental por parte del Tribunal Supremo era innecesario, ya que la reparación de los daños causados al paciente por la omisión del consentimiento informado, se exigen en la jurisdicción civil o administrativa, dependiendo del caso[525].

Al respecto, el magistrado SANCHO GARGALLO considera que el Tribunal Supremo incurre en imprecisiones, al disponer que el consentimiento del paciente tiene la categoría de derecho humano fundamental, porque induce a un error, ya que los derechos fundamentales se regulan por una Ley Orgánica y están garantizados por el recurso de amparo ante el Tribunal Constitucional[526]. Además de lo apuntado, otros autores[527] consideraban que el consentimiento informado no es derecho fundamental con dos argumentos: el primero, que esta institución fue desarrollada mediante la LBAP, una ley ordinaria y no orgánica como corresponde a los derechos fundamentales en el sistema español[528]. El segundo, que el consentimiento sanitario no consta expresamente entre los derechos denominados fundamentales, en los arts. 19 a 29 de la CE[529.] Explica las anteriores posiciones que, según el criterio estrictamente formal, los derechos fundamentales deben estar explí-

---

525 Enrique RUBIO TORRANO, «Derechos fundamentales y consentimiento informado», en *Revista Doctrinal Aranzadi Civil Mercantil*, núm. 19, 2001, pág. 7.

526 Ignacio SANCHO GARGALLO, «Tratamiento legal y jurisprudencial del consentimiento informado», *op. cit.*, pág. 10.

527 ROVIRA argumenta que: *«el consentimiento informado en sí mismo no es un derecho, sino un mecanismo o procedimiento de garantía, una técnica de aseguramiento que se deduce del enunciado de cada derecho fundamental (a la libertad, integridad e intimidad en el ámbito médico), susceptible de estar implicado en los tratamientos médicos».* Antonio ROVIRA VIÑAS, *Autonomía personal y tratamiento médico. Una aproximación constitucional al consentimiento informado, op.cit.,* págs. 108-116. En el mismo sentido, ALONSO ÁLAMO considera que: *«el consentimiento informado en el ámbito sanitario es una exigencia que se deriva de los derechos humanos, pero que, en cuanto tal, no es propiamente un derecho humano. Constituye, un procedimiento que posibilita la realización de los derechos humanos, entre los que cabe señalar el derecho a la libertad, el derecho a la vida, el derecho a la integridad o el derecho a la intimidad».* Mercedes ALONSO ÁLAMO, «El consentimiento informado del paciente en el tratamiento médico. Bases jurídicas e implicaciones penales», en Blanca MENDOZA BUERGO,(coord.), *Autonomía personal y decisiones médicas. Cuestiones éticas y jurídicas*, Civitas, España, 2010, págs. 100-103.

528 Todos los aspectos que supongan un desarrollo esencial del consentimiento y, por tanto, necesarios para garantizar la efectividad del derecho a la integridad física en el ámbito médico se regulan mediante Ley Orgánica. Antonio MAGDALENO ALEGRÍA, «Algunas consideraciones constitucionales en torno a la autonomía del paciente. Sobre la necesidad de adaptar el ordenamiento jurídico español a las garantías de los derechos fundamentales», en María Lucia ARCOS VIERIA (Dir.), *Autonomía del Paciente e Intereses de Terceros,* Thompson- Aranzadi, Pamplona, 2016, pág. 314.

529 Ricardo DE LORENZO Y MONTERO y Javier SÁNCHEZ CARO, «Consentimiento Informado», en Javier SANZ LARRUGA, José María GÓMEZ Y DÍAZ-CASTROVERDE (dir. congr.) y Miguel SÁNCHEZ (coord.), *Lecciones de derecho sanitario, op. cit.,* pág. 210.

citamente en la Constitución[530]. No obstante, para otros esta definición de derecho fundamental resulta *«muy restringida, poco realista e inadecuada»*[531].

Finalmente, en esta relevante sentencia del Tribunal Constitucional 37/2011, de 28 de marzo,[532] se aborda el instituto de consentimiento informado de manera expresa y detallada, buscando aclarar el debate ya planteado. Los hechos que dan lugar a este pronunciamiento judicial corresponden a un paciente que no se le dio información sobre los riesgos para realizar un procedimiento de cateterismo quedando con una pérdida funcional total de su mano derecha. La demanda no prosperó en las dos instancias, por lo que el accionante acude en amparo ante el Tribunal Constitucional, por la vulneración de la tutela judicial efectiva relativa a sus derechos a la integridad física (art. 15) y a la libertad (art. 17.1) estipulados en la Constitución Española. El Tribunal Constitucional plantea el problema jurídico relativo a si se vulneran los derechos fundamentales del actor como consecuencia del quebrantamiento al consentimiento informado previo al procedimiento médico efectivamente practicado. En su análisis, señala el Constitucional, que la libertad protegida por en el art. 17.1 CE, es: *«la libertad física, es decir la libertad frente a la detención, condena o internamiento arbitrario»* (STC 126/1987, 22/1988, 112/1988, y 61/1990) por lo que no se relaciona con la actuación sanitaria.

De manera seguida, el Tribunal Constitucional, al realizar el estudio del art. 15 CE, relacionado con la integridad física y moral, hace referencia a resoluciones anteriores y plantea que:

> «el consentimiento del paciente a cualquier intervención sobre su persona es algo inherente, entre otros, a su derecho fundamental a la integridad física, a la facultad que éste supone de impedir toda intervención no consentida sobre el propio cuerpo, que no puede verse limitada de manera injustificada como consecuencia de una situación de enfermedad». El Tribunal Constitucional determina que el consentimiento informado es inherente al derecho fundamental de la integridad física y moral, agrega en su análisis que el consentimiento informado no puede verse limitado de manera injustificada como consecuencia de una enfermedad, ya que este derecho es distinto del derecho a la salud o el derecho a la vida.

Con referencia al análisis hermenéutico para identificar el núcleo esencial del consentimiento informado, el Constitucional recurre a los tratados interna-

---

530 Leonardo GARCÍA JARAMILLO, «Análisis de Teoría de los derechos fundamentales, de Robert Alexy», *op.cit*, pág. 3.

531 Noelia MARTINEZ DOALLO, *El derecho al consentimiento informado del paciente. Una perspectiva iusfundamental, op.cit.*, pág. 22.

532 En sentido similar el Tribunal Constitucional sostuvo que el paciente al oponerse *«a la injerencia ajena sobre su propio cuerpo, estaba ejercitando un derecho de autodeterminación que tiene por objeto el propio sustrato corporal —como distinto del derecho a la salud o a la vida— y que se traduce en el marco constitucional como un derecho constitucional a la integridad física»*. STC 18.7.2002 (RJ 2011/37).

cionales como la Carta de los Derechos Fundamentales de la Unión Europea, el Convenio de Oviedo y a las sentencias del Tribunal Europeo de Derechos Humanos, llegando a concluir que el consentimiento en el ámbito médico:

«se trata de una facultad de autodeterminación que legitima al paciente, en uso de su autonomía de la voluntad, para decidir libremente sobre las medidas terapéuticas y tratamientos que puedan afectar a su integridad, escogiendo entre las distintas posibilidades, consintiendo su práctica o rechazándolas»[533].

Por lo que el deber de informar y recabar el consentimiento es un derecho fundamental que conlleva una facultad negativa, que implica la obligación de abstención de practicar un acto médico no consentido y, asimismo, una facultad de oposición a la asistencia sanitaria, en ejercicio del derecho de autodeterminación que tiene por objeto *«el propio sustrato corporal»*. Agrega la resolución 2011/37 del Constitucional que los derechos fundamentales pueden ceder ante la necesidad de preservar otros derechos constitucionalmente protegidos. Finalmente, el mismo Tribunal enfatiza que, para vulnerar el art. 15 de la Constitución Española no es preciso que la lesión de la integridad se haya consumado, sino que basta con que exista un riesgo relevante de que la lesión pueda llegar a producirse[534]. El alto Tribunal resuelve el caso otorgando el amparo solicitado al considerar que, cuando el profesional omite informar los riesgos y posibles consecuencias de la intervención médica, vulnera la integridad física y moral, con independencia de que el procedimiento se realice de conformidad con la *lex artis* y, finalmente, devuelve el expediente para que sea el juez ordinario, quien tase la indemnización correspondiente.

En suma, la transcendencia del anterior pronunciamiento, que se ha mencionado desde el inicio de esta investigación, radica en que considera que el consentimiento informado está adscrito al derecho fundamental a la integridad física y moral establecido en el art. 15 de la Constitución Española[535].

A pesar de la importancia de esta providencia, se ha observado que presenta terminología confusa ya que utiliza integridad física indistintamente junto a integridad moral o integridad psíquica. Se recuerda que MARTÍNEZ DOALLO hace un análisis relativo a las dudas y objeciones que presupone una persona dividida en cuerpo y espíritu, lo que genera la necesidad de delimitar el ámbito de lo moral de lo físico y, aunque se encuentra la posibilidad de identificar el ámbito moral con la esfera psíquica del individuo, esto tendría como efecto reconducir lo moral a lo corporal. La autora observa que

---

533 *Cfr.* F. J. 5.º.

534 Se mención a la STC (Sala Segunda) 25.11.2002 (RJ 2002/221).

535 La norma Constitucional en la que se reconoce el derecho a la integridad personal se configura como un principio. Noelia MARTÍNEZ DOALLO, *El derecho al consentimiento informado del paciente. Una perspectiva iusfundamental*, *op.cit.*, pág. 153.

el consentimiento informado del paciente es relativo a la integridad moral en atención a la autonomía decisoria, pero a su vez se relaciona con la integridad física ya que al ser vulnerado el consentimiento sanitario tiene impacto en el sustrato corporal, por lo que lo más adecuado sería adscribir el consentimiento informado a la integridad personal, lo que incluye tanto aspectos físicos como morales[536].

Considero acertada esta posición, en el sentido de que el consentimiento informado está atado a la integridad moral porque la esencia del mismo corresponde a la capacidad de elección del paciente y, por lo tanto, cuando se prive al paciente de recoger su consentimiento, provoca por lo menos un daño moral, ya que no tuvo la oportunidad de decidir.

Del mismo modo, se debe tener en cuenta que, en algunos casos, se pueden materializar los riesgos no informados, por lo que también el consentimiento informado se relaciona con la integridad física, por ello el núcleo esencial del consentimiento informado se vincula de manera más adecuada, a la integridad personal del paciente.

En consecuencia, la resolución 2011/37 termina las diferentes posturas doctrinarias sobre la naturaleza jurídica del consentimiento médico, y, considera que el consentimiento informado está adscrito al derecho fundamental de la integridad personal (física y moral), lo que desde el modelo *iusfundamental,* ya estudiado, añade la posibilidad de un recurso de amparo ante el Tribunal Constitucional, en aquellos casos en que se omite el consentimiento para la realización de un acto médico y su reparación no se reconoce en un proceso ordinario o administrativo. Sin embargo, se aclara que no siempre que se plantee la falta del consentimiento del paciente procede el recurso de amparo, solo cabría en aquellos casos en los cuáles los tribunales hayan inadvertido la omisión de la información y del consentimiento, sin encontrar motivación o justificación para su desconocimiento en el análisis del caso[537]. Criterio con el que estoy de acuerdo por considerarlo pertinente, ya que las reclamaciones por la información debida y el tipo de riesgos por los que debió ser informado el paciente, corresponden a las jurisdicciones civil o administrativa, según sea el caso, dejando el recurso de amparo como un mecanismo excepcional que amplía su protección.

En definitiva, y a manera de recapitulación, en España a partir de la sentencia del Tribunal Supremo 37/2011, de 28 de marzo, el consentimiento sanitario está adscrito al derecho fundamental de la integridad personal protegido por el art. 15 CE, (integridad física y moral). Se recuerda que en reiterada doctrina jurisprudencial ya se había establecido que el consentimiento

---

536 *Ibidem.,* p. 153.

537 Ana DÍAZ MARTÍNEZ, «El consentimiento informado como garantía del derecho fundamental de la integridad física y moral», en *Revista Aranzadi CivilMercantil*, vol. 1, núm. 5, 2011, pág. 3.

médico no es inherente al art 17.1 CE, relativo a la libertad personal ya que esta corresponde a la libertad física (frente a la detención, condena o internamiento arbitrario) y no a la posibilidad de tomar decisiones médicas (SSTC 126/1987 de 16 de julio, 22/1988, de 18 de febrero, 112/1988, de 8 de junio y 61/1990, de 29 de marzo, entre otras).

El consentimiento informado protege la inviolabilidad del propio cuerpo, de ahí que el paciente, en uso de su autonomía, opta de manera libre por los tratamientos médicos prescritos; es un derecho personalísimo, relativo a la dignidad y autodeterminación distinto al derecho a la salud. Pienso que esta posición, que se consolida en la actual jurisprudencia, es el reflejo de la evolución de los pronunciamientos del Tribunal Constitucional español, para garantizar la efectividad del principio de autonomía del paciente.

A continuación, se examina la naturaleza del consentimiento médico desde la jurisprudencia colombiana con mayor profundidad que en el primer capítulo de esta obra.

En el sistema Colombiano, el consentimiento en el campo médico es el resultado lógico del ejercicio de los derechos constitucionales a recibir información y a la autonomía del paciente[538]. La naturaleza jurídica de este instituto, ha evolucionado principalmente como resultado del desarrollo jurisprudencial de la Corte Constitucional. El debate que se plantea en España respecto a si el consentimiento sanitario es o no un derecho fundamental, no encuentra resonancia en la doctrina colombiana, ya que el art. 94 constitucional incorpora la cláusula que reconoce los «derechos innominados» como fundamentales, cuando precisa que:

> «la enunciación de los derechos y garantías contenidos en la Constitución y en los convenios internacionales vigentes, no debe entenderse como negación de otros que, siendo inherentes a la persona humana, no figuren expresamente en ellos».

Adicionalmente, la apertura al derecho internacional ha permitido que la Corte Constitucional de Colombia, utilice los tratados de derechos humanos para orientar sus decisiones sobre los derechos y principios constitucionales que no se encuentran directamente en el articulado constitucional.[539] En

---

538 Corte Constitucional de Colombia, Sala Plena, 3.8.2016 (Sentencia C-405/2016); Corte Constitucional de Colombia, Sala Plena, 8.11.2007 (Sentencia C-933/2007); Corte Constitucional de Colombia, Sala Plena, 29.5.2014 (Sentencia C-313/2014), Corte Constitucional de Colombia, Sala Plena, 13.4.2016 (Sentencia C-182/2016), Corte Constitucional de Colombia, Sala Plena, 26.4.2017 (Sentencia C-246/2017), Corte Constitucional de Colombia, Sala Plena, 8.5.2013 (Sentencia T-365/2013).

539 Rodrigo UPRIMNY, «El bloque de constitucionalidad en Colombia: un análisis jurisprudencial y un ensayo de sistematización doctrinal», en Daniel O'DONNELL, Inés MARGARITA UPRIMNY y Alejandro VILLA (Comp) *Compilación de Jurisprudencia y doctrina nacional e internacional*, Oficina Alto Comisionado de la ONU para los derechos humanos, Bogotá, 2001, pág. 5.

efecto, corresponde al Tribunal Constitucional, la definición de la naturaleza jurídica y alcance de los derechos fundamentales, entre ellos, los relacionados con el ámbito médico, como el consentimiento informado[540].

De manera seguida, se enuncia la línea jurisprudencial de la Corte Constitucional Colombiana sobre el consentimiento informado, que presenta etapas diferenciadas: en la primera se asume que es parte integral del derecho a la salud[541], posteriormente en una segunda fase, el consentimiento médico se considera un derecho fundamental al garantizar la efectividad de principios y derechos constitucionales y, finalmente, una tercera, en la cual establece que el C.I. es un principio autónomo que materializa otros principios constitucionales como la dignidad humana, el libre desarrollo de la personalidad y la libertad individual. Se describen a renglón seguido, las sentencias donde se observan las fases mencionadas, así:

En fallos de tutela de los años 94 y 95, la Corte Constitucional de Colombia consideró que el C.I., por regla general, es parte integral del derecho fundamental a la salud, de tal modo que en la relación médico paciente, éste tiene el derecho a ser informado de manera adecuada y suficiente[542]. Diez años más tarde, el Tribunal Constitucional, en sentencia T- 1229/2005 se centra en la argumentación que el paciente tiene el derecho a conocer la información concerniente a su enfermedad, con el fin de que pueda contar con los suficientes elementos de juicio que le permitan, en uso de sus derechos a la libertad, a la autodeterminación y a la autonomía personal, tomar las decisiones médicas que incidirán en su vida. Se encuentra que en este pronunciamiento el consentimiento está vinculado a los derechos a la libertad, la autodeterminación y la autonomía del paciente.

Posteriormente, en una segunda etapa, la Sentencia T-452/2010 explica que la facultad del paciente de tomar decisiones relativas a su salud es un derecho de carácter fundamental al ser una concreción del principio constitucional de pluralismo y de los derechos fundamentales a la dignidad humana, al libre desarrollo de la personalidad, a la integridad personal y a la salud. En

---

540 La Corte Constitucional de Colombia considera que: «*para que un derecho tenga la calidad de fundamental debe reunir unos requisitos esenciales. Para la identificación de un derecho de tal naturaleza existen unos criterios que ponen en evidencia el derecho fundamental mismo: 1) Conexión directa con los principios constitucionales; 2) Eficacia directa y 3) Contenido esencial*». Corte Constitucional de Colombia, Sala de Revisión de Tutelas, 1.8.1992 (T-496/1992).

541 Que la jurisprudencia constitucional cataloga como derecho fundamental y posteriormente la Ley 1751/2015 establece que la salud es un derecho fundamental.

542 Corte Constitucional de Colombia, Sala Tercera de Revisión, 12.9.1994 (Sentencia T-401/1994); Corte Constitucional de Colombia, Sala Séptima de Revisión, 23.10.1995 (Sentencia T-477/1995).

efecto, a partir de esta providencia se concreta la categoría del C.I. como un derecho fundamental.

En el año 2016, la Corte Constitucional de Colombia señala con mayor contundencia que el consentimiento informado constituye una garantía para la protección de los derechos a la salud y la integridad personal y tiene un carácter de principio autónomo[543]que, materializa otros principios[544] constitucionales como la dignidad humana, el libre desarrollo de la personalidad, la libertad individual y el pluralismo[545]. Cabe decir que esta es la posición que la Corte Constitucional de Colombia asume actualmente y no es un criterio novedoso, porque ya se había planteado desde la ya mencionada sentencia T-401 del año 1994, aunque como un pronunciamiento aislado, que se retoma en el año 2016. Esta postura del Constitucional se comparte mayoritariamente por la doctrina y la jurisprudencia de la jurisdicción ordinaria. En esta línea, la sentencia T-059/2018 la Corte Constitucional de Colombia de manera complementaria expresa que el consentimiento médico protege la integridad personal debido a que: *«el cuerpo del sujeto no puede ser intervenido sin su permiso»*. Por lo tanto, una actuación que imposibilite al individuo decidir sobre la viabilidad de practicarse o no una intervención médica, constituye, en principio, *«una vulneración contraria a la dignidad humana»*.

En idéntico sentido que la Corte Constitucional, la sala civil, de la Corte Suprema de Justicia de Colombia, dispone en sentencia SC-7110/2017, de 24 de mayo de 2017, que el consentimiento del paciente es un *«principio jurídico autónomo»*.

Es así que, con referencia al carácter de principio jurídico autónomo, la Corte Constitucional expresa que:

> «la información que el médico está obligado a transmitir a su paciente tiene la naturaleza normativa de un principio. No se trata de una norma que sólo puede ser cumplida o no, sino más bien de un mandato que ordena que algo sea realizado en la mayor medida posible dentro de las posibilidades jurídicas y fácticas existentes».

---

543 Desde el año 1994 la Corte Constitucional de Colombia determinó que el consentimiento informado es un principio autónomo, por lo tanto, no es una posición novedosa *«(...) La información que el médico está obligado a trasmitir a su paciente tiene la naturaleza normativa de un principio»*. Corte Constitucional de Colombia, Sala Tercera de Revisión, 12.9.1994 (Sentencia T-401/1994).

544 *«Los principios, consagran prescripciones jurídicas generales que suponen una delimitación política y axiológica reconocida y, en consecuencia, restringen el espacio de interpretación, lo cual hace de ellos normas de aplicación inmediata, tanto por el legislador como por el juez constitucional»*. Corte Constitucional de Colombia, Sala Primera de Revisión, 5.6.1992 (Sentencia T-406/1992).

545 Corte Constitucional de Colombia, Sala Séptima de Revisión, 15.6.2016 (Sentencia T-303/2016) y Corte Constitucional de Colombia, Sala Plena, 13.4.2016 (Sentencia C-182/2016).

De ahí que la fuerza normativa de este principio se logra mediante la ponderación y adecuación con otros principios y reglas que entran en colisión en el momento de resolver el caso concreto. De esta manera, los hechos de cada caso son indispensables para determinar el alcance de la norma depositaria del principio[546]. El mismo Tribunal, siguiendo la ruta Alexiana, considera que el consentimiento informado es un principio constitucional, lo cual significa que:

«la información que el médico le suministra al paciente no siempre resulta exigible en igual grado, y aun cuando en tal sentido no se pueden formular reglas generales a priori, dependiendo de la ponderación conjunta de una serie de variables, el médico debe darle información más o menos cualificada al sujeto afectado»[547].

De donde, el principio puede ser cumplido en diferentes grados, atendiendo a los hechos y a las normas concretas que se aplican al caso, por la cual los principios se consideran como mandatos de optimización[548].

De lo anterior, se deduce que, en Colombia teniendo en cuenta la evolución jurisprudencial de la Corte Constitucional, se cataloga la naturaleza jurídica del consentimiento en el ámbito médico, como un principio autónomo que está íntimamente relacionado con el derecho fundamental de la autonomía del paciente, quien, en uso de su voluntad y libertad, decide aceptar o rechazar las actuaciones sanitarias que incidirán en su integridad personal.

Del recorrido por la naturaleza jurídica del consentimiento informado, en los ordenamientos jurídicos comparados y a manera de conclusión sobre esta cuestión, se encuentran más similitudes que diferencias, teniendo en cuenta, que tienen principios, valores y derechos comunes. En este sentido, puedo afirmar que, tanto en la Constitución Política de Colombia como en la de España actualmente, el consentimiento del paciente no es un derecho fundamental *«per se»*, sino por adscripción y se garantiza su protección por medio de otros principios o derechos constitucionales como la integridad personal y el libre desarrollo de la personalidad. De la misma manera, en ambos sistemas, se permite la procedencia excepcional de la acción de tutela o recurso de amparo en los casos en que se vulnere el C.I., o no se otorgue de forma idónea y no se haya tenido en cuenta este hecho en un proceso civil o administrativo.

En suma, la naturaleza jurídica del consentimiento informado en los dos países es similar. En España a partir de la sentencia del Tribunal Constitucional 37/2011 se establece que, es inherente al derecho fundamental de la integridad física y moral del art. 15 CE Del mismo modo en Colombia[549], tiene

---

546 Corte Constitucional de Colombia, Sala Tercera de Revisión, 12.9.1994 (Sentencia T-401/1994).

547 Corte Constitucional de Colombia, Sala Quinta de Revisión, 10.10.2002 (Sentencia T-850/2002).

548 Robert ALEXY, *Derecho y razón práctica,* edit. Fontamara, México, 2010, p. 45.

549 Corte Constitucional de Colombia, Sala Séptima de Revisión, 15.6.2016 (Sentencia T-303/2016). En igual sentido la Corte Constitucional de Colombia, Sala Quinta de Revisión, 22.2.2018 (Sentencia T-059/2018).

un carácter de principio autónomo que, materializa otros principios constitucionales como la dignidad humana, y derechos fundamentales como el libre desarrollo de la personalidad, la libertad individual y el pluralismo, así como constituye una garantía para la protección del derecho a la integridad personal. Se aprecia que, mientras en el sistema español la esencia del consentimiento informado no es relativa a la libertad individual (art. 17 CP), porque esta norma se relaciona con la privación de la libertad física, para el sistema colombiano la cláusula general de libertad individual es relativa al libre desarrollo de la personalidad y a la autonomía.

Con referencia al marco legal, en España la ley básica, LBAP y también la legislación autonómica regulan el consentimiento en el ámbito sanitario. En Colombia, por el contrario, el consentimiento informado se rige por la Ley 23/1981 en materia de Ética Médica (conocida como Código de conducta Profesional Médica o Código de Ética Médica). Se aclara que, a diferencia de España[550], en Colombia el Código de Ética Médica es una ley ordinaria de obligatorio cumplimiento, que regula los deberes de los médicos en los procedimientos de salud.

Respecto a la evolución jurisprudencial del consentimiento informado, se evidencia en ambos ordenamientos, un avance de los Tribunales Constitucionales respecto a la naturaleza jurídica del consentimiento médico, que se refleja en los precedentes jurisprudenciales, específicamente en Colombia donde la Corte Constitucional de Colombia es abanderada en desarrollar y fortalecer este instituto jurídico, en lo que la legislación es insuficiente o imprecisa.

Ahora bien, el carácter dinámico del consentimiento médico se refleja en las formas de definirlo. En el siguiente apartado se revisará la literatura española y colombiana y se propone un concepto que comprenda los aspectos comunes que se plantean.

2.5.4. El concepto del consentimiento informado desde la doctrina

Para iniciar el presente análisis se incluyen autores españoles como el médico y abogado GALÁN CORTÉS, quien considera el C.I.

«como un presupuesto y elemento integrante de lex artis[551] y, por lo tanto, un "acto clínico"[552], cuyo incumplimiento puede generar responsabilidad cuando se materializan los riesgos típicos de los que el paciente no ha sido informado».

---

550 El Código de deontología médica español es una guía normativa.

551 La Ley del arte es el conjunto de normas o criterios (escritos o no) que definen la corrección de un acto médico concreto y por tanto permiten valorar o medir jurídicamente el «buen hacer» la pericia o la diligencia de un determinado profesional que realiza dicho acto en unas circunstancias determinadas. Pablo SIMÓN LORDA y Javier JUDEZ GUTIERREZ, «Consentimiento Informado», en *Revista de medicina clínica de Barcelona*, vol. 117, núm. 3, 2001, pág. 106.

552 El art. 16.1 del Código de Deontología de la Organización Médica Colegial de España afirma que: *«La información al paciente no es un acto burocrático sino un acto clínico. Debe ser asumida directamente por el médico responsable del proceso asistencial, tras alcanzar un juicio clínico preciso».*

De este modo, incumplir las normas relativas al consentimiento informado corresponden a la negligencia médica.

Desde este enfoque, el médico, tiene la obligación de recoger el consentimiento para actuar en el cuerpo del enfermo, salvo cuando concurran las excepciones o causales constitucionales de justificación[553]. En esta línea, BROGGI afirma que: *«la información en el C.I. se entiende como un proceso evolutivo, a través del cual se valora la capacidad del enfermo de ser informado y no como un acto clínico aislado»*[554]. Al respecto, considero que el consentimiento sanitario además de ser un acto clínico, es también un acto humano, que requiere de un proceso de diálogo y confianza permanente entre el médico y el paciente, constituyéndose en una institución gradual durante las etapas de la intervención médica, es decir, el consentimiento por su estructura compleja implica tanto la fase informativa a cargo del médico como la fase decisoria del paciente[555].

En consonancia con lo anterior, SANCHO GARGALLO, afirma que el consentimiento informado es el derecho de la autonomía decisoria de la persona, antes de someterse a un acto médico, para garantizar los derechos a la vida e integridad física y moral del paciente[556]. De manera concreta, el consentimiento no puede entenderse como un requisito formal, sino como un proceso que busca garantizar la autodeterminación del paciente para que, después de recibir y comprender el contenido de la información, acepte o rehúse la práctica médica, de acuerdo con su proyecto de vida[557].

---

553 Julio César GALÁN CORTÉS, *Responsabilidad Civil médica*, Aranzadi S.A., Navarra, 2016, pág. 621.

554 Marc-Antoni BROGGI, «¿Consentimiento informado o desinformado? El peligro de la medicina defensiva», en *Revista Medicina Clínica*, vol. 112, núm. 3, 1999, pág. 95.

555 Noelia MARTÍNEZ DOALLO, *El derecho al consentimiento informado del paciente. Una perspectiva iusfundamental, op.cit.*, pág. 130.

556 Ignacio SANCHO GARGALLO, «Tratamiento legal y jurisprudencial del consentimiento informado», *op. cit.*, pág. 20.

557 BARREIRO sintetiza los elementos que componen el C.I, dentro de los cuales se destacan: *«el consentimiento debe ser la expresión oral o escrita de libertad individual de la persona con capacidad natural de discernimiento; el consentimiento es temporal y revocable por el paciente en cualquier momento; con ausencia de vicios de la voluntad: como coacciones, amenazas, engaño, persuasión o manipulación y/o error; la información debe presentarse de una forma previa, simple, aproximada, inteligible, comprensible; el contenido de la información debe comprender el motivo, la urgencia, el alcance, la gravedad, los riesgos, la modalidad, las consecuencias y posibles efectos en la intervención médica proyectada, a quién y dónde acudir si se presentan riesgos o efectos adversos derivados de la atención sanitaria; además, se debe dar información sobre eventuales alternativas de tratamiento; también proporcionar la información sobre si el procedimiento propuesto es distinto al que se aplica normalmente en los mismos casos y porqué». Vid.* Jorge Agustín BARREIRO, «Derecho a la información y el consentimiento», en *Los derechos de los usuarios de los servicios sanitarios*, en el IV Congreso Derecho y Salud. San Sebastián, 1995 y Vitoria, 1996, págs. 145- 171». Comparto la opinión de López Almansa cuando señala que el autor Barreiro

Por su parte, otros autores[558] consideran que el C.I. corresponde al derecho del paciente a su integridad física[559]. Posición con la que no estoy de acuerdo, porque la falta de información y, la infracción al consentimiento informado es relativa a la integridad moral del paciente en la medida que corresponde a la libertad de elección sobre aquellas medidas terapéuticas y procedimientos sanitarios que le son propuestos, que cuando se vulnera, genera al menos un daño moral. No se puede desconocer de igual manera que el consentimiento informado también es relativo al sustrato corporal y la salud, ya que en algunos casos los riesgos no informados se materializan ocasionando un daño físico. Esta afirmación se respalda por el Tribunal Constitucional cuando reseña que el consentimiento informado protege a la persona contra ataques dirigidos a vulnerar el cuerpo y el espíritu[560].

Hasta aquí, de los conceptos dados por los autores españoles, se pueden mencionar los aspectos más relevantes. Primero que constituye una obligación del médico conforme a la *«lex artis»*. De igual manera, la obtención adecuada del consentimiento en el ejercicio profesional médico, conlleva la manifestación de la autodeterminación, por lo que se requiere que la información se proporcione de manera integral sobre su enfermedad, para que ejerza su derecho personalísimo como manifestación de su voluntad y libertad personal, donde el paciente como interlocutor competente, accede o rechaza la realización de un tratamiento o procedimiento que previamente se le ha informado.

---

omite algunos elementos integrantes del C.I. como la autorización para obtener registros diagnósticos y audiovisuales, la resolución de dudas del paciente en las etapas que dure el tratamiento médico, así como la duración del procedimiento terapéutico. Laura LÓPEZ ALMANSA BEAUS, *Finalidad, alcance y legibilidad de la información en el Consentimiento Informado*, op. cit., pág. 95.

558 En idéntico sentido, algunos autores definen el consentimiento informado; al siguiente tenor: SIMÓN LORDA puntualiza que el C.I. es *«la forma de operativizar en la práctica sanitaria la idea de autonomía moral del paciente y que, por tanto, es el resultado de la incorporación y transformación de los postulados de la tradición beneficentista por los de la tradición jurídica de la autonomía»*. Pablo SIMÓN LORDA, *El consentimiento informado. Historia, teoría y práctica*, op. cit., pág. 26. De igual manera, ROMEO CASABONA señala que: *«por respeto a la autonomía o autodeterminación de los pacientes, los derechos fundamentales y cívicos mantienen su plena vigencia a pesar de la situación de disminución en que puedan encontrarse personalmente a causa de los padecimientos que provoca su enfermedad»*. Carlos María ROMEO CASABONA, «El consentimiento informado y la relación entre el médico y el paciente: aspectos jurídicos», en *Problemas Prácticos del Consentimiento Informado. Cuadernos de la Fundación Víctor Grifols y Lucas*, núm. 5, 2002, pág. 64.

559 Eugenio LLAMAS POMBO, «Doctrina general de la culpa médica», en Eugenio LLAMAS POMBO (dir.), *Estudios sobre la responsabilidad sanitaria. Un análisis interdisciplinar*, La Ley, Madrid, 2014, pág. 45.

560 STC 27.6.1990 (RJ 1990/120).

En este orden de ideas, cuando se analizan aspectos relacionados con el C.I., la doctrina colombiana acude a autores españoles, antes mencionados como GALÁN CORTÉS. De la misma manera, a argentinos como HIGHTON y WIERZBA[561], uruguayos como RODRÍGUEZ ALMADA[562] y chilenos como DE LORENZO[563].Se indica que, en este apartado, se incluyen los aportes tanto de juristas como de médicos que se han dedicado a analizar el consentimiento sanitario.

A juicio de FERNÁNDEZ, el C.I. contiene la explicación que da el médico al paciente de su condición clínica y las distintas alternativas, con el fin de permitir que haga una valoración de la información recibida y escoja el procedimiento que considere que es el mejor para la recuperación de su salud[564]. De este modo, en el ámbito médico el previo consentimiento del paciente, legitima la actuación médica. Agrega CASTAÑO DE RESTREPO que el consentimiento médico es un proceso que protege los derechos del paciente a la información, la libertad de decisión, la dignidad, seguridad y bienestar[565]. De

---

561 Quienes conciben el consentimiento informado como *«aquella declaración de voluntad emitida por el paciente, por medio de la cual después de haber recibido del profesional de la salud suficiente, idónea clara información referida al tratamiento o procedimiento médico-quirúrgico prescrito, decide prestar su conformidad y someterse tal intervención, o por el contrario, opta porque no se lleve a cabo el tratamiento aconsejable».* Elena HIGHTON y Sandra WIERZBA, *La relación médico paciente: el consentimiento informado*, Ad-Hoc, Buenos Aires, 2003, pág. 188.

562 El médico RODRÍGUEZ ALMADA Hugo, sostiene que el consentimiento *«es uno de los derechos del paciente, (...). En el terreno ético, la doctrina del consentimiento informado se vincula a un proceso de cambio en el paradigma del modelo hegemónico de la relación médico-paciente (del paternalismo a la autonomía) de las últimas décadas. Como categoría jurídica, su origen es muy anterior y se ubica en el derecho civil vinculado a la teoría de las obligaciones y de los contratos».* Hugo RODRÍGUEZ ALMADA, «Seudoconsentimiento informado en Uruguay», op. cit., pág. 89.

563 Javier SÁNCHEZ CARO, «El consentimiento informado ante el derecho: una nueva cultura», en *Revista de Calidad Asistencial*, vol. 14, núm. 2, 1999, pág. 19.

564 Mónica Lucía FERNÁNDEZ MUÑOZ, *La responsabilidad médica: problemas actuales*, Grupo Editorial Ibáñez, Bogotá D.C., 2008, pág. 184. Por la misma razón y como la voluntad es un elemento importante en la formación del C.I., OSPINA FERNÁNDEZ y OSPINA ACOSTA sostienen que: *«la voluntad del paciente no constituye, por sí sola, fenómeno susceptible de resonancia jurídica, sino que además es indispensable que dicha voluntad se manifieste, que trascienda el fuero interno en el cual se gesta y desarrolla, proyectándose en la vida social».* Guillermo OSPINA FERNÁNDEZ y Eduardo OSPINA ACOSTA, *Teoría general del negocio jurídico*, Temis, Bogotá D.C., 2005, pág. 99. Ante el mismo concepto, MONSALVE CABALLERO y NAVARRO REYES de manera acertada, agregan que el C.I. es *«un derecho de todo paciente que le permite tomar las decisiones relevantes en sus vida en torno a su salud física y mental, de tal forma que con su ejercicio y garantía se permite proteger otros derechos fundamentales conforme lo son la dignidad humana, la autonomía de la voluntad, la integridad personal y la intimidad, pues cada persona es la directora principal de su vida y por ende debe asumir su capacidad de autodeterminación».* Vladimir MONSALVE CABALLERO y Daniela NAVARRO REYES, *El consentimiento informado en la praxis médica, op. cit.,* pág. 148.

565 María Patricia CASTAÑO DE RESTREPO, *El consentimiento informado del paciente en la responsabilidad médica*, Temis, Bogotá D.C., 1997, pág. 14.

este concepto se resalta que la información dada al paciente se debe proporcionar a lo largo de todo el tratamiento médico y no corresponde a un acto único, como ya se advirtió.

En el contexto colombiano, otra referencia interesante para este trabajo, corresponde a los conceptos planteados por médicos quienes por su ejercicio profesional se vieron en la necesidad de concienciar a sus colegas sobre la importancia de que, en la práctica clínica, el paciente dé su consentimiento conforme a la *lex artis*. Al respecto, CUELLAR MONTOYA, recalca que, la razón del consentimiento sanitario es la exacta valoración del inalienable derecho que tienen las personas, al ejercicio de su autonomía[566]. A su vez, QUINTERO ROA expresa que el consentimiento en el ámbito médico implica que el enfermo en pleno uso de sus facultades, tiene el derecho a tomar decisiones y estas prevalecen sobre las del médico o su familia[567].

Hasta aquí, de los anteriores conceptos, resulta evidente que se requiere una información suficiente y una capacidad de comprensión adecuada, para tomar de manera libre la decisión médica aceptando o rechazando un procedimiento, un diagnóstico o una técnica terapéutica.

Al comparar las definiciones de los autores españoles y colombianos se observan los siguientes aspectos sobre el consentimiento del paciente, para llegar a un concepto común:

– Se da dentro de la relación médico-paciente.

– Este proceso es dialógico, donde el profesional médico suministra información al paciente, quien una vez comprendida y analizada, acepta o rechaza un tratamiento clínico.

– Forma parte del acto médico, bien sea preventivo, diagnóstico o terapéutico.

– Es parte integrante de la *«lex artis»*.

– Se encuentra íntimamente relacionado con los principios de libre desarrollo de la personalidad, autodeterminación y dignidad de la persona.

– La información se da en el transcurso de todo el tratamiento médico.

A partir de los anteriores criterios, se propone entender la obtención del consentimiento informado como un proceso de comunicación que se da de manera permanente en la asistencia sanitaria. En este marco, es obligación del profesional sanitario brindar información completa, comprensible y cierta

---

566 Zoilo CUELLAR MONTOYA, «El Consentimiento Informado» En *Revista Medicina, vol.* 29, núm. 2, 2007, pág. 9.

567 Eliana QUINTERO ROA, «Consentimiento informado en el área clínica ¿Cómo, dónde y cuándo?», en Revista *MedUnab*, vol. 12, núm. 2, 2009, págs. 29-100. Accesible en: https://revistas.unab.edu.co/index.php/medunab/article/view/37 p.28.

en las diferentes etapas del acto médico. Lo que incluye posibles alternativas, riesgos, efectos adversos, complicaciones, duración del tratamiento, así como el pronóstico al no practicarse ninguna medida terapéutica. Para que la persona con capacidad de juicio y discernimiento, después de haber comprendido la información y valorado su proyecto de vida, de modo libre y en ejercicio de su autonomía, acepte o rechace los procedimientos preventivos, diagnósticos o terapéuticos sugeridos.

Como se ha determinado a lo largo de esta investigación, el paciente para recuperar o mejorar su salud, tiene derecho a elegir el tratamiento y las actuaciones médicas, según su interés personal. En esta autonomía de la voluntad se incluye la posibilidad de rechazar la intervención sanitaria, como examino a continuación.

2.5.5. El rechazo al tratamiento médico

En este punto, interesa señalar que junto a la figura del consentimiento sanitario nace el disentimiento informado, cuando en ejercicio de tal garantía, el paciente puede rechazar bajo su propio riesgo y responsabilidad la práctica de cualquier tratamiento médico que requiera. Por ello, se considera que: *«la exigencia del C.I. y la validez de la negativa del paciente a someterse a una práctica médica son la cara y la cruz de un mismo fenómeno»*[568].

Sin duda, el derecho del paciente a negarse a un tratamiento médico después de contar con la información previa de los riesgos y beneficios constituye el ejercicio de su libertad[569]. En efecto, tanto *«la capacidad decisoria del enfermo para autorizar o rechazar una práctica médica significa realizar su autonomía»*[570]. Según los arts. 10.9 de la LGS y el art. 2.4 de la LBAP, se determina el derecho a rechazar el tratamiento médico en los siguientes términos: *«todo paciente o usuario tiene derecho a negarse al tratamiento, excepto en los casos determinados en la ley»*. Dicha negativa debe constar por escrito. Sobre esta cuestión, el Tribunal Constitucional español relaciona la negativa a la asistencia médica con el derecho a la autodeterminación, así: la regulación básica ha concebido el principio de autonomía de la voluntad del paciente en forma tan amplia que incluye como posibilidad lícita la revocación o rechazo de determinada intervención sanitaria[571]. Concreta el Tribunal Constitucional, en sentencia 2002/154 de 7 de agosto de 2002, que la oposición a la asis-

---

568 José DUQUE, *El consentimiento informado en la práctica médica*, edit. Hospital Universitario San Vicente de Paúl, Colombia, 2001, pág. 8.

569 Carlos FERREIRÓS MARCOS, «Capacidad para decidir por sí mismo y consentimiento informado» en REVISTA ESTUDIOS JURÍDICOS. MINISTERIO FISCAL, núm. 5, 2002, pág. 663.

570 Giovanny Moisés PINZÓN PERRILLA, *Consentimiento Informado. Institucionalización De La Autonomía*, edit. Aula de Humanidades, Universidad de San Buenaventura, 2015, pág. 29.

571 SSTC 18.7.2002 (RJ 2011/37); STC 27.6.1990 (RJ 1990/120) y STC 19.7.1990 (RJ 1990/137).

tencia médica y por consiguiente la abstención a su práctica, corresponde al ejercicio del derecho de la autodeterminación del paciente que tiene por objeto el propio sustrato corporal y el derecho a la integridad física, distinto del derecho a la salud o a la vida.

Mientras que, para la legislación colombiana, la Resolución 4343 de 2012[572], determina la necesidad de dejar constancia del rechazo a los tratamientos médicos por parte del paciente o de sus familiares. La jurisprudencia colombiana ha reforzado el criterio relativo al rechazo de los actos médicos, en el entendido que también hace parte del libre desarrollo de la personalidad, por lo que en Sentencia T-401/94 el Tribunal Constitucional es enfático en determinar que: *«todo paciente tiene derecho a rehusar la aplicación de un determinado tratamiento sobre su cuerpo».* En igual sentido, la sentencia T-476/2016, de 01 de septiembre de 2016, plantea que la negativa del paciente a la práctica de un procedimiento médico constituye una expresión de su autonomía individual, materializada en un acto razonado, libre y espontáneo, producto de la información completa e integral que le suministró el médico. Siguiendo el mismo criterio, en reciente pronunciamiento este mismo Tribunal Constitucional ha señalado que:

«cuando el rechazo a determinado tratamiento o procedimiento médico proviene de la voluntad del paciente, expresada de manera consciente, como titular del derecho fundamental al libre desarrollo de la personalidad, no es posible desconocerlo, so pretexto de aplicar el mejor criterio médico»[573].

Por lo que el médico, debe dejar la constancia respectiva en la historia clínica.

Definitivamente, el rechazo a las actuaciones médicas consiste en la no aceptación, voluntaria y libre, de una intervención médica o alternativa terapéutica[574]. Los valores que entran en tensión son, por un lado, la libertad de elección del paciente y, por otro, su bienestar físico, como elemento fundamental de la salud. Este conflicto libertad-salud es aún más evidente cuando los motivos que da el enfermo para su negativa no están, a juicio del profesional, debidamente razonados o cuando el rechazo del paciente pone en

---

572 Mediante la cual se expide la regulación sobre deberes y derechos que tienen las personas en relación con las acciones vinculadas a su atención en salud.

573 Corte Constitucional de Colombia, Sala Octava de Revisión, 7.4.2021 (Sentencia T-083/2021).

574 El fundamento ético del rechazo se encuentra en la obligación de respetar la libertad de elección del paciente, con independencia de lo que científicamente esté indicado. Por tanto, para el médico responsable, la decisión de rechazo del paciente supone un problema, porque no puede llevar a cabo la opción que considera óptima, y esto le ocasiona algunas veces un conflicto técnico o ético. Gregorio Palacios, Benjamín Herreros y Eloy Pacho, «Rechazo a las actuaciones médicas», *Revista Clínica Española*, vol. 214, núm. 7, 2014, pág. 391.

grave peligro la salud de un órgano, o incluso la propia vida[575]. En cuanto a este planteamiento, considero que el profesional sanitario no puede desconocer los derechos y los intereses personales del paciente: sus creencias, sentimientos, ideas, motivaciones, donde su voluntad para elegir, rechazar o abandonar un determinado procedimiento, prevalece aun en contra de la voluntad del facultativo, a no ser que se trate de una justificación constitucional o legal. De esta manera, el médico no puede tratar o continuar tratando un paciente en contra de su voluntad[576].

Al respecto, el art. 12.2 del Código de Deontología Médica Español[577] expresa que el médico respetará el rechazo total o parcial del paciente a la intervención médica, y procederá a informar de manera comprensible las consecuencias que se puedan derivar de su negativa, dejando constancia, en la historia clínica.

Es así como la mayoría de los conflictos que llegan a los tribunales se relacionan con los Testigos de Jehová[578]. Como es sabido, estas personas rechazan el tratamiento médico consistente en transfusiones sanguíneas, basándose en sus creencias religiosas, generando inconvenientes para llevar a cabo operaciones quirúrgicas en las que corre riesgo la vida del paciente[579]. En efecto, en los supuestos donde hay dos derechos fundamentales enfrentados como son, por un lado, el derecho a la vida e integridad física y, por el otro, el derecho a la libertad y autonomía de la voluntad, el Tribunal Constitucional español en sentencia de 13 de mayo de 1982 (RJ 1982/24) ha declarado que la libertad religiosa, es un derecho subjetivo de carácter fundamental, que se concreta en el reconocimiento de un ámbito de libertad del individuo. En ese sentido, una asistencia médica coactiva vulnera el derecho fundamental a la libertad del paciente, a no ser que dicha actuación, tuviera una justificación constitucional (STC 27 de junio de 1990 (RJ 1990/120)).

En este marco, el Tribunal Superior de Justicia de la Comunidad Autónoma de Castilla La Mancha, en sentencia de 15 de abril de 1991, reitera el respeto que debe darse a la voluntad del paciente, siempre que de manera libre y voluntaria manifieste que no se somete a un procedimiento médico por sus

---

575 Alfonso ATELA BILBAO y JOSU GARAY ISASI, «Ley 41/2002 de derechos del paciente. Avances, deficiencias y problemática», en E. GONZALEZ, P, LIZARRA (dir.), *Autonomía del paciente, información e historia clínica,* Thomson-Civitas, Madrid, 2004, pág. 50.

576 Mariano CASADO BLANCO, «04 El rechazo al tratamiento», en *Título de Experto en Ética Médica*, Fundación José Ortega y Gasset y Gregorio Marañón, 2004, pág. 11.

577 La Organización Médica Colegial de España promulgó el primer Código de Ética y Deontología Médica en 1978. Fue actualizado en 1990,1999 y 2011.

578 Victoria MARTORELL y Ana SÁNCHEZ URRUTIA, Documento sobre el rechazo a las transfusiones de sangre por parte de los testigos de Jehová, Signo, Barcelona, 2005, pág. 4.

579 Entre otras, SSTC (Sala Primera) 15.2.1990 (RJ 1990/20), (Sala Primera) 23.4.1982 (RJ 1982/15), (Sala Segunda) 13.2.1985 (RJ 1985/19) y (Sala Segunda) 28.10.1996 (RJ 1996/166).

convicciones religiosas, ejerciendo, por tanto, sus derechos a la autonomía de la voluntad y a la libertad religiosa e ideológica.

A su turno, la Corte Constitucional de Colombia en sentencia T-476/1016, de 1 de septiembre de 2016, establece que la negativa de un paciente a aceptar un procedimiento quirúrgico, en razón de sus creencias religiosas, constituye una expresión de la autonomía individual, materializada en un acto razonado y espontáneo, producto de la información integral que le suministró su médico tratante. En efecto, no se puede imponer un procedimiento o tratamiento que el paciente rechaza, bajo su propio riesgo y responsabilidad, aun cuando el médico considere que es una necesidad vital[580].

En suma, tanto en España como en Colombia, la asistencia médica debe contar con el consentimiento del paciente, quien, en pleno uso de sus facultades, puede rehusar los tratamientos, que objetivamente podrían prolongar la duración de su existencia biológica, pero que considera incompatibles con sus proyectos y convicciones personales, entre ellas, las religiosas. Debido principalmente a que rehusar un procedimiento médico, también constituye una manifestación del principio de autonomía decisoria. En consecuencia, ante las situaciones en las que el paciente arriesgue su vida o agrave su patología, es fundamental que adopte la decisión de forma consciente, lo que implica que reciba del médico la información de manera clara comprensible y veraz. La renuncia del paciente en el sistema español tiene una previsión legal en el art. 2.4 de la LBAP, mientras en Colombia, la Resolución 4343 de 2012 establece la posibilidad de rechazo al acto médico como un derecho del paciente, pero ha sido la jurisprudencia quien lo reitera y concreta con fundamento en el libre desarrollo de la personalidad y la dignidad humana.

Con referencia al rechazo del alta médica, se generaron algunos cuestionamientos que se considera oportuno revisar, en específico, los relacionados con la COVID-19. Esta inquietud surgió a raíz de los pacientes que han superado la enfermedad, pero no querían regresar a su casa por temor a contagiar a su familia o porque no había quien les ayudara a cuidarse para la recuperación total de su salud.

2.5.6. El rechazo del alta médica en España

La LBAP siguiendo el criterio de la LGS, condiciona el rechazo al tratamiento médico a la petición de alta voluntaria por parte del paciente[581]. Así el art. 21.1 de la Ley 41/2002 estipula que, en caso de que el paciente no acepte el tratamiento prescrito por el médico, se propondrá el alta volunta-

---

580 Corte Constitucional de Colombia, Sala Novena de Revisión, 15.6.2002 (Sentencia T-659/2002) y Sala Segunda de Revisión, 2.2.2016 (Sentencia T-052/2010).

581 Javier García Amez, «Autonomía del paciente y rechazo al tratamiento. El Derecho a decir "no"», en *Rev. Derecho y salud*, vol. 23, núm. 1, 2013, pág. 29.

ria, de lo contrario, el centro sanitario podrá disponer el alta forzosa en las condiciones establecidas por la ley. Cuando el paciente no acepte el alta, la dirección del centro, oirá al paciente y, si persiste en su negativa, será el juez en última instancia la autoridad encargada de decidir sobre si se otorga o no el alta forzosa.

Esta normativa precisa que el hecho de no aceptar el tratamiento prescrito no dará lugar al alta forzosa cuando existan tratamientos alternativos, siempre que los preste el centro sanitario y el paciente acepte recibirlos. De igual modo, el art. 21.2 de la LBAP contempla que el propio paciente puede sugerir algún tratamiento alternativo, que el facultativo podrá aceptar siempre que no sea contrario a la *lex artis*[582].

En concreto y con ocasión de las actuaciones médicas que se dieron por las medidas sanitarias para contener la pandemia por coronavirus, el Fiscal de Sala para lo Contencioso del Tribunal Supremo en una circular de 18 de marzo de 2020[583] expresó que las singulares circunstancias exigían un análisis en esta situación excepcional. Por ello, después de hacer el estudio normativo concluye que el art. 21.2 de la LBAP estaba vigente y es aplicable a los casos en que un paciente de COVID-2019 se negara a aceptar el alta médica. En estos casos y a juicio del Fiscal de Sala Delegado, se aplica el art. 8.6 de la Ley Reguladora de la Jurisdicción Contencioso Administrativo, en adelante LJCA, de manera que, corresponde a los Juzgados de lo Contencioso-Administrativo y a los miembros del Ministerio Fiscal, la competencia para efectuar la debida ponderación entre los derechos fundamentales del paciente afectado y el interés general y social, que están en conflicto, para proteger la salud pública. Concluye la circular mencionada que, frente a la disponibilidad de recursos sanitarios y según el criterio médico, se debía dar el alta correspondiente del paciente, para que la plaza pudiera ser ocupada por otro enfermo que necesitara un tratamiento urgente y así poder limitar el avance de la pandemia.

Me ocuparé ahora de la revocación del consentimiento, teniendo en cuenta que la base jurídica que legitima el tratamiento médico es el consentimiento del paciente, el cual podrá revocarse en cualquier momento del proceso sanitario.

2.5.7. La revocación del consentimiento informado

La decisión tomada por el paciente no lo ata de manera definitiva, ya que puede ser retirada o revocada. Este derecho se establece en los instrumentos internacionales a los que ya hice referencia al inicio de este capítulo.

---

582 Javier GARCÍA AMEZ, «Rechazo al tratamiento y riesgos para la vida del paciente», en *Rev. Derecho y salud,* vol. 21, núm. 1, 2011, pág. 47.

583 Fiscalía del Tribunal Supremo comunicación relativa a la solicitud de confirmación o revocación judicial de alta médica no aceptada por el paciente, en el contexto de las medidas de contención sanitaria el covid-19, 18 de marzo de 2020, págs. 1-7.

En ejercicio de su autonomía, el paciente puede retractarse de su elección inicial. Por esta razón, dentro del alcance del consentimiento médico, esta posibilidad de revocación también debe ser informada al paciente. Al respecto, la Corte de Apelaciones de Massachusetts en sentencia de 1978[584], relacionada con el caso *LANE v. CANDURA* expone que un paciente puede cambiar su opinión inicial, aun cuando tal decisión parezca incorrecta, irracional o perjudicial.

Tanto en el sistema español como en el colombiano, la revocación debe hacerla el paciente antes del procedimiento o en cualquier etapa del tratamiento, de forma clara, ya que el consentimiento es temporal y el interesado puede retirarlo en cualquier momento[585].

En España, el art. 8.5 de la Ley 41/2002, faculta al paciente para revocar libremente y por escrito en cualquier momento su consentimiento. Deberá dejarse constancia en la historia clínica. De esta norma podemos interpretar que la revocación, puede manifestarse de manera verbal o escrita, y el facultativo puede exigir que el paciente la formalice. Así, la revocación es eficaz desde el momento en que se realiza la declaración de voluntad y la exigencia de la forma escrita será *«ad probationem»*.

En Colombia este derecho no se encuentra regulado de modo específico en la legislación. Sin embargo, se hace interpretación extensiva del art. 5 del Decreto 3380 de 1981, cuando establece que el médico respetará la libertad del paciente para prescindir de sus servicios, siempre y cuando tenga la capacidad para ello. Dicha norma se aplica en los casos de retractación del consentimiento como manifestación de la libertad y autonomía del enfermo[586]. Este hecho se dejará consignado en la historia clínica[587]. Adicionalmente, la Corte Suprema de Justicia Colombiana, en sentencia con radicado 11001-3103-018-199900533-0, de 17 de noviembre de 2011, señala que el consentimiento informado, *«es un acto espontáneo y esencialmente revocable»*, por ello no puede ni el médico ni la institución de salud actuar en contra de la voluntad del paciente.

La revocación del consentimiento no tiene efectos retroactivos, por lo tanto, no afecta la licitud del tratamiento que se fundamentó en el consentimiento previo a su retiro. Se entiende que, a partir de la revocación no se legi-

---

584 Appeals Court of Massachusetts, 1978, Lane *v.* Candura. Accesible en: https://law.justia. com/cases/massachusetts/court-of-appeals/1978/6-mass-app-ct-377-1.html .

585 Julio Cesar GÁLAN CORTÉS, *Responsabilidad Médica y Consentimiento Informado, op. cit.,* pág. 102.

586 Vladimir MONSALVE CABALLERO y Daniela NAVARRO REYES, *El consentimiento informado en la praxis médica. op. cit.,* pág. 192.

587 *Ibidem.* Estos autores manifiestan que, en todo caso: *«la retractación no es absoluta ya que cuando se ha iniciado la intervención quirúrgica el médico no puede echarla para atrás por el carácter delicado y peligro a que se expone el paciente, afectando así su vida y salud».*

tima el proceder del médico. Por ello, la declaración de voluntad, mantiene su eficacia hasta tanto se dé la retractación del enfermo.

En suma, los ordenamientos jurídicos estudiados reconocen la posibilidad de que el paciente revoque de manera libre el consentimiento informado, de forma verbal o escrita y el médico debe consignar esta decisión en la historia clínica.

Visto ya lo relacionado con la revocación del consentimiento, que dejamos de lado, queremos detenernos ahora en analizar la expresión de las formas del consentimiento ya que el paciente da su aceptación en forma oral o escrita.

2.5.8. Modalidades del consentimiento informado desde el punto de vista formal

Aunque el consentimiento es uno solo, su otorgamiento puede formalizarse de diferentes maneras. El consentimiento verbal se basa en el diálogo entre médico y paciente, se realiza de manera gradual y permanente, en el cual el médico explica el procedimiento y responde las preguntas, para que el paciente acepte su realización. Cuando se van a practicar procedimientos quirúrgicos, diagnósticos o terapéuticos que, dado su carácter invasivo, generan riesgos que afectan y comprometen la salud del paciente e incluso son de notoria y previsible repercusión negativa para la salud, la exigencia legal o jurispruden-cial, determina que el consentimiento se debe otorgar por escrito. En ambos casos, el médico deja constancia en la historia clínica de haber suministrado la suficiente información sobre el tratamiento o intervención a realizar.

Cobra relevancia señalar que en la práctica sanitaria el consentimiento informado tanto en España[588] como en Colombia, inicialmente se produjo en desarrollo de las políticas defensivas de los centros sanitarios y de los facultativos, ante las eventuales reclamaciones de los pacientes, lo que se manifestó en el uso de formularios genéricos para obtenerlo.

Al respecto afirma la sentencia del Tribunal Supremo, Sala de lo Civil, de 15 de noviembre de 2006 (RJ 2006/1132), que cuando existe un formato general se está ante un documento que carece de rigor informativo, al no especificar de manera concreta los riesgos a los que se sometió el paciente con el procedimiento médico. En el mismo sentido, el Tribunal Supremo, Sala de lo Civil, Sección 1.ª, de 5 de abril de 2016, sobre los modelos predetermi-nados expresó que:

«[S]e trata de un simple y escueto impreso, más próximo a un mero acto admi-nistrativo que médico, que no satisface aquellos mínimos éticos de una informa-ción adecuada, pues se le ofrece a partir de un modelo predeterminado para cual-

---

588 *Vid.* Marta, Gesinska, *El consentimiento informado como garantía del principio de la auto-nomía del paciente: estudio comparativo de los ordenamientos jurídicos español y polaco, op.cit.,* pág. 224.

quier procedimiento terapéutico, en el que no aparece concretado ningún riesgo, y sin acreditación alguna por parte del médico de haber proporcionado alguna previa información, como así se establece también en la sentencia que ahora se combate».

De este modo, el C.I. que se da en un formato genérico sin las anotaciones relativas a las singularidades de la paciente, no es válido.

En igual sentido, el Consejo de Estado de Colombia en sentencia 43378/2017 de 30 de noviembre de 2017, expresa que:

«la demandante fue informada del procedimiento de manera general, sin que haya quedado demostrado en la historia clínica que hubiera consentido los riesgos concretos de la cirugía a la que se sometería, por lo que no podría tomarse como un consentimiento informado».

Más recientemente, la sentencia de Tutela 0-18 /2023 la Corte Constitucional determina que: *«el consentimiento no es aquel que se otorga en abstracto, sino el referido a los riesgos concretos de cada procedimiento»*.

A partir de los anteriores pronunciamientos, y en concordancia con la transformación en la relación médico-paciente se ha propiciado que el consentimiento médico se realice de forma más personalizada, para el ejercicio de la autonomía del paciente y se eviten los formatos estandarizados que exigen la firma, sin haber señalado los riesgos concretos relativos al procedimiento médico. Ya que existe infracción al consentimiento informado porque el paciente toma su decisión *«sin poder contar con los datos concretos y previsiones que le hubiesen permitido consentir la intervención o rechazarla en mejores condiciones»*[589].

Ahora bien, en el sistema español, en la anterior regulación primaba la forma escrita del consentimiento informado; Así, el art. 10.6 de la Ley General de Sanidad disponía que: *«siendo preciso el previo consentimiento escrito del usuario para la realización de cualquier intervención»*. El principal inconveniente que se originaba en exigir la forma escrita para recabar el consentimiento médico se presentaba en la atención primaria, en la que el tiempo de consulta hacía difícil que, además de la valoración clínica, se informara por escrito del tratamiento en cada consulta del paciente[590].

Tal y como señala el actual art. 4.1 de la LBAP, la información que se proporcione al paciente como regla general debe ser verbal y de manera excep-

---

589 Javier LÓPEZ Y GARCÍA DE LA SERRANA, «El daño por falta de consentimiento informado en el ámbito sanitario» en *Revista de Responsabilidad Civil y Seguro*, 2022, núm. 8, pág. 4. Accesible en: https://www.hispacolex.com/biblioteca/articulos-doctrinales/el-dano-por-falta-de-consentimiento-informado-en-el-ambito-sanitario/

590 Federico DE MONTALVO JÄÄSKELÄINEN, «Consentimiento informado y prueba de la lex artis. La relevancia de la prueba de presunciones», en *Rev. Salud y derecho*, 2011, vol. 21, núm. 1, pág. 78.

cional la misma regulación establece los casos en los que debe realizarse por escrito. *«la información, que como regla general se proporcionará verbalmente dejando constancia en la historia clínica».* Por tanto, aunque se da primacía al principio de oralidad, el médico, debe dejar constancia de que ha proporcionado la información al paciente en la historia clínica (art. 15 LBAP). De esta manera, en los casos en que se exige el consentimiento escrito, se acredita por un formulario o formato, como anexo a la historia clínica.

A su vez, el art 8.2 de la LBAP determina que, por regla general, el consentimiento médico es verbal, por lo tanto, no se requiere ningún requisito especial de índole formal para su validez. Además, esta norma establece los casos en los que se exige otorgar el consentimiento escrito, buscando garantizar la constancia formal del consentimiento y de las condiciones en que se ha prestado. De ahí que, continúa señalando el art. 8.2 LBAP, que se prestará el consentimiento por escrito en los siguientes casos:

> «intervenciones quirúrgicas, procedimientos diagnósticos y terapéuticos invasores y, en general, aplicación de procedimientos que suponen riesgos o inconvenientes de notoria y previsible repercusión negativa sobre la salud del paciente».

Por lo que se aprecia, para los procedimientos más sencillos y de menor complejidad el consentimiento que debe dar el paciente es verbal y es la misma legislación española la que establece los casos donde por el riesgo para el paciente debe hacerse por escrito.

Al respecto en pronunciamiento del TEDH en el caso de *REYES JIMÉNEZ c. ESPAÑA* de 8/3/2022 se determina que el consentimiento escrito no puede suplirse con consentimiento verbal. En este caso a un niño se le diagnostica un tumor cerebral, los padres otorgan por escrito el consentimiento informado para la cirugía y se le realiza una intervención para extirparlo. Como resultado de la operación, y para retirar los restos del tumor, un mes después se lleva a cabo una segunda operación en la que el médico registra en la historia clínica que la familia había sido informada. El mismo día y de urgencia se le realiza una tercera intervención para la que se obtiene el consentimiento informado por escrito de los padres. Como consecuencia de las intervenciones médicas, el niño queda en un estado de total dependencia e incapacidad, con parálisis general y postrado. En este caso el Tribunal Europeo condena el pago de una indemnización por la suma de 24 mil euros debido a que en el sistema español se determina que se prestará consentimiento por escrito en intervenciones quirúrgicas, o procedimientos invasores y de alto riesgo, por lo que la ausencia del consentimiento no pueda suplirse con otro consentimiento escrito dado para una operación un mes antes, ni con la información verbal dada a los padres, por el médico. El TEDH fundamenta su decisión de la siguiente manera:

> «a pesar de que el Convenio no exige en absoluto que el consentimiento informado se preste por escrito siempre que sea inequívoco, la normativa española

exige dicho consentimiento escrito y los tribunales no explicaron suficientemente porque consideraron que la ausencia de dicho consentimiento escrito no lesionaba el derecho del demandante».

Siguiendo con el análisis sobre la forma del consentimiento, se encuentra que en concordancia con el ya mencionado art. 8.2, también, el art. 10.2 de la LBAP refiere que cuanto más dudoso sea el resultado de una intervención más necesario se hace el consentimiento escrito del paciente. En este sentido, la sentencia Tribunal Superior de Justicia de Castila La Mancha, de 15 de mayo de 2017, declara insuficiente el consentimiento verbal para la práctica de una intervención invasiva, ya que:

«debe entenderse, a la vista de la seriedad de la situación y de lo delicado de la intervención y la gravedad de las consecuencias indeseables que se preveían como posibles, que la garantía de la transmisión de la debida información, el rigor y exhaustividad en la comunicación de la misma y su adecuada inteligencia, se llenan únicamente si la información se facilita por escrito»[591].

En reiterada jurisprudencia aclara el Tribunal Supremo que la constancia escrita del consentimiento médico

«no puede sustituir a la información verbal, que es más relevante para el paciente, especialmente en aquellos tratamientos continuados en los que se va produciendo poco a poco dentro de la normal relación existente con el médico, a través de la cual se le pone en antecedentes sobre las características de la intervención a la que va a ser sometido así como de los riesgos que la misma conlleva»[592].

Lo cierto es que, independientemente de la modalidad del consentimiento, al menos «debe quedar constancia escrita en la historia clínica del paciente y documentación hospitalaria que le afecte»[593]. Al respecto se destaca que uno de los principios básicos de la LBAP establecido en el art 2.1, determina que: «la dignidad de la persona humana, el respeto a la autonomía de su voluntad y a su intimidad orientarán toda la actividad encaminada a obtener, utilizar, archivar, custodiar y transmitir la información y la documentación clínica». Se añade que, la Ley 41/2002 también establece que también se debe dejar constancia por escrito en los casos de negativa al tratamiento (art. 4.2), cuando se produce el alta voluntaria del paciente (art. 21), de las instrucciones previas del paciente (art. 11.2) y de su revocación (arts. 8.5 y 11.4).

---

591 STSJ Castila La Mancha, (Sala de lo Contencioso Administrativo) 15.5.2017 (Sentencia 2017/78).

592 SSTS (Sala de lo Civil) 2.10.1997 (RJ 1997/917); 10.10.1998 (RJ 1998/956) y 10.11.1998; 2.11.2000 (RJ 998/2000); 2.7.2002 (RJ 2002/666); 29.7.2008 (RJ 2008/743).

593 STS (Sala de lo Civil) 29.5.2003 (RJ 2003/3916).

Por su parte, los órganos judiciales, afirman que es irrelevante la forma del consentimiento, lo importante es que se haya cumplido tal deber que integra la *«lex artis»*, independientemente de cuál sea el medio. El Tribunal Supremo ha considerado que: *«el consentimiento puede ofrecerse en forma verbal, en función de las circunstancias del caso»*[594], por tanto, el consentimiento prestado verbalmente también es eficaz. No obstante, aunque puede recogerse el consentimiento de cualquier forma, la carga de la prueba de que se ha prestado corresponde al profesional médico. En este sentido, el Tribunal Supremo, Sala de lo Civil, en sentencia de 9 de junio de 2015 (RJ 2015/336), señala que se exige

> «que sea el médico quién pruebe que proporcionó al paciente todas aquellas circunstancias relacionadas con la intervención mientras este se halle bajo su cuidado, incluyendo diagnóstico, pronóstico y alternativas terapéuticas, con sus riesgos y beneficios». Por lo tanto, «la exigencia de la constancia escrita de la información tiene mero valor ad probationem»[595].

En este contexto, cabe citar la SAP de Zaragoza, Sección Tercera, de 14 de septiembre de 2000, cuando dice que: *«la circunstancia de que no conste un consentimiento escrito y expreso en las actuaciones no quiere decir que el mismo no se haya prestado, existiendo indicios en las actuaciones a través de las cuales se infiere su existencia»*[596].

De igual manera, en la sentencia del Tribunal Supremo, Sala de lo Civil, de 21 de enero de 2009 (RJ 2009/2), donde a pesar de no existir ningún documento que acreditara el consentimiento sanitario, determinó que el consentimiento fue obtenido de manera adecuada. Por el contrario, en otras ocasiones los órganos judiciales no consideran suficientes los indicios existentes, así el Tribunal Superior de Justicia de Cataluña, en sentencia de 23 de marzo

---

594 STSS (Sala de lo Civil) 02.11.2000 (RJ 2009/3833); (Sala de lo Civil) 10.02.2004 (RJ 2004/44) y STS (Sala de lo Civil) 29.5.2003 (RJ 1997/511).

595 STS (Sala de lo Civil) 29.7.2008 (RJ 2008/743).

596 En esta línea, la sentencia de la Audiencia Provincial de Madrid 18165/2017 establece que: *«la falta de consentimiento por escrito en modo alguno significa que no se diera información verbal al paciente o algún familiar. Aunque se debe garantizar la constancia del consentimiento y de las condiciones en que se ha prestado, pero no puede sustituir a la información verbal, que es la más relevante para el paciente, especialmente en aquellos tratamientos continuados en los que se va produciendo poco a poco dentro de la normal relación existente con el médico, a través de la cual se le pone en antecedentes sobre las características de la intervención a la que va a ser sometido así como de los riesgos que la misma conlleva».* SAP Madrid, Sección 8.ª, 19.12.2007 (Sentencia 2017/544). En igual sentido, la Audiencia Provincial de Madrid sección 10.ª estima que la paciente fue suficientemente informada, aunque lo fuera verbalmente de los riesgos, y si bien el folleto informativo de la prótesis no se incorporó al consentimiento informado, no puede desconocerse las manifestaciones de los testigos que han depuesto en el acto del juicio que corroboran que le fue entregado el folleto, así como que se la informó de todos los riesgos. SAP Madrid, Sección 10.ª, 28.06.2017 (Sentencia 2017/299).

de 2017[597], en un caso donde al enfermo se le practica una intervención quirúrgica, determina que no existe el consentimiento a pesar de que en la historia clínica adjunta al expediente administrativo consta una nota escrita del médico tratante que manifiesta que se explicaron al paciente los riesgos que fueron aceptados por el paciente.

Adicionalmente, en reiteradas sentencias del Supremo *señala que «[s] e debe invertir la carga de la prueba para que sea el médico quien pruebe que proporcionó al paciente todas aquellas circunstancias relacionadas con la intervención mientras este se halle bajo su cuidado, incluyendo diagnóstico, pronóstico y alternativas terapéuticas, con sus riesgos y beneficios»*[598].

En suma, en la normativa española el consentimiento informado prevalece de forma verbal y se establece que es necesario el consentimiento escrito cuando se trate de una intervención quirúrgica, en los casos de determinados procedimientos invasivos y otras actuaciones que suponen riesgos de notoria y previsible influencia negativa en la salud del paciente. De acuerdo con lo anterior, aunque la forma de otorgar el consentimiento es irrelevante, se debe dejar constancia escrita en la historia clínica de la información facilitada sobre el procedimiento médico. La primacía de oralidad en la obtención del consentimiento, tiene repercusión en el ámbito probatorio. Sobre esta cuestión se hará referencia en el apartado correspondiente a la culpa, en el capítulo octavo.

Respecto al sistema jurídico colombiano, la Ley 23/1981 no establece formalidades relacionadas con el consentimiento médico. Si bien el art. 12 del Decreto 3380/81 que reglamenta dicha ley prevé que *«el médico dejará constancia en la historia clínica del hecho de la advertencia del riesgo previsto o de la imposibilidad de hacerla»*. Solo se está haciendo referencia a una constancia escrita, relacionada con la ocurrencia del hecho de advertir el riesgo previsto, pero no se refiere a que el consentimiento deba ser por escrito. Sin embargo, la Resolución 13437 de 1 de noviembre de 1991 del Ministerio de Salud (hoy Ministerio de Salud y Protección Social), por la cual se constituyen los Comités de Ética Hospitalaria y se adoptan el Decálogo de los Derechos de los Pacientes en su art. 1, numeral 2 menciona que: *«También su derecho a que él, sus familiares o representantes, en caso de inconciencia o minoría de edad consientan o rechacen estos procedimientos, dejando expresa constancia ojalá escrita de su decisión»*. En criterio de HERRERA MORENO: *«el espíritu del precepto es aparentemente claro: no imponer una obligación de extender una formalidad escrita, sino simplemente sugerirla»*[599].

En este marco, al igual que en España, en la práctica médica cotidiana, se da un consentimiento informado de manera verbal, dentro de un diálogo

---

597   STSJ Catalunya (Sala de lo Contencioso Administrativo) 23.03.2017 (Sentencia 2017/216).

598   STS (Sala de lo Contencioso-Administrativo) 4.2.2021 (RJ 2021/140).

599   Jorge Iván HERRERA MORENO, «Formalismo y consentimiento informado», *op. cit.*, pág. 1.

151

de confianza entre el médico y el paciente. La jurisprudencia colombiana para llenar el vacío normativo sobre las formalidades del consentimiento en los casos en que debe darse un consentimiento escrito establece que: *«el consentimiento informado debe tomarse por escrito en aquellos tratamientos altamente invasivos o riesgosos o que impliquen un escaso beneficio para el paciente»*[600]. De este modo, el consentimiento cualificado se requiere

«en aquellos casos en que el riesgo del tratamiento dadas las condiciones clínico patológicas del paciente lo exija. Por esta razón, una simple intervención odontológica o la toma de unos puntos para cerrar una herida, no requieren la cualificación del consentimiento, a diferencia de una operación invasiva como la asignación de sexo o injustificada como lo son generalmente las cirugías estéticas»[601].

En el mismo sentido, la Corte Constitucional ha establecido que en casos relacionados con la readecuación de sexo el consentimiento debe ser expreso, y, *«por escrito para que no quede la menor duda de que el paciente ha consentido»*[602].

La jurisprudencia del Consejo de Estado de Colombia aclara que el consentimiento escrito se realiza ante intervenciones médicas complejas y no tengan el carácter de urgente: *«no es válido un consentimiento verbal, cuando es posible aplazar la intervención médica, sin consecuencias mortales para el paciente, en estas situaciones es necesario obtener el consentimiento expreso y escrito»*[603]. Finalmente, la jurisprudencia de la Corte Constitucional de Colombia establece que: *«el documento por excelencia para instrumentalizar el consentimiento es la historia clínica»*[604]. El art. 11 de la Resolución 1995, del 8 de julio de 1999[605] del Ministerio de Salud y protección Social, por la cual se establecen normas para el manejo de la Historia Clínica aclara que: *«las autorizaciones de procedimientos deben constar por escrito y conservarse como un anexo obligado de la historia clínica»*.

Así, cuando, el consentimiento no conste por escrito no lo hace inexistente, aunque genere dificultades probatorias para el médico o la entidad que prestó el servicio, habida cuenta que son los llamados a demostrar que obtuvieron el consentimiento del enfermo[606.] De este modo, al igual que en

---

600   Corte Constitucional de Colombia, Sala Plena, 12.5.1999 (Sentencia SU-337/1999).

601   Corte Constitucional de Colombia, Sala Quinta de Revisión, 4.10.2002 (Sentencia T-823/2002).

602   Corte Constitucional de Colombia, Sala Plena, 12.5.1999 (Sentencia SU-337/1999).

603   Consejo de Estado de Colombia, Sección Tercera, 09.07.1993 (Sentencia 7795/1993).

604   Corte Constitucional de Colombia, Sala de Revisión de Tutelas, 25.9.1996 (Sentencia T-474/1996).

605   Esta norma fue modificada en algunos arts. por la Resolución 001715/2005, 13 de junio.

606   La resolución 8430 de 1993 es una de las principales pautas éticas que regulan la investigación en salud. Establece un formato en el cual se consigna el consentimiento informado. No obstante, no es una prueba ad sustancian, tal como lo reconoció la Corte Cons-

España, la jurisprudencia colombiana señala que la carga de la prueba de que el consentimiento médico se ha otorgado corresponde al profesional de la salud. Por lo que, el Consejo de Estado de Colombia advierte que cuando se alega la infracción del consentimiento previo a la intervención quirúrgica se traslada al demandado la carga probatoria[607]. En idéntico sentido, la Corte Suprema de Justicia en sentencia SC-4786/2020 establece que la demostración del consentimiento y su contenido corresponde a los profesionales en salud, quienes tienen el deber de obtenerlo y documentarlo; *«lo anterior es especialmente importante si se atiende a que usualmente la información será proporcionada verbalmente, porque en la relación con el paciente una información personal resulta preferible a un protocolo impreso»*.

A manera de recapitulación sobre las modalidades del consentimiento informado puede observarse que, en España, la LBAP determina la prevalencia del consentimiento informado de manera verbal y, de manera excepcional, establece los casos que requieren el consentimiento escrito. Del mismo modo, la jurisprudencia colombiana dispone que en los casos invasivos y de mayor gravedad el consentimiento debe darse por escrito. También coincide la jurisprudencia en determinar que la falta de consentimiento escrito carece de relevancia si de las actuaciones y de los medios probatorios se desprende que el paciente consintió verbalmente la intervención a que fue sometido después de recibir una información suficiente y completa.

Bajo esta lógica, cuanto más grave o invasiva sea la intervención sanitaria, se exige mayor rigurosidad e intensidad en el tipo de información suministrada al paciente. En este sentido, es irrelevante la forma del consentimiento y de acuerdo con la doctrina generalizada, la carga de la prueba de que se ha prestado de manera adecuada corresponde al facultativo.

Vistas las modalidades del consentimiento informado, queremos detenernos ahora en los componentes del consentimiento informado[608] que corresponden a la tríada[609]: competencia, voluntad e información.

---

titucional, en sentencia SU-337 de 1999.

607 Consejo de Estado de Colombia, Sección Tercera, 10.03.2011 (Sentencia 19347/2011).

608 Ana Isabel GÓMEZ CÓRDOBA y Daniel SUAREZ ACEVEDO, «Consentimiento informado en pediatría. Aplicaciones en psiquiatría», en *Revista Colombiana de Psiquiatría*, vol. 39, núm. 4, 2010, págs. 758-770.

609 Hugo RODRÍGUEZ ALMADA, «Consentimiento informado en la práctica clínica», *An Facultad Med* (Univ Repúb Urug), 2017; págs. 22-30.

CAPÍTULO III

ELEMENTOS DEL CONSENTIMIENTO INFORMADO

Es menester puntualizar que los componentes[610] para la existencia de un consentimiento pleno y válido son: la información suficiente, la libertad de decisión y la competencia para decidir[611]. En este marco, el componente denominado información se estudia a partir de la legislación, doctrina, así como de la jurisprudencia de los tribunales español y colombiano, mientras que los componentes voluntariedad y competencia se analizan desde la óptica doctrinal.

3.1. La Información

El consentimiento informado está relacionado con el derecho del paciente a recibir información asistencial. El art. 4 de la Ley 41/2002 determina «el derecho a conocer, con motivo de cualquier actuación en el ámbito de su salud, toda la información disponible sobre la misma, salvando los supuestos exceptuados por la Ley». Dicha información como primer elemento para la validez del consentimiento debe adaptarse a la situación particular de cada paciente. Así, el facultativo que va a practicar el procedimiento, proporciona al enfermo datos respecto a su caso clínico, para que éste tome una decisión en su beneficio.

Ahora bien, a mi modo de ver, aunque el paciente tiene dolencias y/o patologías, tiene derecho a conocer la gravedad de su enfermedad y sus reales posibilidades de alivio. En tal sentido, la información como requisito previo

---

610 El informe Belmont de U.S.A. (abril 18 de 1979) reconoce la importancia del C.I. a través del respeto a la autonomía y establece que todo procedimiento médico tiene de tres elementos: información, comprensión y voluntariedad.

611 Daniela NAVARRO REYES y Vladimir MONSALVE CABALLERO, *El consentimiento informado en la praxis médica*, *op. cit.*, pág. 148.

155

conlleva dos estrategias: la comunicación asertiva[612] y la verdad[613]. Por ello, en virtud de la interacción en la relación médica[614], al profesional clínico le corresponde informar la situación particular, en un lenguaje[615] comprensible[616] y al paciente como manifestación de su voluntad, aceptar o rechazar el procedimiento prescrito, de acuerdo con su proyecto de vida[617].

3.1.1. Características de la información médica

El médico debe proporcionar la información suficiente para recabar el consentimiento médico. Por lo que, la información debe ser veraz, y comprensible, sin que sea excesiva para no abrumar al paciente con padecimientos innecesarios, ni desincentivar la aceptación de un posible procedimiento médico (STS (Sala de lo Contencioso Administrativo) 16 de enero de 2007 (RJ 2007/83)).

En España, el tradicional término de información completa y continuada de la LGS se sustituye en la LBAP, por información adecuada. Así el art. 4 establece que la información *«comprende, como mínimo, la finalidad y la naturaleza de cada intervención, riesgos y consecuencias. (...) se comunicará al paciente de forma comprensible y adecuada a sus necesidades»*.

En relación con la necesidad de informar el paciente, la Audiencia Provincial de Zaragoza de 5 de mayo de 1992, expresa que el paciente ha de conocer las circunstancias más relevantes de su enfermedad, el tratamiento al que va a ser sometido, las posibilidades de éxito y los medios con que

---

612 La comunicación asertiva puede definirse como *«aquel proceso humano de intercambio de ideas, pensamientos, creencias, sentimientos, emociones y pasiones que de alguna manera se relacionan con la construcción de ambientes humanos más cálidos, respetuosos y solidarios para favorecer el desarrollo personal y colectivo»*. Margarita BOLADERAS y Jaime CUCURELLA, *Bioética y calidad de vida*, Ediciones el bosque, Bogotá, 2000, pág. 38.

613 La verdad en el consentimiento informado se relaciona con la profundidad y real situación de enfermedad o salud que se le informa al paciente.

614 Javier SÁNCHEZ CARO, «El derecho a la información en la relación sanitaria, aspectos civiles», en *La Ley,* 1993, núm. 3, pág. 943.

615 Existe la dificultad de comprensión de la información suministrada al paciente, y en él pueden considerarse dos aspectos diferentes. Una dificultad objetiva de la información transmitida por el médico, por el uso de tecnicismos y expresiones poco comunes y una dificultad subjetiva, que radica en el paciente como receptor, para comprenderla. Pablo SIMÓN LORDA, IM BARRIO Cantalejo, Carro L. CONCHEIRO, «Legibilidad de los formularios escritos de consentimiento informado», en *Med. Clin*, 1996, vol. pág. 528.

616 El enfermo, por regla general no tiene conocimientos médicos suficientes y, así las cosas, el facultativo estará obligado a cumplir con el deber de información clara, simple e inteligible para que el paciente pueda adoptar la decisión más adecuada según la información recibida, estado de salud y posibilidades de recuperación. Sergio VÁZQUEZ BARROS, *Responsabilidad civil de los médicos*, Tirant lo Blanch, Valencia, 2009, pág. 126.

617 Hugo RODRÍGUEZ ALMADA, «Consentimiento informado en la práctica clínica», *op.cit.*, pág. 24.

cuenta el centro médico para llevar a cabo el acto médico. Del mismo modo y respecto a las características de la información el Tribunal Supremo, en sentencia de 29 de mayo de 2003 (RJ 1997/511), nos dice que la información que proporciona el facultativo se debe caracterizar como: puntual, correcta, leal, continuada, precisa y exhaustiva, de tal manera que se integre con los conocimientos del interesado, para que pueda comprender la situación debidamente.

A su vez, la Corte Constitucional de Colombia en la sentencia T-551/1999 de 2 de agosto de 1999, enfatiza que el enfermo debe tener la oportunidad de conocer todos los datos que sean relevantes para comprender los riesgos y beneficios de la intervención terapéutica, así como valorar las alternativas de curación, las cuales deben incluir las consecuencias de la ausencia de tratamiento. Además, este Tribunal Constitucional en sentencia T-762/04 de 11 de junio de 2004, señala que los procedimientos médicos serán acordados después de recibir la información adecuada y continua, proporcionada en un lenguaje sencillo y comprensible. De igual manera, determina la sentencia T-018/23 de 7 de febrero de 2023, que el consentimiento del tratante debe ser ilustrado, idóneo y concreto, previo, y debe probarse, solo de esta manera podrá exonerarse la responsabilidad médica[618].

En efecto, la finalidad de la información es garantizar al enfermo los elementos para tomar una decisión racional apropiada a sus valores y proyecto de vida. Siguiendo este objetivo, el Tribunal Supremo ha definido que las principales características que debe reunir la información médica son: *«exhaustiva, comprensible*[619] *y suficiente»*[620]. Por ello, a pesar de que la información es diferente en cada acto clínico, debe ser *«correcta, veraz y leal»* (STS (Sala de lo Civil) 27 de abril de 2001 (RJ 2001/6891)). Del mismo modo, la Audiencia Provincial de Barcelona de 28 de septiembre de 1999, condena al médico por haber ejercido en forma incompleta y confusa su deber de informar. Recogiendo esta tendencia, en un caso donde el demandante fue intervenido de una lesión de rodilla y sufrió secuelas tanto físicas como psicológicas, que

---

618   Consejo de Estado, 11.2.2009 (Sentencia 14726).

619   SSTS (Sala de lo Civil) 27.4.2000 (RJ 2000/427) y (Sala de lo Contencioso Administrativo) 4.4.2000 (RJ 2000/2750).

620   *«El hecho de que la información sea completa no quiere decir que entre las obligaciones del médico se encuentre la de dictar un curso abreviado de medicina ni trasmitir todos sus conocimientos técnicos, Es decir, implica que lo sea hasta cubrir las posibilidades, previsiones, resultados probables, etc., pero, mediante el uso de un lenguaje entendible por el paciente y sus familiares. Por tanto, se trata de hacerle llegar la información precisa para que el paciente pueda tomar cuenta de la situación, presente y la de futuro, en la que se encuentra».* Así se desprende de la jurisprudencia del Tribunal Supremo, contenida, entre otras, en las SSTS, (Sala de lo Contencioso Administrativo) 3.1.2012 (RJ 2010/7014), (Sala de lo Contencioso Administrativo) 24.4.2012 (RJ 2011/354), (Sala de lo Contencioso Administrativo) 22.6.2012 (RJ 2011/2506), (Sala de lo Contencioso Administrativo) 30.4.2013 (RJ 2013/1977). STS (Sala de lo Civil) 25.10.2017 (RJ 2017/161).

determinaron su jubilación por incapacidad permanente, el Tribunal Supremo en sentencia de 26 de junio de 2006, (RJ 2006/5554), declaró que: *«faltó la información exhaustiva y suficiente de los riesgos que entrañaba la intervención quirúrgica a que fue sometido el paciente»*.

A su turno, la jurisprudencia de la Corte Constitucional de Colombia establece que la información que recibe el paciente debe ser *«completa y veraz»*[621] y no puede ser *«sesgada e inexacta»*[622]. En el mismo sentido, la Corte Suprema de Justicia en sentencia SC-4786/2020 señala que la información acerca de los procedimientos médicos y quirúrgicos debe ser *«razonable, clara, adecuada y suficiente»*. En la misma línea, afirma el Supremo que el consentimiento sanitario se funda en una información *«adecuada y suficiente»*[623] para que el enfermo, al conocer los datos relevantes de la intervención terapéutica, comprenda las implicaciones que asume. Asimismo, la información debe proporcionarse en un lenguaje simple y comprensible[624]. De este modo, el Tribunal Supremo expresa que la información se debe caracterizar por ser *«clara*[625] *y precisa»*[626] para que el destinatario pueda entenderla debidamente[627]. También considera el Supremo, en sentencia de 3 de octubre de 2000, (RJ1996/3905) que, cuando una información se transmite en un lenguaje incomprensible, es perjudicial para el enfermo. Por su parte, el Consejo de Estado de Colombia en sentencia de radicado 12706/2002 de 24 de enero

---

621 Corte Constitucional de Colombia, Sala Séptima de Revisión, 23.10.1995, (Sentencia T-477/1995), Sala Séptima de Revisión, 2.6.1999 (Sentencia T-551/1999), Sala Plena, 12.5.1999 (Sentencia SU-337/1999), Sala Sexta de Revisión, 12.10.2000 (Sentencia T-1390/2000) y Sala Quinta de Revisión, 27.11.2002 (Sentencia T-1025/2002).

622 Corte Constitucional del Colombia, Sala Séptima de Revisión, 10.11.2004 (Sentencia T-1131/2004).

623 Afirma el Tribunal Supremo que: *«no existe una deficiente información cuando el paciente conoce los riesgos de la cirugía propuesta, siendo una interpretación absurda del deber de informar el hecho de que no se utilice el nombre técnico con que se conoce en medicina el cuadro o patología que presente»*. STS (Sala de lo Contencioso Administrativo) 19.5.2011 (RJ 2011/4464).

624 De conformidad con el art. 4.2 de la LBAP *«La información clínica forma parte de todas las actuaciones asistenciales, será verdadera, se comunicará al paciente de forma comprensible y adecuada a sus necesidades y le ayudará a tomar decisiones de acuerdo con su propia y libre voluntad»*. De la misma manera, el Código Español de Ética y Deontología Médica, aprobado en 1999, se refiere al derecho a la información en su art. 10 y recoge la comprensión por parte del paciente de la información proporcionada por el médico responsable que en cada momento le atienda.

625 STS (Sala de lo Contencioso Administrativo) 4.4.2000 (RJ 2000/3258).

626 La exigencia de que la información asistencial sea completa se integra inexcusablemente en la obligación de que se adecúe a las necesidades del paciente. STS (Sala de lo Civil) 29.7.2008 (RJ 2008\4638).

627 STS (Sala de lo Civil) 29.5.2003 (RJ 2003/3916).

de 2002, establece que, al ser la información *«simple e inteligible»*[628], se facilita el canal comunicativo entre el profesional sanitario y el paciente[629] para lograr un consentimiento idóneo en la atención médica.

En resumen, la jurisprudencia de los Tribunales español y colombiano coinciden en establecer que la información previa a los actos médicos debe ser adecuada y completa. En ese sentido, la información debe ser clara y comprensible, lo que significa que el médico debe realizar una labor pedagógica y utilizar términos de fácil comprensión, según el nivel educativo del paciente, para que entienda el diagnóstico de su patología, el pronóstico de su estado de salud, los beneficios esperados y la finalidad del tratamiento propuesto, así como las diferentes alternativas terapéuticas disponibles y las posibilidades de fracaso del procedimiento sanitario.

Revisadas las características de la información clínica, ahora se estudian los tipos de información.

3.1.2. Clases de información médica

La información médica se define en la Ley 41/2002 como todo dato que permite adquirir o ampliar conocimientos sobre el estado físico y la salud del paciente. En la legislación colombiana no se da un concepto de información médica, sin embargo, la Corte Constitucional, en sentencia T-412/2004 de 6 de mayo de 2004, destaca que la información asistencial es obligatoria para llevar a cabo una práctica médica y por ello debe ser lo más completa posible. Ahora bien, es imprescindible para este estudio distinguir las clases de información médica en el servicio asistencial: la previa y la terapéutica.

La información terapéutica y la previa son diferentes, aunque en la práctica, tienden a confundirse[630]. Al respecto, la sentencia de la Audiencia Provincial de Madrid, hace una distinción, a saber: la información previa, comprende los riesgos, complicaciones o resultados adversos de carácter permanente o temporal y las posibilidades de fracaso de la intervención y se dirige a obtener el consentimiento del paciente ante una intromisión en su integridad personal o en su vida; mientras que la información terapéutica comprende tanto las medidas de preparación para la intervención sanitaria como las que aseguren su resultado[631]. El Tribunal Supremo en sentencia de 25 de abril de 1994, (RJ 1994/349) declara la responsabilidad médica frente

---

628 Consejo de Estado de Colombia, Sección Tercera, 24.1.2002 (Sentencia 12706/2002).

629 La Resolución 13437 de 1991, del Ministerio de Salud Colombiano, en su art. 2 dispone que: *«todo paciente tiene derecho a disfrutar de una comunicación plena y clara con el médico»*.

630 Laura LÓPEZ ALMANSA BEAUS, *Finalidad, alcance y legibilidad de la información en el Consentimiento Informado, op. cit.,* pág. 48.

631 SAP Madrid, Sección Catorce, 4.3.2011 (JUR 2011/294).

a la infracción de los dos tipos de información: por una parte, se omite la información como presupuesto del consentimiento informado, por cuanto el paciente no fue informado de que la vasectomía es un método que puede fracasar; también, se omite la información terapéutica o de seguridad, porque el paciente desconocía, la necesidad de que con posterioridad a la operación debía esperar el resultado de unos exámenes para reanudar su vida sexual, sin necesidad de utilizar métodos anticonceptivos. En este marco, la denominada información terapéutica o de seguridad, corresponde a las indicaciones que da el facultativo antes, durante y después de la intervención médica para así obtener el máximo beneficio. También se caracteriza por ser un deber del facultativo para la adecuada ejecución del procedimiento o tratamiento sanitario. La Sentencia del Tribunal Supremo, de 21 de octubre de 2005 (RJ 2005/758), establece al respecto, que:

«la información terapéutica o de seguridad comprende las medidas a adoptar para asegurar el resultado de la intervención una vez practicada, y (...) también debe abarcar la preparación para la intervención». En efecto, el profesional sanitario está obligado a suministrar al enfermo durante el tratamiento médico, las recomendaciones e instrucciones que el procedimiento requiera para obtener el buen resultado de la intervención y para producir en lo posible el fin deseable de curación o mejoría (STS (Sala de lo Civil) 21 de octubre de 2005 (RJ 2005/8547)). Agrega Galán Cortés que, en el caso de los tratamientos quirúrgicos, la información de seguridad comprende *«los cuidados y precauciones que deben seguirse una vez efectuada la intervención con el fin de lograr el resultado que se busca con la misma»*, mientras que en el caso de los tratamientos farmacológicos debe informarse la finalidad, posología, y contraindicaciones, con el objeto de que el paciente pueda decidir sobre su administración y adopte las medidas correctas para alcanzar una óptima eficacia[632].La información terapéutica incluye, además, el modo de vida que ha de seguir el paciente después de la intervención clínica, la alimentación, los cuidados concretos, las pruebas médicas, controles y exámenes periódicos indispensables, incluso la información epidemiológica que comprende los riesgos para la salud individual y pública[633].

De este modo, cuando el facultativo omite concretar información terapéutica o de seguridad, podrá incurrir en negligencia en la ejecución del tratamiento, al exponer al paciente a que con sus propios actos u omisiones impida una previsible curación, o de que no adopte las medidas adicionales

---

632 Julio Cesar GALÁN CORTÉS, *La Responsabilidad Médica y Consentimiento Informado*, *op. cit.*, pág. 302.

633 Darío PARRA SEPÚLVEDA, «La responsabilidad civil del médico en la medicina curativa», en *Universidad Carlos III de Madrid*, (tesis doctoral dirigida por María José SANTOS MORÓN), España, 2014, p. 160. Accesible en: https://e-archivo.uc3m.es/bitstream/handle/10016/19232/dario_parra_tesis.pdf?sequence=1&isAllowed=y

para asegurar el resultado esperado[634]. A modo explicativo se mencionan las siguientes providencias: el Tribunal Supremo, en sentencia de 20 de febrero de 1999 (RJ 1999/122), declara la responsabilidad médica, al no informar al paciente sobre el estricto control y vigilancia de la herida abierta del pie, lo que generó la amputación de su pierna, al presentar gangrena gaseosa[635]. Así también, el Consejo de Estado de Colombia, Sección Tercera, en sentencia con radicado 14726 de 11 de febrero de 2009, declara la responsabilidad médica porque el cirujano no explicó los cuidados y precauciones que se debían tener en el post operatorio, así como tampoco lo cita a los controles posteriores a la intervención médica, por lo que el paciente adquiere una infección causándole la pérdida del ojo.

Para concluir esta cuestión, la información terapéutica, corresponde al proceso verbal y continuo que suministra el facultativo al paciente, para preparar la ejecución del acto médico o tratamiento, así como las instrucciones, cuidados y controles posteriores para obtener el resultado esperado. También comprende la información relativa al nuevo modo de vida del paciente, y así facilitar su adaptación al cambio, dependiendo de cada caso clínico, la cual requiere de su compromiso para recuperar o mejorar su salud. Mientras que la información previa[636] corresponde a la que se proporciona al tratante antes de recabar el consentimiento informado para legitimar la práctica del acto médico.

3.1.3. Contenido de la información

Una de las cuestiones más complejas del tema que se analiza, consiste en determinar de manera concreta qué datos deben proporcionarse al paciente como presupuesto válido del consentimiento. En cuanto al contenido de la información, el Tribunal Supremo establece que debe referirse como mínimo a las características de la intervención, sus riesgos, ventajas e inconvenientes (STS (Sala de lo Civil) 29 de mayo de 2003 (RJ 2003/3916)). La sentencia del

---

634 *Ibidem.*

635 Esta sentencia es analizada por Clara Isabel ASÚA GONZÁLEZ, *Pérdida de oportunidad en la responsabilidad sanitaria*, Thomson-Aranzadi, 2008, pág. 32.

636 La información es requisito previo al consentimiento informado según lo establece el art 4.1 de la LBAP *«Los pacientes tienen derecho a conocer, con motivo de cualquier actuación en el ámbito de su salud, toda la información disponible sobre la misma, salvando los supuestos exceptuados por la ley. Toda persona tiene derecho a que se respete su voluntad de no ser informada. La información, que como regla general se proporcionará verbalmente dejando constancia en la historia clínica, comprende, como mínimo, la finalidad y la naturaleza de cada intervención, sus riesgos y sus consecuencias».* La LBAP en el art. 13 expresa que: *«los usuarios y pacientes del Sistema Nacional de Salud, tanto en la atención primaria como en la especializada, tendrán derecho a la información previa correspondiente para elegir médico, e igualmente centro, con arreglo a los términos y condiciones que establezcan los servicios de salud competentes».*

Supremo de 13 de abril de 1999 (RJ 1999/325), establece que el contenido de la información comprende el proceso previsible del posoperatorio e incluso el contraste del tratamiento propuesto con la situación que se produciría si no se realiza la intervención. Estos aspectos se recogen en la sentencia del Tribunal Supremo, de 17 de abril de 2007, (RJ 2007/3541), buscando que la información que se proporcione por el facultativo, sea lo más completa posible.

De estas tendencias jurisprudenciales y para precisar el contenido de la información, se consideran como factores moduladores de la misma, los de tipo subjetivo y objetivo. Los primeros comprenden las condiciones personales de su destinatario (STS (Sala de lo Civil) 30 de marzo de 2010 (RJ 2010/211)). Es decir, se informan los riesgos a partir de las peculiares condiciones físicas, psicológicas, profesionales o sociales del paciente. Lo que significa que la información *«deberá adaptarse a sus circunstancias personales, de manera que deberá atenderse entre otros factores, a la edad del mismo, a su estado de ánimo, a su nivel cultural o de formación y su grado de madurez, entre otros»*[637]. Respecto a los factores objetivos, el Tribunal Supremo, en sentencia de 8 de abril de 2016, (RJ 2016/227), asume que son: características de la intervención[638] y necesidad de practicarla[639]; alternativas terapéuticas[640]; los riesgos previsibles, independientemente de su probabilidad de ocurrencia o porcentaje de casos; complicaciones o resultados adversos previsibles y frecuentes que se puedan producir, sean de carácter permanente o temporal, incluidos los del postoperatorio[641] y las contraindicaciones. Esta cuestión se revisa a su vez, por la doctrina española[642], la cual determina como factores subjetivos los riesgos personalizados[643], es decir, aquellos que adquieren relevancia por las particulares condiciones físicas, psicológicas, o profesionales del paciente y como factores objetivos[644] del contenido de la información, los siguientes:

---

637   Pablo Simón Lorda y Javier Júdez Gutiérrez, «Consentimiento Informado», *op. cit.*, pág. 106.

638   STS (Sala de lo Civil), 13.10.2009 (RJ 2009/674).

639   SSTS (Sala de lo Civil), 21.1.2009 (RJ 2009/2); (Sala de lo Civil) 7.3.2000 (RJ 2009/674).

640   STS 29.7.2008.

641   SSTS 21 de diciembre de 2006; 15 de noviembre de 2006; 27 de septiembre de 2010; 30 de junio de 2009.

642   Pablo Simón Lorda, *El consentimiento informado: historia, teoría y práctica*, *op. cit.*, págs. 243 y 244.

643   Sobre los riesgos personalizados, la resolución del Tribunal Supremo de 11 de abril de 2013 establece que: *«una cosa son los riesgos específicos del paciente, que son aquellos que sufre por sus características especiales, y otra distinta la evolución de la enfermedad debido a esas características»*. STS (Sala de lo Civil) 11.4.2013 (RJ 2013/3384).

644   Julio César Galán Cortés, «Responsabilidad Médica y Consentimiento informado», *op. cit*, pág. 190.

- Los riesgos típicos, de las intervenciones médicas que corresponden a aquellos que se producen con más frecuencia o los que son poco frecuentes y de extrema gravedad;

- Los riesgos graves, no excepcionales conocidos por la ciencia médica en el momento de la intervención[645];

- Cuando menos necesario sea el tratamiento, se exige que la información sea más rigurosa y se precisen los riesgos excepcionales y atípicos.

- Cuando mayor sea la urgencia del caso, menor precisión es exigible en la información.

- Cuanto más peligrosa sea una intervención, más detallada debe ser la información.

- Cuanto más novedoso sea el procedimiento o terapéutico, mayor rigor ha de tener la información.

Sobre este asunto, la Corte Constitucional de Colombia establece como variables objetivas relacionadas con el contenido de la información, las siguientes:

- El carácter invasivo, es decir, cuanto mayor sea la invasión en el cuerpo del paciente, mayor debe ser la información que reciba[646].

- El grado de aceptación clínica del tratamiento. En aquellos casos en que existan dudas sobre la aceptación clínica del procedimiento, se debe informar al paciente de manera completa y detallada sobre las características del mismo[647].

- La dificultad de realización del procedimiento. El médico debe informar detalladamente al paciente de dicha circunstancia, así como de las probabilidades de éxito[648].

- Cuanto menos urgente sea la intervención más información se requiere[649].

- Cuando se afecten derechos e intereses personales al realizar el procedimiento médico, como la reasignación sexual, la información debe ser más rigurosa[650].

---

645 Así lo entienden las SSTS de 21.10.2005 y de 10.5.2006.

646 Corte Constitucional de Colombia, Sala Séptima de Revisión, 23.10.1995 (Sentencia T-477 de 1995).

647 Corte Constitucional de Colombia, Sala Quinta de Revisión, 7.6.2001 (Sentencia T-597/2001).

648 Corte Constitucional de Colombia, Sala Plena, 12.5.1999 (Sentencia SU337/1999).

649 Corte Constitucional de Colombia, Sala Séptima de Revisión, 23.10.1995 (Sentencia T-477/1995).

650 Corte Constitucional de Colombia, Sala Plena, 12.5.1999 (Sentencia SU337/1999).

Al valorar los factores objetivos en los sistemas jurídico se encuentra que son muy similares. Como diferencia se aprecia que, la jurisprudencia española agrega que, el contenido de la información comprende los riesgos excepcionales para los casos de medicina voluntaria, mientras que las sentencias colombianas tienen en cuenta, además, la afectación de derechos e intereses personales para aquellos casos de reasignación sexual.

En definitiva, se establece como regla general que, cuanto más complejo e invasivo sea el acto médico, más precisa y detallada debe ser la información que reciba el enfermo. Lo que comprende los riesgos típicos, previsibles y graves, aunque sean poco frecuentes, así como los riesgos relacionados con las circunstancias subjetivas y las patologías de cada paciente.

3.1.3.1. La información de los riesgos típicos y atípicos

El paciente tiene derecho a conocer los peligros de la intervención médica o del tratamiento médico sugerido. En España, conforme al art. 4.1 de la Ley 41/2002, se debe facilitar con motivo de cualquier actuación en el ámbito médico *«toda la información disponible sobre la misma»*.

En concordancia con la anterior norma, el art. 10 .1 de la LBAP dispone que el facultativo proporcionará al paciente, antes de recabar su consentimiento escrito, la información sobre los siguientes extremos: *«a) Las consecuencias relevantes o de importancia que la intervención origina con seguridad. b) Los riesgos relacionados con las circunstancias personales o profesionales del paciente. c) Los riesgos probables en condiciones normales, conforme a la experiencia y al estado de la ciencia o directamente relacionados con el tipo de intervención. d) Las contraindicaciones»*. Al respecto, algunos autores deducen de esta regulación la necesidad de informar los riesgos más frecuentes, mientras otros hacen énfasis en que se debe informar de los potencialmente más graves. A su vez, otros opinan que se debe informar de los riesgos típicos de la intervención sanitaria, independientemente de su frecuencia y gravedad[651].

El riesgo típico, comúnmente denominado como riesgo general, previsible o frecuente[652], es el inherente a la intervención médica que se va a realizar, es decir, está asociado a la misma, pese a que el galeno actúe conforme a la

---

651 Hugo RODRÍGUEZ ALMADA, «Consentimiento informado en la práctica clínica», *op cit.,* pág. 25.

652 La Audiencia Provincial de Málaga, declara que: *«la obligación de información de los riesgos, se circunscribe a los típicos, entendidos como aquellos que son previsibles y frecuentes». SAP Málaga, 10.7.2007 (JUR 2007/397).* Para la Doctrina serían *«las consecuencias y peligros de cuya aparición debe contarse de acuerdo con las experiencias de las Ciencias Médicas en el momento del tratamiento considerando las particularidades del caso concreto...; así mismo, las consecuencias necesarias del tratamiento o de su omisión».* RODRIGUEZ BERZOSA y MARTÍNEZ-CALZERRADA, «El médico en el Derecho Penal. Estudio Doctrinal», en *Derecho Médico*, 1986, vol. 1, pág. 199.

lex artis[653]. En cuanto a los riesgos atípicos, excepcionales, o infrecuentes[654], son los que no guardan una relación directa con la actuación médica, lo que conduce a tenerlos como imprevisibles[655]. Sobre esta cuestión, el Tribunal Supremo, en sentencia de 28 de diciembre de 1998 (RJ 1997/2812), puntualiza que no es necesario informar detalladamente acerca de aquellos riesgos que no tienen un carácter típico por no producirse con frecuencia, ni por ser específicos al tratamiento aplicado.

Dentro de los riesgos típicos se incluyen los que son poco frecuentes[656], pero de extrema gravedad. Estos riesgos se relacionan con los previsibles, que son independientes de su probabilidad o porcentaje de casos en que se materializa. (STS (Sala de lo Civil) 21 de octubre 2005 (RJ 1999/555)). Asimismo, el Tribunal Supremo en sentencias de 30 de junio de 2009 (RJ 2009/478) y 22 de junio 2004 (RJ 2004/3958), advierten *«del error en que se incurre cuando se confunde la tipicidad con la previsibilidad del riesgo»*, es decir, los datos estadísticos pasan a un segundo plano cuando existen posibles complicaciones relacionadas con el procedimiento médico[657]. Como recuerda la sentencia del Tribunal Supremo de 2 de julio de 2002, (RJ 2002/5514), *«el deber de informar no tiene carácter absoluto y omnicomprensivo, pero se extiende a complicaciones previsibles y frecuentes»* donde el médico *«no puede ni debe abarcar todos los riesgos porque generan confu-*

---

653 Ha quedado evidente la dificultad que se deriva de la determinación de los riesgos concretos que se comunican al paciente, la cual se deduce de la diversa terminología empleada, a fin de obtener unas ideas básicas que puedan ser tomadas como punto de referencia. Davinia CADENAS OSUNA, «El estándar de información sanitaria sobre riesgos de los tratamientos e intervenciones médicas en España y el *common law*: una visión panorámica» en *Revista para el Análisis del Derecho*, 2016, núm. 4, págs. 7-9.

654 La Audiencia Provincial de Alicante expresa que cuando se trate de riesgos atípicos, excepcionales, imprevisibles o infrecuentes, no existiría la obligación de informar, *«pues no puede exigirse a los profesionales sanitarios la información eventual y potencial de todos y cada uno de los riesgos e infinitas complicaciones que pueden producirse en el acto médico»*. SAP. Alicante, Sección 1.a, 8.11.2005 (JUR 2006/303).

655 Vanesa ARBESÚ GONZÁLEZ, *La responsabilidad civil en el ámbito de la cirugía estética*, Dykinson, Madrid, 2016, pág. 289. Nuevamente queda patente la imprecisión conceptual en materia de riesgos, dado que, como se señalará a continuación, la consideración de los riesgos atípicos como imprevisibles conduce a considerar que no son conocidos, y, por ende, difícilmente pueden comunicarse a un paciente. Destaca a modo de ejemplo, la STS (Sala de lo Civil) 17.4.2007 (RJ/2007/3541) al indicar en su FD.4.º que: «la medicina curativa tiene ciertos límites y, se considera que quedan fuera de esa obligación los llamados riesgos atípicos por imprevisibles».

656 La Ley 3/2001, de 28 de mayo, de C.I. de Galicia, enumera los extremos sobre los que tiene que recaer el consentimiento, e incluye los riesgos poco frecuentes *»cuando sean de especial gravedad y estén asociados al procedimiento de acuerdo con el estado de la ciencia»*.

657 Ana Laura CABEZUELO ARENAS, «El Consentimiento presunto o autorización de la paciente inferida de otras intervenciones anteriores», en *Derecho Privado y Constitución*, 2013, núm. 27, pág. 128.

sión, podría, exagerar efectos y sembrar dudas al paciente[658]. En consecuencia, en la práctica de la medicina, resulta imposible que se pueda advertir de todos y cada uno de los riesgos o enlistar la totalidad de complicaciones de un procedimiento médico, así como las potenciales reacciones del organismo, con motivo del acto médico. El facultativo está obligado a indicar los riesgos típicos, previsibles (probables o poco probables) y los graves no excepcionales, así como los que puedan darse teniendo en cuenta las condiciones clínico- patológicas del enfermo.

Con referencia al ordenamiento colombiano, el art. 15 de Ley 23/1981[659], establece que el paciente no se someterá a riesgos injustificados. El art. 16 de la misma normativa menciona que: *«la responsabilidad del médico por reacciones adversas, inmediatas o tardías, producidas por efecto del tratamiento, no irá más allá del riesgo previsto»*[660]. Asimismo, el art. 9 del Decreto 3380 de 1981 determina que: *«se entiende por riesgos injustificados aquellos a los cuales sea sometido el paciente y no correspondan a las condiciones clínico-patológicas del mismo»*. Al respecto, la Corte Constitucional de Colombia en sentencia T-476/2016 de 01 de septiembre de 2016 enfatiza que el paciente debe *«tener certeza sobre los riesgos previsibles y los efectos adversos»*. A su turno, la Corte Suprema de Justicia de Colombia en sentencia de radicado 20001-3103-005-2005-00025-01, de 5 de noviembre de 2013, aclara que los riesgos de imposible o difícil previsión no están dentro de la obligación médica, porque solo se lograría alarmar al paciente de modo innecesario. En la misma línea, la Corte Suprema de Justicia, en sentencia de 27 de julio de 2015, argumenta que quien va a ser sometido a una intervención sanitaria tiene que conocer los peligros que asume[661], sin embargo, no es posible exigir que se consignen situaciones extraordinarias que, a pesar de ser previsibles, tienen un margen bajo de probabilidad (Corte Suprema de Justicia de Colombia, Sala de Casación Civil, 27 de julio de 2015 (Sentencia SC- 9721/2015)). Sobre esta cuestión agrega el máximo Tribunal Ordinario que, en definitiva, la obligación de informar corresponde a «la información necesaria, incluyendo las alternativas existentes, para que el paciente entienda su situación y pueda decidir libre y voluntariamente. Por lo mismo, ha de enterársele sobre la enfermedad de su cuerpo (diagnóstico), el pro-

---

658 Ana Laura CABEZUELO ARENAS, «El Consentimiento presunto o autorización de la paciente inferida de otras intervenciones anteriores» *op. cit.*, pág. 133.

659 Art. 15. El médico no expondrá a su paciente a riesgos injustificados. Pedirá su consentimiento para aplicar los tratamientos médicos, y quirúrgicos que considere indispensables y que puedan afectarlo física o síquicamente, salvo en los casos en que ello no fuere posible, y le explicará al paciente o a sus responsables de tales consecuencias anticipadamente.

660 Ley 23/1981, de 02 de febrero, por lo cual se dictan normas en materia de ética médica (Diario Oficial n.º 35.711, de 27.2.1981).

661 *«No hubo el consentimiento informado requerido, toda vez que el médico no le mencionó a la paciente los riesgos generales, ni los previstos, ni le comentó otras alternativas»*.

cedimiento o tratamiento a seguir, con objetivos claros (beneficios), y los riesgos involucrados» (SC-7110/2017, 24.05.2017, rad. n.° 2006-00234-01). Por lo que los médicos no son responsables por los «riesgos, reacciones o resultados desfavorables, inmediatos o tardíos de imposible o difícil previsión» (SC-4786/2020, 7.12.2020).

En conclusión, en los ordenamientos estudiados, el grado de información esencial que recibe el paciente para otorgar un consentimiento libre y con conocimiento, comprende los riesgos previsibles (probables o poco probables), así como los peligros graves que no sean excepcionales. De igual manera, se debe informar de los riesgos personalizados, sin llegar al extremo de comunicar con detalle aquellos riesgos que no tienen un carácter típico, por no producirse con frecuencia, ni ser inherentes al tratamiento aplicado. Tampoco el médico es responsable por no advertir de las situaciones extraordinarias que tengan un margen bajo de probabilidad, ya que la información a ofrecer al paciente, no puede ser excesiva ni ilimitada.

No obstante, en el sistema jurídico español se hace distinción sobre la información de los riesgos que se procuran al paciente, dependiendo de la clase de intervención médica.

3.1.3.1.1. La información de los riesgos en la medicina curativa y satisfactiva

A la hora de determinar el contenido esencial que se transmite al paciente, según la jurisprudencia de los Tribunales Españoles, existen distintos niveles de precisión de la información según corresponda a la medicina curativa o a la satisfactiva (STS (Sala de lo Civil) 17 de abril de 2007 (RJ 2007/3541)). Esta diferencia desde el punto de vista de la información en función del tipo de medicina que se ejerce no se aprecia en la jurisprudencia colombiana.

Si se está frente a actos médicos de carácter curativo, se usa el término de medicina terapéutica o necesaria en la cual el enfermo tiene un padecimiento de salud[662] y se actúa sobre un cuerpo enfermo con la finalidad de mantener o restaurar la salud. En estos casos, se explicó en el apartado anterior que la información debe comprender los riesgos típicos y aquellos que, aun no siendo típicos, revisten una gravedad extraordinaria (STS (Sala de lo Civil) 11 de abril de 2013 (RJ 2013/3384), es decir, la información debe ser completa pero menos rigurosa. Mientras que, si se está ante la medicina voluntaria[663]

---

662 SSTS (Sala de Contencioso Administrativo) 3.10.2000 (RJ 1996/3905), (Sala de lo Civil) 21.10.2005 (RJ 2005/118547).

663 María Teresa ALONSO PÉREZ, detalla que, la terminología empleada de medicina voluntaria desde el punto de vista jurídico es inadecuada. Si bien no pretende restablecer la salud del individuo y el paciente no acude al médico urgido por una enfermedad que afecte sus funciones vitales, tanto en la medicina curativa como en la optativa las personas acuden voluntariamente al facultativo. María Teresa ALONSO PÉREZ, »La obligación del médico

en la que el paciente «*busca lograr una transformación satisfactoria del propio cuerpo, en la que no es la necesidad la que lleva a someterse a ella, sino la voluntad de conseguir un beneficio estético o funcional*»[664] hay mayor grado de intensidad en la información, por lo que los deberes del profesional conllevan proporcionarla de manera más amplia y exhaustiva[665].

En efecto, en la medicina también denominada optativa, perfectiva o satisfactiva, al paciente se le deben informar todos y cada uno de las consecuencias previsibles y pormenores, los riesgos atípicos con independencia de su frecuencia e incluso la posibilidad de que no se obtenga el resultado esperado (SSTS 9 de mayo de 2005, 12 de febrero de 2007, 23 de mayo, 29 de junio y 28 de noviembre de 2007; 23 de octubre de 2008 y 22 de noviembre de 2011). En razón a que no existe la necesidad de realizar el procedimiento médico para mejorar la salud, y lo que la persona desea es mejorar el aspecto físico, o conseguir la transformación de una actividad biológica[666]. En términos de la sentencia del Tribunal Supremo de 13 de abril de 2016 (RJ 2016/250):

> «cuando estamos ante un supuesto de medicina satisfactiva o voluntaria se acentúa la obligación de informar sobre los riesgos y pormenores de una intervención que permita al interesado conocer los eventuales riesgos para poderlos valorar y con base en tal información prestar su consentimiento o desistir de la operación, habida cuenta la innecesariedad de la misma».

Por ello, al exigir que la información previa sea más rigurosa, cuando el paciente está sano, como en los casos de cirugías estéticas, intervenciones odontológicas, vasectomías, ligaduras de trompas, implantar dispositivos anticonceptivos, rinoplastias, mamoplastias, implantes capilares, entre otras manifestaciones, se busca evitar que: «*se silencien los riesgos excepcionales ante cuyo conocimiento el paciente podría sustraerse a una intervención innecesaria o de una necesidad relativa*»[667], por no existir una patología en el paciente que haga necesaria la intervención médica.

---

como obligación de resultado y sus consecuencias en el ámbito de la responsabilidad civil (a propósito de la sentencia de la Sala de lo Civil del Tribunal Supremo de 2 de diciembre de 1997)», en *Anuario de Derecho Civil*, 1998, pág. 897.

664 STS (Sala de lo Contencioso Administrativo) 9.10.2012 (RJ 2010/6878).

665 SSTS (Sala de lo Civil) 21.10.2005 (RJ 2005/118547), (Sala de lo Civil) 17.4.2007 (RJ 2007/3541).

666 José Antonio SEIJAS QUINTANA, «Responsabilidad médica: nueva visión del Tribunal Supremo ante la medicina curativa y satisfactiva y la obligación de medios y de resultados», en Mariano José HERRADOR GUARDIA (Coord.), *Derecho de Daños*, Sepín, Madrid, pág. 302.

667 SSTS (Sala de lo Civil) 21.10.2005 (RJ 2005/8547); (Sala de lo Civil) 29.6.2007 (RJ 2007/3871) y (Sala de lo Civil) 28.4.2021 (RJ 2019/616).

En igual sentido, el Tribunal Supremo en sentencia del 21 de octubre de 2005, (RJ 2005/8547), ha dicho que, en la medicina satisfactiva:

«el deber de información por parte del médico se acrecienta, por cuanto debe advertir de cualesquiera secuelas, riesgos, complicaciones o resultados adversos que se puedan producir, sean de carácter permanente o temporal, y con independencia de su frecuencia, aunque sean remotos, poco probables o se produzcan excepcionalmente. (...) Sólo quedan excluidos los riesgos desconocidos por la ciencia médica en el momento de la intervención».

Agrega el Tribunal Supremo que, en los casos de medicina voluntaria, la relatividad de la necesidad, podría dar lugar a silenciar los riesgos excepcionales[668], para evitar que el paciente rehúse la intervención quirúrgica que es innecesaria[669]. Además, en reciente resolución, el Tribunal Supremo, Sala de lo Civil, de 30 de noviembre de 2021 (RJ 2021/4355) reitera que el rigor de la información en los casos de medicina satisfactiva, evita que prevalezcan los intereses monetarios del profesional sanitario al magnificar las expectativas del paciente y minimizar los riesgos, que toda intervención invasiva conlleva. Por lo tanto, como se dijo, en estas situaciones, el médico está obligado a informar todas las complicaciones posibles y los riesgos excepcionales, remotos o probables, que conllevan un perjuicio grave y, que el paciente tiene derecho a conocer para tomar una decisión verdaderamente autónoma[670].Sobre esta cuestión, comparto la posición de GALÁN CORTÉS, cuando señala que el deber de información es más riguroso en la medicina optativa, dado que se actúa sobre una persona sana, y se aplica, en este caso, la presunción de que nadie consentiría empeorar o desmejorar su situación de salud[671]. De ahí que en un estrado judicial se admite como prueba, la constancia expresa de la asunción del riesgo por la persona que se somete a estos procedimientos.

En conclusión, en la medicina satisfactiva la información debe ser más rigurosa que en la curativa, por lo que cobra especial relevancia que en las intervenciones médicas voluntarias se exija al facultativo un mayor nivel de información de los riesgos asociados al tratamiento a practicar. La diferencia que hace la jurisprudencia sobre el contenido de la información que debe proporcionar el médico, busca impedir que se silencien los riesgos excepcionales de la intervención clínica, ante cuyo conocimiento, el paciente, se podría retractar de someterse a un procedimiento que no necesita o que

---

668 SSTS (Sala de lo Civil) 12.2.2007 (RJ 2002/1234), (Sala de lo Civil) 23.5.2007 (RJ 2006/546), (Sala de lo Civil) 29.6.2007 (RJ 2006/820), (Sala de lo Civil) 28.11.2007 (RJ 2007/1216), (Sala de lo Civil) 23.10.2008 (RJ 2008/943).

669 SSTS (Sala de lo Civil) 04.10.2006 (RJ 2006/6428) y (Sala de lo Civil) 16.1.2012 (RJ 2012/1784).

670 Jordi RIBOT IGUALADA, «Comentario de la sentencia de 2 de julio de 2002», en *Cuadernos Civitas de Jurisprudencia Civil*, vol. 60, 2002, pág. 1170.

671 Julio César GALÁN CORTÉS, *Responsabilidad médica y el consentimiento informado*, 7.ª ed., *op. cit.*, pág. 267.

corresponde a una necesidad relativa, porque no es esencial para mejorar su salud.

Con referencia a la diferente amplitud de la información en función de si la intervención es curativa o satisfactiva en el sistema colombiano no encuentra fundamento legal o jurisprudencial para establecer dicha distinción. Lo que establece la jurisprudencia colombiana es que cuanto más invasivo sea el procedimiento clínico, más cualificada debe ser la información que reciba el paciente, es decir, es decir, ante procedimientos clínicos de alto riesgo y/o complejidad, bien sea por su carácter invasivo, o por las consecuencias esperadas del mismo, se exige mayor rigurosidad e intensidad en el tipo de información suministrada al paciente.

3.1.4. Criterios valorativos de la información médica

La Corte Constitucional de Colombia ha reconocido la dificultad de establecer el alcance de la información que el facultativo debe proporcionar al paciente en sentencia SU-337/1999, de 12 de mayo de 1999, al determinar que:

> «no es pues posible, dada la complejidad de los casos concretos, formular unas reglas rígidas sobre el alcance de la información que debe ser suministrada por los médicos. Tan solo se puede establecer una pauta, cual permite evaluar, dadas las particularidades de las distintas situaciones, si los profesionales de la salud han cumplido o no con su obligación de información».

De igual manera señala el Tribunal Supremo, Sala de lo Contencioso Administrativo, de 27 de junio de 2017, (RJ 2017/2605), que la información es deficiente cuando no hace referencia a las distintas técnicas ni a posibles alternativas del tratamiento. Es evidente que, identificar con claridad el alcance y la extensión de la información que se debe suministrar al paciente no ha sido tarea fácil y ha llevado a distintos desarrollos teóricos[672] con parámetros de referencia relativos al profesional, el paciente y a la misma información.

Al acudir a los tribunales norteamericanos se aprecia que abordan con mayor amplitud las posibilidades valorativas de medición[673], por ello haré referencia a este aspecto a partir de las principales sentencias relacionadas con este tema teniendo en cuenta los criterios del médico razonable, la persona razonable y el subjetivo.

---

672 Hugo RODRÍGUEZ ALMADA, «Consentimiento informado en la práctica clínica», *op.cit.*, pág. 25.

673 Julio Cesar GALÁN CORTÉS, *Responsabilidad Médica y Consentimiento Informado*, Civitas, Madrid, 2001, pág. 212.

3.1.4.1. Criterio del médico razonable

Es conocido como el criterio de la práctica profesional. Consiste en que la cantidad de información que transmite el galeno, corresponde a la que un médico razonable daría en similares circunstancias, para que el paciente otorgue un consentimiento válido, *(reasonable medical practitioner)*. En España *«los estándares jurisprudenciales de información se sitúan preferentemente, por lógica jurídica, en la línea del médico razonable, mediante el concepto de riesgo típico»*[674].En opinión de MARTÍNEZ DOALLO,

> «la provisión de la información constituye en una tarea de los profesionales sanitarios en virtud de su pericia, rol y compromiso profesional, donde el estándar de la información es relativa a la costumbre profesional»[675].

Así, en el año 1.960, este criterio valorativo se aplica en el caso de *IRMA NATANSON v. JOHN R. KLINE y FRANCIS HOSPITAL and SCHOOL OF NURSING*[676], la Corte Suprema del Estado de Kansas aplica el estándar del médico razonable[677] y explica que, en la revelación razonable de la información que hace el facultativo, se incluye la naturaleza de la enfermedad, características del tratamiento, los riesgos, las consecuencias y posibles opciones terapéuticas.

Este criterio ha sido cuestionado porque desconoce la facultad del paciente a decidir por sí mismo[678], tiene un enfoque paternalista que nace únicamente del criterio profesional. Adicionalmente, se puede llegar a una situación donde el actuar médico, aunque sea aceptado por la comunidad científica no necesariamente significa que sea ético[679].

3.1.4.2. Criterio de la persona razonable

El estándar de *«reasonable person»* nace para solventar las deficiencias del criterio del médico razonable. Consiste en que, la información que el

---

674 Pablo SIMÓN LORDA, *Problemas Prácticos del Consentimiento Informado*, Fundació Víctor Grifols i Lucas, Barcelona, 2002, pág. 47.

675 Noelia MARTÍNEZ DOALLO, «El consentimiento informado del paciente en los Estados Unidos de América. Génesis, Evolución, Fundamentos y Breve comparación crítica con el modelo español», *op. cit.,* pág. 68.

676 Supreme Court of Kansas, 1960, Natanson v. Kline. Accesible en: https://law.justia.com/cases/kansas/supreme-court/1960/41-476-2.html .

677 Es el que actúa en consonancia con la práctica habitual de la comunidad científica a la que pertenece. Pablo SIMÓN LORDA y Luis CONCHEIRO, «El consentimiento informado: teoría y práctica», *op. cit.,* págs. 659-663.

678 José Antonio SEOANE, «La construcción jurídica de la autonomía del paciente» *op.cit.*, pág. 17.

679 Eliana Maribel QUINTERO ROA, «El consentimiento informado en el área clínica: ¿qué es?», en *Revista MedUNAB*, vol 12, núm. 1, 2009, pág. 29.

médico debe transmitir al paciente está determinada por lo que un hipotético paciente razonable necesitaría conocer en la misma situación para tomar decisiones libres relativas al acto médico[680]. Explica SEOANE que el respeto por la autonomía del paciente

«exige un estándar impuesto a los profesionales y no uno que éstos se impongan a sí mismos. Donde son las necesidades de un paciente las que determinan la amplitud de la información que debe prestar el médico, pero desde un punto de vista razonable»[681].

En la jurisprudencia norteamericana, este estándar se aplica en el año 1969, en el caso *BERNARD BERKEY v. FRANK M. ANDERSON y OTROS*[682] donde la Corte de apelaciones de California, concluyó que se debió informar al paciente de todo aquello que podía influir significativamente en la decisión razonable de someterse o no al examen propuesto. Posteriormente, en sentido similar, las sentencias *COOPER v. ROBERTS d*[683], *JERRY W. CANTERBURY*[684] *v. WILLIAM THORNTON SPENCE and THE WASHINGTON HOSPITAL CENTER*[685] y *RALPH COBBS v. DUDLEY F. P. GRANT*[686], establecen que: *«el médico está obligado a revelar aquellos riesgos que un hombre razonable consideraría para su decisión de someterse o no a tratamiento»*. En los anteriores pronunciamientos los Tribunales norteamericanos abandonan el estándar de la práctica profesional por el criterio objetivo donde el paciente es quien determina la medición de la información. Este criterio se mantiene también en la sentencia *VIOLA HONDROULIS v. JOHN SCHUMACHER* de la Corte Suprema de Louisiana[687], al considerar que, a la demandante, como

---

680 TL BEAUCHAMP y LB MCCULLOUGH, «Ética Médica. Las responsabilidades morales de los médicos», *op. cit.*, págs. 76-79.

681 José Antonio SEOANE, «La construcción jurídica de la autonomía del paciente», *op.cit.*, pág. 17.

682 Court of Appeals of California, Second Appellate District, Division Five, 1969, Bernard Berkey *v.* Frank M. Anderson y otros. Accesible en: https://law.justia.com/cases/california/court-of-appeal/3d/1/790.html.

683 Supreme Court of Pennsylvania, 1971, Cooper *v.* Roberts. Accesible en: https://supreme.justia.com/cases/federal/us/59/173/.

684 *«El caso Canterbury no elige un criterio subjetivo sino un criterio objetivo, basado en las necesidades del paciente-tipo»* como persona razonable. José Antonio SEOANE, «La construcción jurídica de la autonomía del paciente», *op.cit.*, pág. 17.

685 District of Columbia Court of Appeals, 1972, Jerry W. Canterbury *v.* William Thornton Spence and the Washington Hospital Center. Accesible en: https://law.justia.com/cases/federal/appellate-courts/F2/464/772/38141/.

686 Supreme Court of California, 1972, Ralph Cobbs and Respondent *v.* Dudley F.P. Grant. Accesible en: https: //law.justia.com/cases/california/supreme-court/3d/8/229.html.

687 Supreme Court of Louisiana, 1989, Hondroulis *v.* Schumacher. Accesible en: https://www.casemine.com/judgement/us/59148a64add7b049345117ae.

persona razonable, no se le advirtió del riesgo ni se le informó de métodos alternativos de tratamiento terapéutico.

Cabe mencionar que, en el ordenamiento colombiano, la Corte Constitucional de Colombia en sentencia C-221/1994 de 5 de mayo de 1994, sobre el estándar de persona razonable señala que: *«se trata de que cada persona elija su forma de vida responsablemente, y para lograr ese objetivo, es preciso remover el obstáculo mayor y definitivo: la ignorancia».* En efecto, al procurar el respeto por la dignidad humana, la autonomía personal y el libre desarrollo de la personalidad, la validez del consentimiento médico se soporta en la amplitud de la información recibida. No obstante, se plantean cuestionamientos sobre el alcance[688], interpretación y delimitación de este criterio, dada la ambigüedad del concepto de persona razonable[689], ya que esta valoración no tiene en cuenta las necesidades concretas del paciente, sino se basa en un estándar objetivo que se aplica a cualquier persona[690].

3.1.4.3. Criterio subjetivo

El criterio subjetivo se basa en establecer de manera concreta la información que un paciente necesita conocer, según sus valores, intereses y proyecto de vida. Quienes están de acuerdo con este estándar señalan que se requiere un esfuerzo del facultativo para identificar en concreto los deseos del paciente, quien tiene el derecho a decidir con fundamento en razones personales[691]. De tal manera que, en un proceso judicial, lo que se determina es si el conocimiento de un eventual riesgo no informado, que posteriormente se materializa, hubiera sido relevante para modificar la decisión del paciente. En esta línea, la Suprema Corte de Oklahoma, en el Caso *NORMA JO SCOTT and DALE M. SCOTT v. VANCE A. BRADFORD*[692], así como, la Corte del Estado de Louisiana en sentencia *BOURGEOIS v. MCDONALD*[693], evidencian la necesidad de proporcionar la información ajustada a las necesidades

---

688 Noelia Martínez Doallo, «El consentimiento informado del paciente en los Estados Unidos de América. Génesis, Evolución, Fundamentos y Breve comparación crítica con el modelo español», *op. cit.*, pág. 69.

689 Julio Cesar Galán Cortés, La Responsabilidad Médica y Consentimiento Informado, *op. cit.*, pág. 213.

690 José Antonio Seoane, «La construcción jurídica de la autonomía del paciente», *op.cit.*, pág. 17.

691 Noelia Martinez Doallo, «El consentimiento informado del paciente en los Estados Unidos de América. Génesis, Evolución, Fundamentos y Breve comparación crítica con el modelo español», *op. cit.*, pág. 69.

692 Supreme Court of Oklahoma, 1979, Norma Jo Scott and Dale M. Scott *v.* Vance A. Bradford. Accesible en: https://law.justia.com/cases/oklahoma/supreme-court/1979/48164.html .

693 Supreme Court of Louisiana, 1993, Nancy M. Bourgeois v. Marguerite B. Mcdonald. Accesible en https://law.justia.com/cases/louisiana/supreme-court/1993/93-c-2581-2.html.

de cada paciente y no a una hipotética persona razonable. En ambos casos, los demandantes afirman que, si hubieran sido informados adecuadamente, se habrían negado a la realización del procedimiento sanitario. Sin embargo, este estándar también es cuestionado porque puede ser considerado una carga desmedida para el médico por *«la variabilidad de los posibles intereses de cada paciente, para determinar cuál es la información necesaria en cada caso particular»*[694].

Sobre estas posibilidades de valoración, no existe una única postura. Es preciso anotar que la sentencia norteamericana en el caso *ARATO v. AVEDON*[695] combina el criterio de la persona razonable con el estándar subjetivo del paciente[696], por ello algunos autores proponen un modelo equitativo que tenga en cuenta tanto el criterio objetivo de paciente razonable con el subjetivo o concreto, donde el médico proporcione la información necesaria en cantidad y calidad en función de los valores, e intereses del paciente[697]. Se considera que este punto intermedio es el que debe prevalecer en la relación sanitaria, teniendo en cuenta que la amplitud de la información es una condición para la validez de la aceptación del enfermo. Como lo señala GALÁN CORTÉS, *«el consentimiento del paciente se extenderá, en cuanto a su validez y eficacia, hasta donde haya sido informado»*[698].

3.1.5. Sujeto obligado a proporcionar la información

Se ha puesto de relieve que la información sanitaria debe suministrarla, tanto el facultativo que ordena la práctica, pues domina los antecedentes y el estado de salud física y emocional del paciente y conoce los riesgos que prescribe, como el médico, que va a efectuar la práctica diagnóstica o terapéutica[699].

En España, el art 4.3 de la LBAP determina que:

«el médico responsable del paciente le garantiza el cumplimiento de su derecho a la información. Los profesionales que le atiendan durante el proceso asistencial

---

694 Julio Cesar GALÁN CORTÉS, *La Responsabilidad Médica y Consentimiento Informado*, *op. cit.*, pág. 219.

695 Supreme Court of California, 1993, Arato v. Avedon. Accesible en: https://law.justia.com/cases/california/supreme-court/4th/5/1172.html.

696 José Antonio SEOANE, «La construcción jurídica de la autonomía del paciente», *op.cit.*, pág. 17.

697 Daniel GONZALEZ, Hugo, RODRIGUEZ ALMADA y Luis RUSO, «Cantidad y calidad de la información conocida por pacientes que consintieron cirugías de coordinación», en *Rev. Méd. Urug*, vol. 26, núm. 1, 2010, págs. 25-31.

698 Julio Cesar GALÁN CORTÉS, *Aspectos legales de la relación clínica*, Jarpyo, Madrid, 2000, pág. 166.

699 Vladimir MONSALVE CABALLERO y Daniela, NAVARRO REYES, *El consentimiento informado en la praxis médica*, *op. cit.*, pág. 111.

o le apliquen una técnica o un procedimiento concreto también serán responsables de informarle».

Adicionalmente, el art 3 de la LBPA especifica que el médico responsable es el que: *«tiene a su cargo coordinar la información y la asistencia sanitaria del paciente o del usuario»*, por lo que este profesional se convierte en el interlocutor por excelencia para transmitir la información al enfermo y recabar el consentimiento. No obstante, los demás profesionales que atienden al paciente durante cada fase del proceso sanitario, tienen la obligación de información, en lo que corresponde a su intervención. Ahora bien, respecto a los casos donde actúa un equipo médico, el Tribunal Supremo en sentencia de 16 de octubre de 1998 (RJ 1998/956), determina que: *«la obligación de informar corresponde a los profesionales que practicaron la prueba médica»*. Esta postura se confirma cuando el mismo Tribunal Supremo, en sentencia de 15 de mayo de 2008 (RJ 2001/752), señala que la información previa puede prestarse por el profesional responsable, sin perjuicio de las obligaciones de otros profesionales que participan en las actuaciones asistenciales.

Al respecto, explica SÁNCHEZ CARO que un médico internista puede indicar un examen, pero es el especialista que va a practicarlo el que conoce con mayor exactitud los riesgos de su ejecución, por lo tanto, es quien en definitiva tendría que informar al paciente[700]. Ante este panorama algunos consideran que: *«los acuerdos internos entre médicos y especialistas en cuanto a la aportación de la información al paciente, parece ser la solución más deseable a la luz de las previsiones legales vigentes»*[701]. Este planteamiento tiene complejidad en la práctica médico asistencial, por ello considero que el encargado de realizar el procedimiento sanitario en concreto debe verificar que el paciente conoce los riesgos que asume con su práctica, para garantizar que la información recibida fue la adecuada o de lo contrario proceder a dar información o completarla cuando lo considere necesario.

Además, pueden darse varios supuestos: la amistad o el parentesco no justifica la infracción de la información por el médico responsable de practicar el acto médico. Al respecto, el Juzgado de Vigo en sentencia de primera instancia de 22 de diciembre de 2005, (RJ 2006/208), en un proceso en el que el facultativo que realizó el procedimiento es el cónyuge de la demandante, ratifica que: *«no puede considerarse acreditada la existencia de la información y no puede justificarse su ausencia por el hecho de que quién practicó la intervención quirúrgica fuera el marido de la reclamante»*.

---

700 Javier SÁNCHEZ CARO, *Información y Documentación Clínica (Actas del Seminario Conjunto Sobre Información y Documentación Clínica celebrado en Madrid los días 22 y 23 de septiembre de 1997)*, vol. 1, Consejo General del Poder Judicial y Ministerio de Sanidad y Consumo, Madrid, 1998, pág. 262.

701 *Vid.* Marta GESINSKA, *El consentimiento informado como garantía del principio de la autonomía del paciente: estudio comparativo de los ordenamientos jurídicos español y polaco*, *op.cit.*, pág. 193.

Otro supuesto corresponde a los casos en que el paciente recibe la información de una fuente diferente a los profesionales de la medicina que lo atienden. Considero que no puede darse por cumplida esta obligación, ya que corresponde a una exigencia legal. No obstante, el Tribunal Supremo, Sala de lo Civil, en sentencia de 10 de febrero de 2004 (RJ 2004/456), matiza este criterio y especifica que la infracción del consentimiento informado no conlleva responsabilidad médica cuando el paciente por su actividad profesional conoce de antemano la información.

Por su parte, la ley colombiana, a diferencia de la española no hace referencia explícita al derecho del paciente a ser informado por el médico responsable. Sin embargo, el art. 16 de la Ley 23/1981, señala de manera genérica que: «el médico» tiene la obligación de comunicar el riesgo previsto. Adicionalmente, por vía jurisprudencial, se establece que el médico que realiza el procedimiento es el obligado a solicitar el consentimiento del enfermo (Corte Suprema de Justicia de Colombia, Sala de Casación Civil, 24 de mayo de 2017 (SC-7110/2017)). Al respecto, DE BRIGARD expresa que quien ejecuta el procedimiento concreto es quien asume la responsabilidad de informar y recabar el consentimiento[702].

Ahora bien, no solo el profesional médico debe involucrarse[703] en el proceso de obtener el C.I., igualmente participan de manera activa los profesionales de enfermería. Según el Código Deontológico de la Enfermería Española[704], en sus arts. 6 y 13, insta al personal de enfermería a obtener el consentimiento previo de los pacientes. De la misma manera, en Colombia, el art. 6 de la Ley 911/ 2004[705] establece que la garantía del consentimiento

---

702 Ana María DE BRIGARD, «Consentimiento informado del paciente», *op.cit.,* pág. 279.

703 Declaración Universal sobre Bioética y Derechos Humanos. 33.ª Sesión de la Conferencia General de la Unesco, octubre 19 de 2005.

704 Resolución n.º 32/89 del Consejo General de Enfermería, por la que se aprueban las normas deontológicas que ordenan el ejercicio de la profesión de Enfermería de España con carácter obligatorio. Dicha norma limita el actuar del personal de enfermería de la siguiente manera; Art. 6 *«el consentimiento del paciente, en el ejercicio libre de la profesión, ha de ser obtenido siempre, con carácter previo, ante cualquier intervención de la Enfermera/o. Y lo harán en reconocimiento del derecho moral que cada persona tiene a participar de forma libre, y válidamente manifestada sobre la atención que se le preste».* Art. 13 *«Si la Enfermera/o es consciente que el paciente no está preparado para recibir la información pertinente y requerida, deberá dirigirse a los familiares o allegados del mismo».*

705 Ley 911/2004, de 05 de octubre, por la cual se dictan las disposiciones en materia de responsabilidad deontológica para el ejercicio de la profesión de enfermería en Colombia; se establece el régimen disciplinario correspondiente y se dictan otras disposiciones (Diario Oficial n.º 45.693, de 6.10.2004). El art. 6 determina que: *«el profesional de enfermería deberá informar y solicitar el consentimiento a la persona, a la familia, o a los grupos comunitarios, previa realización de las intervenciones de cuidado de enfermería, con el objeto de que conozcan su conveniencia y posibles efectos no deseados, a fin de que puedan manifestar su aceptación o su oposición a ellas. De igual manera, deberá proceder cuando ellos sean sujetos de prácticas de docencia o de investigación de enfermería».*

informado de los pacientes forma parte de las obligaciones de los profesionales de enfermería, en el ámbito de su intervención[706]. El ejercicio de la enfermería presupone, por tanto, el deber ético y legal de proteger el derecho del paciente a dar su C.I. En consecuencia, el profesional o auxiliar de enfermería, debe informar a los enfermos de las intervenciones a su cargo, para obtener su consentimiento (Corte Constitucional de Colombia, Sala Plena, 25 de mayo de 2016 (Sentencia C-274/16)).El personal de enfermería tiene un papel de importancia para garantizar el consentimiento de los pacientes en el ámbito de su intervención, al apoyar la ejecución de algunos procedimientos sanitarios.

En suma, la LBAP y la jurisprudencia colombiana en igual sentido determinan que quienes atienden al paciente durante el proceso médico asistencial, tienen la obligación de proporcionar información al paciente. Adicionalmente, en la normativa española se establece expresamente la función del médico responsable de la asistencia como la persona que coordina esta información.

3.1.6. Destinatarios de la información: paciente y familia

Así como el médico es el profesional calificado en materia de conocimientos clínicos, el enfermo es un interlocutor válido para recibir y comprender la información, por esto

> «el paciente es el verdadero protagonista de la relación médico-paciente. En ese orden de ideas, pasa a convertirse en sujeto de una relación, de la que surgen derechos y obligaciones recíprocos. Uno de los cuales es el derecho a la información»[707].

En consecuencia, el enfermo pasa de sujeto paciente a sujeto agente en la toma de decisiones clínicas y como usuario del servicio médico recibe la información y, a partir de ella, decide si se somete o no a un procedimiento o tratamiento curativo o preventivo[708].

En este marco, con fundamento en la naturaleza personalísima del consentimiento informado, el paciente es el titular de este derecho y quien debe consentir la actuación médica, siempre y cuando su capacidad y discernimiento lo permitan[709]. Es decir, se requiere que el enfermo comprenda las consecuencias del acto médico y evalúe si se someterá o no al mismo.

---

706 De igual manera, la Resolución 2003 de 2014 del 8 Ministerio de Salud y Protección Social.

707 Ana María DE BRIGARD, «Consentimiento informado del paciente», *op. cit.*, pág. 278.

708 Julio Cesar GALÁN CORTÉS, *Responsabilidad Médica y consentimiento informado, op. cit.*, pág. 556.

709 *Ibidem.*, pág. 73.

Por lo que, el propio paciente, es en principio, el único legitimado para consentir la práctica médica, sin embargo, la ley permite que, en algunos casos como las personas en situación de discapacidad (el consentimiento sea otorgado por intermedio de apoyos) o cuando se trata de los menores (el consentimiento lo otorgue representante legal, o los parientes cercanos que tengan deberes de asistencia y cuidado). Dicho esto, el art. 5.1, de la LBAP determina que: *«el titular del derecho a la información es el paciente. También serán informadas las personas vinculadas a él, por razones familiares o, de hecho, en la medida que el paciente lo permita de manera expresa o tácita»*. Así esta norma permite informar a otras personas vinculadas al paciente en cuanto exista su consentimiento expreso o tácito.

En concordancia con lo anterior, el art. 7 de la LBAP determina el carácter confidencial de los datos referentes a la salud, y a que nadie pueda acceder a ellos sin previa autorización, lo que corresponde también al derecho a la intimidad del paciente. De igual manera, la LBAP prevé en el art. 5.3 que, según el criterio del médico, cuando el paciente carezca de capacidad para entender la información a causa de su estado físico o psíquico, se pondrá en conocimiento de las personas vinculadas a él por razones familiares o de hecho. Adicionalmente, el art 92 b) de la Ley 41/2002 señala que cuando existe riesgo inmediato grave para el enfermo y no es posible conseguir su autorización, se podrá acudir a estas mismas personas para consultarles.

Sin embargo, la necesidad del consentimiento del paciente para facilitar la información a sus familiares puede plantear algunas dificultades en la práctica sanitaria como la relativa al límite de la información que el enfermo autoriza proporcionar en los casos de su aceptación tácita, porque no se puede desconocer su derecho a la intimidad sobre su verdadero estado de salud. Del mismo modo, se debe tener en cuenta que la LBAP no determina los criterios que se deben aplicar como consanguinidad, afinidad, sostenimiento, entre otros, ni establece la prelación de los familiares más allegados que puedan recibir la información.

Por su parte, en el ordenamiento colombiano, el art. 15 de la Ley 23/1989 establece que el médico pedirá su consentimiento para aplicar los tratamientos médicos y quirúrgicos, salvo en los casos en que ello no fuere posible, y le explicará al paciente o a sus responsables las consecuencias. Del mismo modo, el art. 17 de esta regulación aclara que el médico advertirá de las reacciones adversas del tratamiento médico al paciente o a sus familiares o allegados. Finalmente, el art. 18 de la Ley 23/1989 expresa que, en casos de condición grave del enfermo, el médico tiene la obligación de comunicarla a sus familiares o allegados y al paciente. Respecto a la autorización del paciente para que la información sobre su salud sea comunicada a sus familiares más cercanos, la Corte Constitucional de Colombia establece en la sentencia C-264/96, de 13 de junio de 1996 que solo con la autorización del paciente puede revelarse a un tercero los datos clínicos. Se agrega que la Ley 73/1988[710], define el orden familiar para tomar la decisión. Así, por ejemplo,

---

710   Modificada por la Ley 1805/2016, de 04 de agosto, por medio de la cual se modifican la

en casos excepcionales estarán llamados a autorizar un procedimiento o intervención médica, en primer lugar, el cónyuge no divorciado o separado, seguido por los hijos mayores de edad, luego los padres y, finalmente, los hermanos mayores de edad[711].A pesar de que está norma establece un orden jerárquico estricto, es muy antigua y ya fue derogada, pero se sigue aplicando en el ámbito médico. Debido a las dificultades en su aplicación práctica sería recomendable tener en cuenta otros criterios, como el familiar que vive con el paciente y es su cuidador, o el familiar más cercano que ayuda al sostenimiento del enfermo.

De esta manera, en los dos países estudiados se garantiza el acceso a la información necesaria para la participación en la toma de decisiones médicas al paciente y a terceros. En el caso español de conformidad con la LBAP se podrá informar a las personas vinculadas al paciente por razones familiares o de hecho. Dicha norma prevé la autorización del paciente para comunicar la información. Mientras que, en el caso colombiano, la Ley 23/1989 determina que son los familiares o allegados quien pueden recibir la información y a diferencia de España es la Corte Constitucional, quien indica que el paciente debe autorizar que se informe a su familia sobre sus datos clínicos.

3.1.7. El tiempo en que ha de proporcionarse la información

La información eficaz es aquella que se proporciona antes de la intervención o del tratamiento médico, siempre y cuando sea dada con una antelación suficiente y en condiciones que permitan al paciente, una adecuada reflexión[712]. El art. 8.1 de la LBAP dispone que toda actuación en el ámbito sanitario necesita el consentimiento libre y voluntario del paciente, una vez que haya recibido la información previa y valorado las alternativas propias del caso. Algunos autores, critican el vacío de la LBAP sobre la indeterminación del tiempo de reflexión que debe tomarse el paciente antes de decidir si se somete a un acto médico, ya que, *«facilitar la información sin tiempo para prestar el consentimiento es tanto como privar al paciente de la misma»*[713].

En España, a diferencia de la regulación estatal, en la normativa autonómica, se encuentra como referente la de propiciar la información con una antelación de 24 horas, para que el paciente pueda reflexionar con calma

---

Ley 73/1988 y la Ley 919/2004 en materia de donación de componentes anatómicos y se dictan otras disposiciones (Diario Oficial n.° 49.955, de 4.2.2016).

711   Ana María DE BRIGARD, «Consentimiento informado del paciente», *op. cit.*, pág. 279.

712   Lourdes BLANCO PÉREZ-RUBIO, «El deber de información en la medicina voluntaria o satisfactiva» en Eugenio LLAMAS POMBO (Coord.), *Estudio de derecho de obligaciones: Homenaje al Profesor Mariano Alonso, en* La Ley, 2006, Madrid, pág. 188.

713   José GUERRERO ZAPLANA, *El consentimiento informado. Su valoración en la jurisprudencia*, Lex Nova, Valladolid, 200, pág. 96.

y decidir de manera libre y responsable, cuando no se trate de actividades urgentes o aquellas que no requieran hospitalización; así lo determinan el art. 28 de la Ley 3/2005 de 8 de julio, de la Comunidad Autónoma de Extremadura, de información sanitaria y autonomía del paciente, conforme a la cual se facilitará con la antelación suficiente, al menos 24 horas antes del procedimiento correspondiente. En idéntico sentido, la Ley 10/2014, de 29 de diciembre, de Salud de la Comunidad Valenciana en su art. 43. 9 establece que: *«La información previa al consentimiento se facilitará con la antelación suficiente y, en todo caso, al menos 24 horas antes del procedimiento correspondiente, siempre que no se trate de actividades urgentes»*. En esta línea, y en el ámbito nacional, el Real Decreto 2070/1999, de 30 de diciembre, por el que se regulan las actividades de obtención y utilización clínica de órganos humanos y la coordinación territorial en materia de donación y trasplante de órganos y tejidos, se establece una antelación de 24 horas[714].

Sobre el tema, los órganos judiciales españoles no dan validez al consentimiento informado dado en el quirófano, por considerar que se trata de documentos en los que se busca registrar una firma que autorice la intervención clínica sin una información que permita al paciente tomar plena conciencia de los riesgos que asume. Como ejemplo se encuentra la sentencia de la Audiencia provincial de Baleares de 13.2.2001 (JUR 2001/2250), donde se determina que:

> «la información completa debe proporcionarse antes de la opción quirúrgica correctora, y ello no se consigue con el solo hecho de hacer firmar un escrito minutos antes de la operación y en circunstancias en las que, por razones sociológicas y personales, no se puede esperar del firmante una respuesta meditada y un consentimiento libre»[715].

En concordancia con lo expuesto, tampoco hay uniformidad de los Tribunales, respecto al consentimiento prestado con mucha antelación, así el Tribunal Superior de Justicia de Asturias, en sentencia de 27 de febrero de 2015 (RJ 2015/208), considera que siete meses es demasiado tiempo, supone un excesivo plazo entre el momento en que se suscribe y aquel en el que se realiza el acto médico, para proporcionar información sobre el alcance y las posibles complicaciones de la intervención. Resulta evidente que la información dada al paciente debe ser previa a su C.I., y que se proporciona a lo largo

---

714 El Real Decreto 2070/1999, de 30 de diciembre, por el que se regulan las actividades de obtención y utilización clínica de órganos humanos y la coordinación territorial en materia de donación y trasplante de órganos y tejidos. En el art. 9 señala que para proceder a la extracción de órganos de donante vivo, el interesado deberá otorgar por escrito su consentimiento expreso ante el juez encargado del Registro Civil de la localidad de que se trate, tras las explicaciones del médico (...) deberán transcurrir al menos veinticuatro horas. El Presidente de la Comisión Asesora de Bioética de Principado de Asturias, 14 de enero de 2019.

715 SAP Islas Baleares, 13.2.2001 (JUR 2001/2250).

de las diferentes etapas de la prestación sanitaria. Del mismo modo, debe suministrarse con el tiempo suficiente para que el paciente la comprenda y reflexione antes de optar por una alternativa médica.

En Colombia no hay norma, ni jurisprudencia que exija que la información asistencial se facilite en un momento determinado para recabar el consentimiento, Se entiende que la información suministrada al paciente se debe haber brindado de manera oportuna y previa al acto médico y que, de acuerdo con las circunstancias de cada paciente, haya tenido el tiempo necesario para reflexionar sobre su decisión[716].

En definitiva, en el caso español, la LBAP no prevé que el consentimiento se otorgue con determinada anterioridad, sin embargo, se encuentra como referente, las normas autonómicas, que determinan una antelación de 24 horas, para que el enfermo reflexione sobre su decisión, por lo que se puede tomar este término como un criterio para proponer su adopción en la norma básica del sistema español así como para el ordenamiento colombiano.

Examinada la información como un elemento del consentimiento. Ahora, se analiza el segundo componente para su validez del consentimiento, como lo es la voluntariedad.

3.2. Voluntariedad

Este elemento emana de la forma de obtener el consentimiento y se relaciona con que el paciente debe tomar una decisión de manera libre. Así se ha considerado que: *«un acto mediante el cual un individuo libre ejerce su autodeterminación al autorizar cualquier intervención médica pero que no actúa de forma voluntaria no es aceptable desde el punto de vista ético o legal»*[717]. En términos jurídicos, la voluntad debe ser libre de coacciones[718]. Sin imposiciones de los profesionales de la salud o de los familiares. Según el informe Belmont, mencionado ya en este estudio, se exige que el C.I. esté libre de coerción e influencia indebida. La coerción se da al exagerar el peligro de la enfermedad con el objeto de conseguir el consentimiento. Mientras que la influencia indebida ocurre cuando se ofrece una recompensa excesiva, desproporcionada o cualquier incentivo inapropiado para que el paciente otorgue el consentimiento[719]. En concordancia con lo anterior, es preciso hacer

---

716 Jorge Iván HERRERA MORENO, «Formalismo y consentimiento informado», *op. cit.*, pág. 6.

717 Pablo SIMÓN LORDA y Luis CONCHEIRO, «El consentimiento informado: teoría y práctica», *op. cit.*, pág. 659.

718 La Orden de 8 de julio de 2009 de Andalucía, en su instrucción 1.3 establece que: «la cantidad de información proporcionada a la persona paciente o usuaria del sistema sanitario debe ser la adecuada a sus necesidades y nivel de comprensión, de tal forma que pueda decidir libremente».

719 El informe Belmont principios y guías éticos para la protección de los sujetos humanos de

mención a que existen tres categorías que limitan la libertad y obstaculizan una decisión libre del paciente, estas son: persuasión[720], coacción[721] y manipulación[722].

La persuasión consiste en que el paciente se somete a un procedimiento médico sin darle la oportunidad de una segunda alternativa, es decir, se le indica únicamente cuál será el plan de manejo a seguir[723]. En este caso se busca el uso de argumentos razonables para inducir en una persona la aceptación de determinada opción. Este tipo de influencia se permite en el campo sanitario, siempre y cuando se tengan argumentos serios y válidos y no se comprometa la autonomía del paciente[724]. A diferencia de la persuasión, la coacción corresponde a recurrir intencionalmente a una amenaza creíble para controlar la decisión del paciente. La coacción puede ser de cualquier tipo: física, moral, intelectual y anula la autonomía que debe darse en la actuación

investigación comisión nacional para la protección de los sujetos humanos de investigación biomédica y del comportamiento USA. abril 18 de 1979, pág. 7. Accesible en: http://www.bioeticayderecho.ub.edu/archivos/norm/informebelmont.pdf.

720   Como FADEN y BEAUCHAMP señalan, *«el control se ejerce a través de influencias, pero no todas las influencias están controlando. La coerción siempre controla totalmente; y así es incompatible con el consentimiento informado; la persuasión nunca controla, y siempre es compatible con el consentimiento informado; y la manipulación constituye la continuidad entre controlar totalmente y no controlar; por tanto, a veces es compatible con el consentimiento informado y a veces no»*. Ruth FADEN y Tom BEAUCHAMP, In collaboration with Nancy M. P. King, *A History and Theory of Informed Consent*, edit. Oxford University Press, Oxford, 1986. pág. 22.

721   En el mismo sentido, las Pautas Éticas Internacionales para la Investigación Biomédica en Seres Humanos indican que la intimidación, de cualquier forma, que se realice, invalida el consentimiento clínico. *Vid.* Pautas éticas internacionales para la investigación relacionada con la salud con seres humanos Elaboradas por el Consejo de Organizaciones Internacionales de las Ciencias Médicas (CIOMS) en colaboración con la Organización Mundial de la Salud (OMS) Versión original publicada por CIOMS en 2016 bajo el título: International Ethical Guidelines for Health-related Research Involving Humans. Comentario pauta 6. Del mismo modo, SAAVEDRA explica que: *«el médico debe suministrar una adecuada información, con el fin de que este no contenga vicios, como: a. Falta de información o defecto en la misma por parte del facultativo. b. Intimidación, amenaza, coacción, etc., c. Por estado emocional que impide hacer adecuado uso de la voluntad. d. Por miedo, justificado o injustificado, que impida el adecuado uso del razonamiento lógico y el juicio crítico. e. Por presiones o necesidades muy variadas (laborales, familiares, sociales, etc»*. *Vid.* Édgar, SAAVEDRA ROJAS, «El concepto del debido proceso en el juicio disciplinario médico», en *Gaceta de Jurisprudencia del Tribunal Nacional de Ética Médica*, vol. 4, núm. 1, 2000, pág. 20.

722   President's Commission for the Study of Ethical Problems in Medicine and Biomedical and Behavioral Research: Making Health Care Decisions. Washington DC: Government Printing Office, 1982; pág. 1.

723   Eliana Maribel QUINTERO ROA, «El consentimiento informado en el área clínica: ¿qué es?», *op. cit.*, pág. 28.

724   Vladimir MONSALVE CABALLERO y Daniela NAVARRO REYES, *El consentimiento informado en la praxis médica*, *op. cit.*, pág. 164.

médica[725]. Es necesario aclarar que se relaciona con el poder y credibilidad que tiene el coaccionador frente al paciente, por lo tanto, puede ser ejercida por el médico, o incluso por el personal de enfermería[726]. A mi juicio la coacción se relaciona con el uso de amenazas de daños físicos o psíquicos, para influir en la decisión del paciente. Sin embargo, si la coacción la realiza un tercero y el médico desconoce la situación, el galeno estaría actuando de modo legítimo. Finalmente, la manipulación se exterioriza cuando de manera deliberada se presenta información distorsionada o incompleta, para crear expectativas que no corresponden a la realidad y lograr que el paciente opte por determinada decisión[727]. De esta manera, la manipulación supone una anulación del requisito de voluntariedad[728].

En consecuencia, la decisión que adopte el paciente no debe estar afectada por injerencias externas[729]. De ahí que este componente que ahora analizamos se entiende como la facultad del paciente para decidir libremente si se somete o no a la realización de un procedimiento médico. Esta manifestación debe ser de manera exclusiva del paciente[730], pues es el único que está legitimado para decidir, salvo los supuestos excepcionales, que permiten la práctica de intervenciones en contra de su voluntad.

Así pues, no se afecta la validez del consentimiento cuando el facultativo expresa, después de ejercer correctamente su obligación de información, las razones médico científicas por las cuales se debería acceder a determinado tratamiento, sin que medie amenaza, error o coacción alguna. En efecto, la persuasión manejada de manera ética, es un elemento esencial de apoyo asertivo en el desarrollo de la toma del consentimiento cuando el paciente tiene dificultades para considerar las ventajas y riesgos de las diversas alternativas de tratamiento[731].

---

725 Diego Gracia Guillén y Javier Júdez, *Ética en la Práctica Clínica*, Tricastella, Madrid, 2004.

726 Pablo Simón Lorda y Luis Concheiro «El consentimiento informado: teoría y práctica», *op. cit.*, pág. 660.

727 Eliana Maribel Quintero Roa, «El consentimiento informado en el área clínica: ¿qué es?», *op. cit.*, pág. 28.

728 Pablo Simón Lorda y Luis Concheiro, «El consentimiento informado: teoría y práctica», *op. cit.*, pág. 660.

729 Juan Felipe Solórzano Quintero, «Elementos estructurales del consentimiento informado», en *Facultad de Jurisprudencia, Universidad del Rosario, Serie Documentos*, Universidad del Rosario, 2012, núm. 64, pág. 14.

730 La Corte Constitucional de Colombia, 17.11.2010 (Sentencia T-924/2010), menciona que: *«la expresión de la voluntad deber ser el resultado de una apropiada formación interna del procedimiento o intervención por realizar»*.

731 Pablo Simón Lorda y Luis Concheiro, «El consentimiento informado: teoría y práctica», *op. cit.*, pág. 659. En igual sentido el modelo *iusfundamental* defiende la idea de la toma de decisiones intersubjetivas, que se expuso en el apartado relativo a la bioética.

183

Sin embargo, el conflicto gravita en un hilo muy delgado que consiste en saber cuándo de la persuasión se pasa a la coacción o manipulación para no afectar las garantías del paciente, ya que, la voluntariedad se puede ver afectada no solo por el médico, sino por la familia, amigos, incluso por factores externos como el trabajo, el nivel educativo, incluso el idioma en que se da la información[732].

En definitiva, en el proceso sanitario, la decisión no debe ser influenciada por el facultativo o por un tercero, al contrario, debe ser el resultado de un juicio reflexivo, sin que medien la fuerza o el error que vicie el consentimiento del paciente. Por ello, el médico debe actuar con ética en el manejo del canal comunicativo y considerar al paciente como un interlocutor válido, quien puede decidir en ejercicio su autodeterminación y autorresponsabilidad.

El otro componente concomitante con los anteriores elementos del consentimiento como la información y la competencia es el relacionado con la competencia y, por lo tanto, corresponde al paciente comprender la información, asimilarla y decidir sobre los riesgos que asume en la intervención médica, diagnóstico o terapia.

3.3. Competencia

Un paciente es competente para tomar una decisión si es capaz de entender la información[733] y de hacer un juicio sobre dicha información a partir de sus valores personales. En este contexto, toda persona, aunque esté enferma, es libre y competente para decidir sobre su integridad personal y sobre su futuro y, por lo tanto, debe intervenir en las decisiones clínicas que le atañen[734]. Adicionalmente, mientras no se demuestre lo contrario, todo paciente es competente[735]. En este sentido, *«El concepto de competencia/ incompetencia es quizás uno de los más complejos y nucleares de la teoría del consentimiento informado»*[736].

---

732 Pablo SIMÓN LORDA y Javier JÚDEZ GUTIÉRREZ, «Consentimiento Informado», para *el proyecto de Bioética para Clínicos del Instituto de Bioética de la Fundación de Ciencias de la Salud*, 2001, vol. 117, núm. 3, pág. 102.

733 El informe Belmont enfatiza como factores en contra de la comprensión la información desorganizada y con rapidez, no dejando tiempo para la consideración, o disminuyendo el número de oportunidades de hacer preguntas, entre otras posibilidades. «El informe Belmont. Principios y guías éticos para la protección de los sujetos humanos de investigación», en *Bioética y derecho*. p. 7.

734 Marc-Antoni BROGGI, «¿Consentimiento informado o desinformado? El peligro de la medicina defensiva», *op. cit.*, pág. 96.

735 Pablo SIMÓN LORDA, IM SIMÓN LORDA, Carro L. CONCHEIRO, «Legibilidad de los formularios escritos de consentimiento informado», *op. cit.*, pág. 527.

736 Pablo SIMÓN LORDA y Luis CONCHEIRO, «El consentimiento informado: teoría y práctica», *op. cit.*, pág. 661.

Desde esta perspectiva un paciente competente entiende la información presentada, así como su situación clínica y las consecuencias de no recibir tratamiento. Además, es capaz de dar razones y discutirlas respecto a su decisión. La competencia requiere de cierto desarrollo neurológico y psicológico del individuo[737]. Dicho de otro modo, una persona se considera competente si comprende la información que recibe, aprecia las consecuencias más relevantes de las diferentes opciones y asume la decisión en coherencia con sus valores personales. En este elemento es importante resaltar que el grado de capacidad que se exige para tomar decisiones no siempre es el mismo, depende del tipo de decisión y de sus consecuencias[738]. Se considera que la exigencia del consentimiento presupone que la persona goza de inteligencia y voluntad para comprender su situación y decidir conforme a ese entendimiento. Entonces, si bien la autonomía del paciente es prevalente, depende de la naturaleza misma del tratamiento médico y de la cualificación de su consentimiento, el cual se relaciona con la gravedad de su patología y el riesgo de la intervención. (Corte Constitucional de Colombia, Sala Plena, 12 de mayo de 1999 (Sentencia SU-337/1999)). No obstante, se aclara que las personas en situación de discapacidad la luz de las reformas legislativas, tanto en el derecho español y colombiano se les reconoce, el ejercicio de su capacidad jurídica y por ello son quienes deben otorgar el consentimiento informado utilizando medidas de apoyo para garantizar el respeto de su voluntad, asunto que se analizará en el capítulo quinto.

De igual manera, uno de los aspectos que intervienen en la compleja estructura de la comprensión es la deliberación. Se trata de la actividad interior de la persona cuando considera los pros y los contras de los actos médicos que se van a realizar. Sobre este aspecto, la Corte Constitucional de Colombia, en sentencia SU-337/1999 de 12 de mayo de 1999, afirma que:

> «la capacidad del paciente para decidir, depende de la naturaleza de la intervención médica, de su carácter invasivo o no, de sus posibles riesgos y de sus eventuales beneficios». En este sentido, este órgano judicial aclara que: «la actividad del Estado debe encaminarse a permitir el desarrollo pleno de la autonomía de los individuos, claro está, siempre que el individuo cuente con la capacidad necesaria para tomar una decisión sobre su salud que pueda afectar su proyecto de vida». (Corte Constitucional de Colombia, Sala Séptima de Revisión, 15 de junio de 2016 (Sentencia T-303/2016)).

Desde siempre el médico es el encargado de evaluar la capacidad del paciente, lo que corresponde a su entendimiento y voluntad suficientes para tomar decisiones *«la evaluación de la competencia ha de realizarse mediante*

---

737 GÓMEZ CÓRDOBA y SUAREZ ACEVEDO, «Consentimiento informado en pediatría. Aplicaciones en psiquiatría», *op. cit.*, pág. 760.

738 Beatriz OGANDO DÍAZ y César GARCÍA PÉREZ, «Consentimiento informado y capacidad para decidir del menor maduro», en *Pediatría Integral*, 2007, vol. 11, núm. 10, pág. 25.

una primera aproximación. No cabe exigirle una apreciación exhaustiva al médico, salvo en casos excepcionales en los que las circunstancias aconsejen una contrastada valoración de la situación intelectual y emocional del paciente» [739], sin embargo, la ley no establece criterios objetivos, ni determina una forma práctica de medición, por ello, la doctrina busca instrumentos o criterios que se puedan aplicar en tales casos. Ante esta problemática, en 1982, la *President's Commission* de Estados Unidos[740], propuso tres criterios para establecer la competencia de un paciente:

«1) la posesión del paciente de una escala de valores en que fundamentar sus decisiones; 2) capacidad para comprender y comunicar información, y 3) capacidad para razonar y discutir acerca de la propia opción».

Como señala SIMON LORDA, el médico entre los factores a evaluar debe estar alerta ante posibles manifestaciones como: cambios bruscos en su estado mental habitual[741]; rechazo de un tratamiento cuando el paciente no consigue argumentar los motivos de su decisión con claridad; la fácil aceptación de procedimientos invasivos o peligrosos, sin ponderar riesgos ni beneficios y finalmente, los trastornos neurológicos o psiquiátricos de base, previamente conocidos por el galeno[742].

De acuerdo con el análisis anterior sobre los elementos del consentimiento informado y, a manera de recapitulación se concluye que: tanto la legislación como la jurisprudencia de los Tribunales Español y Colombiano establecen que la información que se proporcione al paciente debe ser oportuna, detallada, razonable, suficiente e integral sobre los procedimientos disponibles por la ciencia, para el tratamiento de su enfermedad, para así asegurar su C.I. respecto de la realización del tratamiento prescrito.

Con referencia a la determinación de los riesgos que deben ser trasladados al paciente, en España adquiere relevancia el tipo de medicina en la que se concreta la intervención médica. Esto significa que en la medicina satisfactiva, el grado de información debe ser mayor que en la curativa; se entiende que así se impide que se silencien los riesgos excepcionales, ante cuyo conocimiento, el paciente podría no realizarse una intervención médica que no necesita, por lo que cobra especial relevancia que en estos procedimientos

---

739 Jacobo DOPICO GÓMEZ ALLER, «Problemas del consentimiento informado por representación», en Mirentxu CORCOY (coord.), *Consentimiento por Representación*, edit. Fundació Víctor Grífols i Lucas, Barcelona, núm. 22, 2010, pág. 50.

740 President's Commission for the Study of Ethical Problems in Medicine and Biomedical and Behavioral Research: Making Health Care Decisions.

741 *Estos cambios pueden deberse a problemas psiquiátricos o alteraciones físicas como hipoxia, infecciones, medicaciones, trastornos metabólicos, etc.*

742 Pablo SIMÓN LORDA, «La capacidad de los pacientes para tomar decisiones: una tarea todavía pendiente», en *Revista de la Asociación Española de Neuropsiquiatría*, vol. 28, núm. 2, 2008, pág. 328.

médicos se exija al facultativo un mayor nivel de información de los riesgos asociados al tratamiento o intervención a practicar.

En el derecho español, la LBAP establece que la responsabilidad de recabar el C.I corresponde a los profesionales que atienden al paciente y al médico responsable de la asistencia que se erige en el coordinador de esta información. Por su parte, la jurisprudencia colombiana señala que el galeno es el garante del cumplimiento del deber de informar, junto con los demás profesionales que atienden al paciente durante cada fase del proceso sanitario. Adicionalmente, el personal de enfermería tiene un papel de importancia para garantizar el C.I. de los pacientes, ya que son los encargados de participar y apoyar la realización de algunos procedimientos médicos- quirúrgicos.

Si bien, la información dada al paciente debe ser previa a su C.I., en Colombia no hay regulación ni jurisprudencia que exija que la información asistencial se proporcione en un momento determinado, ni que el C.I. deba otorgarse en un plazo previo determinado. En España, aunque la LBAP tampoco lo establece, se encuentra como referente, en las normas autonómicas, una antelación de 24 horas, para que el paciente pueda reflexionar en sobre su decisión. Criterio que se puede aplicar en el sistema colombiano.

Respecto a los elementos del consentimiento como la capacidad y la comprensión se destaca que la capacidad es uno de los requisitos básicos del C.I. como acción sustancialmente autónoma, donde el titular del derecho a la información es el propio paciente, quien es el único legitimado, en principio, para consentir, ya que es un derecho personalísimo; sin embargo, en España, según la LBAP, se permite el acceso de los familiares más allegados a la información relativa a su salud condicionada a la autorización del mismo paciente, mientras que en el mismo sentido, la jurisprudencia colombiana, así lo establece.

Se entiende que un paciente emite el C.I. cuando comprende la información suministrada y decide respecto a su salud, de acuerdo con sus criterios, valorando sus necesidades y, su calidad de vida. A mi modo de ver, es necesario que el facultativo disponga del tiempo requerido para exponer la información al paciente, generando calidez, confianza y de esta manera aclare inquietudes relacionadas con el pronóstico de su estado de salud respetando su autonomía y libertad para tomar y defender sus decisiones, sin generar temores e incertidumbres sobre la práctica de los procedimientos médicos. En específico, en el proceso deliberativo, la decisión no debe ser influenciada por la autoridad del facultativo o de un tercero, por el contrario, debe ser el resultado de un juicio reflexivo, sin que medie la fuerza o error que vicien el consentimiento del paciente.

Otra cuestión que también merece especial atención es la relativa a que, en algunos casos, dicho consentimiento puede limitarse frente a normas y valores involucrados en las decisiones sanitarias[743], como se verá de manera seguida.

---

743 Corte Constitucional de Colombia, Sala Plena, 13.4.2016 (Sentencia C-182/2016) y Corte Constitucional de Colombia, Sala Quinta de Revisión, 22.2.2018 (Sentencia T-059/2018).

CAPÍTULO IV

EXCEPCIONES AL CONSENTIMIENTO INFORMADO

El paciente, como se ha reiterado, es quien otorga su consentimiento a la intervención médica correspondiente, como expresión de su autodeterminación. Con todo, hay situaciones en el ejercicio médico cotidiano en las que otorgar el consentimiento se torna imposible, por lo que se admiten excepciones en las que se releva al médico de la obligación de recabarlo. Respecto a esta cuestión, se precisa que estas situaciones son siempre restrictivas y deben resolverse aplicando los criterios de ponderación y razonabilidad[744]. Evitando así, vulnerar la integridad personal o producir daños irreparables al paciente[745]. En este contexto, enfatiza Pelayo González-Torre que el legislador debe establecer las garantías para la prestación del consentimiento médico, así como aquellas situaciones en las que puede prescindirse o matizarse, teniendo en cuenta que los derechos fundamentales sólo pueden ceder ante límites establecidos por la propia Constitución, o ante los que se deriven de la necesidad de preservar otros derechos constitucionalmente amparados[746].

En España el art. 9 de la LBAP[747], desarrolla los arts. 10 y 61 de la LGS y establece como excepciones al consentimiento las siguientes: riesgo para la

---

744 Antonio Rovira Viñas, *Autonomía personal y tratamiento médico. Una aproximación constitucional al consentimiento informado, op. cit.*, pág. 179.

745 Eduardo Cañadas Villanueva, «El límite del deber de curar», en *Jornadas Nacionales sobre los Derechos del enfermo,* Universidad de Murcia, 1987, pág. 5.

746 Ángel Pelayo González-Torre, «El consentimiento informado en sentencia del Tribunal Constitucional Español 37/2011 de 28 de marzo», *op,cit.*, pág. 776.

747 EL art. 9 de la Ley 41/2002 menciona los Límites al Consentimiento Informado «1. La renuncia del paciente a recibir información está limitada por el interés de la salud del propio paciente, de terceros, de la colectividad y por las exigencias terapéuticas del caso. Cuando el paciente manifieste expresamente su deseo de no ser informado, se respetará su voluntad haciendo constar su renuncia documentalmente, sin perjuicio de la obtención de su consentimiento previo para la intervención. 2. *Los facultativos podrán llevar a cabo las interven-*

salud pública, urgencia vital y renuncia del paciente (también conocido como el derecho a no saber). Se cita igualmente como límite del consentimiento el art. 5.4 de la Ley 41/2002, relacionado con el estado de necesidad terapéutica.

En cuanto a la normatividad colombiana solo se regula el caso de urgencia para eximir al médico de advertir el riesgo previsto según el art 11. b). del decreto 3380 de 1981[748]. No obstante, la Corte Constitucional de Colombia en sentencia C-405/16, de 26 de agosto, determina como situaciones excepcionales en la que la exigencia del consentimiento informado es menos estricta o incluso se podría prescindir de la autorización del paciente:

> «(i) cuando se presenta una emergencia, y en especial si el paciente se encuentra inconsciente o particularmente alterado o se encuentra en grave riesgo de muerte; (ii) cuando el rechazo de una intervención médica puede tener efectos negativos no sólo sobre el paciente sino también frente a terceros; (iii) cuando el paciente es menor de edad, caso en el cual el consentimiento sustituto de los padres tiene ciertos límites; (iv) cuando el paciente se encuentra en alguna situación de discapacidad mental que descarta que tenga la autonomía necesaria para consentir el tratamiento».

Se aprecia que, de las cuatro causales que determina la Corte Constitucional de Colombia, sólo una coincide con la legislación española, la relativa a los casos de urgencia. Respecto al rechazo de una intervención médica, la relacionada con los niños, niñas y adolescentes y las personas en situación de discapacidad, su análisis realizará en el capítulo respectivo ya que no se consideran excepciones a la luz del ordenamiento jurídico español.

4.1. Riesgo para la salud pública

La salud pública tiene una doble dimensión de modo que, por un lado, es un derecho, en virtud del cual, el ciudadano tiene la facultad de exigir de los poderes públicos una protección efectiva de su salud y, al mismo tiempo, constituye uno de los principales límites a los derechos individuales[749].

---

ciones clínicas indispensables en favor de la salud del paciente, sin necesidad de contar con su consentimiento, en los siguientes casos: a) Cuando existe riesgo para la salud pública a causa de razones sanitarias establecidas por la ley. En todo caso, una vez adoptadas las medidas pertinentes, de conformidad con lo establecido en la Ley Orgánica 3/1986, se comunicarán a la autoridad judicial en el plazo máximo de 24 horas siempre que dispongan el internamiento obligatorio de personas. b) Cuando existe riesgo inmediato grave para la integridad física o psíquica del enfermo y no es posible conseguir su autorización, consultando, cuando las circunstancias lo permitan, a sus familiares o a las personas vinculadas de hecho a él».

748 La misma norma numeral a) menciona como límite para el consentimiento cuando el estado mental del paciente y la ausencia de parientes allegados lo impidan.

749 Cuestiones ético-legales del rechazo a las vacunas y propuestas para un debate necesario. Comité de Bioética de España, 9 de enero de 2016, p. 20. Accesible en: http://assets.comi-

En el sistema español se encuentra el siguiente cuerpo normativo respecto a la salud pública: en primer lugar, la ley estatal, Ley 41/2002, que en su art. 9.2. a). limita el rechazo del tratamiento clínico cuando existe un riesgo para la salud pública a causa de razones sanitarias. De igual manera, la Ley Orgánica 3/1986[750], de 14 de abril, de Medidas Especiales en Materia de Salud Pública en su art. 2 hace referencia a las medidas que las autoridades sanitarias podrán adoptar para el reconocimiento, tratamiento, hospitalización o control, cuando exista peligro para la salud de la población. De igual modo, esta disposición en el art. 3 establece medidas especiales para controlar enfermedades contagiosas. También podemos citar, el art. 26.1 de la Ley 14/1986, de 25 de abril, General de Sanidad, que determina que cuando exista o se sospeche razonablemente sobre la existencia de un riesgo inminente y extraordinario para la salud, las autoridades sanitarias adoptarán las medidas preventivas que consideren justificadas. Adicionalmente, existen otras regulaciones relacionadas con la salud pública como: la Ley 22/1980, de modificación de la base IV de la Ley de Bases de la Sanidad Nacional, que, en su art. único, menciona que las vacunaciones, podrán ser declaradas obligatorias por el Gobierno, por el estado epidémico del momento o de acuerdo con los casos repetidos que se presenten[751]; la Ley 16/2003, de 28 de mayo, de cohesión y calidad del Sistema Nacional de Salud que, en su art. 11.2, relaciona los sistemas de alerta epidemiológica y respuesta rápida ante emergencias en salud pública y la Ley 33/2011, de 4 de octubre, General de Salud Pública que, en su art. 54.2 f), expresa algunas medidas que puede adoptar la autoridad competente si existen indicios racionales de riesgo para la salud.

A manera de ejemplo, para entender la complejidad de este asunto, se cita el caso de la pandemia de la COVID-19. Desde el ámbito meramente procedimental, el párrafo segundo del art. 8.6 de la LJCA, establece que corresponde a los Juzgados de lo Contencioso Administrativo la autorización o ratificación judicial de las medidas que las autoridades sanitarias consideren urgentes y necesarias para la salud pública. Es decir, por los riesgos de epidemias que afectan a la salud pública en los que se realiza una intervención forzada, el paciente puede acudir a los tribunales, pero después de dicha intervención[752]. A manera de ejemplo, analicemos un caso concreto: el director gerente del

---

tedebioetica.es/files/documentacion/es/cuestiones-etico-legales-rechazo-vacunas-pro-puestas-debate-necesario.pdf.

750 El Real Decreto-Ley 6/2020, de 10 de marzo, por el que se adoptan determinadas medidas urgentes en el ámbito económico y para la protección de la salud pública modifica el art. 4 de la Ley Orgánica 3/1986.

751 No se encuentra expresamente derogado.

752 Eva María MARTÍNEZ GALLEGO, «Análisis Jurídico del consentimiento Informado», Eugenio en LLAMAS POMBO (dir.), *Estudios sobre la responsabilidad sanitaria: un análisis interdisciplinar,* La Ley, España, 2014, pág. 162.

área sanitaria solicita el ingreso obligatorio de un paciente por tener diagnóstico positivo de SARS-COV-2 quien pretende abandonar la unidad médica, en contra de la opinión del facultativo, lo que supone un problema de salud pública. Mediante auto de 25 de marzo de 2020, el Juzgado de instrucción de Murcia, una vez realizado el análisis de la situación autoriza y confirma el ingreso del paciente a la entidad de salud en contra de su voluntad el tiempo que se precisara clínicamente por razones de salud pública justificando la medida como proporcionada y necesaria frente a la pandemia COVID-19 en los siguientes términos:

«la medida ordenada cuya ratificación se pide persigue un fin constitucionalmente legítimo, su adopción se encuentra amparada por una norma de rango legal y es proporcionada porque es idónea y necesaria a los fines legítimos que se pretenden, sin implicar un sacrificio desmedido de los mismos»[753].

Como se observa la medida estaba justificada para garantizar la salud pública por el grave riesgo de contagio de la COVID-19.

Ahora bien, otro asunto que generó polémica es el relativo a la obligatoriedad de la vacunación contra el COVID-19 como medida para proteger la salud pública y fue abordado desde varias ópticas como la jurídica, la bioética y la médica. Además de las normas ya enunciadas, se encontró que el art. 28 de la LBAP dispone que las medidas preventivas requieren de colaboración voluntaria. Por su parte, el Comité de Bioética de España estableció que:

«aunque el régimen jurídico de las vacunas es voluntario, la ausencia de una cláusula expresa de obligatoriedad no impide que puedan adoptarse decisiones individuales o colectivas de vacunación obligatoria»[754].

Es decir, no existe una cláusula expresa en el sistema español que determine que las vacunas son obligatorias, aunque se encuentran algunos referentes normativos aislados que podrían tomarse como un antecedente, que hubieran permitido adoptar la vacunación obligatoria, debido a que el peligro de muerte y la velocidad de contagio para el colectivo se convierten en una justificación razonable. Sobre esta cuestión, CANTERO MARTÍNEZ, consideró que, aunque el art. 168 del *Tratado de Funcionamiento de la Unión Europea* determina la competencia de la Unión Europea en políticas de salud pública, no puede limitar los derechos fundamentales en los Países Miembros, por lo que, en caso haber acordado la obligatoriedad de la vacunación contra la COVID-19, en el sistema español se requería de una Ley Orgánica aprobada

---

753   Auto del Juzgado de Instrucción de Murcia, 25.3.2020 (JUR 2020/ 23/2020).

754   Cuestiones ético-legales del rechazo a las vacunas y propuestas para un debate necesario. Comité de Bioética de España, 9 de enero de 2016, p. 20.
Accesible en: http://assets.comitedebioetica.es/files/documentacion/es/cuestiones-etico-legales-rechazo-vacunas-propuestas-debate-necesario.pdf

por el Parlamento[755], en aras de respetar principalmente el Estado de Derecho. Otros autores sostuvieron que insistir en la obligatoriedad de la vacuna en España no era necesario, ya que había sido efectiva la estrategia de vacunación como resultado de la coordinación entre el Ministerio de Sanidad y las Comunidades Autónomas en el marco del Consejo Interterritorial de Salud[756]. También se encontraron voces que defendieron la obligatoriedad de la *vacunación* contra la COVID-19 *por las siguientes razones:* primero por el bien común, adicionalmente porque corresponde a una intervención preventivo-pública solidaria y, finalmente, por la confianza que se debe tener en la comunidad científica y los expertos en salud pública[757].

Por su parte, en Colombia, la limitación al consentimiento por razones de salud pública no se encuentra regulada. Por tanto, es la jurisprudencia quien llena este vacío en los siguientes términos: podría justificarse la realización de una medida sanitaria como el aislamiento o la cuarentena de los enfermos, aún contra la voluntad del paciente, para evitar efectos negativos frente a terceros[758]. Con referencia a las vacunas para contener epidemias, el Tribunal Constitucional colombiano argumenta que «la obligatoriedad de ciertas vacunas que protegen contra enfermedades susceptibles de afectar gravemente la salud colectiva debe realizarse para evitar la propagación de una epidemia»[759]. A pesar de encontrar estos dos antecedentes jurisprudenciales no existen más sentencias que desarrollen una línea jurisprudencial de mayor relevancia y argumentación, relacionada con la vacunación obligatoria en defensa de la salud colectiva.

Al igual que en España, en el estado colombiano la vacunación contra la COVID-19, no fue obligatoria, debido principalmente a que no existía una norma que contemplara esta posibilidad, dejando voluntaria la aplicación de los esquemas de vacunación y como una responsabilidad social de cada ciudadano. Más específicamente, la Ley 2064/2020 *«por medio de la cual se declara de interés general la estrategia para la inmunización de la población colombiana contra la covid-19 y la lucha contra cualquier pandemia y se dic-*

---

755 Josefa CANTERO Martínez, profesora de derecho administrativo y expresidenta del SESPAS en la Comisión Parlamentaria para la Reconstrucción tras el COVID-19. «El estéril debate de la vacunación obligatoria en España», en *El Mundo,* 2021. Accesible en: https://www.elmundo.es/ciencia-y-salud/salud/2021/12/04/61aa8d6efdddffae6d8b45de.html

756 *Vid.* Federico DE MONTALVO JÄÄSKELÄINEN y Vicente BELLVER CAPELLA, «Estrategia para la vacunación frente a la covid-19: naturaleza jurídica, eficacia y aspectos ético-legales», en *El Cronista del Estado Social y Democrático de Derecho*, núm. 93-94, 2021, págs. 52-67.

757 FRANCESC, José María, «Fundamentos legales y éticos de la vacunación obligatoria contra la COVID-19», en *Juristas de la Salud*. Accesible en https://www.ajs.es/index.php/es/sesiones-clinico-juridicas/fundamentos-legales-y-eticos-la-vacunacion-obligatoria-la-covid-19.

758 Corte Constitucional de Colombia, Sala Plena, 12.5.1999 (Sentencia SU-337/1999).

759 Corte Constitucional de Colombia, Sala Cuarta de Revisión, 30.10.2003 (Sentencia T-1021/2003).

tan otras disposiciones» definió que este proceso era gratuito y que además, no era obligatorio. El debate sobre la obligatoriedad de la vacuna contra la COVID- 19 también se dio en la realidad colombiana, en específico algunos consideraron que debió ser obligatoria para los profesionales de la salud, a quienes la Organización Mundial de la Salud, recomendó que se aplicaran el biológico para cumplir con su trabajo cotidiano[760]. Sin embargo, considero que no podría pretenderse obligatorio lo que la Constitución Política no determina como tal y qué, además, la legislación prevé como voluntario.

En términos de JARAMILLO debe prevalecer el libre desarrollo de la personalidad, por lo que la vacunación COVID-19 debe ser voluntaria[761]. Posición contraria la asumió CÁRDENAS porque argumentaba que la vacuna debió ser obligatoria para el personal de salud con fundamento en el art. 58.7. del Código Sustantivo Laboral donde se determina como una obligación del empleado *«observar con diligencia y cuidado las instrucciones y órdenes preventivas de accidentes o de enfermedades profesionales»*[762]. Haciendo una interpretación del Código Sustantivo del Trabajo y del Decreto 676 de 2020, que reconoció la COVID-19 como enfermedad laboral para el talento humano en salud, como el personal administrativo, y de apoyo que preste servicios en las actividades de prevención, diagnóstico y atención de esta enfermedad, se podría interpretar que al ser la COVID-19 una enfermedad profesional para el personal de salud, la vacuna era obligatoria. Sin embargo, esta discusión sobre la obligatoriedad de la vacuna COVID-19 para el talento humano en salud no generó mayor trascendencia debido que a enero 5 de 2022, según estadísticas facilitadas por Ministerio de salud y Protección Social se ha inmunizó el 100 % el personal de salud que fue priorizado en diferentes etapas del plan de vacunación, así como el 87 % se había aplicado la dosis de refuerzo[763].

Como la cuestión de la vacunación obligatoria para el resto de la población siguió generando controversia, se presentó para su estudio, el proyecto de ley 386/2021 con solo cuatro artículos, donde se establecía como medida obligatoria de salud pública la aplicación de la vacuna COVID-19 para mayores de 16 años; sin embargo, este proyecto al carecer de fundamentación bioética y jurídica fue archivado. Además, me llama la atención que el Minis-

---

760 Valentina ACOSTA FONSECA, «Lo que debe saber sobre el carácter obligatorio del programa de vacunación nacional contra covid-19», en *Asuntos legales*, 2021. Accesible en https://www.asuntoslegales.com.co/actualidad/lo-que-debe-saber-sobre-el-caracter-obligatorio-de-vacunarse-contra-covid-19-en-el-pais-3113619 .

761 Iván Daniel JARAMILLO, Director del Observatorio Laboral De La Universidad del Rosario.

762 José CÁRDENAS, Docente de Derecho Laboral de la Fundación Universitaria del Área Andina. Accesible en: https://www.asuntoslegales.com.co/actualidad/lo-que-debe-saber-sobre-el-caracter-obligatorio-de-vacunarse-contra-covid-19-en-el-pais-3113619.

763 Programa Ampliado de Inmunizaciones (PAI). Accesible en https://www.minsalud.gov.co/salud/publica/Vacunacion/Paginas/pai.aspx.

terio del Trabajo mediante circular 003 del 12 de enero de 2022 dirigida a empleadores de los sectores productivos abiertos al público determinara la exigencia del esquema de vacunación COVID-19 a los trabajadores que desempeñen labores en eventos presenciales de carácter público o privado que implicaran asistencia masiva a bares, restaurantes, cines, conciertos, discotecas, escenarios deportivos, parques de diversiones, temáticos o museos, entre otros. Lo que en su momento generó mayor polémica. Pienso que esta circular fue contraria a los derechos establecidos en la Constitución Política como el libre desarrollo de la personalidad, considerada como la cláusula general de libertad, así como desconoce el derecho a la igualdad porque la vacuna quedaría obligatoria para unos y no para todos. Si el gobierno colombiano quería que la vacuna fuera obligatoria debió fundamentar de mejor manera un proyecto de ley (con principios bioéticos y jurídicos) y evitar hacerlo por medio de Circulares de un Ministerio, porque es un tema relativo a derechos fundamentales. Mi opinión es que la vacuna contra la COVID-19 no debía ser obligatoria, sino un asunto personal, porque en Colombia, además, la escasez de vacunas no daría la posibilidad de elegir el laboratorio, para que el ciudadano se sintiera más seguro con la aplicación. No obstante, para hacer un análisis más profundo sobre esta cuestión, deben existir los estudios biomédicos y jurídicos sobre cambios de plataformas de vacunación en dosis de refuerzo, accesibilidad para todos los habitantes, riesgos a largo plazo, responsabilidad por fallas en el protocolo de conservación, traslado y aplicación de las vacunas, responsabilidad de los laboratorios, responsabilidad del Estado al aprobar el uso de vacunas que tuviesen alguna deficiencia, entre otros.

En definitiva, en beneficio de la salud pública, prevalece el interés general sobre el particular y en estos casos excepcionales el médico podrá actuar sin obtener la autorización del paciente, siempre y cuando las medidas sanitarias sean razonables y proporcionales para garantizar la salud colectiva. Tanto en España como en Colombia se requería de una ley para hacer obligatoria la vacuna COVID-19 basándose en principios de necesidad y conveniencia.

4.2. En caso de riesgo inmediato y grave para la integridad del paciente

Esta excepción es aplicable a las emergencias[764]. En ambos sistemas, corresponde a los casos en los cuales, de no realizarse un tratamiento inmediato, tiene como consecuencia el deterioro serio y potencialmente irreversible del enfermo. El art. 3 del Decreto 3380 de 1981, que reglamenta la ley colombiana estipula que una emergencia es *«todo tipo de afección que ponga*

---

764 Alan MEISEL SEE, «The "exceptions" to the informed consent doctrine: striking a balance between competing values in medical decision making», en *Wisconsin Law Review*, vol. 2, núm. 413, 1979, pág. 67.

en peligro la vida o integridad de la persona y que requiera atención inmediata de acuerdo con el dictamen médico». En este contexto, la urgencia, es entendida como el evento en que algún órgano o miembro del paciente, están en peligro de pérdida o de deterioro parcial o total. En estas circunstancias, el consentimiento del paciente no será necesario, pues el deber de proteger la vida prima sobre otros derechos o principios[765]. En términos de ALONSO PÉREZ, la urgencia se caracteriza porque no tolera demoras por el riesgo inminente para el paciente:

«se permite prescindir del consentimiento del paciente cuando se presente una situación de urgencia que no tolere demoras por el peligro inminente para la vida del paciente, pero no en otras que no influyan sino mediatamente en la evitación de un riesgo»[766].

En España el art 9.2 b) de la LBAP determina que los facultativos podrán llevar a cabo las intervenciones clínicas sin necesidad de contar con su consentimiento, *«cuando existe riesgo inmediato grave para la integridad física o psíquica del enfermo y no es posible conseguir su autorización, consultando, cuando las circunstancias lo permitan, a sus familiares o a las personas vinculadas de hecho a él».* Según la interpretación de esta norma y de conformidad con la legislación de las CC. AA., como la Ley cántabra 7 /2002[767], la Ley Foral de Navarra 17/2010[768] y la Ley valenciana 10/2014[769] no cualquier

---

765 Javard PARVIZI, Rajit CHAKRAVARTY, Bora OG y Adriana RODRIGUEZ PAEZ, «Informed consent: is it always necessary?», en *Injury*, vol. 39, núm. 6, 2008, pág. 652.

766 María Teresa, ALONSO PÉREZ, «Responsabilidad civil derivada de una actuación médica arbitraria en el seno de una relación trilateral (a propósito de la Sentencia de la Sala de lo Civil del Tribunal Supremo de 24 de mayo de 1995)», *op.cit.*, pág. 934.

767 Ley 7/2002, de 10 de diciembre, de Ordenación Sanitaria de Cantabria (BOE n.º 6, de 7.1.2003). Ley cántabra 7 /2002 art. 33 ordinal b (...) *«No será preciso el consentimiento del usuario en los siguientes supuestos: b) Cuando exista una situación de riesgo inmediato en la que la demora en la intervención médica pueda ocasionar perjuicios irreversibles o el fallecimiento del paciente».*

768 Ley Foral 17/2010, de 8 de noviembre, de derechos y deberes de las personas en materia de salud en la Comunidad Foral de Navarra (BOE n.º 315, de 28.12.2010). Art. 50 (...) *«1. Son situaciones de excepción a la exigencia general del consentimiento que permiten realizar las intervenciones clínicas indispensables en favor de la salud de la persona afectada: b) Cuando en una situación de riesgo inmediato grave para la integridad física o psíquica del enfermo por la posibilidad de ocasionar lesiones irreversibles o existir peligro de fallecimiento, no es posible conseguir la autorización de éste o de las personas vinculadas a él por razones familiares o de hecho. En los supuestos anteriores, sólo se pueden llevar a cabo las intervenciones indispensables desde el punto de vista clínico a favor de la salud del paciente. En este supuesto, una vez superada la situación de urgencia, deberá informarse al paciente sobre su proceso, sin perjuicio de que mientras tanto se informe a las personas vinculadas a él por razones familiares o de hecho».*

769 Ley 10/2014, de 29 de diciembre, de Salud de la Comunitat Valenciana (BOE n.º 35, de 10.2.2015). Determina en el art. 43 numeral 8 que *«Constituyen excepciones a la exigencia de consentimiento informado las previstas en la legislación básica estatal, así como aquellas*

riesgo supone límites: éste debe ser grave y causar perjuicios irreversibles o el fallecimiento del paciente.

Al respecto, resulta pertinente recordar la sentencia 37/2011, de 28 de marzo del Tribunal Constitucional[770], de la que ya en el primer capítulo, donde se analizó la naturaleza jurídica del consentimiento informado, pero en esta oportunidad se revisará desde la óptica de una emergencia como excepción al consentimiento informado. En dicha resolución, se dan los siguientes supuestos fácticos:

> «el actor ingresó el 4 de septiembre de 2005, a las 14:16 horas, por su propio pie en el Servicio de Urgencias de una Clínica de San Sebastián por presentar dolor precordial. Al día siguiente es sometido a un cateterismo cardiaco, siendo la vía de abordaje el brazo derecho, y encontrándose una lesión severa en una coronaria, que se encontraba obstruida se procedió, como estaba indicado, a su dilatación y colocación de un stent, con resultado óptimo. Tras la intervención, la mano derecha del recurrente sufrió inflamación y hematoma y, posteriormente, carencia de sensibilidad y movilidad, quedando finalmente con incapacidad funcional total»[771].

La sentencia de primera instancia del Juzgado núm. 7 de Bilbao de 23 de abril de 2007 determinó que no había responsabilidad del facultativo y basó su hilo argumentativo en que el padecimiento que le llevó al paciente a urgencias, su edad y el hecho de haber tenido años atrás una intervención del mismo tipo, configuran una urgencia relativa. Contra dicha resolución se interpuso recurso de apelación. La sección quinta de la Audiencia Provincial de Bizkaia, de 10 de diciembre de 2008, confirma la exclusión de responsabilidad médica y señala que la situación que llevó al paciente a urgencias donde ya había tenido otra intervención de igual naturaleza, deriva en un riesgo vital, aunque no analizó ni justificó en debida forma este criterio. El Tribunal Constitucional Español rectifica esta línea argumental y estima el recurso de amparo debido a que no había urgencia inmediata y grave por el tiempo transcurrido entre el ingreso en la clínica y la realización de la intervención, por lo tanto, se vulneraron los derechos fundamentales a la integridad física y a la tutela efectiva. En ese sentido, declara la nulidad de las resoluciones de primera y segunda instancia, quienes entendieron que existía causa suficiente para exonerar de la necesidad de dar al accionante la

---

situaciones en que no fuera posible el consentimiento por representación o sustitución por no existir representante legal o personas vinculadas al paciente o bien porque éstos se negasen injustificadamente a prestarlo, de forma que ocasionen un riesgo grave para la salud del paciente y siempre que se deje constancia de ello por escrito. Una vez superadas dichas circunstancias se procederán a informar al paciente».

770   BOE n.º 101 de 28 de abril de 2011.

771   María CASTELLANO ARROYO, «La obtención del consentimiento informado en España: la asistencia urgente, excepción, doctrina del Tribunal Constitucional», en *Ciencia Forense: Revista aragonesa de medicina legal*, 2009, núm. 9-10, 2010, pág. 10.

información previa para obtener su consentimiento informado. En síntesis, el alto Tribunal consideró que no había urgencia inmediata y grave, para poder prescindir del consentimiento.

En cuanto a la normatividad colombiana, el art 11.b) del decreto 3380 de 1981, establece que el médico se exime de hacer advertencia al riesgo previsto cuando exista urgencia para llevar a cabo el procedimiento. Con referencia a este asunto, la Corte Constitucional de Colombia establece que los casos de urgencia se consideran situaciones excepcionales que legitiman a los médicos para actuar sin que el paciente emita su consentimiento. Por tanto, reitera el alto Tribunal que una urgencia corresponde a aquella situación en que la condición del paciente compromete su vida o su integridad física o psíquica, y requiere de una atención médica inmediata. Bajo estas condiciones se hace obligatoria la actuación del profesional a pesar de que no cuente con el consentimiento informado[772]. Agrega la Corte Constitucional de Colombia que, prevista la urgencia por el propio legislador, el médico tiene la obligación de actuar en defensa de la vida y la integridad de la persona, esto exige una apreciación rigurosa muy ligada al requerimiento de atención inmediata para evitar un perjuicio irremediable, y enfatiza que, en ningún caso, debe responder al deseo de efectuar experimentos científicos[773]. La doctrina colombiana por su parte, ha precisado que respecto a los hallazgos durante una cirugía o cuando aparecen nuevas circunstancias que hacen urgente un procedimiento terapéutico distinto al inicialmente planteado y no existe la posibilidad de informar al paciente ni solicitar su consentimiento[774], el facultativo está autorizado a realizar todo lo que esté a su alcance para obtener el mejor beneficio de su paciente. Situación que debe ser excepcional por el inminente peligro para la vida del paciente, ya que insistimos, de manera general el facultativo tiene la obligación de informar y recabar el consentimiento.

En suma, esta excepción al consentimiento tanto en España como en Colombia corresponde a la urgencia que no permite demora, aquella que exige del médico una acción inmediata que, de posponerse, comprometería la salud del paciente por los perjuicios irreversibles y por la gravedad para la integridad física del mismo. Este supuesto se asocia a la urgencia vital que lleva al médico a actuar, sin tener el tiempo para informar y obtener el consentimiento sanitario.

---

772 Corte Constitucional de Colombia, Sala Quinta de Revisión, 10.10.2002 (Sentencia T-850/2002): *«Cuando la demora en la realización de un procedimiento ponga en riesgo la salud o la vida, el médico debe sopesar este factor y, si es del caso, entrar a protegerlos, aun sin el consentimiento expreso del paciente».*

773 Corte Constitucional de Colombia, Sala Plena, 13.4.2016 (Sentencia C-182/2016).

774 Eliana Maribel QUINTERO ROA, «Consentimiento informado en el área clínica ¿Cómo, dónde y cuándo?», *op.cit.*, pág. 100. Accesible en: https://revistas.unab.edu.co/index.php/medunab/article/view/37.

4.3. Renuncia del paciente a recibir información

La obligación de recabar el consentimiento después de que el paciente conoce la información médica adecuada corresponde a la necesidad de disponer de los datos relevantes para formar un juicio propio y tomar la decisión sobre el acto médico sugerido[775]. De ahí que para garantizar la autonomía del paciente la legislación reconoce tanto el derecho a recibir la información como a renunciar a ella, este último conocido generalmente, como el derecho a no saber. No obstante, en términos de MORENTE PARRA el derecho a recibir información y de renunciar a ella no son equiparables ni están al mismo nivel ya que: *«no vamos a entender el derecho a no saber cómo el antónimo del derecho a la información, sino que vamos a concebir a aquél como una excepción a este último»*[776], es decir, el derecho a no saber es una excepción de la generalidad que corresponde al derecho a saber. En todo caso, no hay que confundir la renuncia a ser informado conocida como el derecho a no saber, que se considera una limitación interna del derecho a la información, decidida por el propio paciente[777], con la renuncia al acto médico que se considera como la no aceptación, voluntaria y libre, de una intervención sanitaria bien sea diagnóstica o terapéutica[778]. Dependiendo del caso, se pueden dar una sin la otra o concurrir las dos.

En el sistema español, la posibilidad de que un paciente renuncie a ser informado la prevé la Ley 41/2002 en el art 4.1 cuando establece que: *«toda persona tiene derecho a que se respete su voluntad de no ser informada»*. Para entender mejor la idea, el derecho a no saber, en el ámbito médico se traduce en que el facultativo requiere de la manifestación expresa y consciente del enfermo para no proporcionar la información que no desea recibir. El art. 9.1 de la LBAP dispone que: *«cuando el paciente manifieste expresamente su deseo de no ser informado, se respetará su voluntad»*. En consecuencia, puede darse la posibilidad de renunciar a la información médica de forma verbal o escrita, aunque el médico en todo caso debe dejar constancia por escrito en la historia clínica. Al respecto, *«la doctrina ha precisado que, para poder afirmar la validez de la renuncia a la información por el paciente, esta deberá ser clara e inequívoca, y no meramente presunta»*[779].

---

775 *Vid.* Marta GESINSKA, «El consentimiento informado como garantía del principio de la autonomía del paciente: estudio comparativo de los ordenamientos jurídicos español y polaco», *op.cit.*, pág. 103.

776 Vanesa MORENTE PARRA, *Nuevos retos biotecnológicos para los derechos fundamentales*, Comares, Madrid, 2014, pág. 258.

777 Miguel VIEITO VILLAR, «Derecho a no saber y privilegio terapéutico de menores de edad en patología de base genética», en *Bioderecho.es*, núm. 7, 2018, pág. 5.

778 Carlos María ROMEO CASABONA, «El consentimiento informado en la relación entre médico y paciente: aspectos jurídicos», *op. cit.*, pág. 116.

779 Noelia MARTÍNEZ DOALLO, *El derecho al consentimiento informado del paciente. Una perspectiva iusfundamental, op.cit.*, pág. 92.

Como a nivel estatal en el ordenamiento español se regula el respeto por el derecho a no saber, las Comunidades Autónomas lo han incluido en su normatividad. A manera de ejemplo se mencionan la Ley 21/2000 de Autonomía del Paciente y Derechos de Información y Documentación Clínica de Cataluña,[780] La Ley 3/2005, de 8 de julio de Información Sanitaria y Autonomía del Paciente de Extremadura[781], y La Ley 1/2003, de 28 de enero de Derechos e Información al Paciente de la Comunidad Valenciana[782].

El derecho a no saber no se escapa de polémica. De una parte, algunos consideran que: *«el individuo tiene derecho a ignorar aspectos relevantes de su constitución psico-biológica en razón de no querer asumir riesgos y angustias que él mismo no desea enfrentar»*[783]. Mientras que para VÁSQUEZ: *«el derecho a no saber lejos de incrementar el valor de la autonomía personal tiende a degradarlo»*[784] puesto que se afectan los derechos de las personas que podrían estar afectadas al no conocer la información. Quienes defienden el derecho a no saber, afirman que cuando un paciente de manera razonable y consciente expresa su voluntad de no ser informado[785], dicha manifestación también hace parte de su derecho a la autodeterminación[786]. A su vez, DOMÍNGUEZ LUELMO considera que: *«el derecho de renunciar a la información médica no es absoluto»*[787]. Con todo, esta cuestión tiene matices, ya que el

---

780 El art. 2.1 dispone que: *«En cualquier intervención asistencial, los pacientes tienen derecho a conocer toda la información obtenida sobre la propia salud. No obstante, es necesario respetar la voluntad de una persona de no ser informada».*

781 El art. 4.5 determina que: *«Toda persona tiene derecho a que se respete su voluntad de no ser informada, y a que no se transmita información de su estado de salud o enfermedad a las personas a él vinculadas por razones familiares, o, de hecho, ni a terceras personas expresándolo por escrito. El escrito de renuncia deberá ser incorporado a la historia clínica. Este derecho no se reconocerá cuando exista alto riesgo de posibilidad de transmisión de una enfermedad grave, debiendo motivarse tal circunstancia en la historia clínica».*

782 El art. 6.5 expresa que: *«Podrá restringirse el derecho a no ser informado cuando sea estrictamente necesario en beneficio de la salud del paciente o de terceros, o por razones motivadas de interés general».*

783 Rodolfo VÁSQUEZ, «Privacidad y publicidad en torno a la información genética», en María Casado (Coord), *Nuevos materiales de bioética y derecho,* Fontamara, México, 2007, pág. 408.

784 *Ibídem.*, pág. 412.

785 Para MARTÍNEZ DOALLO *«siguiendo la clasificación propuesta por HOHFELD, la renuncia tendría como resultado la supresión del deber correlativo del médico y, como consecuencia, este pasará a situarse en una posición de privilegio o libertad, puesto que tanto el deber de informar como el derecho a recibir tal información quedan en suspenso en el caso concreto en el que tuvo lugar la renuncia». Vid.* Noelia MARTÍNEZ DOALLO, *El derecho al consentimiento informado del paciente. Una perspectiva iusfundamental, op.cit.*, pág. 92.

786 Javard, PARVIZI, Rajit CHAKRAVARTY, BORA OG y Adriana RODRIGUEZ PAEZ, «Informed consent: is it always necessary?», *op. cit.,* pág. 651.

787 Andrés DOMÍNGUEZ LUELMO, *Derecho sanitario y responsabilidad médica: comentarios a la Ley 41/2002, de 14 de noviembre, sobre derechos del paciente, información y documentación clínica* (2 ED.), Lex Nova, 2002, pág. 339.

derecho a no saber también tiene límites, puesto que una persona no tiene la facultad absoluta para no recibir la información sanitaria cuando puede afectar o dañar a otros, en específico, en los casos relativos a la salud pública.

El art. 9.1 de LBAP determina las excepciones a la facultad de renunciar a la información: *«el derecho a no ser informado está limitado por el interés de la salud del propio paciente, de terceros, de la colectividad y por las exigencias terapéuticas del caso»*, es decir, el límite del derecho a no saber, lo constituye la seguridad hacia otras personas y hacia el mismo paciente como sería el caso de enfermedades infectocontagiosas o hereditarias. En lo que respecta a enfermedades transmisibles, el art. 3 de la Ley Orgánica 3/1986 señala que:

> «con el fin de controlar las enfermedades transmisibles, la autoridad sanitaria, además de realizar las acciones preventivas generales, podrá adoptar las medidas oportunas para el control de los enfermos, de las personas que estén o hayan estado en contacto con los mismos y del medio ambiente inmediato, así como las que se consideren necesarias en caso de riesgo de carácter transmisible».

Volviendo a la polémica que genera el derecho a no saber, CORREA MARTÍNEZ resume las críticas anteriores en dos aspectos: de un lado se desdibuja la relación clínica alejándose de la autonomía del paciente y se fortalece el paternalismo médico y, por otro, los deberes de solidaridad y responsabilidad del paciente con la comunidad pueden verse afectados al dejar de recibir información importante para su salud[788]. Al respecto es necesario destacar que se está frente a dos derechos, de un lado el derecho del paciente a no ser informado y de otro el derecho del médico de no realizar ningún procedimiento cuando el paciente no lo ha consentido. De donde surgen los siguientes cuestionamientos ¿quién toma las decisiones sobre el tratamiento? ¿Puede el paciente delegar la decisión de su caso clínico completamente en el médico? ¿Y si el facultativo no quiere tomar la decisión? Se dejan abiertas estas inquietudes para que la doctrina jurídica reflexione sobre esta cuestión.

En términos generales, podría pensarse que la controversia del derecho a no saber frente al derecho a conocer la información como presupuesto del consentimiento médico, se resuelve con la prevalencia de derechos, donde cede el derecho individual a no ser informado frente al interés del colectivo. El argumento de esta posición se encuentra en el art. 26.1 del Convenio de Oviedo que determina las restricciones al ejercicio de los derechos, en situaciones de protección a la salud pública y relativas a los derechos de las demás personas[789]. En esta dirección, la doctrina considera que cuando el

---

788 César Alberto CORREA MARTÍNEZ, «El derecho a no ser informado en el ámbito médico», en *Facultad de Derecho de la Universidad Carlos III de Madrid*, (tesis doctoral dirigida por FONSECA, FERRANDIS, Fernando), Madrid, 2020, págs. 1-7. Accesible en: https://e-archivo.uc3m.es/handle/10016/29694

789 Julio Cesar GALÁN CORTÉS, *Responsabilidad Médica y Consentimiento Informado, op. cit.,* pág. 290.

paciente decide no conocer la información se pueden presentar dos posibilidades, de un lado *«si la información médica no es relevante, debe respetarse la opción del sujeto de permanecer en la ignorancia»*[790]; por el contrario se hace necesario revelar una enfermedad potencialmente contagiosa cuando el afectado no la quiere conocer, para proteger la salud pública. Cuestión que como se advirtió, pone en tensión varios derechos: de un lado, el derecho a no saber, frente al deber de solidaridad que tiene el paciente de forma directa con la familia o allegados y de manera indirecta frente a terceros que puedan verse en riesgo, por los peligros que comporta estar en contacto con una persona que padece una enfermedad contagiosa. De otra parte, el derecho del médico de no actuar si el paciente no consiente el procedimiento, desde este punto de vista el paciente no podría trasladarle al facultativo la obligación a decidir por él, debido a que el consentimiento informado es un derecho personalismo.

Por su parte, en Colombia, no existe norma relacionada con la renuncia del paciente a ser informado, por lo que en escasas sentencias se determinan los criterios relacionados con esta cuestión. Así, el Tribunal Constitucional[791], en el año 1994 considera que la renuncia del enfermo a ser informado releva al profesional de la salud del deber de información, situación que debe ser aceptada por el médico tratante, dejando la constancia expresa en la historia clínica. Posteriormente, el alto Tribunal cuando analiza el derecho del paciente a tomar decisiones libres hace referencia a título enunciativo a *«la posible renuncia del paciente a recibir información»*[792]. De forma más concreta, el Consejo de Estado de Colombia determina que el médico no está obligado a dar información *«cuando el paciente, por su propia iniciativa, de manera anticipada y reflexiva, renuncia de manera expresa a su derecho a ser informado»*[793] porque también es una forma en que se ejerce la autodeterminación.

En suma, en los dos países examinados se reconoce el derecho del paciente tanto a conocer la información médica como a no saberla. Es así que, la renuncia de un paciente a ser informado nace de su voluntad expresa, razonable y consciente para garantizar su derecho a la autodeterminación. Como se ha visto, se considera que la libertad para permanecer en ignorancia frente a la información médica no es absoluta y está limitada para proteger los intereses sanitarios del colectivo. También se busca proteger los propios intereses del paciente, quien, a pesar de haber renunciado a conocer

---

790 J. HARRIS y K. KEYWOOD, «Ignorance, information and autonomy», en *Theoretical Medicine and Bioethics*, 2001, pág. 3.

791 Corte Constitucional de Colombia, Sala Tercera de Revisión, 12.9.1994 (Sentencia T-401/1994).

792 Corte Constitucional de Colombia, Sala Séptima de Revisión, 10.11.2004 (Sentencia T-1131/2004).

793 Consejo de Estado de Colombia, Sección Tercera, 23.4.2008 (Sentencia 15737/2008).

su situación clínica, debe conocer su diagnóstico por constituir un riesgo potencialmente grave que impacta su salud y la de su contexto social.

Por tanto, el no ser informado como derecho y como excepción a la información debida se constituye en un reto, tanto en las legislaciones que ya lo regulan como España como para aquellos Estados que no lo han normativizado como Colombia, para armonizar dos derechos: de un lado el derecho a no saber, que se ve limitado por el deber de solidaridad del paciente para con su familia y con la sociedad, frente al derecho del médico a no actuar si el paciente renuncia a la información y por ende a la obtención del consentimiento informado.

4.4. Necesidad terapéutica

Se entiende que en aquellas circunstancias *«muy excepcionales»*[794] en las que la información pueda causar daño a la salud del paciente, el médico puede justificar su actuar no informando al paciente ni obteniendo su consentimiento amparándose en el privilegio terapéutico, (denominado también excepción terapéutica[795]). Pues bien, tal y como se expresa, el médico, debe valorar si la información que va a comunicar al paciente le provoca más sufrimiento, en cuyo caso puede decidir omitirla[796]. En otras palabras, el facultativo basándose en el principio de no maleficencia[797], determina si el conocimiento de la información sobre su estado de salud puede perjudicar de manera grave al enfermo, caso en el cual estaría autorizado para prescindir de comunicarle su situación médica, como, por ejemplo, el caso de un enfermo terminal.

En España, la LBAP sustituyó el *«privilegio terapéutico»* por la *«necesidad terapéutica»*, términos que en ocasiones se confunden. Sin embargo, se encuentran diferencias, pues el primero se basa en razones valoradas por el médico de acuerdo a un criterio subjetivo, es decir, se apoyan en su creencia personal para evitar al paciente un mayor daño, mientras que, cuando se hace referencia a necesidad terapéutica, deben existir verdaderas razones objetivas que sean demostrables para prescindir del suministro de informa-

---

794 Carlos María ROMEO CASABONA, «El consentimiento informado en la relación entre el médico y el paciente: aspectos jurídicos», *op,cit.*, pág. 94.

795 Sergio ROMEO MALANDA, «Algunas cuestiones de Derecho Médico en España en los albores del siglo XXI», en *Opinión Jurídica*, vol. 2, núm. 3, 2003, págs. 25-52.

796 Carolyn JOHNSTON, y Genevieve HOLT, «The legal and ethical implications of therapeutic privilege-is it ever justified to withhold treatment information from a competent patient?», en *Clinical Ethics*, vol. 1, n.º 3, 2006, pág. 146.

797 Juan Luis BELTRÁN AGUIRRE, «Bioética y Derecho biomédico: principios informantes. Su reflejo en la normativa y en la práctica asistencial. Enfrentamientos, prevalencias y transgresiones», *op. cit.*, pág. 34.

ción al paciente[798]. De esta manera, el estado de necesidad terapéutica *«(...) es el que se da cuando razones objetivas ponen de manifiesto que el conocimiento por el paciente de su situación puede perjudicar de manera grave su salud»* [799]. A pesar de estas distinciones, en ambos casos se deja de lado la autodeterminación y el médico no está obligado a suministrar la información completa del paciente.

La jurisprudencia también se ha pronunciado sobre esta cuestión. La sentencia del Tribunal Superior de Justicia de Castilla La Mancha de 17 de abril de 2009, establece que, para favorecer al paciente, *«la autonomía puede limitarse en su propio beneficio cuando por razones objetivas el conocimiento de su propia situación pueda perjudicar su salud de manera grave»*[800]. De igual modo, la resolución de la Audiencia Nacional de 30 de abril de 2003 expresa que:

> «esta información no se suele transmitir al enfermo habitualmente dada la gravedad que podría dificultar el ejercicio de la función médica, repercutiendo en el estado emocional y la gravedad del proceso está justificado prescindir de esa información si el profesional considera que existe un peligro fundado de que con ella el paciente puede caer en estado de crisis, pánico o angustia que agrave el riesgo a la salud del mismo»[801].

Se entiende que, se permite que el profesional de la salud puede retener la información, cuando considere que, si la da a conocer, puede generar un daño grave como una crisis de pánico o angustia de tal envergadura, que perjudique la condición de salud del paciente. En este sentido, el art. 5.4 de la LBAP permite limitar el derecho a la información sanitaria cuando se acredite la existencia de un estado de necesidad terapéutica y dispone que:

> «la facultad del médico para actuar profesionalmente sin informar antes al paciente, cuando por razones objetivas el conocimiento de su propia situación pueda perjudicar su salud de manera grave. Llegado este caso, el médico dejará constancia razonada de las circunstancias en la historia clínica y comunicará su decisión a las personas vinculadas al paciente por razones familiares o de hecho».

---

798 César Alberto Correa Martínez, «Límites al derecho de acceso a la información clínica en los casos de estado necesidad terapéutica y anotaciones subjetivas. Especial referencia al Sistema Español», en *Revista Via Inveniendi Et Iudicandi*, vol. 8, núm. 2, 2013, pág. 8.

799 Pablo Lucas Murillo de la Cueva, «El Derecho Fundamental a la Protección de los Datos relativos a la Salud», en Santiago Ripoll Carulla (ed.) y Jordi y Bacaria Martrus (coord.), *Estudios de protección de datos de carácter personal en el ámbito de la salud*, edit. Marcial Pons y Agencia Catalana Protección de Datos, Madrid, 2006, pág. 38.

800 Accesible en: https://www.elsevier.es/es-revista-revista-medica-clinica-las-condes-202-articulo-consentimiento-informado-S0716864010705824.

801 STS, Sala de lo Civil, 8.9.2003 (RJ 2003/5424).

La norma mencionada, se fundamenta en el art. 3 del Convenio de Oviedo que expresa que los legisladores nacionales podrán establecer límites a la información en interés del paciente. No obstante, en líneas generales puede decirse que la Ley 41/2002 deja indeterminada la posibilidad de hacer uso de la necesidad terapéutica y solo tiene como criterio la salud del paciente por razones objetivas. Sin embargo, la doctrina pone en duda la eficacia de esta figura en la práctica sanitaria:

> «es habitual aplicar esta excepción para no informar a personas mayores o con discapacidad intelectual, o facilitarles una información incompleta no solo con los que pueden ser diagnósticos fatales sino también con el propósito de la realización de ciertas pruebas o tratamientos, impidiéndoles así la decisión sobre su propia salud»[802].

Considero que la necesidad terapéutica no puede ser un ejercicio libre, discrecional o intuitivo del facultativo, sino que debe darse en situaciones excepcionales. Decisión que debe basarse en datos objetivos que se puedan comprobar; de este modo, se evita el posible abuso por parte de los facultativos, con las personas adultas que tengan sus facultades mentales disminuidas o que estén en situación de discapacidad. En este entendido se considera que, al desaparecer el estado del paciente que sirvió para omitir la información, al médico le corresponde suministrarla, toda vez que es su deber. Afirmar lo contrario sería suponer *«una actitud paternalista o protectora mal entendida»*[803].

Por su parte, en el sistema colombiano, el art. 18 de la Ley 23/1981 señala que: *«si la situación del enfermo es grave el médico tiene la obligación de comunicarla a sus familiares o allegados y al paciente en los casos en que ello contribuya a la solución de sus problemas espirituales y materiales»*. La interpretación extensiva de esta norma indica que el médico está obligado a comunicar la situación grave del paciente sólo en los casos que contribuya a su bienestar. Complementa esta disposición la jurisprudencia del Consejo de Estado al considerar que:

> «se debe relevar al médico del deber de información en aquellos eventos en los cuales, por circunstancias de carácter psicológico, el conocer los riesgos o las implicaciones de un tratamiento o de una intervención quirúrgica afectaría las posibilidades de éxito y de recuperación del enfermo»[804].

---

802 Leyre ELIZARI URTASUN, «Las personas mayores y con discapacidad intelectual ante el rechazo de tratamientos médicos Especial atención a los usuarios de centros residenciales», en María Luisa ARCOS VIEIRA (coord.), *Autonomía del paciente e intereses de terceros: límites*, Dykinson, 2016, págs. 155-204.

803 *Ibidem.*, págs. 155-204.

804 Sentencias del Consejo de Estado de Colombia, Sección Tercera, 23.4.2008 (Radicado 15737/2008) y del 13.06.2013. (Radicado 28044/2013).

A su vez, la Corte Constitucional de Colombia en sentencia T-1131/2004 afirma que:

«el médico deberá, en uso de su privilegio terapéutico, proporcionar la información que no genere en el paciente un aumento desproporcionado de su angustia, pues una información no medida, puede dañar más al enfermo que beneficiarlo».

La opinión doctrinal considera que el privilegio terapéutico *«únicamente puede ser utilizado en circunstancias excepcionales y corresponde al profesional sanitario cerciorarse del grado de perjuicio que puede llegar a ocasionar»*[805]. De este modo, al justificar el privilegio terapéutico se rompe la regla general del derecho de información dejando al paciente sin posibilidad de decisión. No obstante, esta cuestión no ha sido pacífica. Quienes están a favor del privilegio terapéutico lo fundamentan en los principios éticos y en el mecanismo de deliberación para respaldarlo[806]. Sin embargo, quienes respaldan el privilegio terapéutico también han dividido su criterio. Algunos autores consideran que su aplicación está restringida a la información respecto a los riesgos asociados a intervenciones médicas, pero en ningún caso se debe ocultar el diagnóstico[807]. Otros autores consideran que tanto en relación al diagnóstico como a los riesgos se puede aplicar el privilegio terapéutico, toda vez que el médico juzgue que el suministro de cierta información pudiera resultar en perjuicio grave para el enfermo[808]. Por su parte, quienes se oponen al privilegio terapéutico afirman que su aceptación conduciría a una reinstauración del paternalismo en la relación médico-paciente; ya que su existencia se podría prestar a abusos de parte de los médicos[809]. En palabras de QUINTERO ROA: *«entrar en el tortuoso, desgastante y falso laberinto de la mentira puede desembocar en que la relación médico- paciente finalice en los peores escenarios que se pueda imaginar»*[810]. Considero que dejar abierta la posibilidad de aplicar el privilegio terapéutico sin regulación, modulación

---

805 Omar Julián CERÓN CARBONELL, «Alcance del consentimiento informado como limitante de la responsabilidad civil del médico», en *Universidad de San Buenaventura*, Cali, 2014, pág. 10.

806 Rodrigo R. SALINAS, y Grupo de Estudios de Ética Clínica de La Sociedad Médica de Santiago. «¿Tiene cabida, hoy, el privilegio terapéutico?», en *Revista médica de Chile*, Santiago, vol. 145, núm. 9, 2017, págs. 1198-1202.

807 Louis-Charl CLOETE COETZEE, «A critical evaluation of the therapeutic privilege in medical law: some comparative perspectives», en *Comparative and International Law Journal of Southern Africa,* vol. 36, núm. 3, 2003, págs. 268-288.

808 Kate HODKINSON, «The Need to Know-Therapeutic Privilege: A Way Forward». *Health Care Analysis*, 2013, vol. 21 núm. 2, págs. 105-129.

809 Louis-Charl CLOETE COETZEE, «A critical evaluation of the therapeutic privilege in medical law: some comparative perspectives», *op. cit.*, págs. 268-288.

810 Eliana Maribel QUINTERO ROA, «Consentimiento informado en el área clínica ¿Cómo, dónde y cuándo?», *op. cit.*, pág. 100.

ni límites, podría llevar a vulnerar la autodeterminación del paciente y sería un retroceso para los sistemas jurídicos.

Por ser de interés de este trabajo se menciona la investigación presentada por CÁRDENAS OSUNA, quien considera de manera novedosa que el estado de necesidad terapéutica no debe ser entendida como una excepción al derecho a la información del paciente sino corresponde a:

«una manera de adecuar la información asistencial a las necesidades del enfermo que no limita ni excepciona el derecho a la información asistencial del paciente, sino que impone al médico el deber de replantearse su modo de transmisión»[811].

Es decir, la posición de la autora corresponde a que la necesidad terapéutica es una exigencia al facultativo para que replantee el modo de dar la información con el objeto de que este conocimiento *«perjudique la salud del paciente en la menor medida posible»*[812]. Frente a esta posición el cuestionamiento sería ¿hace falta el estado de necesidad terapéutica en la práctica clínica? La respuesta, sería no, porque el facultativo tiene que proporcionar la información en todos los casos clínicos y la esencia del asunto sería adecuar la información, adaptar los términos, buscar los mecanismos para transmitir la información sin perjudicar o afectar negativamente al paciente, así se evitaría llegar a la dudosa frontera entre el paternalismo y la autonomía. Considero que la autora vincula su criterio con la comprensión de la información, que es distinto al concepto de necesidad terapéutica, que corresponde a que, para no agravar la patología del paciente, el médico no le comunica ciertos aspectos.

Para otros autores, una solución que podría aplicarse en la práctica clínica frente al privilegio terapéutico es que frente a los casos de personas en situación de discapacidad la información que se da al paciente se disminuye, pero se amplía para sus familiares o allegados[813], sin embargo, cabría preguntarse si de esta manera se cumplen los requisitos establecidos por la ley y la jurisprudencia sobre la información completa proporcionada al paciente para obtener su consentimiento, cuestión que, ante una eventual reclamación, debe ser decidida por los Tribunales judiciales para exonerar o no al médico de esta obligación.

---

811   Davinia CADENAS OSUNA, *El consentimiento informado y la responsabilidad médica*, Agencia Estatal Boletín Oficial del estado, Madrid, 2018, pág. 280.

812   Francisco OLIVA BLÁZQUEZ, *Prólogo* del Libro *El consentimiento informado y la responsabilidad médica*, Davinia CADENAS OSUNA, *El consentimiento informado y la responsabilidad médica*, Agencia Estatal Boletín Oficial del estado, Madrid, 2018.

813   Leyre ELIZARI URTASUN, «Las personas mayores y con discapacidad intelectual ante el rechazo de tratamientos médicos Especial atención a los usuarios de centros residenciales», *op. cit.*, págs. 155-204.

En suma, acorde con la tradición hipocrática es deber del facultativo propender por el mejor interés del paciente. A este respecto, el estado de necesidad terapéutica en España o el privilegio terapéutico en Colombia es una cuestión que tiene gran complejidad en la práctica clínica. El médico debe considerar las condiciones particulares, personales o culturales del paciente para proporcionar la información y así evitar un daño razonablemente previsible. Quiere decir esto que el profesional, en una eventual y muy excepcional aplicación de esta figura, debe ponderar la situación con un criterio prudente y datos objetivos fácilmente demostrables para tomar decisiones coherentes con esa apreciación.

De todo lo dicho hasta aquí, se puede concluir que el consentimiento médico no es absoluto y se debe someter al principio de proporcionalidad y la adecuada ponderación con otros derechos que se protegen al mismo tiempo, como el interés general o colectivo. De este modo, prevalecen los principios éticos de beneficencia o no maleficencia sobre la autonomía y se puede limitar el consentimiento informado como regla general por razones de salud pública o por las situaciones de emergencia en las que la gravedad e inmediatez del daño para la vida o salud de la persona. Lo anterior, sin desconocer que también corresponde a una excepción al consentimiento médico, los casos en que el paciente tras una decisión meditada decide renunciar a recibir la información sanitaria con el límite de que debe conocer la información cuando su condición de salud pueda afectar la salud pública.

Con referencia a la necesidad terapéutica o el privilegio terapéutico como ya se dijo es una figura bastante compleja que solo puede aplicarse por el médico en casos excepcionales y siguiendo criterios objetivos de fácil demostración, que en el momento que se modifiquen no relevan al facultativo de dar una información adecuada al paciente para garantizar su autonomía decisoria.

Un paso más para el trabajo corresponde a estudiar el consentimiento prestado por una persona distinta del propio paciente; en efecto, pese a tratarse de un derecho personalísimo, cuando concurren determinadas circunstancias como en los casos de las personas en situación de discapacidad, la ley permite que sea prestado con el apoyo y la ayuda de otra persona que guarda una relación de parentesco o un vínculo legal.

CAPÍTULO V

EL CONSENTIMIENTO INFORMADO DE LAS PERSONAS EN SITUACIÓN DE DISCAPACIDAD

El reconocimiento de la igualdad de los seres humanos es el resultado de una larga evolución, en la que han estado presentes las organizaciones internacionales defensoras de los derechos humanos[814] que buscan superar los prejuicios sociales y las barreras físicas que determinan la discriminación y exclusión de las personas en situación de discapacidad[815]. Por lo que se precisa su protección debido a las necesidades específicas derivadas de su situación, para lograr su participación plena y efectiva en igualdad de condiciones con las demás personas[816].

De manera tradicional se ha identificado la discapacidad con la existencia de ciertas *«deficiencias»* físicas, psíquicas o sensoriales que limitan las principales actividades de la vida diaria, que se apartan del estándar considerado normal o imposibilitan la integración social[817]. Es decir, la construcción histórica del concepto de discapacidad se aborda desde la óptica de la normalidad y anormalidad[818]. Según la Organización Mundial de la Salud, la discapacidad

---

814 Jorge LÓPEZ-VEIGA BREA, *Pasado y presente del marco normativo global de la discapacidad*, Grupo Editorial Cinca, Madrid, 2016, pág. 29.

815 Álvaro ORTIZ MONSALVE, Capacidad *Plena de los mayores en situación de discapacidad mental y guardas de menores emancipados. Leyes 1306 de 2009 y 1996 de 2019*, Temis, Bogotá, 2021, pág. 17.

816 Inmaculada VIVAS TESÓN, «La dignidad de las personas con discapacidad. Logros y retos jurídicos», en *Difusión Jurídica*, vol. 23, núm. 2, 2010, pág. 15.

817 Esta definición se basa en la Ley Norteamericana de Personas con Discapacidad, American with Disabilities Act, sec. 12102, según la cual la discapacidad es *«una deficiencia física o mental que limita sustancialmente una o más de las principales actividades de la vida»*.

818 Carlos PARRA DUSSAN y Carolina HERRERA NOSSA, *Desarrollo normativo de la convención sobre los derechos de las personas con discapacidad en Colombia*, 1.ª ed., Universidad Sergio Arboleda, Bogotá, 2013, pág. 15.

es un conjunto de condiciones, muchas veces creadas por el ambiente. Por lo tanto, debe prestarse atención al entorno, para realizar los ajustes pertinentes que permitan la inclusión en la sociedad[819]. En el anterior concepto se considera que los factores que contribuyen a la discapacidad son ambientales, culturales y sociales, los cuales generan situaciones de discriminación[820].

Surgen tres modelos diferenciados sobre la concepción de discapacidad, denominados de prescindencia, médico o rehabilitador y el social[821]. No obstante, los ordenamientos jurídicos han venido transformándose para llegar a una concepción basada en la dignidad humana[822], el respeto a la diferencia, la autonomía y la libertad personal[823]. En el modelo de «prescindencia» o de prescindibilidad, las personas con deficiencias físicas o mentales eran

---

819 Se debe reconocer la discapacidad como una diversidad y no como una incapacidad, para detectar las habilidades, capacidades y competencias que poseen y de esta manera llegar a soluciones equitativas que permitan generar oportunidades reales de inclusión e integración familiar y social. Yadira ALARCÓN PALACIO, «Una Mirada Al Enfoque de Derechos en la Protección de las personas con o en Situación De Discapacidad en Colombia», en *Vniversitas*, núm. 128: 11-15, 2014, pág. 3.

820 Sara HOYOS SUÁREZ y Jorge Mauricio GARCÍA BETANCUR, «La esterilización en las personas con discapacidad cognitiva y psicosocial: una perspectiva crítica a la jurisprudencia constitucional», en *Revista de derecho público, Universidad de los Andes Facultad de Derecho*, núm. 38, 2017, pág. 32.

821 Agustina PALACIOS, *El modelo social de discapacidad: orígenes, caracterización y plasmación en la Convención Internacional sobre los Derechos de las Personas con Discapacidad*, Grupo editorial Cinca, Madrid, 2008, págs. 81 y 208. *«Alude a estos tres modelos de manera muy clara en los siguientes términos. El modelo de prescindencia entiende la discapacidad "como un castigo divino, como una maldición. Así, la discapacidad es entonces una carga social, un asunto de caridad y lástima, por tanto, la respuesta que otorga la sociedad es pensar que se trata de personas "inválidas" (no válidas). Este modelo se ve reflejado en modelos sustitutivos de la voluntad, en los que se parte de la carencia de agencia moral y autonomía de las personas, en razón de la caracterización de sus habilidades mentales. Bajo el modelo médico-rehabilitador la discapacidad es un defecto de tipo orgánico y funcional que, por tanto, debe "arreglarse". En otros términos, el énfasis se sitúa en la persona y su "deficiencia", caracterizada por una disfunción patológica que le impide realizar actividades que la gran mayoría de personas "normales" sí pueden desarrollar. En línea con este modelo, la discapacidad es principalmente un asunto de salud, delimitado y determinado por profesionales expertos (principalmente médicos y psiquiatras) y las acciones en políticas se centrarán sobre todo en temas relacionados con rehabilitación. Bajo el tercer modelo, el social, la discapacidad resulta de la interacción entre la diversidad funcional de una persona y las barreras en su entorno específico que le impiden el ejercicio pleno de sus derechos y libertades. La materialización de este modelo tiene, entonces, como premisa, la autonomía de todas las personas con discapacidad y, por tanto, la adopción de apoyos en la toma de decisiones que no sustituyan su voluntad y sus preferencias».*

822 Inmaculada VIVAS TESÓN, «Una propuesta de reforma del sistema tuitivo español: proteger sin incapacitar», en *Revista de Derecho Privado*, vol. 96, núm. 5, 2012, págs. 3-40.

823 Álvaro ORTIZ MONSALVE, *Capacidad Plena de los mayores en situación de discapacidad mental y guardas de menores emancipados. Leyes 1306 de 2009 y 1996 de 2019, op.cit.*, pág. 17.

marginadas o excluidas de la sociedad por considerar que no aportaban a los intereses del colectivo. En otras palabras, se asociaba la discapacidad a creencias religiosas y se consideraba que debían mantenerse alejados en el entendido que tenían deficiencias, al no ser «normales» y por lo tanto eran innecesarias para la comunidad. La Corte Constitucional de Colombia en sentencia T-340/2010, de 11 de mayo de 2010 resume como elementos de este modelo: *«(i) el origen religioso o metafísico de la discapacidad; (ii) la percepción sobre el discapacitado como persona innecesaria o inútil a la sociedad; (iii) las medidas de eliminación o marginación como respuesta del Estado y la sociedad»*. Este modelo ya no puede estar vigente en ningún ordenamiento jurídico. El segundo modelo conocido como «médico-rehabilitador» o de normalización acepta que las personas con discapacidad ya no son inútiles o innecesarias. En ese sentido, las causas de la discapacidad no son religiosas sino científicas y la discapacidad como un problema del cuerpo o de la mente es susceptible de curación mediante tratamiento[824], por lo tanto, corresponde al médico determinar su posibilidad de rehabilitación[825]. En la práctica jurídica al aplicar este modelo, *«los sistemas normativos regulan figuras como la curaduría o tutoría o la interdicción, para que las personas con discapacidad tomen decisiones a través de terceros nombrados por un juez»*[826]. Según la Corte Constitucional de Colombia las principales características de este modelo son: *«(i) el origen científico (médico) de la discapacidad; (ii) la existencia de un valor en el discapacitado, siempre que sea posible su rehabilitación; (iii) la concepción de la persona con discapacidad como inferior en destrezas y aptitudes; (iv) la adopción de medidas orientadas a la normalización del discapacitado, dentro de un parámetro marcado por la idea de un individuo estándar (o normal), lo que a su vez implica la adopción de medidas como la educación especial o el trabajo vigilado o protegido»*[827] (Corte Constitucional de Colombia, Sala Tercera de Revisión, 11 de mayo de 2010 (Sentencia T-340/2010)). A su vez, este pronunciamiento judicial determina como críticas al modelo médico o rehabilitador: *«(i) la imposición de una actitud paternalista hacia las personas con discapacidad; (ii) la presencia del médico más allá del ámbito del ejercicio de su labor terapéutica, adoptando decisiones sobre la libertad y modo de vida del individuo; y (iii) el ocultamiento de la diferencia como condición para el ejercicio de los derechos y el respeto por la dignidad del individuo»*. En Europa este modelo también es cuestionado por

---

824 Álvaro ORTIZ MONSALVE, *Capacidad Plena de los mayores en situación de discapacidad mental y guardas de menores emancipados. Leyes 1306 de 2009 y 1996 de 2019, op.cit.,* pág. 19.

825 Luis MARTÍNEZ PUJALTE y Francisco Javier FERNÁNDEZ ORRICO, *El concepto de discapacidad a partir de la convención de naciones unidas,* 1.ª ed., Cinca, Madrid, 2016, pág. 10.

826 Corte Constitucional de Colombia, Sala Plena, 5.2.2021 (Sentencia C-025/2021).

827 *Vid.* Corte Constitucional de Colombia, Sala Quinta de Revisión, 15.12.2008 (Sentencia T-1258/2008).

las personas en situación de discapacidad y por sus organizaciones, quienes se consideran afectados y discriminados[828].

Por último, «el modelo social», desarrolla los principios de autonomía, dignidad humana, igualdad, inclusión y accesibilidad universal y considera que la discapacidad no atiende a factores religiosos o médicos, sino sociales, ya que es la misma sociedad quien impone las barreras para garantizar la efectividad de los derechos humanos de esta población, quienes aportan a la sociedad desde sus diferencias y, por lo tanto, dichas barreras sociales deben ser modificadas para reconocer la capacidad legal de las personas en situación de discapacidad en igualdad de condiciones que los demás[829]. Para SEOANE sería más conveniente denominarlo modelo de los derechos que tiene una triple categoría: la jurídica donde se enuncian las normas, la moral que comprende el sustento de la disposición jurídica y el político que es una carta de orientación y limitaciones para los poderes públicos[830].

La Corte Constitucional de Colombia en sentencias C-401/2003, T-826/2004 y T-340/2010, considera que el surgimiento del modelo social conlleva como característica:

> «la participación de las personas con discapacidad en la definición de sus intereses, prioridades y necesidades dentro de la sociedad (nada sobre nosotros sin nosotros), así como su enfoque sobre la discapacidad: donde la persona con discapacidad no se encuentra marginada o discriminada por razón de una condición física, sensorial o psíquica determinada, sino que las dificultades que enfrenta para su adecuada integración se deben a la imposición de barreras por parte de una sociedad que no está preparada para satisfacer las necesidades de todas las personas que la componen».

Bajo este modelo fueron redactadas la Convención sobre los derechos de las personas con discapacidad y su Protocolo Facultativo aprobados en Nueva York, mediante Resolución de la Asamblea General de la Organización de Naciones Unidas, el 13 de diciembre de 2006, (en adelante, CDPD). De acuerdo con VIVAS TESÓN, este instrumento tiene enorme repercusión en los sistemas jurídicos porque: *«introduce un nuevo concepto de discapacidad y contemplan medidas de no discriminación y de acción positiva para lograr la efectiva tutela de las personas con discapacidad»*[831]. Agrega la autora que

---

828 Álvaro ORTIZ MONSALVE, Capacidad *Plena de los mayores en situación de discapacidad mental y guardas de menores emancipados. Leyes 1306 de 2009 y 1996 de 2019, op.cit.*, pág. 20.

829 Agustina PALACIOS, «El modelo social de discapacidad: orígenes, caracterización y plasmación en la Convención Internacional sobre los Derechos de las Personas con Discapacidad», *op.cit.,* pág. 103.

830 Jornadas XXV de Filosofía Jurídica y política. UNED, 2015

831 Inmaculada VIVAS TESÓN, «La convención ONU de 13 de diciembre de 2006: impulsando los derechos de las personas con discapacidad», en *Comunitania. Revista internacional de trabajo social y ciencias sociales*, núm. 1, 2011, págs. 113-128.

el carácter preceptivo y vinculante de la CDPD obliga a los países que la ratifiquen a adaptar sus legislaciones nacionales a los principios, valores y mandatos proclamados en dicho Tratado internacional[832].

De manera seguida, haré breve referencia a los arts. de la CDPD que considero de mayor interés para este estudio. Inicio con su Preámbulo, el cual señala que la discapacidad: *«resulta de la interacción entre las personas con deficiencias y las barreras debidas a la actitud y al entorno que evitan su participación plena y efectiva en la sociedad»*.

Por lo que la CDPD procura superar todas las barreras sociales y garantizar los derechos de este sector de la población, por lo que el art. 2, especifica que su propósito es *«promover, proteger y asegurar el goce pleno y en condiciones de igualdad de todos los derechos humanos y libertades fundamentales por todas las personas con discapacidad, y promover el respeto de su dignidad inherente»*. En esa misma disposición se determina que las personas en situación de discapacidad son aquellas *«que tienen deficiencias físicas, mentales, intelectuales o sensoriales a largo plazo que, al interactuar con diversas barreras, puedan impedir su participación plena y efectiva en la sociedad, en igualdad de condiciones con las demás»*. A partir de esta norma se aprecia que, en las deficiencias se incluyen las físicas, mentales y sensoriales, así como el deterioro cognitivo o intelectual. Además, el art. 19 de CDPD reconoce el derecho en igualdad de condiciones de todas las personas con discapacidad a vivir en la comunidad, con opciones iguales a las de las demás, y exhorta a los Estados Parte para que adopten medidas efectivas y pertinentes para facilitar el pleno goce de este derecho por las personas con discapacidad y su plena inclusión y participación en la comunidad. Se determina así, el derecho a vivir de forma independiente y a ser incluido en la comunidad, lo que implica el abandono en la sustitución en la toma de decisiones por un sistema de apoyo o asistencia teniendo en cuenta las circunstancias individuales de cada persona. En este marco, la CDPD reconoce las capacidades y habilidades de las personas en situación de discapacidad y sus derechos fundamentales. De hecho, el art. 12, establece que tienen derecho a la capacidad jurídica en igualdad de condiciones.

Finalmente, este instrumento exige a los Estados partes que asuman las medidas relativas al ejercicio de la capacidad jurídica y proporcionen salvaguardias adecuadas y efectivas para asegurar el respeto por la voluntad y las preferencias de la persona con discapacidad. Dichas medidas deben ser evaluados para cada caso en concreto, buscan ser proporcionales y deben estar sujetas a exámenes periódicos por parte de una autoridad o un órgano judicial competente[833]. En España, la CDPD se firmó el 30 de marzo de 2007,

---

832 *Ibidem*.

833 En el mismo sentido, el preámbulo de la Ley 8/2021, de 2 de junio, por la que se reforma la legislación civil y procesal para el apoyo a las personas con discapacidad en el ejercicio de su capacidad jurídica.

se ratifica el 23 de noviembre de 2007[834] y se publica en el BOE de 21 de abril de 2008[835]. De igual manera, la CDPD fue aprobada en Colombia mediante la Ley 1346/2009[836]. Esta norma fue declarada exequible mediante sentencia C-293 de 2010[837] y, en consecuencia, fue ratificada el 10 de mayo de 2011[838].

Dentro del anterior contexto, España y Colombia como Estados Partes de la CDPD deben garantizar a través de su desarrollo legislativo que las personas en situación de discapacidad gocen y ejerzan en igualdad de condiciones sus derechos y libertades fundamentales con fundamento en el modelo social, ya descrito.

5.1. Marco normativo de las personas en situación de discapacidad en España

En relación con la discapacidad, resultan particularmente relevantes los arts. 10, 14 y 49 de la Constitución Española. El art. 10 exige el respeto a la dignidad de la persona a la libre voluntad, en la tutela de sus derechos fundamentales; el art. 14[839] establece el principio de igualdad de trato o igualdad

---

834 Ley 26/2011, de 1 de agosto, de adaptación normativa a la Convención Internacional sobre los Derechos de las Personas con Discapacidad (BOE n.º 184, de 2.8.2011) y Real Decreto 1276/2011, de 16 de septiembre, de adaptación normativa a la Convención Internacional sobre los derechos de las personas con discapacidad (BOE n.º 224, de 17.9.2011).

835 La Convención forma parte del derecho español desde el 3 de mayo de 2008 tras la publicación en el BOE (art. 96 CE) y prevalece sobre el derecho interno en virtud de la propia constitución, tal y como lo reconoce la Ley 25/2014, de 27 de noviembre, de Tratados y otros Acuerdos Internacionales (BOE n.º 288, de 28.11.2014).

836 Ley 1346/2009, de 31 de julio, por medio de la cual se aprueba la «Convención sobre los Derechos de las personas con Discapacidad», adoptada por la Asamblea General de la Naciones Unidas el 13 de diciembre de 2006 (Diario oficial n.º 47.427, de 31.7.2009).

837 Corte Constitucional de Colombia, Sala Plena, 21.4.2010 (Sentencia C-293/2010). En la Sentencia que estudió la constitucionalidad de la Ley 1346 de julio 31 de 2009, «Por medio de la cual se aprueba la Convención sobre los derechos de las personas con discapacidad adoptada por la Asamblea General de las Naciones Unidas el 13 de diciembre de 2006», esta Corte analizó con detenimiento la Convención y concluyó que parte importante de su propósito, era el de actualizar la normatividad a los nuevos modelos. Al respecto sostuvo: *«(...) la aprobación de la Convención implica entonces un importante esfuerzo de reformulación y actualización de las normas internacionales sobre la materia, frente a los grandes cambios sociales y culturales observados durante los años recientes, incluso respecto al concepto mismo de discapacidad, que el tratado reconoce como cambiante y evolutivo (...)»*.

838 Los Estados Parte se comprometen a garantizar a las personas con discapacidad una expresión libre y consciente de su voluntad, especialmente en materias que hacen parte de su vida privada y su autonomía personal.

839 En el art. 14 CE la discapacidad no está explícitamente establecida por la Constitución. Sin embargo, ha sido consagrada por la jurisprudencia del Tribunal Constitucional. STSS (Sala Primera de lo Civil) 29.4.2009 (2009/282); (Sala Primera de lo Civil) 24.6.2013

ante la ley y prohíbe la discriminación de toda clase y, por último, el art. 49 señala el mandato a los poderes públicos para que realicen una política de integración:

«los poderes públicos realizarán una política de previsión, tratamiento, rehabilitación e integración de los disminuidos físicos, sensoriales y psíquicos, a los que prestarán la atención especializada que requieran y los ampararán especialmente para el disfrute de los derechos que este Título otorga a todos los ciudadanos». Se agrega que, la terminología usada en la Constitución Española corresponde a la propia de la época en que se elaboró, lo que no significa que el resto del ordenamiento jurídico permanezca anclado en la perspectiva que refleja dicha terminología[840]. Siguiendo con el fundamento Constitucional, se ha reconocido la dignidad humana de las personas en situación de discapacidad, teniendo en cuenta que su contexto familiar, social y cultural puede dificultar su desarrollo integral y socialización. Tales limitaciones hacen necesaria una atención especial que debe traducirse en medidas asistenciales, sanitarias y educativas tendentes a su rehabilitación e integración social[841].

En el sistema jurídico español existen normas que evidencian avances significativos en la protección de las personas con discapacidad, las más relevantes son: la Ley 26/2011, de adaptación normativa a la Convención internacional sobre los derechos de las personas con discapacidad, que se encargó de modificar numerosos cuerpos normativos. Posteriormente, el Real Decreto Legislativo 1/2013, de 29 de noviembre, por el que se aprobó el Texto Refundido de la Ley General de derechos de las personas con discapacidad y de su inclusión social. De igual manera, la reforma del Código penal llevada a cabo por la Ley Orgánica 1/2015, de 30 de marzo. También la legislación de jurisdicción voluntaria, es decir, la Ley 15/2015 de 2 de julio[842],

---

(2013/421); (Sala Primera de lo Civil) 1.7.2014 (2014/341); (Sala Primera de lo Civil) 7.7.2014 (2014/372); (Sala Primera de lo Civil) 9.5.2014 (2014/226) y (Sala Primera de lo Civil) 13.5.2015 (2015/244).

840   Al respecto, la profesora VIVAS tesón Inmaculada expresa que: *«está pendiente la reforma del art. 49 de nuestra Carta Magna, para, entre otros fines, suprimir de su tenor literal el término "disminuidos"».* Vid. https://www.hayderecho.com/2021/06/13/la-reforma-civil-y-procesal-para-el-apoyo-de-las-personas-con-discapacidad-a-partir-de-septiembre-que/

841   Aurelia María ROMERO COLOMA, «Los internamientos forzosos o no voluntarios: evolución legislativa y problemática actual», en *Diario La Ley*, núm. 8241, 2014, pág. 300.

842   Ley 15/2015, de 2 de julio, de la Jurisdicción Voluntaria (BOE n.º 158, de 3.7.2015). Esta ley expresa en su preámbulo que *«se busca la adaptación a la Convención de las Naciones Unidas sobre los Derechos de las personas con Discapacidad, hecha en Nueva York el 13 de diciembre de 2006, la cual afecta a la nueva terminología, en la que se abandona el empleo de incapaz o incapacitación y se sustituyen por la referencia a las personas cuya capacidad está modificada judicialmente recuerda en su exposición de motivos que es una realidad la supervivencia a sus progenitores de muchas personas con discapacidad y considera necesario regular un aspecto esencial: la vinculación de su masa patrimonial para vincularla a la satisfacción de las necesidades de la persona con discapacidad».*

modificada por la Ley 4/2017, de 24 de junio, en relación al derecho de las personas con discapacidad a contraer matrimonio en igualdad de condiciones.

Adicionalmente, la Ley Orgánica 1/2017, de 13 de diciembre, de modificación de la Ley Orgánica 5/1995, de 22 de mayo, del Tribunal del Jurado, para garantizar la participación de las personas con discapacidad sin exclusiones y, por último, la Ley Orgánica 2/2018, de 5 de diciembre, para la modificación de la Ley Orgánica 5/1985, de 19 de junio, del Régimen Electoral General para garantizar el derecho de sufragio de todas las personas con discapacidad. Pues bien, ante este panorama se promulga la Ley 8/2021, de 2 de junio, por la que se reforma la legislación civil y procesal para el apoyo a las personas con discapacidad en el ejercicio de su capacidad jurídica[843], la cual establece un plazo de tres meses para su entrada en vigor, atendiendo a la necesidad de que se tome conocimiento de la nueva legislación con tiempo suficiente para que puedan afrontarse las modificaciones en el sistema jurídico.

La reciente norma marca un cambio de paradigma, basado en el respeto a la voluntad y las preferencias que afectan a las personas en situación de discapacidad. Esta reforma es de gran envergadura y modifica las siguientes regulaciones: la Ley del Notariado (art. 1); el Código Civil, (art. 2) es la más extensa y de mayor profundidad, pues sienta las bases del nuevo sistema basado en el respeto a la voluntad y las preferencias de la persona con discapacidad; la Ley Hipotecaria (art. 3); la Ley 1/2000, de 7 de enero, de Enjuiciamiento Civil, (art. 4) se sustituyen los tradicionales procesos de modificación de la capacidad por los dirigidos a proveer de apoyos a las personas con discapacidad; la Ley 41/2003, de 18 de noviembre, de protección patrimonial de las personas con discapacidad y de modificación del Código Civil, de la Ley de Enjuiciamiento Civil y de la Normativa Tributaria con esta finalidad, (art. 5); la Ley 20/2011, de 21 de julio, del Registro Civil (art. 6); la Ley 15/2015, de 2 de julio, de la Jurisdicción voluntaria (art. 7) y finalmente, el Código de Comercio (art. 8). La mencionada Ley 8/2021 busca adecuar el sistema jurídico español al modelo social de la CDPD al que ya se hizo referencia. Su cuerpo normativo se fundamenta en el art. 10 de la Constitución que exige el respeto a la dignidad de la persona, en la tutela de sus derechos fundamentales y en el respeto a la libre voluntad de la persona con discapacidad, así como en los principios de necesidad y proporcionalidad de las medidas de apoyo que, en cada caso, pueda necesitar la persona en situación de discapacidad para el ejercicio de su capacidad jurídica en igualdad de condiciones con los demás.

---

843 Corresponde al proyecto de ley 121/000027 por la cual se buscaba reformar la legislación civil y procesal para el apoyo a las personas con discapacidad en el ejercicio de su capacidad jurídica que busca suprimir la incapacitación, sustituyéndola por un procedimiento de provisión de apoyos.

Se observa que ésta nueva regulación elimina del ámbito de la discapacidad la tutela, también la patria potestad prorrogada y la patria potestad rehabilitada, figuras que pasan a ser consideradas como demasiado rígidas y poco adaptadas al sistema de promoción de la autonomía de las personas adultas en situación de discapacidad, de acuerdo con la exposición de motivos de la ley. Esta reforma del sistema jurídico español, relacionada con personas y derechos humanos; es una transformación normativa que recoge un cambio de mentalidad social. Constituye un cambio de esencia que pretende eliminar las barreras físicas, comunicacionales, cognitivas, actitudinales y jurídicas que en la realidad jurídica han limitado los derechos de las personas con discapacidad y la posibilidad de su ejercicio.

Señala el preámbulo que esta modificación no es un mero cambio de términos «incapacidad» e «incapacitación» por otros más precisos y respetuosos, sino corresponde a un nuevo y acertado enfoque de la realidad y necesidades, que garantiza a las personas en situación de discapacidad ser reconocidos como titulares de derechos y tomen sus propias decisiones de manera integral, lo que incluye tanto los asuntos de naturaleza patrimonial como los aspectos personales, relativos a decisiones sobre la vida cotidiana como la salud. En la nueva regulación, uno de los cambios más significativos corresponde a las medidas de apoyo para las personas en situación de discapacidad para el ejercicio de su capacidad jurídica que engloban todo tipo de actuaciones: desde el acompañamiento amistoso, la ayuda técnica en la comunicación de declaraciones de voluntad, la ruptura de barreras arquitectónicas y el consejo. Se añade que en aquellas situaciones donde el apoyo no pueda darse de otro modo y solo ante esa situación excepcional de imposibilidad, se puede concretar la representación en la toma de decisiones.

A pesar de esta aclaración, se echa de menos que la Ley 8/2021 no modificó la Ley 41/2002, de 14 de noviembre, básica reguladora de la autonomía del paciente y de derechos y obligaciones en materia de información y documentación clínica, en la cual se hace referencia tanto al incapaz como a la modificación judicial de la capacidad, en lo relativo al consentimiento informado por representación, por lo que será necesario una interpretación hermenéutica para aplicar las medidas de apoyo a las personas en situación de discapacidad en el campo sanitario.

Al respecto, GONZÁLEZ CARRASCO señala que: cabe preguntarse si es necesaria una reforma legal de la Ley 41/2002, o por el contrario en materia de salud, los apoyos representativos en el otorgamiento del consentimiento informado serán la regla general frente a la excepcionalidad que prevé la Ley 8/2021? En su opinión para el sistema español implica un esfuerzo la adecuación formal y material de la LBAP: *«la futura modificación de la LBAP debería incorporar la necesidad de contar con el consentimiento de la persona requerida de apoyo junto con el de su representante, en función de su grado de autodeterminación, fomentado a través de una información ade-*

217

cuada a sus posibilidades de comprensión»[844]. Considero que se debe realizar la reforma, ya que el sistema español se enfrenta a la inseguridad jurídica en el ámbito médico, en concreto a las normas que rigen el consentimiento informado de las personas con discapacidad según la ley 41/2002, frente a los cambios normativos que exige la Ley 8/2021, al reconocer su capacidad jurídica.

Es así que, el art. 255 de la Ley 8/2021, establece que cualquier persona mayor de edad o menor emancipada en circunstancias que puedan dificultarle el ejercicio de su capacidad jurídica podrá prever o acordar en escritura pública medidas de apoyo relativas a su persona o bienes. La función de las medidas de apoyo consistirá en asistir a la persona con discapacidad en el ejercicio de su capacidad jurídica en los ámbitos en los que sea preciso, respetando su voluntad, deseos y preferencias, de conformidad con el art. 250 de la misma regulación. Las medidas de apoyo se dividen en dos clases: de un lado las de naturaleza voluntaria y de otro se agrupan en la guarda de hecho, la curatela y el defensor judicial. Las de naturaleza voluntaria como su nombre lo indica son las establecidas por la persona con discapacidad, en las que designa quién debe prestarle apoyo y con qué alcance, podrá ir acompañada de las salvaguardas para garantizar el respeto de su voluntad, deseos y preferencias; como ejemplo de estas medidas encontramos los poderes, mandatos preventivos, así como la posibilidad de la autocuratela. Con referencia a la figura jurídica de la guarda de hecho, la ley la refuerza y la transforma en una institución de apoyo, que puede existir cuando no haya medidas voluntarias o judiciales que se estén aplicando de manera eficaz. Por su parte, la curatela es una medida formal de apoyo que se aplicará a quienes precisen el apoyo de modo continuado, se considera de naturaleza asistencial y busca excluir las actuaciones de naturaleza representativa. Su extensión se determina en la providencia judicial en armonía con la situación y circunstancias concretas de la persona en situación de discapacidad. Finalmente, el nombramiento de defensor judicial como medida formal de apoyo procederá cuando la necesidad de apoyo se precise de forma ocasional, aunque sea recurrente. Además, el defensor podrá solucionar los eventuales conflictos de intereses entre quien desempeñe la figura de apoyo y la persona en situación de discapacidad.

Asimismo, se prevé que la aplicación de dichas herramientas, buscan que la persona en situación de discapacidad pueda ejercer su capacidad jurídica con menos apoyo en situaciones a futuro. Además, solo cuando se observe insuficiencia de las medidas de naturaleza voluntaria, y cuando se carezca de guarda de hecho, podrá el juez adoptar otras medidas supletorias o que

---

844 María del Carmen GONZÁLEZ CARRASCO, «La prestación del consentimiento informado en materia de salud en el nuevo sistema de apoyos al ejercicio de la capacidad», en *Derecho Privado y Constitución,* núm. 39, 2021, págs. 213-247.

sirvan como complemento a las ya previstas, según el art. 254 de la norma a la que hacemos referencia. De igual modo, la Ley 8/2021 prevé que estas medidas de apoyo se revisen periódicamente en un plazo máximo de tres años o en casos excepcionales de hasta seis y, en todo caso, ante cualquier cambio en la situación de la persona con discapacidad que pueda requerir su modificación.

En efecto, desde el punto de vista procedimental, la provisión de apoyos solo puede conducir a una resolución judicial que determine los actos para los que la persona en situación de discapacidad requiera el apoyo, pero sin la declaración de incapacitación ni privación de sus derechos.

La Ley 8/2021 determina que las personas que presten el apoyo deberán actuar atendiendo a la voluntad y deseos de la persona en situación de discapacidad para que pueda desarrollar su propio proceso de toma de decisiones, informándola, ayudándola en su comprensión y razonamiento y facilitando la expresión de sus preferencias. El art 251 de la precitada norma, señala las prohibiciones de las personas que desempeñen alguna medida de apoyo.

Con referencia al cambio de paradigma en el sistema español que reconoce el ejercicio de la capacidad jurídica de las personas en situación de discapacidad conforme a la concepción del modelo social de la discapacidad, algunos lo anhelaban desde hace tiempo, como ATIENZA al señalar que:

«promover, proteger y asegurar los derechos humanos de las personas con discapacidad es, por supuesto, un objetivo de gran valor; para lograrlo se necesita, entre otras cosas, innovar el Derecho de manera profunda y acabar con prácticas claramente injustificadas, como la utilización abusiva de medidas presuntamente protectoras como la incapacitación y la tutela»[845].

En el mismo sentido, VIVAS TESÓN expresa que:

«dicen que lo bueno siempre se hace esperar. En esta ocasión, demasiado larga ha sido la espera, 13 años si contamos desde el momento en que España ratificó la Convención de las Naciones Unidas sobre los derechos de las personas con discapacidad, pero ha merecido la pena y mucho»[846].

---

845 Manuel ATIENZA RODRÍGUEZ, «Dignidad Humana y Derechos de las Personas con Discapacidad», en *Revista IUS ET VERITAS*, núm. 53, 2016, pág. 264.

846 Inmaculada VIVAS TESÓN, «La reforma civil y procesal para el apoyo de las personas con discapacidad: ¿A partir de septiembre, qué?», en *Hay Derecho*, 2021, Accesible en: https://www.hayderecho.com/2021/06/13/la-reforma-civil-y-procesal-para-el-apoyo-de-las-personas-con-discapacidad-a-partir-de-septiembre-que/ . La misma autora publica un reciente libro relacionado con la realidad vivida por las personas con discapacidad y sus familias en época de la COVID-19, que son los más castigados en época de crisis. *Vid.* Inmaculada VIVAS TESON, *Vivir con discapacidad en el contexto de una pandemia: el derecho a tener derechos*, Tecnos, Madrid, 2021.

No obstante, para otros autores los nuevos parámetros de la ley 8 /2021 generan cuestionamientos al **abandonar los criterios rectores del *«mejor interés»* y de la *«protección»*** [847].

Considero que es este cambio es de esencia y no de forma o de terminología que viene acompañado de un proceso de adaptación a la realidad e interpretación sistemática para que la reforma cumpla los fines para los cuales fue creada y exige un esfuerzo de los órganos judiciales para sentar sus precedentes.

Se menciona la STS 589/2021, plenaria de 8 de septiembre, sala civil, en la cual ya estaba vigente la Ley 8/2021 y se resuelve una solicitud de modificación de la capacidad de obrar. En el recurso de casación, se analiza el caso de una persona con enfermedad mental, quien perturba la convivencia de los vecinos y se niega a que se le provean apoyos. El Tribunal Supremo otorga una curatela representativa y autoriza al curador a entrar en el domicilio para la limpieza, así como para asegurar la atención médica. El fundamento de la decisión es el siguiente:

> «no intervenir en estos casos, bajo la excusa del respeto a la voluntad manifestada en contra de la persona afectada, sería una crueldad social, abandonar a su desgracia a quien por efecto directo de un trastorno (mental) no es consciente del proceso de degradación personal que sufre. En el fondo, la provisión del apoyo en estos casos encierra un juicio o valoración de que, si esta persona no estuviera afectada por este trastorno patológico, estaría de acuerdo en evitar o paliar esa degradación personal».

Esta decisión del Supremo, genera reflexiones ya que la curatela representativa es una figura excepcional, al respecto, opina DE AMUNÁTEGUI RODRÍGUEZ **que en el caso en mención habría sido posible adoptar otra medida de las que brinda la Ley 8/2021,** como la figura del defensor judicial a la luz de los principios de necesidad, proporcionalidad y subsidiariedad propios del sistema de apoyos [848]. Y deja planteado el interrogante de que, si el caso analizado se refiriera a una persona con discapacidad, la decisión del Supremo hubiese sido la misma o se resolvería de manera distinta, generando expectativa sobre la línea jurisprudencial que se adoptará frente a la reciente reforma.

En definitiva, la Ley 8/2021 entró en vigor, el 3 de septiembre de 2021, busca garantizar que la personas en situación de discapacidad ejerzan su

---

847 Cristina DE AMUNÁTEGUI RODRÍGUEZ, Sentencia de Pleno de 8 de septiembre de 2021, sobre adopción de medidas de apoyo en aplicación de la Ley 8/2021. ¿Van a cambiar mucho las cosas? 27 de septiembre de 2021, en *Hay Derecho*. Accesible en: https://www.hayderecho.com/2021/09/27/sentencia-de-pleno-de-8-de-septiembre-de-2021-sobre-adopcion-de-medidas-de-apoyo-en-aplicacion-de-la-ley-8-2021-van-a-cambiar-mucho-las-cosas/

848 *Ibídem*.

autodeterminación personal, al adoptar decisiones en situaciones cotidianas, en consonancia con una sociedad inclusiva que respete su voluntad, deseos y preferencias; lo cual constituye un reto para el sistema normativo español porque exige un esfuerzo coordinado de los órganos judiciales, las instituciones, la familia y la academia, así como una labor pedagógica del Estado para lograr su real eficacia.

5.1.1. El consentimiento informado de las personas con discapacidad en España

Se anticipó que la Ley 41/2002 no fue modifica por la Ley 8/2021, lo que hace necesario una reflexión en el sistema español sobre cómo garantizar el ejercicio de la capacidad jurídica y la toma de decisiones sanitarias de las personas en condición de discapacidad, porque la terminología utilizada en la LBAP, conlleva confusiones, ya que: *«la capacidad jurídica es inherente a la condición de persona humana y, por tanto, no puede modificarse»*[849].

Dado que el consentimiento del paciente protege su integridad personal, es la misma persona quien está facultada para expresar su voluntad sobre el procedimiento a seguir. Sobre la eficacia del llamado consentimiento por representación (terminología utilizada en la LBAP) surgen cuestionamientos ya que, por una parte, el consentimiento informado es un derecho personalísimo y, de otra, la persona en situación de discapacidad puede ejercer su capacidad jurídica utilizando medidas de apoyo.

En España, la Ley 41/2002, modula las situaciones en las cuales las personas en situación de discapacidad adoptan las decisiones en salud. La primera de ellos corresponde a la incapacidad de hecho contemplada en el art. 9.3.a y, la segundo, se refiere al caso en el que el paciente tiene la capacidad modificada judicialmente[850], que se regula en el art 9.3.b.

Antes de entrar en vigencia la Ley 8/2021 algunos autores consideraban que el art. 9.3.b. de la LBAP solucionaba la interpretación relativa a la capacidad modificada judicialmente, en el sentido de que de manera expresa se

---

849   Inmaculada Vivas Tesón, «La reforma civil y procesal para el apoyo de las personas con discapacidad: ¿A partir de septiembre, qué?» *op. cit.*, *blog*.

850   En palabras del Tribunal Supremo, se trata de confeccionar un *«traje a medida, que precisa de un conocimiento preciso de la situación en que se encuentra esa persona, cómo se desarrolla su vida ordinaria, en qué medida puede cuidarse por sí misma o necesita alguna ayuda; si puede actuar por sí misma o si precisa que alguien lo haga por ella, para algunas facetas de la vida o para todas, hasta qué punto está en condiciones de decidir sobre sus intereses personales o patrimoniales, o precisa de un complemento o de una representación, para todas o para determinados actuaciones».* STS (Sala de lo Civil) 29.4.2009 (RJ 2009/282); STS (Sala de lo Civil) 24.6.2013 (RJ 2013/421); STS (Sala de lo Civil) 1.7.2014 (RJ 2014/341); STS (Sala de lo Civil) 7.7.2014 (RJ 2014/372); STS (Sala de lo Civil) 9.5.2014 (RJ 2014/226) y STS (Sala de lo Civil) 13.5.2015 (RJ 2015/244).

debía determinar si existía privación o no del derecho a decidir en el ámbito médico para que el facultativo realizara la correspondiente evaluación: *«salvo que la sentencia de modificación de la capacidad haya privado expresamente a la persona de su derecho a decidir en el ámbito de la salud, será el facultativo el que determine si el paciente es capaz de adoptar dicha decisión por sí mismo»*[851]. Sin embargo, considero que la referencia a la incapacidad y a la modificación judicial de la capacidad se debe eliminar de la LBAP, según los lineamientos de la Ley 8/2021.

De otra parte, la LBAP en su art. 5.2 determina que: *«el paciente será informado, incluso en caso de incapacidad, de modo adecuado a sus posibilidades de comprensión, cumpliendo con el deber de informar también a su representante legal»*. De ahí se entiende que el paciente con en situación de discapacidad participa en la toma de decisiones a lo largo del tratamiento médico, donde la información será proporcionada de manera adecuada a las circunstancias y necesidades y trayectoria vital del paciente. Adicionalmente, al armonizar la Ley 8/2021 con el art. 249 del Cód. Civil Español: *«en casos excepcionales, cuando, pese a haberse hecho un esfuerzo considerable, no sea posible determinar la voluntad, deseos y preferencias de la persona, las medidas de apoyo podrán incluir funciones representativas»*; por lo que las medidas de representación y la sustitución en la toma de decisiones son excepcionales, criterio opuesto a la redacción y terminología utilizada en la LBAP, lo que puede generar dudas en la prestación del servicio médico asistencial.

Por su parte, la Ley 26/2011 añadió el inciso 5 del art. 9 de la LBAP, según el cual,

> *«si el paciente es una persona con discapacidad, se le ofrecerán las medidas de apoyo pertinentes, incluida la información en formatos adecuados, siguiendo las reglas marcadas por el principio del diseño para todos de manera que resulten accesibles y comprensibles a las personas con discapacidad, para favorecer que pueda prestar por sí su consentimiento».*

En mi concepto, de conformidad al art 9.5 de la LBAP en los casos relativos al consentimiento informado, se deben ofrecer medidas de apoyo pertinentes que resulten comprensibles a las personas en situación de discapacidad, y aunque, como ya se expresó, este art. no se incluyó en la reforma aprobada por la Ley 8/2021, se recuerda que el actual sistema utiliza apoyos corresponden a todo tipo de actuaciones: informales, voluntarias y judiciales, que deben respetar la voluntad, deseos y preferencias de la persona con discapacidad. Al hacer un análisis de este asunto, en las decisiones que se toman en al ámbito de la salud, es posible aplicar las medidas de apoyo para

---

851 Leyre Elizari Urtasun, «Las personas mayores y con discapacidad intelectual ante el rechazo de tratamientos médicos Especial atención a los usuarios de centros residenciales», *op.cit.*, págs. 155-204.

garantizar los derechos, voluntad y preferencias de las personas en situación de discapacidad.

Tal y como reflexiona GONZÁLEZ CARRASCO: la cuestión es determinar si en el ámbito sanitario existe *«algún límite que autorice, y que incluso obligue al curador representativo a actuar en beneficio de la salud y de la vida de la persona con discapacidad. En definitiva, se trata de saber si el apdo. 6 del art. 9 Ley 41/2002 ha de seguir vigente tras la Ley 8/2021, que establece el deber del representante de adoptar la decisión atendiendo siempre al mayor beneficio para la vida o salud del paciente»* o se debe entender que a la luz de la nueva normatividad se exigen modificaciones a la LBAP[852]. Se agrega a esta reflexión que, la Ley Orgánica 2/2020, de modificación del Código Penal para la erradicación de la esterilización forzada o no consentida de personas con discapacidad incapacitadas judicialmente de 16 de diciembre, con entrada en vigor el día 18 de diciembre de 2020, suprimió la esterilización forzada o no consentida de personas con discapacidad. En su Disposición transitoria única, la Ley Orgánica 2/2020 previó que los procedimientos en curso o que aún no se han ejecutado quedan sin efecto, dejando a la persona en situación de discapacidad con la posibilidad de tomar la decisión.

Del mismo modo, la disposición final tercera del mencionado cuerpo normativo, anuncia su adaptación en los siguientes términos:

«el Gobierno remitirá a las Cortes Generales un proyecto de ley de modificación de la Ley 41/2002, de 14 de noviembre, básica reguladora de la autonomía del paciente y de derechos y obligaciones en materia de información y documentación clínica, y de la Ley Orgánica 2/2010, de 3 de marzo, de salud sexual y reproductiva y de la interrupción voluntaria del embarazo, con el objetivo de reforzar que las personas con discapacidad que precisen de apoyos humanos y materiales, incluidos los tecnológicos, cuenten con la información necesaria y la documentación clínica en formatos, canales y soportes accesibles para que la decisión que adopten en su calidad de pacientes sea libre e informada, y para reforzar la obligación de los poderes públicos de garantizar el derecho a la salud sexual y reproductiva de las personas con discapacidad».

Al respecto, algunos autores consideran que la variedad de agentes implicados, evidencian el reto que supone para la sociedad, los padres de familia, los médicos y los juristas respetar el ejercicio de la capacidad jurídica de las personas con discapacidad, lo cual implica un cambio cultural que requiere de políticas públicas más efectivas de inclusión y que su aplicación no llegue a generar mayor discriminación[853].

---

852 María del Carmen GONZÁLEZ CARRASCO, «La prestación del consentimiento informado en materia de salud en el nuevo sistema de apoyos al ejercicio de la capacidad», *op cit.*, pág. 245.

853 Carlos FERNÁNDEZ PASCUAL y otros, «La esterilización de personas con discapacidad. Perspectivas bioéticas y jurídicas» en *Actualidad del derecho sanitario*, núm. 290, 2021, pág. 295.

Considero, además, que se requiere una interpretación sistemática de la ley 8/2021 para determinar el alcance y la forma como se aplicarán las medidas de apoyo previstas en la norma para el ejercicio de la capacidad jurídica de las personas en situación de discapacidad en las decisiones relacionadas con la salud y el consentimiento previo a los actos médicos, o una reforma legislativa en el mismo sentido, para evitar la inseguridad jurídica en relación con la actual ley 41/2002.

5.2. Marco normativo de las personas en situación de discapacidad en Colombia

La Constitución Política de Colombia en su art. 13 impone al Estado el deber de proteger de manera especial a las personas que, por su condición económica, física o mental, se encuentren en condiciones de debilidad manifiesta y expresa que sancionará los abusos o maltratos que se realicen contra ellas. Igualmente, el art. 47 superior obliga a adelantar una política de previsión, rehabilitación e integración social para los disminuidos físicos, sensoriales y psíquicos, proporcionándoles la atención especializada que requieren. Así mismo, la Carta Política establece que todos los seres humanos son iguales en derechos; son seres integrales y dignos. La diversidad hace parte de la especie humana y la enriquece[854].

Con relación al término «disminuido» del art. 47 aunque no se ha modificado ni reformado en la Carta Política[855], la Corte Constitucional, mediante sentencias C-548 de 2015 y **C-043 de 2017**, reconoció la importancia del lenguaje para la inclusión de las personas en situación de discapacidad y por lo tanto, términos como *«minusválido, población minusválida, discapacitados,*

---

854 Así en la sentencia C-606 de 2012 consideró que la palabra discapacidad engloba: *«aquellas personas con deficiencias físicas, mentales, intelectuales o sensoriales, que al interactuar con diversas barreras puedan impedir su participación plena y efectiva en la sociedad, en igualdad de condiciones con los demás».* Corte Constitucional de Colombia, Sala Plena, 1.8.2012 (Sentencia C-606/2012). Más adelante, en la sentencia C-066 de 2013 la Corte definió que las personas que se encuentran en situación de discapacidad se protegen bajo el modelo social entendiendo la discapacidad como *«una realidad, no como una enfermedad que requiere ser superada a toda costa, en otras palabras, se asume desde el punto de vista de la diversidad, de aceptar la diferencia».* Corte Constitucional de Colombia, Sala Plena, 11.2.2013 (Sentencia C-066/2013).

855 Disposición estudiada en sentencias de la Corte Constitucional de Colombia, 6.5.1993 (Sentencia C-176/1993); 19.8.1993 (Sentencia C-312/1993); 19.8.1993 (Sentencia C-337/1993); 5.5.1994 (Sentencia C-221/1994); 25.4.2001 (Sentencia C-410/2001); 31.5.2001 (Sentencia C-559/2001); 8.11.2001 (Sentencia C-1174/2001); 24.4.2002 (Sentencia C-297/2002); 4.2.2003 (Sentencia C-065/2003); 20.5.2003 (Sentencia C-401/2003); 22.5.2003 (Sentencia C-402/2003); 10.6.2003 (Sentencia C-478/2003); 8.4.2004 (Sentencia C-227/2004); 3.10.2012 (Sentencia C-765/2012); 2.12.2015 (Sentencia C-741/2015); 24.7.2019 (Sentencia C-327/2019).

personas limitadas, limitados», que se encuentran en varias disposiciones de la legislación nacional, deben ser reemplazados por expresiones más apropiadas como *«personas en situación de discapacidad»* física, psíquica auditiva o mental según sea el caso[856].

Siguiendo con el fundamento constitucional, se puede decir que la interpretación sistemática de los arts. 13 y 47, las personas en situación de discapacidad tienen derecho a que se les procure un trato acorde a sus circunstancias y la omisión de este deber se convierte en una lesión a los derechos fundamentales[857]. En ese sentido, el estado colombiano debe implementar medidas que garanticen los derechos de las personas en situación de discapacidad, teniendo como principales campos de acción la salud, la educación, el trabajo, la seguridad social, la recreación, la cultura, entre otros[858].

Ahora bien, con referencia al desarrollo legislativo se encuentran como primeras normas proferidas después de la constitución: la Ley 1361/1997: *«Por la cual se establecen mecanismos de integración social de las personas en situación de discapacidad y se dictan otras disposiciones»*; la Ley 762/2002: *«por medio de la cual se aprueba la Convención Interamericana para la eliminación de todas las formas de discriminación contra las Personas con Discapacidad»*, suscrita en la ciudad de Guatemala, el siete de junio de 1999 y la Ley 982/2005: *«por la cual se establecen normas tendientes a la equiparación de oportunidades para las personas sordas y sordociegas»*.

Con mayor avance en la protección de personas en situación de discapacidad se profiere la Ley 1306/2009[859] *«por la cual se dictan normas para la protección de personas con discapacidad mental y se establece el régimen de la representación legal de incapaces emancipados»* el parágrafo del art. 2 de

---

856 En la misma línea, en Sentencia C-046A/19 «la Corte reitera que es inadmisible utilizar palabras con trato discriminatorio para la población en condiciones de discapacidad». Respecto al término «demencia» del Código Civil, determinó que trata de un concepto vigente dentro de las ciencias médicas, y hace parte del lenguaje técnico jurídico que define una situación personal y no corresponde a una descalificación subjetiva.

857 De conformidad con la Constitución el compromiso que tiene el Estado para con las personas en situación de discapacidad es doble: *«por una parte, abstenerse de adoptar o ejecutar cualquier medida administrativa o legislativa que lesione el principio de igualdad de trato; por otra, con el fin de garantizar una igualdad de oportunidades, remover todos los obstáculos que en los ámbitos normativo, económico y social configuren efectivas desigualdades de hecho que se opongan al pleno disfrute de los derechos de estas personas, y en tal sentido, impulsar acciones positivas»*. Corte Constitucional de Colombia, Sala Plena, 10.6.2003 (Sentencia C-478/2003).

858 Corte Constitucional de Colombia, Sala Octava de Revisión, 1.7.2008 (Sentencia T-657/2008).

859 Ley 1306/2009, de 5 de junio, por la cual se dictan normas para la Protección de Personas con Discapacidad Mental y se establece el Régimen de la Representación Legal de Incapaces Emancipados (Diario Oficial n.º 47.371, de 5.6.2009).

esta norma, dispuso que: *«el término demente, se entenderá sustituido por persona con discapacidad mental»* [860].

Esta regulación, que ya fue modificada por la Ley 1996/2019, establecía que cualquier acto jurídico realizado por un tercero que beneficiara a una persona en condiciones de discapacidad mental absoluta se presumía válido. Por el contrario, si la persona está bajo interdicción, cualquier negocio jurídico realizado por ella como titular se entendía nulo absolutamente. En el mismo año, se aprobó la Convención de Naciones Unidas para los derechos de las personas con discapacidad a través de la Ley 1346/2009, la cual determina en su art. 12 que las personas en situación de discapacidad tienen igual reconocimiento como persona ante la ley. Posteriormente, la Ley Estatutaria 1618/2013 *«por medio de la cual se establecen las disposiciones para garantizar el pleno ejercicio de los derechos de las personas con discapacidad»*, dispuso en su art. 21 que el Ministerio de Justicia y del Derecho, en coordinación con el Ministerio Público, las comisarías de familia y el Instituto Colombiano de Bienestar Familiar, ICBF, deberán proponer e implementar ajustes y reformas al sistema de interdicción judicial para favorecer el ejercicio de la capacidad jurídica y la toma de decisiones con apoyo de las personas con discapacidad.

En los últimos años, se promulga la Ley 1752/2015[861], que modifica la ley 1482 de 2011, contiene disposiciones que buscan proteger a los grupos discriminados, en específico se establecen sanciones penales por las actuaciones de discriminación en razón a la raza, etnia, religión, nacionalidad, ideología política o filosófica, sexo u orientación sexual y discapacidad.

De igual manera que en el sistema español, se profiere una norma que marca un hito en el sistema civil colombiano, la Ley 1996/2019[862], de 26 de agosto, *«por medio de la cual se establece el régimen para el ejercicio de la capacidad legal de las personas con discapacidad mayores de edad»*; este avance normativo garantiza la capacidad de goce y ejercicio para las personas adultas en situación de discapacidad. Modifica el Código Civil[863]

---

860 Ley 1145/2007, de 7 de julio, por medio de la cual se organiza el Sistema Nacional de Discapacidad y se dictan otras disposiciones (Diario Oficial n.° 46.685, de 10.7.2007). Entiende la discapacidad como *«el conjunto de condiciones ambientales, físicas, biológicas, culturales y sociales, que pueden afectar la autonomía y la participación de la persona, su núcleo familiar, la comunidad y la población en general en cualquier momento relativo al ciclo vital, como resultado de las interacciones del individuo con el entorno»*.

861 *«Por medio de la cual se ordena sancionar penalmente cualquier acto de discriminación por razones de raza, etnia, religión, nacionalidad, ideología política o filosófica, sexo u orientación sexual, discapacidad y demás razones de discriminación»*.

862 Ley 1996/2019, de 26 de agosto, por medio de la cual se establece el régimen para el ejercicio de la capacidad legal de las personas con discapacidad mayores de edad (Diario Oficial n.° 51.057, de 26.8.2019).

863 Código Civil. *«Art. 1504. Modificado por el art. 57 de la Ley 1996/2019. Incapacidad abso-*

y elimina la incapacidad legal absoluta, dejando solo a los impúberes como sujetos incapaces absolutos, así como deroga el régimen de guardas e interdicción para las personas en situación de discapacidad mental, cognitiva o intelectual.

Dicha norma deroga algunos numerales y arts. del Código General del Proceso[864], del Código Civil[865], del Código de Infancia y Adolescencia[866], de la Ley 1306/2009[867] y la Ley 1412/2010[868]. Esta regulación empezó a regir a partir de su publicación, es decir el 26 de agosto de 2019 y de manera inmediata ordenó suspender los procesos de interdicción[869] o inhabilitación en curso. A su vez, dio diferentes plazos para su reglamentación de 12, 18 y 36 meses[870]. Esta circunstancia ha generado dificultades prácticas en su aplicación porque no permitió un tiempo prudencial de transición para la pedagogía que conlleva analizar y comprender el cambio normativo a jueces, comisarios de familia, conciliadores, notarios, abogados y académicos y esto se ha constituido en uno de los retos de su implementación.

La Ley 1996/2019 determina un sistema de salvaguardias y asistencia, para que las personas en situación de discapacidad, en ejercicio de su capacidad legal, tomen decisiones en igualdad de condiciones, bien sea de manera independiente o interdependiente lo cual implica en este último caso que necesita de otros para planear y ejecutar decisiones sobre las que no se tiene

---

luta y relativa. Son absolutamente incapaces los impúberes. Sus actos no producen ni aún obligaciones naturales, y no admiten caución. Son también incapaces los menores púberes. Pero la incapacidad de estas personas no es absoluta y sus actos pueden tener valor en ciertas circunstancias y bajo ciertos respectos determinados por las leyes. Además de estas incapacidades hay otras particulares que consisten en la prohibición que la ley ha impuesto a ciertas personas para ejecutar ciertos actos».

864   Deroga el inciso 1 del art. 210, los numerales 5 y 6 contenidos en el art. 22 del Código General del Proceso.

865   Deroga el ordinal 3 del art. 127, el ordinal 2 del art. 1061 y el ordinal 3 del art. 1068.

866   Deroga el parágrafo 1 del art. 36 de la Ley 1098/2006.

867   Deroga los arts. 1o a 48, 50 a 52, 55, 64 y 90.

868   Ley 1412/2010 (octubre 19) Diario Oficial No. 47.867 de 19 de octubre de 2010 *«Por medio de la cual se autoriza la realización de forma gratuita y se promueve la ligadura de conductos deferentes o vasectomía y la ligadura de trompas de Falopio como formas para fomentar la paternidad y la maternidad responsable».* La Ley 1996/2019 deroga el art. 6 de la Ley 1412/2010.

869   La interdicción judicial es un proceso mediante el cual se elimina la capacidad jurídica de la persona en situación de discapacidad. Esto implica, no poder tomar decisiones sobre asuntos relativos a su vida personal y patrimonial.

870   Temas concretos como: la adjudicación judicial de apoyos, los que entrarán en rigor 24 meses después, la designación de apoyo con vocación de permanencia empieza en rigor el 27 de agosto de 2021, el protocolo nacional para la valoración de apoyos se realizará a partir de 12 meses, la reglamentación para el servicio de apoyos que prestarán entidades públicas y privadas 18 meses, entre otros.

suficiente experiencia. Esta trasformación cultural busca que se examine el contexto familiar y entorno social de las personas en situación de discapacidad para interpretar sus deseos y preferencias al realizar un acto jurídico. En efecto, en aquellos casos en que las personas se encuentren absolutamente imposibilitadas para expresar la mejor voluntad[871] ya no se les iniciará un proceso de interdicción o inhabilitación, sino que actuarán de acuerdo con una sentencia de adjudicación judicial[872], que determinará, de conformidad con los arts. 38 y 39 de este cuerpo normativo, los apoyos[873] concretos, es decir, los medios, la asistencia o el respaldo que necesitan para iniciar o solicitar un trámite, para aceptar un acto jurídico o decidir asuntos sanitarios familiares o financieros, y solo en casos excepcionales, el juez puede asignar la representación de una tercera persona, según el art 48 de la precitada ley. De tal modo que los actos jurídicos pueden ser declarados nulos si se llevan a cabo sin utilizar las herramientas especificadas en la sentencia de adjudicación de apoyo o si se omite la eventual y excepcional representación autorizada previamente por el juez[874].

Al igual que en la legislación española una de las figuras más singulares que introduce la Ley 1996/2019 corresponde al sistema de apoyos que se dan de acuerdo con las necesidades de cada persona. En algunas ocasiones los apoyos pueden consistir en personas de plena confianza que puedan asesorar el acto jurídico bien sean designados voluntaria o judicialmente (si no hay persona de confianza, será un defensor personal de la Defensoría del Pueblo); en otras ocasiones, son medidas relacionadas con la accesibilidad, así como la *«elaboración y el reconocimiento de métodos de comunicación distintos y no convencionales»*[875]. Los apoyos son definidos en el art. 3 núm. 4 de la Ley 1996/2019 como tipos de asistencia en la comunicación, para faci-

---

871 El Comité de las Naciones Unidas sobre los Derechos de las Personas con Discapacidad reconoce el principio de «la mejor interpretación de la voluntad y las preferencias».

872 La adjudicación judicial de apoyos, los cuales entrarán en vigencia 24 meses después, es decir, el 16/09/2021.

873 La Ley 1996/2019 establece que según el art. 46, los asistentes que sirven como personas de apoyo tienen como obligaciones las siguientes: guiar sus actuaciones como apoyo conforme a la voluntad de la persona en situación de discapacidad; actuar de manera diligente, honesta y de buena fe; mantener y conservar una relación de confianza a quien le presta apoyo; guardar la confidencialidad de la información personal y comunicar al juez la modificación o terminación de la asistencia como apoyo y el art. 47 de la misma norma faculta al asistente de apoyo para la celebración de actos jurídicos, adelantando las siguientes actividades: facilitar la manifestación de la voluntad de la persona en situación de discapacidad; facilitar la comprensión de un determinado acto jurídico; representar a la persona en determinado acto jurídico; interpretar de la mejor manera la voluntad y las preferencias de la persona titular del acto jurídico y honrar la voluntad y las preferencias de la persona en situación de discapacidad.

874 Corte Constitucional de Colombia, Sala Plena, 5.2.2021 (Sentencia C-025/2021).

875 ONU. Comité de la Convención sobre los Derechos de las Personas con Discapacidad. Observación General No. 1. 19 de mayo de 2014. Párr. 17.

litar la comprensión de actos jurídicos y sus consecuencias, en la manifestación de la voluntad y preferencias personales que se prestan a la persona en situación de discapacidad para facilitar el ejercicio de su capacidad legal. Se dan a través de dos trámites: la adjudicación judicial de apoyos transitorios estuvo vigente hasta el 26 de agosto de 2021, mientras que la adjudicación judicial de apoyos con vocación de permanencia empezó a regir a partir del 27 de agosto de 2021. En relación con las reglas procesales de dichos trámites, corresponden a los jueces de familia, en primera instancia[876].

El estudio sistémico de los apoyos permite agruparlos en mecanismos para el ejercicio de la capacidad, y en apoyos formales, los primeros aunque no se definen legalmente pero se entiende que son los instrumentos o medios que se deben utilizar en situaciones específicas para eliminar barreras u obstáculos que impiden se ejercite la capacidad de actuar, que se concreta en los ajustes razonables[877] y en las medidas adecuadas que deben darse en las situaciones que así lo requieran, mientras los apoyos formales comprenden los acuerdos de apoyo para la celebración de actos jurídicos y las directivas anticipadas que se otorgan ante notarios o centros de conciliación así como los adjudicados judicialmente mediante una valoración de apoyos[878]. De este modo, el sistema de apoyos genera confianza para mejorar la independencia de la persona en situación de discapacidad para tomar decisiones y se garantiza el respeto por los derechos a la dignidad humana y la igualdad, pues se parte de la base de que, sin tener en cuenta la deficiencia cognitiva auditiva o visual, toda persona tiene un proyecto de vida que se construye de forma autónoma, y en ese sentido, su voluntad debe ser el centro de sus decisiones[879].

Con referencia a cómo las personas en situación de discapacidad pueden manifestar sus preferencias y ejercer sus derechos, la ley da tres posibilidades: una de manera directa, a través de la declaración de voluntad del titular,

---

876 **Corte Suprema de Justicia de Colombia**, Sala de Casación Civil, 31.1.2020 (AC-2532020).

877 Los ajustes razonables son de carácter individual y particular, imponen al Estado y a sus instituciones el deber de realizar las modificaciones y adaptaciones necesarias, que no sean desproporcionadas ni indebidas, que garanticen y faciliten a la persona en situación de discapacidad, el ejercicio a sus derechos fundamentales.
El art. 3 numeral 6 de la Ley 1996/2001 dispone que son «aquellas modificaciones que no impongan una carga desproporcionada o indebida, cuando se requieran en un caso particular, para garantizar a las personas con discapacidad el goce o ejercicio, en igualdad de condiciones que los demás, de todos los derechos humanos y libertades fundamentales».

878 Álvaro ORTIZ MONSALVE, *Capacidad Plena de los mayores en situación de discapacidad mental y guardas de menores emancipados, Leyes 1306 de 2009 y 1996 de 2019*, op.cit., pág. 80.

879 Corte Constitucional de Colombia, Sala Plena, 5.2.2021 (Sentencia C-025/2021).

otra con la ayuda de una entidad pública o privada que preste el servicio de valoración de apoyos[880] y también mediante una medida de apoyo.

La Ley 1996/2019, también establece que una persona en situación de discapacidad puede celebrar actos jurídicos de tres maneras: la primera celebrando un acuerdo de apoyo donde se formaliza la designación de las personas naturales o jurídicas, que le asistirán en la toma de decisiones respecto a uno o más actos jurídicos determinados[881], la segunda solicitando la adjudicación judicial de apoyos a través de un proceso de jurisdicción voluntaria (cuando la iniciativa corresponde a la persona en situación de discapacidad) o verbal sumario (cuando el proceso se inicia por terceros). Finalmente, mediante la directiva anticipada[882], como una herramienta mediante la cual se manifiesta la voluntad, deseos y preferencias de actos jurídicos sobre asuntos de salud, financieros, personales o familiares con antelación a los mismos[883], y que debe hacerse por escritura pública o acta de conciliación.

Con relación a las medidas incorporadas en la Ley 1996/19, se profiere el Decreto 1429, de 5 de noviembre de 2020[884], para asignar nuevas obligaciones a los Centros de Conciliación, a los conciliadores extrajudiciales en derecho y a los notarios reglamentando la formalización de los acuerdos de apoyo y las directivas anticipadas[885]. En cuanto a los apoyos, el 18 de diciembre de 2020, la Consejería Presidencial para la Participación de las Personas con Discapacidad[886]establece los Lineamientos y el Protocolo Nacional para

---

880   Dichas entidades deberán seguir los lineamientos y protocolos establecidos para este fin por el ente rector de la Política Nacional de Discapacidad.

881   Este acuerdo de voluntades es solemne, se elevada a escritura pública ante notario y requiere un trámite especial, el cual consiste en que previo a la suscripción del acuerdo, el notario deberá entrevistar por separado la persona titular del acto jurídico y verificar que el contenido del acuerdo de apoyos se ajuste a la voluntad y preferencias del titular del acto, así como a la ley.

882   El art. 21 de la Ley 1996/2019 establece que: *«Las directivas anticipadas son una herramienta por medio de la cual una persona, mayor de edad puede establecer la expresión fidedigna de voluntad y preferencias en decisiones relativas a uno o varios actos jurídicos, con antelación a los mismos. Estas decisiones pueden versar sobre asuntos de salud, financieros o personales, entre otros actos encaminados a tener efectos jurídicos»*. En España la Ley 1/2006, de 3 de marzo, de voluntades anticipadas (BOE n.º 36, de 11.3.2006).

883   Como previsión de una eventual incapacidad del declarante por estado de coma irreversible o condición terminal, en el cual consigna las pautas y/o indicaciones referentes a temas médicos, personales y jurídicos.

884   Decreto 1429/2020, de 5 de noviembre, por el cual se reglamentan los arts. 16, 17 y 22 de la Ley 1996/2019 y se adiciona el Decreto 1069 de 2015, de 5 de noviembre, Único Reglamentario del Sector Justicia y del Derecho (de 5.11.2002).

885   Los Documentos de Voluntad Anticipada (DVA) son instrumentos creado por la Ley 1733/2014 como una herramienta para manifestar el consentimiento libre, completo e informado con anticipación a una enfermedad o a una situación de urgencia.

886   La Consejería Presidencial para la Participación de las Personas con Discapacidad invitó

230

la Valoración de apoyos, que se constituye en una la guía para la participación de los especialistas y profesionales psicosociales en este proceso[887].

Ante este panorama, al igual que en el sistema español, son muchos los retos para el ordenamiento jurídico colombiano, no solo por la reciente reglamentación e implementación sino por la ejecución de los planes de formación y capacitación que se están desarrollando y por la revisión oficiosa de los procesos de interdicción ya existentes que se realizó en el periodo 2021-2024. Considero, que tomar decisiones con apoyos era una reforma necesaria, pero implica un cambio en la manera en que tradicionalmente se aborda la capacidad jurídica de las personas en situación de discapacidad[888], lo que significa que reconocer que todas las personas son sujetos plenos y con potencialidades requiere una transformación esencialmente cultural y social.

Se debe aclarar que aunque la Ley 1996/2019 sus arts. 6 y 8 precisan que siempre se presume la capacidad legal de la persona en situación de discapacidad, ORTIZ MONSALVE señala que: *«el reconocimiento pleno de la capacidad de obrar no es una presunción ni legal ni de derecho, es plena o total porque es el reconocimiento del derecho fundamental a su libre desarrollo, autonomía y preferencias»*[889], criterio que comparto ya que no se puede entender que la finalidad de esta ley haya sido la de establecer una presunción legal de capacidad para los adultos en situación de discapacidad.

Interesa resaltar que en el derecho colombiano la Ley 1996/2019 al igual que en el derecho español La ley 8 /2021, se basan en el modelo social de inclusión de la CDPD, que garantiza los derechos y el respeto de la dignidad humana de las personas en situación de discapacidad como centro y protagonistas de su proyecto de vida personal, la autonomía, incluida la libertad de tomar sus propias decisiones. De ahí que los actos que las personas en

---

el 7 de julio de 2020 a las personas con discapacidad, a sus familias y cuidadores, a las organizaciones de y para personas con discapacidad y ciudadanía a participar en la construcción conjunta del documento.

887   A través de la valoración se busca determinar los apoyos formales que requiere una persona en situación de discapacidad para tomar decisiones relacionadas con el ejercicio de la capacidad jurídica. La valoración de apoyos es un proceso técnico que se realiza mediante una conversación con la persona en situación de discapacidad y su red de apoyo. Con la información recolectada el equipo técnico elaborar un informe final. *Vid.* Lucas CORREA MONTOYA y Adriana BAUTISTA QUINTERO, *Valorar apoyos para tomar decisiones. Lineamientos y protocolo nacional para la valoración de apoyos en el marco de la Ley 1996 de 2019*, PuntoAparte Editores, 2020. http://snd.gov.co/documentos/lineamientos-valoraciones-apoyo.pdf

888   Lucas CORREA MONTOYA, «Adjudicar desde el lente de la Convención sobre los derechos de las personas con discapacidad: algunos retos de la jurisprudencia constitucional colombiana», en *DescLAB*, Bogotá, 2017, pág. 43.

889   Álvaro ORTIZ MONSALVE, *Capacidad Plena de los mayores en situación de discapacidad mental y guardas de menores emancipados. Leyes 1306 de 2009 y 1996 de 2019, op.cit.*, pág. 59.

situación de discapacidad realizan con apoyos y con la asistencia de personas de su confianza son válidos, puesto que es la manera de exteriorizar su voluntad y preferencias[890].

Pese a lo anterior, la Ley 1996/2019 fue demandada y se estudió su constitucionalidad en la sentencia C-025 de 2021. Se resumen los principales supuestos fácticos así: un ciudadano demandó parcialmente el art. 6 sobre la presunción de capacidad [891] y el art 53 sobre la prohibición de interdicción. Justifica su demanda en los siguientes términos: el art. 6 permite que personas en situación de discapacidad absoluta realicen actos jurídicos independientemente de los apoyos que tengan, situación que los deja en vulnerabilidad toda vez que al *«padecer deficiencias físicas, psíquicas, sensoriales o comportamientos de prodigalidad social, en el caso de inhábiles, le imposibilitan comprender la dimensión y consecuencias jurídicas de sus actos (...)»*[892]. El actor, además, considera que esta regulación es contraria al art. 12 de la CDPD, pues si la persona con discapacidad no cuenta con ningún apoyo para tomar decisiones, se pueden vulnerar sus derechos fundamentales. Además, expresa el demandante que: *«presumir la capacidad de obligarse por sí mismo, sin apoyo alguno, a personas que no tienen la capacidad de obligarse adecuadamente (...) pueden afectar su vida y aumentar los abusos»*[893]. En el mismo sentido, señala que el art. 53 es violatorio de los derechos de las personas en condiciones de discapacidad, toda vez que la interdicción contaba con mayores y mejores salvaguardas en asuntos procesales. Al mismo tiempo, los estudiantes del Programa de Derecho de la Facultad de Ciencias Jurídicas de la Universidad de Manizales demandaron los arts. 6 y 8[894] del mismo cuerpo normativo considerando que vulneran el derecho a la igualdad reconocido en el art. 13 de la Constitución Política.

Los demandantes señalaron que esta ley estableció un sistema de apoyos *«sin tener en cuenta las diferencias existentes entre cada una de las personas*

---

890 Corte Constitucional de Colombia, Sala Plena, 5.2.2021 (Sentencia C-025/2021).

891 Ley 1996/2019, art. 6: «Presunción de capacidad. Todas las personas con discapacidad son sujetos de derecho y obligaciones, y tienen capacidad legal en igualdad de condiciones, sin distinción alguna e independientemente de si usan o no apoyos para la realización de actos jurídicos. En ningún caso la existencia de una discapacidad podrá ser motivo para la restricción de la capacidad de ejercicio de una persona» (los apartes subrayados son los demandados).

892 Escrito de la demanda de inconstitucionalidad (D-13.575), folio 2.

893 Escrito de la demanda de inconstitucionalidad (D-13.575), folio 3.

894 Ley 1996/2019 art. 8: «Ajustes razonables en el ejercicio de la capacidad legal. Todas las personas con discapacidad, mayores de edad, tienen derecho a realizar actos jurídicos de manera independiente y a contar con las modificaciones y adaptaciones necesarias para realizar los mismos. La capacidad de realizar actos jurídicos de manera independiente se presume. La necesidad de ajustes razonables para la comunicación y comprensión de la información, no desestima la presunción de la capacidad para realizar actos jurídicos de manera independiente.» (Los apartes subrayados son los demandados).

con discapacidad, poniendo en riesgo a aquellos que no se pueden valer por sus propios medios y los cuales el Estado debe a proteger en mayor medida»[895].

Sus argumentos se basan en que el legislador incurrió en una omisión legislativa relativa al no tener en cuenta los diferentes tipos de discapacidad al momento de perfeccionar actos jurídicos, ya que las personas con discapacidad absoluta requieren de un *«acompañamiento permanente representado»*[896]. Estas demandas fueron acumuladas para ser decididas por la Corte Constitucional, en la ya mencionada sentencia C-025 de 2021, que declara ajustados a derecho los arts. demandados ya que las normas estudiadas materializan un estándar internacional. La Sala plena basa su decisión en que se debe realizar una interpretación sistemática del art. 6 junto con el art. 38 de la Ley 1996/2019, buscando proteger a aquellas personas en condiciones de discapacidad intelectual que se encuentran imposibilitadas para expresar su voluntad por cualquier medio. En consecuencia, el ejercicio de la capacidad legal para estos casos deberá estar acompañado de una sentencia de adjudicación de apoyos, como un mecanismo necesario para la toma de decisiones. Adicionalmente, el alto Tribunal colombiano establece que esta interpretación de la norma debe ir acompañada de las siguientes precisiones *«el rol del apoyo no es el de sustituir la voluntad de la persona con discapacidad»*. Por el contrario, *«consiste en ayudar a la persona a formular una voluntad frente a la posibilidad de realizar un acto jurídico, y exteriorizarla, o en dado caso, representarla al ejecutarlo»*.

De ahí que, en los casos en los que la persona se encuentre imposibilitada para manifestar su voluntad, *«es necesario que los apoyos se dirijan a materializar la decisión más armónica a su vida, contexto y /o entorno social y familiar»*. Concluye la sentencia que los planteamientos de los actores no tienen un asidero jurídico, pues aún en los casos de personas en situación de discapacidad denominadas como *«graves o severos»*, el sistema de apoyos cuenta con una adjudicación judicial que, mediante la participación y evaluación de las habilidades de la persona con discapacidad, determinará qué apoyos requiere y cuál debe ser su intensidad. De tal forma que se deben analizar las herramientas más adecuadas según el acto jurídico que se vaya a perfeccionar para hacer efectivos sus derechos.

Como se observa, se encuentran similitudes entre la legislación española —Ley 8/2021 que entró en vigor el 3 de sep. de 2021— y la colombiana —Ley 1996/2019— que rige a partir del 26 de agosto de 2019, las cuales garantizan el ejercicio la capacidad jurídica y la toma de decisiones de las personas en situación de discapacidad, como una forma de reconocer su dignidad y garantizar sus derechos. Las medidas de apoyo que se implementen, deben obedecer a criterios de necesidad y proporcionalidad en cada caso concreto.

---

895 Expediente de inconstitucionalidad, folio 126.

896 Expediente de inconstitucionalidad, folio 129.

Se aprecia que, estas normas responden a las necesidades de una sociedad más inclusiva y aseguran que la voluntad y las preferencias de las personas en situación de discapacidad sean respetadas en todos los ámbitos y se ajusten a su contexto familiar y social.

Por ello, los avances normativos descritos corresponden al estándar más alto de protección, por lo que se eliminan de los sistemas jurídicos la incapacitación, la interdicción, la sustitución en la toma de decisiones y la privación de derechos y, se sustentan en el modelo social de la Convención de Naciones Unidas para los derechos de las personas con discapacidad. Considero que para garantizar la eficacia real de esta tendencia normativa se requiere eliminar los tecnicismos, realizar los ajustes y reglamentaciones para implementar las medidas establecidas, y realizar o seguir realizando, según sea el caso, una intensa labor de pedagogía y retroalimentación en la comunidad jurídica, académica y en los ciudadanos en general.

Ahora bien, respecto a la aplicación de la ley 1996/2019 en el ámbito sanitario colombiano, se entiende que es válida su aplicación, sin embargo, como la norma es reciente aún no se ha pronunciado la jurisprudencia en específico para estos casos, por lo que se menciona de manera seguida la evolución de la Corte Constitucional en esta cuestión.

En un primer momento la jurisprudencia constitucional reconoce el consentimiento sustituto y la necesidad de la autorización judicial para la procedencia de los procedimientos médicos para ser practicados en las personas en situación de discapacidad, posteriormente se empezó a hablar de un consentimiento asistido con el apoyo del equipo médico y finalmente se considera que se debe respetar la autonomía de la voluntad de las personas en situación de discapacidad para el ejercicio de su capacidad jurídica, al tomar decisiones sobre los asuntos que les competan. Se hará mención a algunas sentencias de la Corte Constitucional de Colombia relativas al ejercicio de los derechos reproductivos donde se aprecia la evolución hacia el modelo social de la discapacidad. Mediante sentencia T-850 de 2002[897] una señora solicita la esterilización de su hija, sin su consentimiento. Se estudia el siguiente problema jurídico *«¿quién puede otorgar el consentimiento de una persona adulta con retraso mental leve para someterla a un tratamiento médico irreversible?»*. La respuesta a este interrogante es: la misma persona. En este fallo la Corte protege los derechos fundamentales de la persona en situación de discapacidad y se impide la realización de la cirugía; además, se ordenó a la entidad prestadora de salud realizar un programa de educación sexual y reproductiva de acuerdo con sus intereses y condiciones[898]. El argumento de la providencia se basa en que: *«de la condición mental del paciente no se puede concluir*

---

897 Corte Constitucional de Colombia, Sala Quinta de Revisión, 10.10.2002 (Sentencia T-850/2002).

898 *Ibidem*.

que no tenga derecho a elegir a cuál de los tratamientos se somete. Además, la protección de las personas con enfermedades mentales resulta aceptable, en la medida en que ellas mismas, o terceros, ponen en peligro el ejercicio futuro de su autonomía, con las decisiones respecto de su salud»[899].

En la sentencia T-492 de 2006, se determinó que para solicitar al juez constitucional la protección de los derechos de una mujer con discapacidad mental, ordenando una práctica quirúrgica que conduce a la esterilización definitiva es necesario cumplir dos requisitos: *«(i) quien interponga la acción de tutela sea el o la representante legal de la mujer; y (ii), que el procedimiento quirúrgico de esterilización definitiva haya sido autorizado previamente por un juez, en un proceso distinto y anterior a la acción de tutela»*[900]. En la misma sentencia, la Corte afirmó que era necesario estudiar cada caso con sus particularidades porque se deben determinar los siguientes aspectos: el nivel de autonomía de la mujer con discapacidad y *«las medidas de protección alternas o complementarias que se acomodan a su particular situación personal, familiar y social»*[901]. Posteriormente, a través de una demanda de inconstitucionalidad de la Ley 1412/2010[902], el alto Tribunal mediante sentencia C-182 de 2016[903] matizó su posición y advirtió que se debe analizar el caso concreto de la persona en condición de discapacidad mental y evaluar el *«nivel de autonomía que le permita comprender y dar o no su consentimiento para realizar una intervención quirúrgica»*. La sala declaró la exequibilidad condicionada de la norma[904] bajo el entendido de que la autonomía reproductiva se debe garantizar a las personas declaradas en interdicción por demencia profunda y severa, donde *«el consentimiento sustituto para realizar esterilizaciones quirúrgicas tiene un carácter excepcional y sólo procede en casos en que la persona no pueda manifestar su voluntad libre e informada una vez*

---

899 Corte Constitucional de Colombia, Sala Quinta de Revisión, 10.10.2002 (Sentencia T-850/2002).

900 Corte Constitucional de Colombia, Sala Sexta de Revisión, 29.6.2006 (Sentencia T-492/2006). En esta sentencia la Corte analizó la acción de tutela interpuesta por una madre cuya hija tenía 26 años y tenía síndrome de Down. La mujer estaba embarazada al momento de interponer la acción de tutela. El médico sugirió realizarle la ligadura de trompas de Falopio para evitar más embarazos, sin embargo, requirió una orden judicial. La madre solicitó al juez de tutela permitir la cirugía. La Corte declaró improcedente la acción constitucional, pues debía agotarse previamente la declaración de interdicción y la autorización judicial ordinaria del procedimiento médico.

901 *Ibidem.*

902 Por medio de la cual se autoriza la realización de forma gratuita y se promueve la ligadura de conductos deferentes o vasectomía y la ligadura de trompas de Falopio como formas para fomentar la paternidad y la maternidad responsable.

903 Corte Constitucional de Colombia, Sala Plena, 13.4.2016 (Sentencia C-182/2016).

904 Art. 6 de la Ley 1412/2010: *«Discapacitados Mentales. Cuando se trate de discapacitados mentales, la solicitud y el consentimiento serán suscritos por el respectivo representante legal, previa autorización judicial».*

se hayan prestado todos los apoyos para que lo haga»[905]. Finalmente, el más reciente fallo de tutela T-231 de mayo 28 de 2019 adelantándose a la Ley 1996/2019, de 26 de agosto, expresa que:

«se debe respetar la autonomía de la voluntad de las personas en situación de discapacidad intelectual o mental ya que tienen capacidad para tomar decisiones sobre los asuntos que les competan y excluir, al máximo, la sustitución de la voluntad para dar paso a los apoyos y ajustes razonables que permitan el ejercicio autónomo de su voluntad»[906]. Lo que incluye las decisiones relacionadas con el ámbito médico.

En suma, en este desarrollo jurisprudencial se aprecia el avance que ha tenido la Corte Constitucional para garantizar dentro del modelo social los derechos de las personas en situación de discapacidad en el campo del servicio médico- asistencial.

Ahora bien, otro asunto controversial es el relativo a la toma de decisiones sanitarias por los niños, niñas y adolescentes, cuyo análisis se realiza a continuación.

---

905 *«Así pues, para que la disposición se encuentre acorde con las protecciones constitucionales del derecho a la igualdad, y al libre desarrollo de la personalidad, así como como del derecho a la autonomía reproductiva y a fundar una familia de forma responsable, y en concordancia con el principio de conservación del derecho la única lectura posible de la disposición es la que indica que inclusive en los casos donde se haya declarado la interdicción (con efectos patrimoniales) se debe presumir la capacidad para ejercer la autonomía reproductiva, la cual debe ser desvirtuada en el proceso de autorización judicial»*. Corte Constitucional de Colombia, Sala Plena, 13.4.2016 (Sentencia C-182/2016).

906 Corte Constitucional de Colombia, Sala Séptima de Revisión, 28.5.2019 (Sentencia T-231/2019).

CAPÍTULO VI

EL CONSENTIMIENTO INFORMADO DE LOS NIÑOS, NIÑAS Y ADOLESCENTES EN LA ATENCIÓN EN SALUD

Actualmente, la autonomía de voluntad de los niños, niñas y adolescentes y su participación en la toma de decisiones vitales[907] es uno de los aspectos que presenta mayores dificultades[908] en el campo médico asistencial. En el presente capítulo me voy a ocupar de asuntos de gran interés como, por ejemplo: y la autonomía progresiva; el marco normativo en los sistemas español y colombiano, así como algunos procedimientos médicos practicados a los pacientes menores de edad que generan debate como son las cirugías estéticas, la eutanasia y la reasignación sexual.

Entre los instrumentos internacionales para la protección de los menores destacan: declaraciones, pactos[909], recomendaciones, decisiones, directivas,

---

907 Pablo GONZÁLEZ MIRASOL, «Autonomía sanitaria del menor y responsabilidad médica», en *Diario La Ley*, 2005, núm. 6326, pág. 1613.

908 Federico DE MONTALVO JÄÄSKELÄINEN, *Menores de Edad y Consentimiento Informado*, *op. cit.*, pág. 87.

909 En este contexto, Colombia aprueba el Pacto Internacional de Derechos Económicos, Sociales y Culturales, PIDESC, por medio de la Ley 74/1968. Mientras que España lo ratifica mediante el BOE núm. 103, de 30 de abril de 1977, que entra en vigor el 27 de julio de 1977. Este instrumento busca el reconocimiento y alcance de la salud como derecho fundamental. El numeral 2.° del art. 12 del PIDESC establece unos parámetros encaminados a proteger los derechos fundamentales de los niños, donde puntualmente afirma que: «a) *Es obligación de los Estados firmantes adoptar medidas necesarias para la reducción de la mortinatalidad y de la mortalidad infantil, y el sano desarrollo de los niños*». A renglón seguido, el literal d) dispone que se deben adoptar medidas necesarias para «*la creación de condiciones que aseguren a todos asistencia médica y servicios médicos en caso de enfermedad*». Además, la sentencia de la Corte Constitucional de Colombia, Sala Sexta de Revisión, 10.10.2011 (Sentencia T-765/2011) y la de la Sala Octava de Revisión, 23.2.2016 (Sentencia T-083/2016). Mencionan otros instrumentos tales como: el art. 24 del Pacto Internacional de Derechos Civiles y Políticos, el art. 19 de la Convención Americana sobre Derechos Humanos, la Convención sobre los Derechos de las Personas con Discapacidad, adoptada por la Asamblea General de la ONU el 13 de diciembre de 2006, aprobada por

reglamentos y documentación de instituciones europeas[910] que reconocen los derechos de la infancia y adolescencia[911]. En este enfoque, la Organización de las Naciones Unidas (ONU) en 1959 adoptó el primer instrumento en materia de derechos de los niños y las niñas, que se tradujo en la Declaración sobre los Derechos del Niño, en la cual se reconoce que los niños y niñas gozan de protección especial. Posteriormente, el 20 de noviembre de 1989, fue adoptada la Convención Internacional sobre los Derechos del Niño, en adelante CDN, conocida como la primera ley internacional sobre los derechos de la infancia.

La CDN establece los pilares para la protección prevalente de los menores como titulares de derechos fundamentales, reconoce la dignidad humana fundamental de los niños y la necesidad de propiciar su bienestar y desarrollo integral. Incorpora, entre otros principios, el interés superior de los niños y las niñas, que es un concepto flexible, lo que implica que debe ajustarse y definirse en cada situación del niño afectado teniendo en cuenta el contexto, las necesidades y las circunstancias específicas personales[912]. Las finalidades que persigue este principio de una parte aseguran el respeto de todos los derechos del menor garantizando lo más beneficioso para él, aún en contra de su voluntad y, por otra, buscan favorecer el desarrollo libre e integral de

---

la Ley 1346/2009, que fue declarada exequible por la sentencia de la Corte Constitucional de Colombia, Sala Plena, 21.4.2010(Sentencia C-293/2010).

910 En el plano europeo, existen instrumentos de protección a la infancia como la Carta Europea de los Derechos del Niño (DOCE n.º C 241, de 21 de Septiembre de 1992) donde el Parlamento Europeo reconoce la importancia que la infancia tiene como etapa de la vida de una persona, el papel de la familia en la satisfacción de las necesidades de los niños y el hecho de que tales necesidades engendran una serie de derechos para la infancia y, en consecuencia, obligaciones para la familia, el Estado y la sociedad. De igual manera, la Unión Europea plasma el interés superior del menor en el Reglamento (CE) N.º 2201/2003 del Consejo de 27 de noviembre de 2003 relativo a la competencia, el reconocimiento y la ejecución de resoluciones judiciales en materia matrimonial y de responsabilidad parental. Finalmente, se menciona la Directiva 2011/92/UE, de 13 de diciembre de 2011, relativa a la lucha contra los abusos sexuales y la explotación sexual de los menores y la pornografía infantil.

911 Entre otras herramientas se encuentra el ya mencionado Convenio de Oviedo de 1999, en el que se acoge la teoría del menor maduro, que evalúa la capacidad del menor de edad para decidir con base en su madurez, independientemente de que haya alcanzado la mayoría de edad. Azucena COUCEIRO VIDAL, «La Bioética en Europa. El convenio sobre los derechos humanos y la biomedicina», en Consejo de Europa y Asociación de Bioética Fundamental y Clínica, *Convenio para la protección de los derechos humanos y la dignidad del ser humano con respecto a las aplicaciones de la biología y la medicina*, edit. Asociación de Bioética Fundamental y Clínica, Madrid, 1997, pág. 86. Para el tema que nos ocupa, se resalta que el art. 5 de este convenio es el que garantiza la protección al menor, incluso de sí mismo.

912 Comité de los Derechos del Niño, *Observación general n.º 14 (2013) sobre el derecho del niño a que su interés superior sea una consideración primordial (art. 3, párrafo 1)*, edit. Naciones Unidas, Ginebra, 2013, págs. 4 y 9.

la personalidad, protegiéndolo durante su etapa de formación[913]. La Convención de los derechos del Niño, además, determina los principios especiales para la interpretación de las normas allí contenidas y sus protocolos facultativos establecen la solución de casos donde existe tensión de derechos. Como consecuencia, este principio tiene primacía frente a otros derechos o intereses legítimos cuando no resulte posible conciliarlos.

De hecho, el interés superior del menor tiene carácter universal y su contenido no está definido[914], lo que exige una labor de interpretación a la hora de ser aplicado en cada supuesto que pueda plantearse en la práctica, como *«canon hermenéutico»*[915]. En esta dinámica, la Observación General N.º 14, de 29 de mayo de 2013[916], *«sobre el derecho del niño a que su interés superior sea una consideración primordial»* (art. 3, párrafo 1) define los requisitos que deben guiar las decisiones judiciales y administrativas que afecten a los niños y determina las medidas que los Estados deben incorporar en su legislación, políticas públicas, las estrategias, programas, planes, presupuestos, iniciativas legislativas y presupuestarias, y directrices para la participación, protección y desarrollo de la infancia[917]. De ahí que las limitaciones legislativas sobre la capacidad de obrar del menor, se deben interpretar de manera restrictiva, y, en todo caso, buscando siempre el interés superior del menor.[918] Adicionalmente, la CDN delimita las obligaciones internacionales de los Estados Miembros frente a la infancia. Fue ratificada por el Parlamento Español el 30 de noviembre de 1990, y entró en vigor el 5 de enero de 1991[919]. A su vez, en Colombia fue aprobada mediante la Ley 12/1991 de enero 22 de 1991. El máximo Tribunal Constitucional Colombiano, confiere dicha Convención y a la Observación General n.º 14 del Comité de Naciones Unidas, un rango supraconstitucional, de modo que opera su incorporación automática en el

---

913 Beatriz LEIVA RODRÍGUEZ y María del Carmen GARCÍA GARNICA, «Análisis de las instituciones del sistema de protección de menores y su reforma por la Ley Orgánica 8/2015 y la Ley 26/2015», en *El Genio Maligno: revista de humanidades y ciencias sociales*, núm. 19, 2016, págs. 96-124.

914 María Clara BLASCO IGUAL, «Consentimiento informado, madurez del menor de edad y derechos humanos», en *Universitat de Valéncia,* (tesis doctoral dirigida por María José AÑÓN ROIG), 2015, pág. 91. Accesible en: https://scielo.isciii.es/pdf/bioetica/n35/articulo3.pdf

915 Teresa PICONTÓ NOVALES, «Los derechos de las víctimas de violencia de género: Las relaciones de los agresores con sus hijos», en *Derechos y Libertades,* Instituto de Derechos Humanos Bartolomé de las Casas Universidad Carlos III de Madrid, núm. 39, 2018, pág. 137.

916 Del Comité de los Derechos del Niño de Naciones Unidas.

917 https://www.observatoriodelainfancia.es/oia/esp/documentos_ficha.aspx?id=3990

918 Art. 2. Ley Orgánica 8/2015, de 22 de julio, de modificación del sistema de protección a la infancia y a la adolescencia.

919 Informe Complementario aplicación de la Convención sobre los Derechos del Niño. Recuperado de: https://plataformadeinfancia.org/derechos-de-infancia/informe-complementario-aplicacion-convencion-derechos-del-nino/.

ordenamiento interno[920]. De ahí que las Convenciones de Derechos Humanos integran el denominado bloque de Constitucionalidad, por lo que se hace necesario establecer las medidas para garantizar la autonomía de los niños, niñas y adolescentes en asuntos médicos.

Ahora bien, una de las cuestiones más difíciles de resolver en torno a la capacidad del menor en el ámbito médico es el papel que tienen los representantes legales, en la toma de decisiones[921], se trata del denominado por la ley española como el consentimiento por representación[922] y en la jurisprudencia colombiana como el consentimiento sustituto[923].

6.1. El denominado consentimiento por representación o sustituto

Toda persona desde que nace tiene capacidad jurídica, esto se traduce en tener aptitud para ser sujeto de derechos. Es decir, se es titular de derechos no al cumplir la mayoría edad, sino por *«la dignidad intrínseca a su propia condición de persona»*[924]. Así, los derechos de la personalidad protegen los *«atributos de la persona que constituyan parte integrante de su esencia»*[925]. Al respecto, se considera que: *«prestar el consentimiento previo a un acto médico es una decisión personalísima»*[926], que no se pierde al ser menor de edad.

A partir de esta afirmación, el consentimiento informado es un derecho personalísimo[927] ya que las decisiones sobre la salud del menor afectan su

---

920 Corte Constitucional de Colombia, Sala Plena, 28.10.1992 (Sentencia C-574/1992).

921 Federico DE MONTALVO JÄÄSKELÄINEN, *Menores de Edad y Consentimiento Informado, op. cit.*, pág. 52.

922 Se otorgará el consentimiento por el representante legal, las personas vinculadas por razones familiares o de hecho en los siguientes supuestos: cuando el paciente no sea capaz de tomar decisiones, o su estado físico o psíquico no le permita hacerse cargo de su situación, además cuando el paciente tenga la capacidad modificada judicialmente y así conste en la sentencia y cuando el paciente menor de edad no sea capaz intelectual ni emocionalmente de comprender el alcance de la intervención. Art. 9.3 Ley 41/2002.

923 Son los padres o los representantes legales del menor los que deben prestar la autorización para la realización de cualquier procedimiento o tratamiento médico. Corte Constitucional de Colombia, Sala Plena, 30.11.2011 (Sentencia C-900/2011).

924 Davinia CADENAS OSUNA, «El consentimiento informado y el rechazo a la intervención o tratamiento médico por el menor de edad tras la reforma de 2015: estudio comparado con el *common law*», en ADC, tomo LXXI, 2018, págs. 790-852.

925 José Enrique BUSTOS PUECHE, *Manual sobre bienes y derechos de la personalidad* (2 ED.), edit. Dykinson, Madrid, 2008, pág. 18.

926 Eva María MARTÍNEZ GALLEGO, «Contenido y requisitos del Consentimiento Informado», en Nieves SANZ MULAS, (coord..), *Relevancia jurídica del consentimiento informado en la práctica sanitaria. Responsabilidades civiles y penales*, Comares, 2012, pág. 32.

927 Desde una perspectiva jurídica los derechos personalísimos son entendidos como aque-

integridad y su vida y, por tanto, son actos relativos a los derechos de la personalidad que se generan en el individuo desde el mismo momento en que es capaz de disfrutarlos[928].

Por lo que, los menores sujetos a patria potestad pueden prestar el consentimiento sanitario sin necesidad de haber alcanzado la capacidad plena de obrar, cuando tengan la madurez suficiente [929]. En razón a que el consentimiento informado corresponde a la esfera estrictamente personal, estaría excluido el consentimiento por representación, que no puede aplicarse o solo se haría de modo complementario[930]. En el ámbito sanitario, se entiende que el menor tiene capacidad de obrar que es evolutiva conforme a su capacidad y madurez[931] y, por tanto, como sujeto de derechos, puede decidir sobre la propia salud de manera progresiva a su desarrollo. Esta cuestión resulta de gran importancia ya que: *«cuando se trate de menores que reúnan condiciones de madurez suficiente y en los que, por tanto, su capacidad de juicio y entendimiento les permita conocer el alcance de la actuación, deben ser ellos mismos quienes autoricen la intervención médica»*[932]. En caso contrario, cuando el menor carece de la madurez suficiente para realizar los actos médicos, la decisión será tomada por sus padres siempre en su beneficio directo.

En efecto, el consentimiento por representación del menor es un tema controvertido, pues surgen cuestionamientos sobre su eficacia[933]. Los regímenes jurídicos en estudio no son uniformes, lo que se evidencia cuando, a determinada edad, el menor puede realizar actos por sí solo y en otros requiere el acompañamiento o la autorización del responsable parental. En la normativa española, los padres intervienen en la toma de las decisiones

---

llos que garantizan al sujeto la protección y tutela de sus bienes jurídicos más esenciales, como la autodeterminación personal, la integridad física y moral y por ello no se transmiten, no pueden ser sustituidos ni ejercidos por terceras personas.

928 Beatriz OGANDO DÍAZ y César GARCÍA PÉREZ, «Consentimiento informado y capacidad para decidir del menor maduro», *op. cit.* pág. 888.

929 Diego GRACIA GUILLÉN, «Toma de decisiones con el paciente menor de edad», en AA. VV., *Ética en la práctica clínica*, GRACIA GUILLÉN, Diego y JÚDEZ GUTIÉRREZ, Francisco Javier (eds.), Triacastela, Madrid, 2004, pág. 133.

930 Fiscalía General del Estado. Circular 1/2012 Sobre el tratamiento sustantivo y procesal de los conflictos ante transfusiones de sangre y otras intervenciones médicas sobre menores de edad en caso de riesgo grave.

931 Federico DE CASTRO Y BRAVO, *Derecho Civil de España* (2 ED.), Instituto de Estudios Políticos, Madrid, 1952, pág. 174 y ALBALADEJO, Manuel, *Derecho Civil I. Introducción y Parte General* (17 ED.), edit. Edisofer, Madrid, 2006, p. 239.

932 Francisco Javier RODRÍGUEZ DOMÍNGUEZ, Teresa GARCÍA CALVO, María Dolores PÉREZ CÁRCELES y Eduardo OSUNA, «El menor de edad y el proceso de toma de decisiones en el ámbito sanitario», en *COMUNICACIONES*, vol. 26, 2016, págs. 229-236.

933 Carmen SÁNCHEZ HERNÁNDEZ, «Responsabilidad parental versus autonomía sanitaria del menor de edad», en *Revista de Derecho Privado*, núm. 105, 2021, págs. 3-39.

médicas no porque ese derecho pueda ser sustituido por ellos, sino porque dentro de sus funciones se encuentra el deber de tutela y cuidado estable-cido en el art. 162.1 del Código Civil modificado por la LSPIA[934]. Al respecto, algunos consideran que la redacción de este art. es ambigua y se generan varias interpretaciones. Por un lado, este precepto no determina cómo inter-vienen los responsables parentales: si tienen que convencer al menor para que decida en determinado sentido, si pueden imponerle la decisión, o si deben acudir al juez para que sea éste quien decida. Así mismo tampoco se especifica en qué condición pueden intervenir los responsables parentales, si lo hacen a título de representantes legales o como titulares de la patria potestad que tienen el deber de velar por sus hijos[935]. Frente a este último planteamiento, RIVERO considera que, los responsables parentales no pue-den intervenir como representantes legales, ya que el mismo art. excluye esta posibilidad[936]. A su vez, considera CADENAS OSUNA que se trata de una intervención obligatoria de los responsables parentales, con fundamento en sus deberes de cuidado y asistencia a los menores derivados de la patria potestad[937].

Sobre esta cuestión, expresa de LAMA AYMÁ que: *«al impedir la representa-ción en el ámbito de la personalidad, lo que se persigue es la protección de los intereses del menor pues, si bien en la esfera patrimonial la representación es una garantía de la tutela de los intereses del hijo, en la esfera de la personali-dad la protección pasa por renunciar, como regla general, a la representación porque solo así se respeta al menor como persona»*[938]. En efecto, la doctrina civilista considera que cuando en el campo sanitario los padres otorgan el consentimiento informado por el menor no lo hacen en virtud de su represen-tación sino en virtud de su deber de protección y tutela[939].

---

934 Ley 26/2015, de 28 de julio, de modificación del sistema de protección a la infancia y a la adolescencia.

935 Davinia CADENAS OSUNA, «El consentimiento informado y el rechazo a la intervención o tratamiento médico por el menor de edad tras la reforma de 2015: estudio comparado con el *common law*», *op.cit.*, págs. 790-852.

936 RIVERO HERNÁNDEZ, Francisco, *El interés del menor (2 ED.)*, edit. Dykinson, Madrid, 2007, pág. 301.

937 Davinia CADENAS OSUNA, «El consentimiento informado y el rechazo a la intervención o tratamiento médico por el menor de edad tras la reforma de 2015: estudio comparado con el *common law*», *op.cit.*, págs. 790-852.

938 Alejandra DE LAMA AYMÁ, «La protección de los derechos de la personalidad del menor», en *Universidad Autónoma de Barcerlona,* (tesis doctoral dirigida por María del Carmen GETE-ALONSO CALERA), 2005, pág. 74. Accesible en: https://www.tdx.cat/bitstream/handle/10803/5207/ala1de1.pdf?sequence=1&isAllowed=y

939 *Vid.* Luis DÍEZ-PICAZO, *La representación en el derecho privado*, Civitas, Madrid, 1979, imp. 1992, pág. 91. Carlos MARTÍNEZ DE AGUIRRE, «La protección jurídico civil de la persona por la razón de ser menor de edad, (Una aproximación teleológica a las instituciones de asis-tencia y protección de menores en nuestro Derecho civil)», en *Anuario de Derecho Civil,*

De manera similar en el sistema colombiano, la Corte Constitucional de Colombia en sentencia C-900/11 ha señalado que, por regla general, son los padres o los representantes legales los que deben prestar la autorización para la realización de cualquier procedimiento o tratamiento médico del niño, niña o adolescente, lo que se ha denominado como *«consentimiento sustituto»*. Estas decisiones se toman en virtud de la obligación de custodia y cuidado personal permanente establecida en el Código de Infancia y Adolescencia, concretamente en el art. 23 de la Ley 1098/2006. Bajo mi punto de vista, cuando el menor tiene la suficiente madurez debe tomar la decisión médica como es su derecho y, cuando no la haya alcanzado, los padres bajo la figura de la patria potestad deciden en beneficio del menor y actúan en cumplimiento de los deberes de cuidado y custodia que integran la función de protección de los hijos [940]. Añade la profesora CANTERO MARTÍNEZ que: *«no se trata de reprimir al menor o de mantenerlo bajo la jerarquía de los padres. Su finalidad es primordialmente tuitiva o protectora del menor, dada su inexperiencia, su natural falta de madurez y su dependencia personal de los padres»*[941].

En suma, las decisiones que el niño, niña o adolescente tome respecto a la prestación del servicio de salud, se harán de acuerdo con la evolución de sus facultades y su autonomía progresiva.

En cuanto al consentimiento informado, los responsables parentales o tutores no pueden expresar de manera indirecta la voluntad del menor, ni restringir los derechos personalísimos, sino que intervendrán de manera excepcional en las decisiones relativas a la salud en virtud de sus deberes de tutela y cuidado, y en función del mayor beneficio para su vida. Respecto al

---

vol. 45, núm. 4, 1992, pág. 1395 y Sara LOPEZ CHAPA, *Autonomía del paciente y libertad terapéutica*, Bosch, Barcelona, 2007, pág. 120.

940 *«Cuando los padres decidan y actúen en el marco de los derechos de la personalidad del hijo, ya sea por no gozar éste de suficiente madurez o teniéndola cuando se trate de evitarles un perjuicio, o en los supuestos en que las leyes reguladoras de tales derechos les legitimen para ello, lo harán, y lo deberán hacer, no en representación del hijo —son derechos personalísimos— sino en cumplimiento de los deberes de cuidado y asistencia que integran la función de protección de la persona del hijo»*. Julia RUIZ-RICO RUIZ-MORÓN, «Últimas reformas de las instituciones privadas de protección de menores y la filiación por la Ley 26/2015, de modificación del sistema de protección a la infancia y la adolescencia», en *Aranzadi civil-mercantil, Revista doctrinal*, núm. 3, 2016, pág. 56.

941 Josefa CANTERO MARTÍNEZ, «El consentimiento informado del paciente menor de edad: problemas derivados de un reconocimiento de su capacidad de obrar con distintas intensidades», en *Derecho y salud,* 2009, vol. 18, núm. 2, págs. 1-19. Entre otros autores, resaltan esta idea Francisco JORDANO FRAGA, «La capacidad general del menor», en *Revista de Derecho Privado*, 1983, pág. 900; María del Carmen GARCÍA GARNICA, *El ejercicio de los derechos de la personalidad del menor de edad no emancipado. Especial consideración al consentimiento a los actos médicos y a las intromisiones en el honor, la intimidad y la propia imagen*, Aranzadi, Navarra, 2004, pág. 180; María Ángeles PARRA LUCÁN, «La capacidad del paciente para prestar válido consentimiento informado. El confuso panorama legislativo español», en *Aranzadi Civil revista quincenal*, 2003, núm. 2, pág. 1902.

consentimiento informado se destaca la importancia que tiene proporcionar la información para ejercer su derecho a ser oídos y participar en la toma de decisiones médicas, en función a su nivel de madurez y desarrollo.

Visto ya lo relacionado con la representación del menor en la toma de decisiones médicas queremos detenernos en la teoría del menor maduro y su autonomía progresiva que se aplica en los sistemas español y colombiano, y que busca reconocer la capacidad de los menores para ejercer los derechos de la personalidad a medida que adquieren madurez.

6.2. El concepto indeterminado del «menor maduro»

Es maduro quien comprende y evalúa las consecuencias de su actuar [942], debiendo entenderse que el suficiente grado de madurez implica «*el conocimiento del contenido de los derechos que se ejercitan y de los efectos y consecuencias de este ejercicio*»[943]. Como resulta lógico en el ámbito sanitario el concepto de menor maduro generalmente se identifica con «*la capacidad que tiene un menor de edad para consentir una actuación sanitaria sobre su cuerpo*»[944]. Como iremos viendo, la validez del consentimiento prestado por los niños, niñas y adolescentes en el ámbito de su vida y salud sigue siendo un asunto controvertido, ya que no siempre, madurez coincide con la mayoría de edad[945] para consentir los procedimientos o tratamientos relacionados con la asistencia sanitaria. Por lo que se aplica el concepto del «*menor maduro*»[946], según el cual los menores ejercen los derechos de la personalidad

---

942 Francisco Javier RODRÍGUEZ DOMÍNGUEZ, Teresa GARCÍA CALVO, María Dolores PÉREZ CÁRCELES y Eduardo Javier OSUNA CARRILLO-ALBORNOZ, «El menor de edad y el proceso de toma de decisiones en el ámbito sanitario», en *Derecho y salud,* vol. 26, núm. 1, 2016, (Ejemplar dedicado a: XXV Congreso 2016: El avance de las Ciencias de la Salud y las incertidumbres del Derecho), págs. 229-236.

943 Josefina ALVENTOSA DEL RÍO, «El derecho a la autonomía de los pacientes», en Antonio CABANILLAS SÁNCHEZ, (coord.), *Estudios jurídicos en homenaje al Profesor Luis Díez-Picazo,* Civitas, Madrid, 2003, pág. 198.

944 Vanesa ARBESÚ GONZÁLEZ, «El consentimiento del menor en medicina voluntaria. A propósito de la reforma operada por la Disposición final segunda de la Ley 26/2015, de 28 de julio, de protección a la infancia y a la adolescencia, sobre el art. 9 de la Ley 41/2002, de 14 de noviembre, sobre autonomía del paciente y derechos de información y documentación clínica», en *Derecho y salud,* vol. 26, núm. 1, 2016, págs. 142-149.

945 Es evidente que tal capacidad emerge habitualmente antes de los 18 años, o antes de los distintos rangos de edad en que se concede la habilitación jurídica o la ciudadanía en sentido estricto. Ana PEIRÓ PEIRÓ, «El menor maduro ante las decisiones sanitarias», en *Medicina Clínica,* Barcelona, 2011, vol. 137, núm. 3, pág. 140.

946 El concepto de menor maduro fue concebido en EE. UU. en los años 70 y constituido de forma progresiva desde el punto de vista jurídico como «doctrina del menor maduro», debido a las demandas cada vez más frecuentes, que los padres de los adolescentes realizaban contra los médicos por asistir a sus hijos sin su consentimiento. En 1973, la

de acuerdo con su madurez y desarrollo. En este sentido, el término menor maduro se utiliza para designar a los adolescentes y menores de edad, pero con capacidad suficiente para tomar decisiones, tanto médicas, como en otros aspectos de su vida[947]. Este criterio se encuentra intrínseco en el derecho a la información sanitaria de acuerdo a la evolución de sus facultades y su autonomía progresiva, que hace referencia al proceso gradual en el que el niño, niña y adolescente adquieren habilidades y desarrollan competencias para la toma de decisiones y el control de su vida, que les permite actuar de manera autónoma y ejercer no solo los derechos sino las responsabilidades de sus propias acciones. Esta verificación compete al médico responsable del tratamiento médico[948].

En este punto, se afirma que no hay una respuesta unívoca a la pregunta de cuándo una persona es moralmente madura. Al respecto, afirma DE LORA que la madurez del ser humano depende del entorno en el que vive y cada menor alcanza esa condición, por la estimulación e información que recibe de su entorno. De ahí que: *«fijar rígidamente una edad para considerar que se alcanza la madurez en los casos no deja de resultar un ejercicio de arbitrariedad»*[949]. El concepto de menor maduro (o menor adulto), se fundamenta en diversas teorías sobre el desarrollo cognitivo y moral de los niños y las niñas, así como en estudios en neuropsicología y sobre el desarrollo del razonamiento moral. El enfoque tradicional pretende distinguir ciertas edades a fin de establecer la madurez en los menores. Las teorías con mayor influencia han sido las de Piaget y Kohlberg, las cuales sostienen que los niños se desarrollan a través de etapas cognitivas y no entienden ciertos conceptos hasta tanto no alcanzan la etapa adecuada[950]. Según la teoría del desarrollo cognitivo de PIAGET, los niños atraviesan por cuatro etapas de manera secuencial, a saber: sensorio-motriz, pre-operacional, de operaciones concretas y de operaciones formales[951], cada una de las cuales representa una

---

Academia Americana de Pediatría afirmaba: *«un menor puede dar su consentimiento para recibir asistencia médica cuando es capaz de tomar decisiones racionales y dicha asistencia puede verse comprometida por el hecho de informar a sus padres».* Sprague HAZARD, Robert ALLEN y otros, «A Model act providing for consent of minors for health services», en *American Academy of Pediatrics,* 1973, vol. 51, núm. 2, pág. 293.

947 La expresión «menor maduro» se utiliza para identificar a las personas legalmente menores de edad, pero con capacidad suficiente para involucrase en la toma de decisiones atinentes a su persona. Juan Luis BELTRÁN AGUIRRE, « La capacidad del menor de edad en el ámbito de la salud: dimensión jurídica», en *Congreso Derecho y salud,* 2007, vol. 15, núm. 1, pág. 10.

948 Martha SÁNCHEZ JACOB, «El menor maduro», en *Boletín de Pediatría,* 2005, núm. 45, pág. 157.

949 Pablo DE LORA DELTORO, «Autonomía personal, intervención médica y sujetos incapaces», en *Enrahonar: Quaderns de filosofía,* 2008, núm. 40/41, pág. 135.

950 Federico DE MONTALVO JÄÄSKELÄINEN, *Menores de Edad y Consentimiento Informado, op. cit.,* pág. 87.

951 Jorge Eduardo VARGAS VARGAS, «Formación de la conciencia moral: referentes conceptua-

forma más compleja y abstracta de conocer el mundo[952]. A partir de este modelo, la etapa sensorio-motriz comprende de los 0 a los 2 años donde los niños conocen la permanencia de los objetos. La etapa pre-operacional (2 a 7 años) es en la que se inicia el pensamiento simbólico relacionado con el lenguaje y la comunicación, el niño es más intuito en esta etapa. Posteriormente, en la etapa operaciones concretas (7 a 11 años) el pensamiento se hace más lógico por medio de operaciones como seriación y clasificación. Ya en la etapa de operaciones formales (desde los 11 o 12 años en adelante) empieza el pensamiento abstracto con capacidad de deducción hipotética y el niño es reflexivo y capaz de pensar en múltiples dimensiones[953]. Con base en este modelo, algunos autores consideran que hacia los 12 años de edad el niño podría tener madurez, que estaría más consolidada entre los 13 y los 18 años[954].

Por su parte, los estudios de Kohlberg[955] plantean la evolución de la conciencia moral en tres niveles y 6 estadios[956]. El primer nivel o pre-convencional corresponde a los niños hasta los 10-12 años donde las normas se vivencian como impuestas, el segundo nivel es el convencional y se considera como el más frecuente entre adolescentes y los adultos, en el que el «yo» se identifica con el cumplimiento de las normas sociales. Por último, la fase postconvencional la alcanza un número reducido de personas y en edades más bien tardías, donde el «yo» distingue entre las normas sociales y los propios valores[957]. Aunque estos modelos se siguen aplicando para valorar la

---

les», en *Revista Educación y Desarrollo Social*, 2009, vol. 3, núm. 1, pág. 110.

952 Josep TOMÁS y Jaume ALMENARA, «Master en Paidopsiquiatría», en *Co legi oficial de psicòlegs de Catalunya, Universitat Autònoma de Barcelona*. Accesible en: http://www.paidopsiquiatria.cat/files/teorias_desarrollo_cognitivo_0.pdf

953 Colomba NORERO V., «La maduración cerebral en el niño. El caso de la adquisición del concepto de muerte y su evolución», en *Rev. chil. pediatr.*, Santiago de Chile, vol. 89, núm. 1, 2018, págs. 137-142.

954 Beatriz OGANDO DÍAZ y César GARCÍA PÉREZ, «Consentimiento informado y capacidad para decidir del menor maduro», *op. cit.*, pág. 878.

955 Esteban PÉREZ DELGADO, Rafael GARCÍA MARTÍNEZ y Rafael GARCÍA ROS, «La psicología sociocognitiva del desarrollo moral: de Jean Piaget a Lawrence Kohlberg», en *La Psicología del desarrollo moral: historia, teoría e investigación actual* / Rafael GARCÍA ROS (comp.), ESTEBAN PÉREZ DELGADO (comp.), 1991, págs. 51-72.

956 La valoración moral de *Kohlberg* tiene 3 niveles y 6 etapas o estadios. El nivel 1 o preconvencional comprende la etapa 1: egoísmo ciego o moralidad heterónoma y la etapa 2: egoísmo instrumental individualista; El Nivel 2 o convencional comprende las etapas 3: perspectiva de las relaciones sociales grupales y la 4 perspectiva de los sistemas sociales y finalmente, el nivel 3 o post-convencional comprende la etapa 5: perspectiva moral de los derechos humanos y la etapa 6: moralidad de los principios éticos superiores. M. ESQUERDA ARESTÉ, E. MIQUEL FERNÁNDEZ y J. PIFARRÉ PARADERO, «La capacidad de decisión en el menor. Aspectos particulares de la información en el niño y en el joven», en *Anales de Pediatra Continuada*, vol. 11, núm. 4, 2013, pág. 207.

957 Thomas GILLIE RUSSELL BOWER, *Psicología del desarrollo*, Siglo XXI Editores S.A., Madrid,

capacidad del menor no se han escapado a las críticas. GILLIGAN considera que dichos modelos son erróneos y sesgados porque son androcéntricos (no incluyeron niñas) y eurocentristas (solo tienen en cuenta modelo moral y de justicia de occidente)[958].

Otros estudios demuestran que, la mayor parte de los adolescentes alcanzan su madurez entre los 13 y 15 años[959]. Así puede decirse que cuando se habla del «menor maduro» no hay una respuesta coincidente en cuanto a la edad, pues depende de cada situación en concreto y se está aludiendo a un concepto que tiene tanto una base científica como psicológica. Agrega DE MONTALVO que:

«en la práctica médica no está claro si un niño de cierta edad es lo suficientemente competente para tomar decisiones médicas. Diferentes niños de la misma edad pueden tener un diferente nivel de madurez. Los niños pequeños, que han demostrado competencia suficiente para tomar decisiones en una situación determinada, pueden carecer de la competencia adecuada en otra»[960]. En este contexto, se entiende que los menores que se van acercando a la mayoría de edad poseen potencialmente «las habilidades cognitivas para tomar decisiones relativamente complejas»[961].

Pues bien, la recepción de la figura del menor maduro en el Derecho y, en especial, en el ámbito de la sanidad[962] se fundamenta en los ámbitos bioético y jurídico[963] y se basa en que: *«cuando los menores tienen suficiente madurez para tomar decisiones, la autonomía del menor debe prevalecer, necesitando menor protección de los padres»*[964]. Así puede decirse que la teoría del menor maduro reconoce la capacidad de decisión en determinados asuntos de manera progresiva, es decir, en función de la evolución personal. Como expresa VIERA LÓPEZ, se exige la capacidad intelectual y emocional (volitiva)

1983, pág. 40.

958   Carol, GILLIGAN, *In a different voice*, edit. Harvard University Press, 1982, pág. 19 .

959   Esteban PÉREZ DELGADO, *Psicología, ética, religión*, Siglo XXI Editores S.A., Madrid, 1995, pág. 102.

960   Federico DE MONTALVO JÄÄSKELÄINEN, *Menores de Edad y Consentimiento Informado*, *op. cit.*, pág. 101.

961   Trilce VIERA TORRES, «El aprendizaje verbal significativo de Ausubel. Algunas consideraciones desde el enfoque histórico cultural», en *Universidades, 2003*, núm. 26, págs. 37-43. Accesible en: en: https://www.redalyc.org/articulo.oa?id=37302605

962   Federico DE MONTALVO JÄÄSKELÄINEN, *Menores de Edad y Consentimiento Informado*, *op. cit.*, pág. 87.

963   Fernando ABELLÁN, en «Menor Maduro y salud. Informe del experto, núm. 15», en *fundación Merk salud*, 2016, pág. 4. Accesible en: http://www.fundacionmercksalud.com/wp-content/uploads/2017/06/15_MenorMaduroySalud_web.pdf.

964   R.D. MCCABE, «Children who should not be heard: Protecting mature minorsfrom parental wiretaps», en *The Georgetown Law Journal*, 2015, vol. 104, pág. 447.

del menor para asegurar que comprende el alcance de la intervención sanitaria. Por lo tanto, se alude a conceptos subjetivos que requieren una detallada valoración y no a criterios objetivos como la edad. Por ello, corresponde al facultativo determinar si el menor tiene la capacidad para entender la información y para decidir sobre la práctica del acto médico[965]. No obstante, la doctrina en ocasiones se ha mostrado dividida para acoger la teoría del menor maduro, pues el criterio objetivo de la edad ofrece mayor seguridad jurídica[966]. Por lo que, se debe encontrar un equilibrio entre las potestades que tiene el responsable parental, el facultativo y el mismo menor, en los procesos de evaluación de su madurez. En este sentido, el art. 12 de la CDN menciona que el presupuesto para expresar libremente las propias opiniones es estar en condiciones de formarse un juicio propio. Como ya se dijo, la madurez requiere de valoración para ejercer sus derechos[967] y corresponde a la capacidad cognitiva, intelectiva y volitiva del menor[968] para tomar decisiones sanitarias.

Como puede observarse, a partir del anterior análisis no hay un único criterio ni existen procedimientos estandarizados, que permitan evaluar la madurez y la capacidad del menor para decidir[969]. Para algunos, la madurez es relativa a la edad[970]. Para otros, la madurez debe valorarse en cada caso particular y para cada acto en específico[971], sin tener en cuenta la edad[972].

Añade BELTRÁN AGUIRRE que el problema al evaluar las condiciones de madurez del menor en el campo sanitario está en establecer en cada situación concreta *«si posee juicio natural o madurez suficiente a efectos de valorar si su consentimiento es o no jurídicamente relevante»*[973]. Adicionalmente,

---

965 María Belén LÓPEZ ROLDÁN, «¿Qué problemas plantea la Ley de autonomía respecto al menor de edad?», en *Facultad de Medicina, Universidad de Zaragoza*, 2015-2016, pág. 7. Accesible en: https://core.ac.uk/download/pdf/289985100.pdf.

966 Federico DE MONTALVO JÄÄSKELÄINEN, «El menor: un paciente complicado (al menos, desde la perspectiva legal)», en *Revista CESCO de Derecho de Consumo*, núm. 8, 2013, págs. 289-305.

967 Francisco RIVERO HERNÁNDEZ, *El interés del menor (2 ED.)*, *op. cit.*, págs. 181-182.

968 Davinia CADENAS OSUNA, «El consentimiento informado y el rechazo a la intervención o tratamiento médico por el menor de edad tras la reforma de 2015: estudio comparado con el *common law*», *op.cit.*, pág. 799.

969 Pablo SIMÓN LORDA, «La capacidad de los pacientes para tomar decisiones: una tarea todavía pendiente», *op. cit.*, págs. 327-350.

970 Jesús SÁNCHEZ CARO y Javier SÁNCHEZ CARO, *Consentimiento informado y psiquiatría. Una guía práctica*, Mapfre, Madrid, 1998, pág. 352.

971 Borja DEL CAMPO ÁLVAREZ, «El consentimiento informado de los menores. Situaciones problemáticas y el menor maduro: especial referencia a la STC 154/2002», en *Actualidad Jurídica Iberoamericana*, núm. 8, 2018 págs. 222-223.

972 Rafael OJEDA RIVERO, «El rechazo del tratamiento médico por los menores de edad en grave riesgo», en *InDret. Revista para el análisis del Derecho*, Barcelona, 2015, pág. 8.

973 Juan Luis BELTRÁN AGUIRRE «La capacidad del menor de edad en el ámbito de la salud:

a estos planteamientos, también existen posturas encontradas sobre quién debe realizar la valoración del menor[974]. Algunos opinan que, la deben realizar los padres o tutores quienes conocen el contexto del menor y en su defecto, el Juez[975]. Sin embargo, gran parte de la doctrina considera que determinar si el menor tiene la suficiente capacidad de juicio para decidir sobre los actos médicos es responsabilidad del profesional sanitario[976] . Ante esta postura, existen algunos obstáculos en la práctica médica, uno de ellos es la formación específica de los médicos que realizan la evaluación ya que se requiere de conocimientos en psicología. Además, como se trata de un asunto vinculado a juicios de valor, fácilmente puede encasillarse en criterios subjetivos del facultativo.

Como ya se dijo, *«la doctrina pone de relieve la dificultad de valorar las condiciones de madurez»*[977], por lo tanto, se han elaborado algunos protocolos y procedimientos que se aplican en adultos y se adaptan en el caso de los menores[978]. Entre los primeros métodos científicos se destacan los trabajos de APPELBAUM, ROTH y GRISSO, quienes asumen como criterios básicos para evaluar la madurez de un paciente: *«la comprensión de la información, la apreciación de la situación y sus consecuencias, la manipulación racional de la información y la capacidad de comunicar una elección»*[979] que son la base de los test y entrevistas más utilizados actualmente[980], como la *MacCAT-T* conocido también como *MacArthur Competence Assessment Tool for Treatment*[981]. Esta herramienta para evaluar la capacidad es, la que mayor apoyo

---

dimensión jurídica», *op. cit.*, pág. 16.

974 María Pilar GARCÍA ROCHA, «El reconocimiento efectivo del derecho del menor a decidir sobre su salud», en *Revista Bioderecho.es*, núm. 1, 2015, pág. 28.

975 Luis DÍEZ-PICAZO, *Familia y Derecho*, Civitas, Madrid, 1984, pág. 185.

976 María Clara BLASCO IGUAL, «El consentimiento informado del menor de edad en materia sanitaria», en *Revista de Bioética y Derecho*, núm. 35, 2015, pág. 38 y Enrique BRAVO ESCUDERO en «La capacidad de decidir del menor. Un acercamiento desde el derecho», en *Revista de la Sociedad Andaluza de Bioética*, núm. 1, 2012, pág. 10.

977 María Pilar GARCÍA ROCHA, «El reconocimiento efectivo del derecho del menor a decidir sobre su salud», *op.cit.*, pág. 28.

978 *Ibidem.*, p. 33.

979 Montse ESQUERDA ARESTÉ, Eva MIQUEL FERNÁNDEZ y Josep PIFARRÉ PARADERO, «La capacidad de decisión en el menor. Aspectos particulares de la información en el niño y en el joven», *op.cit.*, págs. 204-211.

980 También existen otros protocolos para evaluar la madurez de los pacientes como: El test de capacidad de Roth, Meisel y Lidz; los cuatro criterios de evaluación de capacidad de Ps APPELBAUM y Loren ROTH; Así como la evaluación de las áreas cognitivas del paciente según FREEDMAN, STUSS y GORDON. Pablo SIMÓN LORDA, «La capacidad de los pacientes para tomar decisiones: una tarea todavía pendiente Revista de la Asociación Española de Neuropsiquiatría», *op. cit.*, págs. 327-350.

981 Es importante mencionar la idea de «escala móvil de capacidad», defendida por DRANE y BUCHANAN y BROCK. Según esta postura, la capacidad está relacionada directamente

249

empírico y grado de fiabilidad tiene, se utiliza de manera general para adultos pero que eventualmente podría aplicarse a los menores. Entre las ventajas de la entrevista semiestructurada se destacan: comprensión de la información, claridad del procedimiento y sus riesgos asumidos, lo que permite estandarizar la capacidad mental[982].

Del mismo modo, las *Recomendaciones British Medical Association & the Law Society* determinan los criterios para evaluar la madurez para adultos y menores[983] y comprende, entre otros: *«la capacidad de entender que hay una elección; la habilidad para hacer la elección; la capacidad de comprender la naturaleza y propósito del procedimiento; la capacidad de entender los riesgos y efectos secundarios, y, finalmente, la capacidad de entender las alternativas al procedimiento y los riesgos asociados a ello, así como las consecuencias de no realizar tratamiento»*[984]. En el mismo sentido, la Asociación Canadiense de Medicina y doctrina de UNICEF[985] ha determinado cuatro elementos esenciales para determinar la madurez del menor en el ámbito de la salud: Primero

«la habilidad de comprender y comunicar informaciones relevantes: el niño debe ser capaz de comprender cuáles son las alternativas disponibles, manifestar una preferencia, formular sus preocupaciones y plantear las preguntas pertinentes. También, la habilidad de reflexionar y elegir con un cierto grado de independencia: el niño debe ser capaz de efectuar una elección sin que nadie lo obligue o manipule y considerar detalladamente la cuestión por sí mismo. Además, la habilidad de evaluar los potenciales beneficios riesgos y daños: el niño debe ser capaz de comprender las consecuencias de las diferentes líneas de conducta, cómo lo afectarán, cuales riesgos se presentan y cuáles son las implicaciones a corto y largo plazo. Y finalmente, la construcción de una escala de valores relativamente estable: el niño debe poder basarse en un sistema de valores para tomar una decisión»[986].

---

con la decisión clínica que se toma. Así, las decisiones que impliquen un balance riesgo beneficio más complejo requieren un grado de decisión más elevado. James DRANE, «The Many Faces of Competency», en *The Hastings Center Report*, 1985, vol. 15, núm. 2, págs. 17-21. Y por Allen BUCHANAN y Dan BROCK, *Deciding for Others: The Ethics of Surrogate Decision Making*, edit. Cambridge University Press, Cambridge, 1989, pág. 234.

982   Thomas GRISSO y Paul APPELBAUM, en «Herramienta de Evaluación de la Capacidad para Tratamiento (MacCATT)», en *Editorial médica panamericana* S.A., 2014, pág. 12. Accesible en: https://biadmin.cibersam.es/Intranet/Ficheros/GetFichero.aspx?FileName= 389_004a894f-2ae8-4770-901a-5095ac1009b7.pdf.

983   Según la ASOCIACIÓN ESPAÑOLA DE PEDIATRÍA.

984   M. ESQUERDA ARESTÉ, E. MIQUEL FERNÁNDEZ y J. PIFARRÉ PARADERO, «La capacidad de decisión en el menor. Aspectos particulares de la información en el niño y en el joven», *op. cit.*, pág. 210.

985   UNICEF, Innocenti Insight, Gerison Lansdown, «La evolución de las facultades del niño», 2005. pág. 77-78.

986   *Ibidem.*

A su vez, otros proponen como criterios para evaluar la madurez de menor considerar *«si comprende adecuadamente, evaluar el motivo que fundamenta su decisión. ponderar los riesgos y beneficios de su decisión y valorar el hecho de que acuda solo para recibir asistencia sanitaria»*[987].

Este catálogo de herramientas, permite verificar que el menor como titular de sus derechos fundamentales, adquiera gradualmente la capacidad de ejercicio, sin criterios cronológicos estrictos[988], además, se entiende que en el ámbito médico los requisitos exigidos no corresponden a la plena capacidad negocial; por lo que es aconsejable no imponer una edad específica para tomar decisiones sanitarias, sino analizar la autonomía progresiva del menor al evaluar cada situación individual[989]. En todo caso, el profesional sanitario debe apoyarse en herramientas razonables y proporcionales. Lo que conlleva mantener informado al paciente menor de edad, escucharlo y tenerlo en cuenta.

En efecto, lo importante es propiciar espacios adecuados para dar mayor oportunidad para tomar decisiones o para participar en mayor medida en el proceso sanitario según su madurez emocional e intelectual[990], así como incorporar en la legislación los criterios mínimos para evaluar las condiciones de madurez del menor en el caso de las intervenciones en el ámbito sanitario.

En definitiva en los sistemas español y colombiano se enfatiza que el niño, niña o adolescente de acuerdo con la evolución de sus facultades, esto es, el proceso en el que se adquieren competencias a través de su entorno social y familiar, puede elegir con independencia, evaluar beneficios o riesgos, y de éste manera se refleja su autonomía progresiva. Se entiende que, para realizar actos jurídicos del niño, niña o adolescente prevalece su madurez caracterizada más por factores subjetivos, sobre criterios objetivos como la edad [991], es decir, lo que habilita a los menores para realizar actos jurídicos es su capacidad para entender y aceptar los efectos de dichos actos[992]. El reto en los sistemas jurídicos es definir los criterios mínimos para aplicar el concepto indeterminado de menor maduro a supuestos concretos de autonomía progresiva y de este modo, superar los problemas que se han venido presentado en la práctica.

---

987 Andrés SANTIAGO SÁEZ, María Elena ALBARRÁN y Bernardo PEREA, «La doctrina del menor maduro», en *Anales de Pediatría Continuada*, vol. 7, núm. 3., 2009, págs. 182-185.

988 Juan Guillermo AGÓN LÓPEZ, *Consentimiento Informado y Responsabilidad Médica*, *op. cit.*, 2017, pág. 180.

989 El art. 5 del Convenio de Oviedo habla del consentimiento informado y se excepciona a los menores para protegerlo. Esta idea de protección incluso de sí mismos, es la que dificulta aceptar el concepto del menor maduro.

990 Koldo MARTÍNEZ URIONABARRENETXEA, «La capacidad del menor en el ámbito de la salud: "dimensión sociosanitaria"», en *Derecho y Salud*, 2007, vol. 15, núm. 1, pág. 28.

991 Francisco JORDANO FRAGA, «La capacidad general del menor», *op. cit.*, pág. 894.

992 María del Carmen GARCÍA GARNICA, *El ejercicio de los derechos de la personalidad del menor de edad no emancipado. Especial consideración al consentimiento a los actos médicos y a las intromisiones en el honor, la intimidad y la propia imagen*, *op. cit.*, pág. 18.

6.3. Análisis de la regulación aplicable a los pacientes menores de edad en los sistemas español y colombiano

A continuación, se analizan las normas constitucionales y legales relacionadas con el C.I. de los menores de edad en los ordenamientos jurídicos objeto de examen.

6.3.1. En el ordenamiento jurídico español

La Constitución Española de 1978 en el art. 39 menciona en primer lugar la obligación de los poderes públicos de asegurar la protección social, económica y jurídica de la familia y dentro de ésta, la prevalencia del interés del menor[993] y expresa que los padres deben prestar asistencia a los hijos durante su minoría de edad.

Para el cumplimiento efectivo de este art., el legislador, estableció un sistema de protección de los menores de edad con carácter general para el territorio español[994], para lo cual profiere la Ley Orgánica 1/1996, de 15 de enero, de protección jurídica del menor, que según la exposición de motivos: reformula la estructura del derecho a la protección de la infancia y el reconocimiento pleno de la titularidad de derechos en los menores de edad y su capacidad progresiva para ejercerlos, así como generaliza el interés superior del menor como principio inspirador de todas las actuaciones relacionadas con aquél, estableciendo así un marco regulador de la protección del menor, que también se convierte en referente para la legislación que las Comunidades Autónomas han ido promulgando de manera posterior, de acuerdo con las competencias en la materia. Por su parte, el art. 9.3 c) de la LBAP[995] en

---

993 De otro lado, el Código Civil, con relación a la guarda y acogimiento de menores (arts. 172- 174), señala que se buscará siempre el interés del menor (art. 172. 4) y hace alusión al mismo en diversos preceptos (arts. 173. 3 y 4, y 173 bis). La Ley de Enjuiciamiento Civil, en su art. 1826, toma como principio finalista el interés superior del menor cuando señala que: «*el juez podrá ordenar la práctica de cuantas diligencias estime oportunas para asegurarse de que la adopción, el acogimiento o su cesación resultarán beneficiosos para el menor*». (art. 1826).

994 Beatriz LEIVA RODRÍGUEZ y María del Carmen GARCÍA GARNICA, «Análisis de las instituciones del sistema de protección de menores y su reforma por la Ley Orgánica 8/2015 y la Ley 26/2015» *op. cit.*, págs. 96-124.

995 La legislación autonómica ha regulado también la autonomía del paciente a través de una legislación específica así: «*Orden de 28 de febrero 2005 de la Consejería de Sanidad de Canarias, que aprueba la Carta de los Derechos y de los Deberes de los Pacientes y Usuarios Sanitarios; Ley 5/2010, de 24 junio sobre derechos y deberes en salud de Castilla-La Mancha; Ley 8/2003, de 8 de abril, sobre derechos y deberes de la personas en relación con la salud de Castilla y León; Ley 21/2000, de 29 de diciembre, sobre los derechos de infor-*

su redacción originaria, contemplaba como edad sanitaria los 16 años[996], es decir, el menor era quien consentía y en situaciones de grave riesgo los padres eran informados y su opinión tenida en cuenta.

Para solucionar algunos problemas prácticos al aplicar ley estatal, y en especial los conflictos suscitados cuando no había acuerdo entre el menor, los responsables parentales y los médicos, se profiere la Circular 1/2012 de la Fiscalía General del Estado *Sobre el tratamiento sustantivo y procesal de los conflictos ante transfusiones de sangre y otras intervenciones médicas sobre menores de edad en caso de riesgo grave,* inspirada en el principio del interés superior del menor. Dicha circular modula el art. 9.3 c) de la LBAP, al establecer como excepción el *«grave riesgo para la vida y la salud»*. Este documento determina varios supuestos: el primero de ellos, cuando el menor se niega a una transfusión de sangre u otra intervención médica trascendente o irreversible, si los representantes legales están de acuerdo con que se realice, podrá, el médico realizar la intervención. No obstante, cuando la situación no sea de urgencia, se debe plantear el conflicto ante el Juez de Guardia, directamente o a través del Fiscal.

Como segundo supuesto, cuando el menor rechaza la práctica de estos procedimientos con el apoyo de los representantes legales, el médico debe plantear el conflicto ante el Juez de Guardia, directamente o a través del Fiscal, con excepción de los casos de urgencia. Como último supuesto, cuando el menor presta su consentimiento a una intervención y son los representantes legales los que se oponen; debe prevalecer la autodeterminación del paciente menor y el médico puede aplicar el tratamiento sin necesidad de autorización judicial. Adicionalmente, la Circular enuncia un criterio que tiene en cuenta la situación de grave riesgo, pero, a diferencia de los anteriores

---

mación concernientes a la salud y la autonomía del paciente, y la documentación clínica, de Cataluña; Ley 3/2005, de 8 julio de la Asamblea de Extremadura de Información Sanitaria y Autonomía del Paciente de Extremadura; Ley 3/2001, de 28 mayo del Parlamento de Galicia del Consentimiento Informado y de la historia clínica de los paciente, modificada por la Ley 3/2005, de 7 de marzo; Ley 3/2009, de 11 mayo de la Asamblea Regional de Murcia de Derechos y Deberes de los Usuarios del Sistema Sanitario de Región de Murcia; Ley Foral 17/2010, de 8 noviembre del Parlamento de Navarra de Derechos y deberes de las personas en materia de salud en Navarra; Decreto 38/2012, de 13 de marzo del País Vasco sobre la Historia clínica y derechos y obligaciones de pacientes y profesionales de la salud en materia de documentación clínica; y la Ley 10/2014, de 29 de diciembre, de la Generalitat, de Salud de la Comunidad Valenciana, Además, existen otras normas sobre el consentimiento informado así, la Ley 2/2002, de 17 de abril, de Salud de la Comunidad Autónoma de la Rioja (art. 6); la Ley 6/2002, de 15 de abril, de Salud de Aragón (art. 14. 1, c) y la Ley 5/2003, de 4 abril, de Salud de les Illes Balears». Josefina ALVENTOSA DEL RÍO, «Consentimiento informado del menor en España: Reformas recientes», en *Actualidad Jurídica Iberoamericana*, núm. 10, 2019, págs. 514-547.

996 *«Cuando se trate de menores no incapaces ni incapacitados, pero emancipados o con 16 años cumplidos, no cabe prestar el consentimiento por representación. Sin embargo, en caso de actuación de grave riesgo, según el criterio del facultativo, los padres serán informados y su opinión será tenida en cuenta para la toma de la decisión correspondiente».*

ya descritos, cuando el menor carece de las condiciones de madurez para consentir, si los representantes legales no consienten una intervención, se tiene que plantear el conflicto ante el Juzgado de Guardia, bien directamente por el médico o a través del Fiscal, para obtener un pronunciamiento judicial, con excepción de los casos de urgencia vital en los cuales está facultado el médico para decidir[997]. De acuerdo con esta circular el concepto de madurez implica cierta razonabilidad y autonomía cuando el menor expresa sus opiniones. Sin embargo, la dificultad está en que no determina qué se debe considerar como una *«actuación de grave riesgo para la vida o salud del menor»*; algunos la entienden desde tres dimensiones: de un lado, relacionada al contenido del riesgo, también podría referirse a los tratamientos a realizar al menor, como una intervención invasiva, o finalmente, podría ser relativo a la decisión misma[998].

Ahora bien, para perfeccionar los instrumentos de protección jurídica de los menores de edad adaptándolos a la realidad social y buscando asegurar el respeto efectivo de todos los derechos, así como su desarrollo, se promulgan de manera integral las reformas del año 2015.

De una parte, la Ley Orgánica 8/2015, de 22 de julio, *de modificación del sistema de protección a la infancia y a la adolescencia*, conocida como LOPJM; esta ley tiene como finalidad desarrollar y reforzar el derecho del menor a que su interés superior sea prioritario desde una triple dimensión: por una parte como un derecho sustantivo, como una norma procesal y de igual manera como un principio general de carácter interpretativo, en la que si una disposición jurídica puede ser interpretada en más de una forma se debe optar por la que mejor responda a los intereses del menor.

En mi criterio la modificación más importante de la Ley Orgánica 8/2015, es el art. 2 relativo al interés superior del menor, que incorpora los criterios establecidos por el Tribunal Supremo, así como la Observación general n.º 14, de 2013, del Comité de Naciones Unidas de Derechos del Niño como la protección del derecho a la vida, supervivencia y desarrollo del menor; así como su derecho a participar progresivamente en la toma de decisiones, en función de su edad y madurez.

El art. 9 de la LOPJM establece la relevancia del derecho a ser oído y escuchado sin discriminación alguna por edad, discapacidad o cualquier otra circunstancia, tanto en el ámbito familiar como en cualquier procedimiento administrativo, lo que se interpreta que el niño goza de este derecho incluso cuando es muy pequeño. Por otra parte, la *Ley 26/2015, de 28 de julio, de*

---

997 Fiscalía General del Estado. Circular 1/2012 Sobre el tratamiento sustantivo y procesal de los conflictos ante transfusiones de sangre y otras intervenciones médicas sobre menores de edad en caso de riesgo grave.

998 Josefina ALVENTOSA DEL RÍO, «Consentimiento informado del menor en España: Reformas recientes», op.cit., págs. 514-547.

modificación del sistema de protección a la infancia y a la adolescencia, conocida como LSPIA establece que para determinar el principio de interés superior se tendrá en cuenta la satisfacción de las necesidades básicas del menor, la consideración de sus deseos, sentimientos y opiniones, así como su participación en los procesos que le afectan. En esta reforma legal el derecho del menor a ser escuchado es muy importante, ya no que no es un simple trámite como el derecho a ser oído establecido en la L.O. 1/1996, sino su relevancia radica en que para que el menor participe en la toma de decisiones médicas debe ser informado para luego ser escucharlo.

De este modo, el consentimiento del menor se relaciona con otros derechos como el ser escuchado, después de ser informado para participar en la toma de decisiones médicas, así como su derecho a la intimidad y se constituyen en una triada para orientar la prestación del servicio médico-asistencial. La LSPIA se constituye en referencia para las Comunidades Autónomas en el desarrollo de su legislación y de igual manera, incorpora algunas novedades que ya habían sido introducidas por algunas normas autonómicas. Ahora bien, la LSPIA, en su Disposición Final Segunda, adiciona los apartados 6.° y 7.° del art. 9 de la LBAP y modifica los apartados 3.°, 4.° y 5.°. En la exposición de motivos, la LSPIA señala que incorpora los criterios recogidos en la Circular 1/2012 de la Fiscalía General del Estado ya enunciada y estipula que se aplica un sistema mixto que toma en consideración tanto la edad (criterio objetivo) como la madurez (criterio subjetivo). Al respecto se señala que el límite objetivo de la nueva LBAP, serían los mismos 16 años donde no cabe prestar consentimiento por representación de acuerdo con el art 9.4 párr. 1; sin embargo, en el art. 9.4 párr. 2 aclara que este límite de edad no opera cuando se trate de una actuación de grave riesgo para la vida o salud del menor, por lo que el consentimiento, en tal caso, lo prestará el representante legal del menor o las personas vinculadas a él por razones familiares o de hecho, una vez sea oído y tenida en cuenta la opinión del menor. A partir de esta norma han surgido diversas interpretaciones, de una parte, se señala que, con referencia al criterio objetivo desaparece la edad sanitaria de 16 años para los casos de grave riesgo [999].

Por otra parte, surge otra inquietud relacionada con la redacción de esta ley porque los menores entre 12 y 15 años, sin perjuicio de ser oídos, estarían en la regla común de ser representados por sus padres para prestar el

---

999 *«La situación jurídica de los menores de edad mayores de 16 años no emancipados no es la misma que la de los menores emancipados, pues aquellos, a pesar de poder tomar decisiones en el ámbito sanitario igual que éstos, no gozan de la misma capacidad de obrar ni de la misma independencia en el ámbito civil, estando bajo la autoridad de los padres o tutores. Esta norma no se debe aplicar a los menores emancipados, puesto que, como ya se ha indicado, dichos menores en la esfera personal pueden regir su persona como si fueran mayores (art. 323.1 CC), salvo las excepciones establecidas por la ley».* Josefina ALVENTOSA DEL RÍO, «Consentimiento informado del menor en España: Reformas recientes» *op.cit.*, pág. 532.

consentimiento médico[1000]. En opinión de MADRIGAL MARTÍNEZ-PEREDA, las reformas legales del 2015 traen como constante que la autonomía de decisión del menor maduro es objeto de modulación, por lo que se incluye como refuerzo la posición de los representantes legales[1001]. Como resultado de este planteamiento, el criterio subjetivo de madurez, ya no se aplicaría porque: *«el paciente joven ya no decide, el consentimiento lo presta el representante legal del menor. Es decir, desaparece el concepto de menor maduro»*[1002].

En el mismo sentido, de Montalvo considera que el legislador español con las recientes reformas *«opta por el criterio más seguro, y determina la capacidad de obrar del menor, pero, incorpora como excepción el grave riesgo para la vida o salud del menor»* por lo que genera un dilema interpretativo *«donde la regla general sería la mayoría de edad y no los 16 años que se recogen de manera explícita en el texto legal»*[1003]. Como postura contraria, y teniendo en cuenta el derecho de autodeterminación otros autores consideran que, las decisiones de los jóvenes mayores de 16 años deben respetarse sin tener en cuenta la situación de grave riesgo[1004] ya que cuando los menores tienen la madurez suficiente y comprenden el alcance del procedimiento sanitario, con independencia de la edad están facultados para prestar por sí mismos el consentimiento, de conformidad con la interpretación sistemática del art. 162.1 CC[1005].

Un sector de la doctrina defiende la idea de que en la reforma del año 2015 existe un criterio mixto, con el argumento que, en el nuevo art. 9.3 c) no se debe interpretar de manera exegética sino de manera extensiva, en razón a que los menores a partir de los 12 años pueden por sí mismos prestar su consentimiento, siempre que tengan la suficiente madurez para ello y no se encuentren en la excepción de grave riesgo[1006]. La jurisprudencia tampoco

---

1000 Fernando DÁVILA MARCOS, «El consentimiento médico informado del menor de edad», *en Universidad de Salamanca*, (tesis doctoral dirigida por Carmen GONZÁLEZ LEÓN), 2017, pág. 35. Accesible en: https://gredos.usal.es/bitstream/handle/10366/135636/TG_Davila-Marcos_Consentimiento.pdf;jsessionid=6015E4C808E0A6B1AC814ECB8F8B997C?sequence=1

1001 Consuelo MADRIGAL MARTÍNEZ-PEREDA, «Menores y tratamientos médicos», en *Derecho y Salud, Ponencia Congreso Extraordinario XXV*, vol. 26, 2016, págs. 12-21.

1002 Justo RUÍZ LÓPEZ, Javier NAVARRO-ZARAGOZA, Francisco CARRILLO NAVARRO y Aurelio LUNA, «Dilemas éticos en la práctica de la medicina infantil», en *Cuadernos de Bioética*, XXIII, núm. 1 2017, pág. 33.

1003 Federico DE MONTALVO, JÄÄSKELÄINEN, *Menores de Edad y Consentimiento Informado, op. cit.*, pág. 125.

1004 Mercedes ALONSO ÁLAMO, «El consentimiento informado del paciente en el tratamiento médico. Bases jurídicas e implicaciones penales», *op.cit.*, págs. 134-135.

1005 Sergio ROMEO MALANDA, «El valor jurídico del consentimiento prestado por los menores de edad en el ámbito sanitario», en *Diario La Ley*, 2000, pág. 6.

1006 Consuelo MADRIGAL MARTÍNEZ-PEREDA, «Menores y tratamientos médicos», *op. cit.*, págs. 12-21.

aclara este asunto, pues no hay sentencias donde se precise el alcance concreto del consentimiento del menor o se determinen los criterios de madurez que deben exigirse para que el consentimiento sea válido, para finalizar la ambigüedad interpretativa imperante. Si bien, a manera de ejemplo se encuentra la sentencia del Tribunal Constitucional 154/2002, de 18 julio, estudia la relevancia de que el menor se oponga a un procedimiento médico por sus convicciones religiosas y se reconoce su autonomía como sujeto de derechos; a su vez se plantea el valor superior de la vida en el sistema jurídico, lo que podría considerarse una limitación a dicha autonomía[1007]. Estas modificaciones se han mirado desde dos ópticas, algunos opinan que los cambios introducidos en el 2015 constituyen un retroceso porque desconocen el respeto de la autonomía del paciente menor, a quien se le permitía tomar decisiones a partir de los 12 años si demostraba la madurez suficiente y, por lo tanto, se elimina la teoría del menor maduro[1008]. Otros, por el contrario, consideran que los cambios generan una mayor salvaguarda cuando se trata de situaciones de grave riesgo para la vida o salud del menor, por lo que se matiza el consentimiento no solo en estos casos sino cuando es evidente que no tienen la madurez suficiente para decidir a pesar de haber cumplido 16 años de edad[1009].

Ante estas opiniones diversas considero que, al hacer el ejercicio de interpretar el art. 162.1 del CCE en concordancia con el art. 9 de la nueva LBAP, cuando el menor demuestre la madurez y la capacidad para comprender el alcance del acto médico está legitimado para autorizarlo con independencia de la edad. (Autonomía progresiva). Ahora bien, frente a las situaciones de grave riesgo para su vida o integridad física entiendo que lo que busca el legislador es privilegiar la vida del menor, en un marco de protección, por esta razón considero que en estas situaciones debe el responsable parental tomar la decisión buscando su mayor beneficio, pero haciéndole partícipe y escuchándole en el proceso.

1007 Un análisis en profundidad de este caso del menor español de 13 años testigo de Jehová que rechazó el tratamiento de transfusión que necesitaba para salvar su vida, que dio lugar a varias sentencias judiciales y a esta sentencia del Tribunal Constitucional. Teresa PICONTÓ NOVALES, «Religious Freedom and Protection of the Right to Life in Minors: A Case Study», en M. Maclean y J. Eekelaar (Eds.), *Managing Family Justice in Diverse Societies*, Oxford, Hart Publishing, 2013, págs. 137-151.

1008 Angelina SLAVCHEVA MARKOVA IVANOVA, «El derecho de autodeterminación del menor maduro en el ámbito de la salud», en: *Revista internacional de investigación en Bioderecho*, (Ejemplar dedicado a: Estudios: derecho, salud y ciencias de la vida) núm. 6, 2017, pág. 2. *«Las últimas iniciativas legislativas aumentan cada vez más los estándares de capacidad exigibles para la prestación de consentimiento válido en el ámbito clínico, acentuando así la tensión entre el criterio subjetivo (madurez) y objetivo (la edad)».*

1009 Juan Manuel FERNÁNDEZ MARTÍNEZ, «Protección a la infancia: una visión desde el Consejo General del Poder Judicial respecto de las últimas reformas» en María Victoria MAYOR DEL HOYO, (dir.), *El nuevo régimen jurídico del menor la reforma legislativa de 2015*, Aranzadi Thomson Reuters, 2017, págs. 87-98.

Con referencia, al mayor beneficio para la vida o salud del menor, el art. 9.6 de la LBAP adicionado por la LSPIA señala que cualquier decisión del representante legal o responsable parental debe tomarse atendiendo siempre al mayor beneficio del paciente menor. La interpretación de esta norma aclara dos situaciones: primero, las decisiones no pueden ser arbitrarias y, segundo, no quedan limitadas a los supuestos de grave riesgo. En este entendido la norma determina que todas actuaciones contrarias al interés superior del menor, deben ponerse en conocimiento de la autoridad judicial, directamente o a través del Ministerio Fiscal, para que las resuelva, salvo los casos de urgencia, en los que los médicos adoptarán las medidas necesarias para salvaguardar la vida o salud del menor.

Finalmente, dentro del marco normativo, se menciona la Disposición Final 13 de la reciente L.O. 8/2021, de 4 de junio, de protección integral de la infancia y de la adolescencia frente a la violencia, que modifica la Ley 41/2002 en lo relativo a la información y documentación clínica en los menores de edad víctimas de violencia de género.

Es así como, en el ordenamiento jurídico español, las modificaciones incorporadas en el sistema de protección del menor en el año 2015 y en específico con referencia a la capacidad de los menores de edad en el ámbito sanitario recalcan el criterio mixto para la toma de decisiones: la edad y la madurez real.

Aunque desaparece la edad sanitaria, esto es los 16 años, en las situaciones de grave riesgo para la vida o salud del menor, o cuando no tengan la madurez suficiente, caso en que los responsables parentales deben actuar siempre atendiendo al mejor interés y salud del menor. En este sentido, si el responsable parental, toma una decisión que pueda perjudicar dichos bienes, el médico debe ponerlo en conocimiento de la autoridad judicial, directamente o a través del Ministerio Fiscal.

A modo de conclusión, pienso que, en relación al consentimiento del menor de edad, las reformas de 2015 obligan a diferenciar entre las actuaciones de grave riesgo para la vida o salud y las que no lo tienen. En las situaciones que no suponen un grave riesgo, a partir de los 16 años los menores se presumen capaces de emitir un consentimiento informado válido. Por el contrario, si la actuación conlleva un grave riesgo para la salud del menor, el C.I. tendrá que ser otorgado por sus responsables parentales independientemente de su edad y madurez.

De lo anterior se desprende, que el legislador con la reforma de 2015 buscó proteger a los menores ante la posibilidad de que tomen decisiones perjudiciales para su vida o salud y, por lo tanto, atribuyen la facultad decisoria a sus responsables parentales. Puede afirmarse, por lo tanto, que la regulación actual de los derechos de los pacientes menores es más restrictiva, y supone una limitación de la autonomía, o un autonomismo moderado, aun en los casos de los 16 y 17 años, puesto que se priva al menor de la posibilidad de consentir o rechazar un tratamiento médico cuando se encuentra en una situación de grave riesgo o no sea lo suficientemente maduro para comprenderla.

Ante este panorama y según ALVENTOSA DEL RÍO, la controversia se sigue generando en la doctrina por considerar que no existe una regulación clara relativa al alcance que debe darse a la voluntad del menor maduro, en lo relativo a la adopción de decisiones clínicas que le afecten; además, en la última reforma hay cuestiones que se han omitido y quedan pendientes. De este modo, se pueden plantear varios cuestionamientos, a manera de ejemplo se mencionan algunos: Si la decisión la toman los padres o tutores se olvidan de la intimidad del menor quien tiene el derecho a que no se informe a sus padres. Además, el médico responsable de determinar el grave riesgo, desconoce el real entorno familiar del menor, lo que conlleva que en algunos casos la decisión pueda ser contraria a su beneficio e interés[1010].

Por lo que, ante problemas hermenéuticos y de aplicación y frente a las dudas que puedan surgir como dilemas éticos frente al consentimiento informado, queda abierto el debate médico y jurídico buscando interpretar de manera sistemática e integral la regulación sobre el paciente menor de edad y su autonomía buscando la prevalencia de su interés superior.

6.3.2. En el ordenamiento jurídico colombiano

En el sistema jurídico colombiano, el art. 42 de la Constitución Política establece la protección a la familia como núcleo fundamental de la sociedad y el art. 44 indica que la salud es un derecho fundamental de los menores. Así mismo, menciona que estos gozarán de los demás derechos consagrados en la Constitución, en las leyes y en los tratados internacionales ratificados por Colombia. Para desarrollar la norma constitucional, el art. 8 de la Ley 1098/2006 por la cual se expide el Código de la Infancia y la Adolescencia, determina que el interés superior del niño, niña y adolescente es *el imperativo que obliga a todas las personas a garantizar la satisfacción integral y simultánea de todos sus derechos humanos, que son universales, prevalentes e interdependientes*[1011].

La Corte Constitucional Colombiana ha precisado que todas las actuaciones que realicen las autoridades en las que se encuentren involucrados niños, niñas o adolescentes deben estar orientadas por este principio[1012].

1010 Josefina ALVENTOSA DEL RÍO, «Consentimiento informado del menor en España: Reformas recientes», *op. cit.*, págs. 514-547.

1011 Ley 1098/2006, (noviembre 8), Diario oficial No. 46.446, de 8.11.2006 «Por la cual se expide el Código de la Infancia y la Adolescencia». Deroga el Decreto 2737 de 1989 o Código del Menor.

1012 Corte Constitucional de Colombia, Sala Tercera de Revisión, 12.9.1995 (Sentencia T-408/1995).

En consecuencia, el interés superior tiene vínculos con la realidad concreta, sobre el cual no se pueden formular reglas generales o abstractas, por lo tanto, *«el contenido de dicho interés, sólo se puede establecer prestando la debida consideración a las circunstancias individuales, únicas e irrepetibles de cada menor que, en tanto sujeto digno, debe ser atendido por la familia, la sociedad y el Estado»*[1013]. En consonancia con lo anterior, el art. 9 del Código de Infancia y adolescencia señala que: *«en caso de conflicto entre dos o más disposiciones legales, administrativas o disciplinarias, se aplicará la norma más favorable al interés superior del niño, niña o adolescente»*. Puede señalarse también, que el Código de Infancia y adolescencia, en sus arts. 26 y 37 enfatizan que: en toda actuación en la que estén involucrados los niños, niñas y adolescentes, tendrán derecho a ser escuchados y a tener en cuenta sus opiniones. De esta manera el cuerpo normativo destaca su titularidad de derechos a la libertad de conciencia, pensamiento, autonomía personal y libre desarrollo de la personalidad.

En Colombia a diferencia del sistema español, no existe una norma específica relativa a la autonomía y el C.I. de los niños, niñas y adolescentes como la LBAP, la cual establece una presunción de madurez sanitaria que corresponde a los 16 años en aquellos casos que no se esté frente a grave riesgo para la salud.

Frente a este panorama, el Ministerio de Salud y Protección Social expresa que: *«el grado de libertad que Colombia reconoce a los niños, niñas y adolescentes nace de los convenios internacionales, la Constitución de 1991, y el papel de la Corte Constitucional de Colombia por la defensa de sus derechos fundamentales y autonomía»*[1014]. Así, cuando en la práctica clínica, se generan divergencias entre la opinión de los niños, la opinión de los padres y el equipo médico, el niño, toma la decisión final en casos que esta no sea vital ni perjudicial para él[1015]. En este orden de ideas, el sistema colombiano reconoce que los niños, niñas y adolescentes pueden tomar decisiones sobre su propia salud en relación con su nivel de desarrollo. *«Por ello, un adolescente cercano a la mayoría de edad puede, válidamente y de manera exclusiva y prevalente otorgar el consentimiento para la práctica de procedimientos médicos que afecten su salud»*[1016].

1013 Corte Constitucional de Colombia, Sala Segunda de Revisión, 18.6.2003 (Sentencia T-503/2003), Sala Tercera de Revisión, 29.4.2004 (Sentencia T-397/2004) y Sala Séptima de Revisión, 30.6.2011 (Sentencia T-502/2011).

1014 Ministerio de Salud y Protección Social, Consulta sobre consentimiento informado Radicado 201842300028922, fecha: 06-02-2019.

1015 Boris Julián PINTO BUSTAMANTE, Raisa GULFO DÍAZ, «Asentimiento y consentimiento informado en pediatría: aspectos bioéticos y jurídicos en el contexto colombiano» en *Revista Colombiana de Bioética*, Vol. 8, n.º 1, 2013, pp. 144-165, Universidad El Bosque Bogotá, Colombia, p. 157.

1016 Concepto 106 de 2017 (septiembre 13) Radicado 372479 del 31 de julio de 2017 INSTITUTO Colombiano DE BIENESTAR FAMILIAR.

La sentencia C-246 de 2017, recoge los criterios que deben valorarse con relación al consentimiento de los niños, niñas y adolescentes en los procedimientos médicos, así como el alcance del consentimiento sustituto de sus padres, indicando que debe tenerse en cuenta, *«la urgencia o importancia del tratamiento, los riesgos y la intensidad del impacto en la autonomía actual y futura y la edad del menor de edad»*.

Concluye el Tribunal Constitucional que, en todos los casos, los niños deben ser escuchados y participar en la toma de decisiones, no obstante, cuando se demuestre que no tienen la madurez necesaria, primará la decisión de los padres en ejercicio de su responsabilidad parental. La forma como el derecho colombiano ha concebido la protección a los niños, niñas y adolescentes ha evolucionado, así como de aquellos que se encuentran en situación de discapacidad, por ello, aunque la Ley 1996/2019 que reconoce el valor jurídico a la voluntad y preferencias de las personas con discapacidad, es para mayores de edad, el art. 7 de la precitada norma, especifica que las personas en situación de discapacidad que no hayan alcanzado la mayoría de edad tendrán derecho a los mismos apoyos para los actos jurídicos que la ley les permita realizar de manera autónoma, de conformidad con el principio de autonomía progresiva. Por los que en el ámbito médico se puede utilizar el sistema de apoyos ya descrito, en el anterior capítulo. No obstante, ante los vacíos de la norma respecto a su aplicación específica, puede interpretarse que se aplica a los adolescentes cercanos a la mayoría de edad. De lo expuesto se desprende que, en el sistema colombiano, los niños, niñas y adolescentes tienen el derecho a decidir qué es lo que más le conviene, sin que se les pueda imponer un específico procedimiento médico. Su participación en las decisiones médicas depende de la evolución de sus facultades y su autonomía progresiva. Adicionalmente se debe ponderar la urgencia e importancia del tratamiento y el impacto sobre la autonomía actual o futura del menor, sin olvidar que en todos los casos deben ser oídos por los profesionales de la salud, así como por sus padres en aras de lograr su autodeterminación. Actualmente el Ministerio de Salud y Protección Social dio a conocer un proyecto de resolución para adoptar medidas y garantizar el acceso, autonomía y consentimiento informado de niños, niñas y adolescentes en la atención en salud, de acuerdo con la evolución de sus facultades y su autonomía progresiva , desde un enfoque de derechos humanos, género, diferencial, étnico y discapacidad.

Al comparar los ordenamientos jurídicos se observa que en Colombia no existe la edad sanitaria de los 16 años establecida en la LBAP. Como similitud se encuentra que se garantiza que los niños sean escuchados y participen en la toma de decisiones sanitarias en proporción a la madurez. No obstante, en el sistema español se tiene como limitante los casos de grave riesgo para la vida o salud del menor, en los cuales primará la decisión de los padres en ejercicio de custodia y cuidado, buscando el bienestar del menor, mientras que en el caso colombiano se aplican criterios establecidos por la Corte Constitucional referentes a su autonomía progresiva como lo son: la edad y la madurez del menor, así como la urgencia e importancia del tratamiento y el impacto sobre la autonomía actual o futura del paciente menor.

6.4. Casos particulares de intervenciones a menores de edad

La LBAP determinaba de manera expresa las actuaciones médicas, donde el consentimiento del menor no es suficiente, ni por sí, ni con asistencia y, por lo tanto, se rigen por el criterio de la mayoría de edad y no toman en consideración el concepto general del menor maduro. Nos estamos refiriendo a los casos relativos a: *«la práctica de ensayos clínicos, la interrupción voluntaria del embarazo y la práctica de técnicas de reproducción humana asistida»*[1017]. Sin embargo, la actual legislación permite que las adolescentes de edad puedan decidir en casos de interrupción voluntaria del embarazo, sin el permiso de los representantes legales a partir de los 16 años.

6.4.1. Los ensayos clínicos

Con referencia a la práctica de ensayos clínicos, el Real Decreto 1090/2015[1018], de 4 de diciembre, por el que se regulan los ensayos clínicos con medicamentos, los Comités de Ética de la Investigación con Medicamentos y el Registro Español de Estudios Clínicos, deroga al anterior Real Decreto 223/2004 y determina la necesidad de que la investigación científica con ensayos clínicos con medicamentos se lleve a cabo asegurando los derechos de las personas. Así: *«fomentar la investigación clínica de medicamentos huérfanos y de medicamentos destinados al tratamiento de grupos de población como niños, mujeres y ancianos que tradicionalmente han estado poco representados en la investigación clínica».*

Respecto a los menores, el art. 5 numeral 3 del Real Decreto ya mencionado, establece que es necesario el consentimiento por parte del representante legal del menor y del menor cuando las condiciones lo permitan. La norma aclara que en el caso de que el menor tenga 12 o más años deberá prestar su consentimiento para participar en el ensayo.

Ahora bien, en Colombia, la Resolución 8430 del 4 de octubre de 1993 del Ministerio de Salud[1019], establece las normas científicas, técnicas y administrativas para la investigación en salud. En el art. 25 se estipula que para la realización de investigaciones en menores deberá obtenerse, además del consentimiento de quienes ejerzan la patria potestad o la representación

---

1017 Art. 9.4, Ley 41/2002, de 14 de noviembre, sobre básica reguladora de la autonomía del paciente y de derechos y obligaciones en materia de información y documentación clínica (BOE n.º 274 de 15.11.2002).

1018 Real Decreto 1090/2015, de 4 de diciembre, por el que se regulan los ensayos clínicos con medicamentos, los Comités de Ética de la Investigación con medicamentos y el Registro Español de Estudios Clínicos (BOE n.º 307, de 24.12.2015).

1019 Hoy Ministerio de Salud y Protección Social.

legal del menor, la certificación de un neurólogo, psiquiatra o psicólogo, sobre su capacidad de entendimiento, razonamiento y lógica. Debido a la vulnerabilidad de los menores que se involucran en investigaciones clínicas, la sentencia C-900/11 de la Corte Constitucional de Colombia aclara que:

«el consentimiento en los procedimientos médicos en el caso de niños, niñas y adolescentes en principio, corresponde a quienes ejercen la patria potestad. No obstante, esta facultad no es absoluta, y: (i) debe garantizarse que la opinión del niño sea consultada, de acuerdo a su edad y madurez y (ii) bajo ciertas circunstancias resulta indispensable el consentimiento informado del menor de 18 años, en aras de salvaguardar el derecho al libre desarrollo de la personalidad, la proyección de la identidad y autonomía personal y, en últimas, la vida digna, especialmente en aquellos procedimientos altamente invasivos y definitivos»[1020].

Como resultado, en las investigaciones y ensayos clínicos practicados a menores, debido al impacto que estas decisiones puedan tener en su vida y posterior desarrollo, se debe buscar el bienestar del menor, garantizar que van a ser escuchados y, de acuerdo con su madurez, obtener su consentimiento condicionado al consentimiento de sus padres.

6.4.2. La interrupción voluntaria del embarazo

Con relación a la interrupción voluntaria del embarazo, en España hasta 1985, estuvo estipulada como delito. A partir de la Ley Orgánica 9/1985[1021] que reforma el art. 417 bis del Código Penal, se despenaliza el aborto en tres supuestos: en cualquier momento si existe un grave peligro para la vida o la salud física o psíquica de la embarazada; en las 12 primeras semanas en caso de violación y dentro de las 22 semanas si el feto tiene graves malformaciones.

Posteriormente, la Ley Orgánica 2/2010[1022] de salud sexual y reproductiva y de la interrupción voluntaria del embarazo *«reconoce el derecho a la maternidad libremente decidida, que implica, entre otras cosas, que las mujeres puedan tomar la decisión inicial sobre su embarazo y que esa decisión, consciente y responsable, sea respetada»*. Esta norma da un plazo de 14 semanas para decidir sobre la interrupción del embarazo; excepcionalmente, podrá interrumpirse el embarazo dentro de las 22 semanas si existe grave riesgo para la vida o salud de la embarazada o riesgo de graves anomalías en el feto y en cualquier momento si se detectan anomalías fetales incompatibles con la vida o cuando se detecte en el feto una enfermedad extremadamente

---

1020 Corte Constitucional de Colombia, Sala Plena, 30.11.2011 (Sentencia C-900/2011).

1021 Ley Orgánica 9/1985, de 5 de julio, de reforma del art. 417 bis del Código Penal (BOE n.º 166, de 12.7.1985).

1022 Ley Orgánica 2/2010, de 3 de marzo, de salud sexual y reproductiva y de la interrupción voluntaria del embarazo (BOE n.º 55, de 4.3.2010).

grave e incurable. Esta regulación establecía que a partir de los 16 años, la adolescente podía tomar la decisión de la interrupción voluntaria del embarazo, y solo le exigía informar a uno de sus representantes legales, excepto en los casos en que dicha situación provocara un conflicto grave o peligro de violencia intrafamiliar, amenazas, coacciones, malos tratos o se propiciara una situación de desarraigo o desamparo, supuesto en el cual, se debía acudir a los servicios sociales para que expidieran el respectivo informe. Situación que presentaba dificultades prácticas por la complejidad de probar el conflicto familiar.

Finalmente, la Ley Orgánica 11/2015[1023], de 21 de septiembre, buscando reforzar la protección de las menores y de mujeres con capacidad modificada judicialmente[1024] en la interrupción voluntaria del embarazo rectifica el régimen de consentimiento informado. Según su exposición de motivos:

> «con el fin de superar la singularidad, que para las menores de edad implicó el tratamiento introducido por la Ley Orgánica 2/2010, de 3 de marzo, de salud sexual y reproductiva y de interrupción del embarazo, que supuso la necesaria modificación de la Ley 41/2002, se rectifica el régimen de consentimiento de las menores para la interrupción del embarazo».

Dicha norma modifica el art. 9.5 de la LBAP, exigía que a las adolescentes entre 16 y 17 años para llevar a cabo la interrupción voluntaria del embarazo contaran con el consentimiento expreso de sus representantes legales, padre y/o madre, personas que ostenten la patria potestad o tutores, según corresponda. Adicionalmente, disponía que los conflictos que surgieran por parte de los representantes legales o tutores, se resolvían de conformidad con lo dispuesto en el Código Civil. Esto significaba que las menores debían formalizar su voluntad de interrumpir el embarazo junto con el consentimiento informado de sus representantes legales, requisito sin el cual no será posible llevar a cabo dicha intervención[1025].

El Comité de Derechos Económicos, Sociales y Culturales en sus observaciones finales sobre el sexto informe periódico de España de 2018, alertaba del obstáculo que la reforma del 2015 suponía para que las adolescentes a partir de los 16 años y las mujeres con discapacidad accedieran al aborto, al exigir el consentimiento expreso de sus representantes legales, recomendó además, garantizar en la práctica la accesibilidad y disponibilidad de los servicios de salud sexual y reproductiva para todas las mujeres y adolescentes, prestando la

---

1023 Ley Orgánica 11/2015, de 21 de septiembre, para reforzar la protección de las menores y mujeres con capacidad modificada judicialmente en la interrupción voluntaria del embarazo (BOE n.º 227, de 22.9.2015).

1024 Se recuerda que la Ley 8/2021 reconoce la capacidad jurídica de las personas en situación de discapacidad y se requiere la adaptación normativa de la Ley Orgánica 11/2015.

1025 Si existe conflicto entre la menor y sus padres sobre el consentimiento firmado para que la menor pueda abortar, se resuelve judicialmente, según determina el Código Civil.

debida atención a las disparidades existentes entre las diferentes comunidades autónomas. Con este fin, propuso al Estado Español, establecer un mecanismo apropiado para asegurar que el ejercicio de la objeción de conciencia no fuese un obstáculo para que las mujeres tuvieran acceso a servicios de salud sexual y reproductiva, particularmente a la interrupción voluntaria del embarazo.

El 8 de octubre de 2020, la ministra de Igualdad, Irene Montero, anuncia la intención del Gobierno de derogar la reforma 2015, explicó que: *«en breve empezará los trabajos para la reforma de la Ley de Salud Sexual y Reproductiva y de la Interrupción Voluntaria del Embarazo con el objetivo de asegurar que todas las mujeres tengan derecho a decidir sobre sus cuerpos»*[1026]. Según esta información, el centro de la discusión versó sobre la posibilidad de que las adolescentes puedan prestar el consentimiento para el aborto [1027], sin el consentimiento expreso de los titulares de la patria potestad.

En este contexto, se profiere la Ley Orgánica 1/2023, de 28 de febrero, por la que se modifica la Ley Orgánica 2/2010, de 3 de marzo, de salud sexual y reproductiva y de la interrupción voluntaria del embarazo. Esta norma incorpora novedades sobre el derecho a la interrupción voluntaria del embarazo, siguiendo las recomendaciones de los organismos internacionales de derechos humanos sobre la materia. Así, se elimina el plazo de reflexión de tres días y la obligatoriedad de recibir información acerca de los recursos y las ayudas disponibles en caso de continuar con el embarazo, debiendo proporcionarse dicha información sólo si la mujer lo solicita. Asimismo, la actual normatividad permite a las adolescentes de 16 y 17 años de decidir libremente sobre la interrupción voluntaria del embarazo, prescindiendo de la exigencia de consentimiento de sus representantes legales.

Respecto al número de semanas, podrá interrumpirse el embarazo dentro de las primeras 14 semanas de gestación a petición de la mujer embarazada; en el caso de procederse a la interrupción voluntaria del embarazo después de las catorce semanas de gestación por causas médicas, deberá facilitarse toda la información sobre los distintos procedimientos posibles para permitir que la mujer decida la opción más adecuada. Además, la norma impone sanciones cuando el aborto se haya practicado a partir de la semana 22 gestación. Adicionalmente, la L.O. 1/2023 determina la obligación de las administraciones públicas sanitarias, de garantizar la prestación en los centros hospitalarios, de acuerdo con criterios de gratuidad, accesibilidad y proximidad, estableciendo los recursos humanos suficientes para la garantía del derecho de la interrupción voluntaria del embarazo, en todo el territorio español en condiciones de equidad.

1026 https://www.lavanguardia.com/vida/20201008/483925856618/menor-aborto-permiso-paterno.html

1027 Agencias, en «El Gobierno cambiará la ley del aborto que obliga a las menores a tener el consentimiento paterno para abortar», en *RTVE,* 2020. Accesible en: https://www.rtve.es/noticias/20201007/gobierno-reformara-ley-aborto/2043956.shtml.

Al respecto VÁSQUEZ expresa que: *«hoy día, el debate sobre el aborto parece tener sentido si hacemos un esfuerzo para distinguir claramente los dos ámbitos: el moral y el jurídico. Esta distinción es la única que puede asegurar una convivencia plural en el seno de una sociedad que se precie de democrática. El estado no debe, ante asuntos controvertidos, imponer una concepción determinada, por la vía de la penalización»*[1028]. En consecuencia, la nueva ley regula un tema complejo que seguirá acompañado de polémica el sistema jurídico español.

Por su parte, en Colombia, de igual manera, la interrupción voluntaria del embarazo es un tema muy controversial que se ha desarrollado con precedentes jurisprudenciales en los que se estudian tensiones y prevalencia de derechos como la vida y la libertad. Concretamente, la sentencia C-355 de 2006[1029] condicionó el art. 122 del Código Penal y despenalizó la interrupción voluntaria del embarazo, en tres eventos: *«cuando la continuación del embarazo constituya peligro para la vida o la salud de la mujer; cuando exista grave malformación del feto que haga inviable su vida y cuando el embarazo sea resultado de una conducta, debidamente denunciada, constitutiva de acceso carnal o acto sexual sin consentimiento, abusivo o de inseminación artificial o de transferencia de óvulo fecundado no consentidas, o de incesto»*.

La realidad social nos ha mostrado que desafortunadamente en Colombia se han dado casos donde el feto ha logrado su viabilidad y la madre decide abortarlo, generando dilemas éticos para la sociedad, la futura madre y para los médicos. Esta situación sigue generando debate en Colombia, ya que la jurisprudencia autorizó el aborto desde el año 2006 ante ciertos supuestos, pero olvidó determinar el número de semanas para su práctica. Revisando los ordenamientos jurídicos que han autorizado la interrupción voluntaria del embarazo se encuentran como límites extremos entre 12 a 24 semanas. En algunos sistemas jurídicos el límite se encuentra en 24 semanas tal y como sucede en Finlandia, el Reino Unido y Holanda, mientras que algunos ordenamientos consideran que el límite debe estar en 12 semanas como México, Alemania, España y Austria.

El silencio de tantos años del alto Tribunal Colombiano sobre este límite de las semanas de gestación al practicar la interrupción voluntaria del embarazo ha llevado a interponer múltiples tutelas que conllevan al desgaste del aparato judicial por ser reiterativas en las futuras madres en estado de embarazo avanzado generando controversia en la sociedad y en los facultativos que van a realizar el procedimiento. Sobre el tema, llama mi atención la postura de ZUÑIGA al recordar que:

1028 Rodolfo VÁZQUEZ, «Algo más sobre el aborto», en *Centro de Investigaciones y Estudios de Género (CIEG)*, vol. 34, 2006, pág. 30.

1029 Corte Constitucional de Colombia, Sala Plena, 10.5.2006 (Sentencia C-355/2006).

«la teoría general de los derechos humanos demanda coherencia en la aplicación práctica al problema bioético del aborto de modo que resulta imprescindible reconocer que, si la restricción de derechos requiere ser justificada sobre la base del dualismo "persona-persona", las legislaciones que regulen el aborto podrán restringirlo cuando sea posible reconocer, en el nasciturus, alguna de las características relevantes compartidas por las personas humanas, como por ejemplo, la percepción o conciencia del dolor»[1030].

De conformidad con este argumento el límite para restringir la interrupción voluntaria del embarazo estaría en las primeras 24 semanas de gestación[1031]. Sin embargo, como es un asunto tan sensible, no hay acuerdos al respecto, ya que: *«mediante estudios comparativos, revisiones históricas se demostrará que, en aras de proteger los derechos sexuales y reproductivos, así como la dignidad humana de las mujeres y mejorar la salud pública es necesario que el estado colombiano legalice el aborto teniendo como límite temporal las 19 semanas de gestación basándose el desarrollo biológico que ha sido probado científicamente del feto»*[1032].

A partir de este panorama, se demandó el art. 122 del Código Penal buscando establecer un sistema mixto de causales y plazos, según el cual no se incurriría en el delito de aborto cuando, con el consentimiento de la mujer, la interrupción voluntaria del embarazo se produce dentro de las primeras 16 semanas de gestación, con independencia de si se encuentra o no en las causales previstas en la sentencia C-355 de 2006.

La Corte Constitucional de Colombia mediante sentencia C-088/20[1033] se declara inhibida para fallar por *«ausencia de claridad, certeza, especificidad pertinencia y suficiencia en los cargos»*. Sin embargo, nuevamente, la Corte Constitucional de Colombia estudió la posibilidad de eliminar del Código Penal el delito por interrupción del embarazo, según reciente demanda que pretendía la despenalización total del aborto hasta la semana 14 de embarazo. La Corte Constitucional, el 20 de enero, de 2022 no llegó a una decisión sobre el aborto. En el debate realizado en sala plena (9 miembros), la votación quedó en empate 4-4, luego de aceptar el impedimento de un magis-

---

1030 Alejandra ZUNIGA FAJURI, «Aborto y derechos humanos». *Rev. derecho (Valdivia)* 2011, vol. 24, núm. 2, págs.163-177.

1031 «Un feto humano no sufre antes de cumplir las 24 semanas según un estudio científico», 2010. Recuperado de: https://www.rtve.es/noticias/20100625/feto-humano-no-sufre-antes-cumplir-24-semanas-segun-estudio-cientifico/337225.shtml

1032 Alejandra NAVAS HERRERA, «La interrupción voluntaria del embarazo hasta las 19 semanas de gestación», Universidad Católica de Colombia, 2011, pág. 4.

1033 Corte Constitucional de Colombia, Sala Plena, 2.3.2020 (Sentencia C-088/2020). La Corte Constitucional estudió la ponencia del magistrado Alejandro Linares quien pedía despenalizar el procedimiento de la I.V.E. solo en las primeras 16 semanas de gestación, lo cual no fue respaldado por la sala plena.

trado, por haberse referido al asunto en medios de comunicación, por lo que la decisión final quedó en manos de un conjuez[1034].

En este escenario, se profiere así la sentencia C-055 del 21 de febrero de 2022 en la cual se declara la exequibilidad condicionada del artículo 122 del Código Penal, al argumentar que: «la conducta de abortar allí prevista solo será punible cuando se realice después de la vigésimo cuarta (24) semana de gestación». La Corte deja los mismos tres supuestos que excluyó como delito de aborto en Sentencia 355/06: (i) embarazo peligroso para la vida o salud de la mujer; (ii) grave malformación del feto que lo haga inviable, o (iii) que el embarazo se produzca por acceso carnal abusivo o inseminación artificial o transferencia de óvulo fecundado, no consentidos, o de incesto. Es decir, la interrupción voluntaria del embarazo puede hacerse hasta la semana 24, sin señalar causal específica y durante toda la gestación comprobando alguna de las tres causales indicadas. Se añade a la controversia que en posterior decisión, la Corte Constitucional en T-158 de 2023 expresa que la interrupción voluntaria del embarazo no es un derecho fundamental y a renglón seguido expresa que mientras el legislador no regule la materia, las instituciones y los médicos ante quienes se solicite la autorización de la interrupción voluntaria del embarazo antes de la semana 24 de gestación y por causas diferentes a las tres permitidas, *«deben valorar y ponderar las razones aducidas, el estado de avance del embarazo y las implicaciones para la salud de la gestante»*, lo que para algunos sectores es un retroceso de la misma sentencia C-055 de 2022.

Este tema es muy polémico y genera posiciones radicales en favor y en contra ya que se enfrentan el derecho a la vida y los derechos sexuales y reproductivos de la mujer. Mi posición es que la solución no estaba en despenalizar el aborto declarando constitucional el art. 122 del Código Penal, lo que considero controversial es que se dejó por mucho tiempo sin límite de semanas la interrupción voluntaria del embarazo en los tres casos de despenalización y actualmente, se da un límite muy amplio, de 24 semanas de gestación, para realizar la interrupción voluntaria del embarazo, lo que puede conllevar a problemas psicológicos o psiquiátricos para las mujeres que se someten a su práctica.

Además, ante esta cuestión tan controversial y sensible, la cotidianeidad también refleja en múltiples casos que los profesionales de la salud invocan el ejercicio de la objeción de conciencia, en específico en las situaciones donde el embarazo ha llegado a 7 meses de gestación, que reviven de manera constante el debate[1035]. Ante el vacío normativo el gobierno expide la

---

1034 Es un abogado litigante o asesor nombrado para actuar como magistrado, cuando se presenta un empate en una votación y cuando no es posible integrar el quórum decisorio por el impedimento o recusación de uno o varios de ellos.

1035 Daniel PARDO, «Aborto en Colombia: el caso de interrupción del embarazo a los 7 meses de gestación que reavivó el debate en ese país», *Corresponsal de BBC Mundo en Colombia*, 2020. Recuperado de: https://www.bbc.com/mundo/noticias-america-latina-51483601.

circular 044 de 28 de septiembre de 2022, del Ministerio de Salud y Protección Social relativa a las *«instrucciones para fortalecer el acceso efectivo de las mujeres a la atención integral en salud sexual y reproductiva establecida en la Ruta Integral de Atención en Salud Materno – Perinatal»*. El mismo Ministerio también profiere la Resolución 051 de 12 de enero de 2023 *«Por medio del cual se adopta la regulación única para la atención integral en salud frente a la Interrupción Voluntaria del Embarazo y se modifica el numeral 4.2 del Lineamiento Técnico y Operativo de la Ruta Integral de Atención en Salud Materno Perinatal adoptado mediante la Resolución 3280 de 2018»*, que siguen siendo insuficientes, por lo tanto, es el Congreso de la República quien debe formular e implementar una política pública integral, que garantice la protección para la dignidad y los derechos de las mujeres gestantes y, a su vez, se proteja el bien jurídico de la vida en gestación, acompañado de campañas de prevención del embarazo.

Al existir esta compuerta en Colombia la adolescente también puede someterse a la interrupción voluntaria del embarazo, en las tres causales previstas por la Corte Constitucional en cualquier tiempo y por otras razones hasta la semana 24 de gestación. Al respecto, la Sentencia C-355 de 2006 de la Corte Constitucional de Colombia entre sus argumentos establece que:

> «se ha reconocido en los menores la titularidad del derecho al libre desarrollo de la personalidad y la posibilidad de consentir tratamientos e intervenciones sobre su cuerpo, aun cuando tengan un carácter altamente invasivo. En esta medida, descarta que un criterio de carácter meramente objetivo, como la edad, sea el único determinante para establecer el alcance del consentimiento formulado por los menores para autorizar tratamientos e intervenciones sobre su cuerpo». Así mismo, señala la sentencia que: «en materia de aborto el legislador, si lo estima conveniente, podrá establecer reglas específicas en el futuro sobre representación, sin menoscabar el consentimiento de la menor de catorce años».

La Corte Constitucional abanderada de los derechos, en la sentencia T-697 de 2016 ya había establecido sobre esta cuestión, que: *«los menores de edad son titulares plenos del derecho al libre desarrollo de la personalidad y, en esa medida, gozan de plena capacidad para consentir sobre tratamientos e intervenciones en su cuerpo que afecten su desarrollo sexual y reproductivo»*[1036]. Esta providencia aclara que el término que tiene la entidad prestadora de salud para resolver toda petición de aborto legal, es de 5 días y, por lo tanto, *«no se deben imponer obstáculos o barreras adicionales cuando sus padres o representantes legales no estuvieran de acuerdo con dicho consentimiento»*[1037].

1036 Corte Constitucional de Colombia, Sala Quinta de Revisión, 13.12.2016 (Sentencia T-697/2016).

1037 *Ibidem.*

A diferencia de España, donde el umbral es de 16 años, las adolescentes colombianas pueden solicitar la interrupción voluntaria del embarazo a partir de los 14 años[1038], sin la autorización de los padres[1039] siempre y cuando se cumplan los supuestos de la sentencia C-355 de 2006: *«un certificado médico o psicológico en los casos de riesgo para la salud, un certificado médico en la causal de malformaciones incompatibles con la vida extrauterina y la presentación de una denuncia penal en los casos de violación o incesto»*[1040]; sin embargo, no se determinaba límite de semanas para practicar este procedimiento por la Empresa Prestadora del Servicio de Salud, en adelante, EPS, lo que generaba mayores inconvenientes en su implementación.

En este contexto, se reconoce que la ya mencionada Sentencia C-355 de 2006 generó un cambio social, que busca garantizar los derechos sexuales y reproductivos, la autonomía de las adolescentes así como el libre desarrollo de su personalidad, de modo que solo se necesita de la voluntad de la adolescente para la práctica de la interrupción voluntaria del embarazo, así como encontrarse en las causales despenalizadas por la Corte Constitucional

«se requiere, que la menor de edad reciba información de manera clara, transparente y atendiendo sus capacidades sobre los riesgos que podrían presentarse en la salud si accede al derecho a la interrupción voluntaria del embarazo, los procedimientos más apropiados para llevarla a cabo y las obligaciones de acceso y servicio»[1041].

Incluso podría pensarse que al interpretar extensivamente la sentencia C-055 de 2022 la adolescente puede interrumpir su embarazo hasta antes de la semana 24, sin argumentar causal alguna, caso que aún no se ha reglamentado por ser una sentencia tan reciente, por lo que existe un vacío en ese sentido para las adolescentes colombianas. Además, a pesar de que las

---

1038 La Corte prohibió el uso indebido de la objeción de conciencia, así como su realización de forma colectiva o institucional, alegarla, aunque no se esté directamente involucrado en el procedimiento o ejercerla incumpliendo el deber de remitir en un término expedito a la mujer o niña a otro profesional de la salud. Corte Constitucional de Colombia, Sala Octava de Revisión, 22.7.2010 (Sentencia T-585/2010), Sala Octava de Revisión, 10.8.2012 (Sentencia T-627/2012) y Sala Quinta de Revisión, 13.12.2016 (Sentencia T-697/2016).

1039 Corte Constitucional de Colombia, Sala Novena de Revisión, 25.8.2011 (Sentencia T-636/2011) y Sala Octava de Revisión, 3.11.2011 (Sentencia T-841/2011).

1040 Corte Constitucional de Colombia, Sala Plena, 10.5.2006 (Sentencia C-355/2006), Sala Séptima de Revisión, 15.8.2007 (Sentencia T-636/2007), Sala Séptima de Revisión, 20.11.2007 (Sentencia T-988/2007), Sala Novena de Revisión, 28.2.2008 (Sentencia T-209/2008), Sala Tercera de Revisión, 2.10.2008 (Sentencia T-946/2008), Sala Segunda de Revisión, 16.1.2009 (Sentencia T-009/2009), Sala Octava de Revisión, 28.5.2009 (Sentencia T-388/2009) y Sala Plena, 10.12.2015 (Sentencia C-754/2015).

1041 Corte Constitucional de Colombia, Sala Quinta de Revisión, 13.12.2016 (Sentencia T-697/2016).

gestantes se encuentren informadas sobre sus derechos y su caso se enmarque o no dentro de las tres causales ya descritas, se imponen obstáculos por las entidades de salud, y demoras en su práctica que en algunos casos se relacionan con la objeción de conciencia de los médicos que se niegan a realizarla[1042].

La interrupción voluntaria del embarazo no se escapa de presiones religiosas, sociales, familiares o personales por lo que en ocasiones las adolescentes acuden a lugares clandestinos e inseguros para interrumpir su embarazo, poniendo en riesgo su integridad física y emocional, incluso su vida.

Buscando solucionar esta problemática, en su momento se profirió la Resolución 4905 de 2006, de diciembre 14, del Ministerio de Protección Social por la cual se adopta la Norma Técnica para la atención de la Interrupción Voluntaria del Embarazo que recuerda el deber estatal de velar por la vigencia efectiva del interés superior de los niños y las niñas. Del mismo modo, el Instituto Colombiano de Bienestar Familiar en ejercicio de la función de brindar protección integral, información y apoyo terapéutico a las adolescentes gestantes, expide la Circular 68, de octubre 10, de 2008 cuyo fundamento determina que:

«cualquier medida de protección que despoje de relevancia jurídica el consentimiento de la menor de 14 años frente a la interrupción voluntaria del embarazo, se revela sin remedio no sólo como inconstitucional, sino como contraproducente para la efectividad de sus derechos fundamentales y para la defensa de su legítimo interés superior, por ser abiertamente contraria a la dignidad humana». Esta circular especifica la atención integral y apoyo con el que debe contar la menor, así como la información mínima que se debe proporcionar en estos casos: qué se hará durante y después del procedimiento; cuánto tiempo llevará el procedimiento; qué se puede hacer para el manejo del dolor; los riesgos y complicaciones asociadas con el método; cuándo podrá retomar su actividad normal, los cuidados y, la información sobre métodos anticonceptivos. Respecto al consentimiento informado, la Circular 68 de 2008 señala que en el ejercicio de su autonomía individual la adolescente mayor de 14 y menor de 18 años que tome la decisión de interrumpir su embarazo, estando dentro condiciones establecidas en la Sentencia C-355 de 2006, debe otorgar el previo consentimiento ampliamente informado, tener la disponibilidad de servicios médicos seguros y contar con el apoyo terapéutico que sea necesario.

Mientras que, en el caso de niñas menores de 14 años, se debe contar previamente, con el consentimiento ampliamente informado y cualificado de la niña y adicionalmente con la autorización de su representante legal y/o de

---

1042 En las sentencias C-355 de 2006, C-728 de 2009, T-209 de 2008, T-388 de 2009, t-455 de 2014 se ha establecido el derecho a objeción de conciencien y las condiciones para su ejercicio.

la autoridad competente, teniendo en cuenta los parámetros fijados por la Corte Constitucional. Además, en el año 2014, el Ministerio de salud y protección social expide el protocolo para el sector salud que tiene por objeto la prevención del Aborto Inseguro en Colombia[1043], en el cual se incluyen las indicaciones para las adolescentes de 14 años.

Frente al complejo y sensible tema en el cual una adolescente de 14 años sin autorización de los padres o aun en contra de éstos, pueda practicarse un aborto legal considero que la falta de madurez psicológica, la inseguridad y las presiones sociales y familiares, así como la falta de solvencia económica pueden ser las razones equivocadas para que la adolescente decida la práctica de la interrupción voluntaria del embarazo, lo que conlleva factores de riesgo biológicos y psicológicos, así como consecuencias físicas y emocionales como depresión, agresividad o complejos que pueden incidir en el desarrollo integral de la mujer. La Corte Constitucional de Colombia al mantener la edad de 14 años como un criterio umbral para las adolescentes, entiende de manera equivocada que la madurez se establece por al cumplir dicha edad, sin embargo, es cada caso particular el que determina que una adolescente puede entender realmente lo que significa este procedimiento. Además, el gobierno colombiano debe plantear políticas de prevención como el uso adecuado de métodos anticonceptivos en los colegios, así como el acompañamiento efectivo del equipo profesional antes, durante y después de la práctica de la interrupción voluntaria del embarazo en las adolescentes.

6.4.3. Técnicas de reproducción humana asistida

En relación las Técnicas de Reproducción Humana Asistida (TRA), en el sistema español, la Ley 14/2006 del 26 de mayo, en los arts. 5.6 y 6, exige que los donantes y los usuarios sean mayores de 18 años[1044]. Por lo tanto, se excluyen los menores. Este cuerpo normativo fue modificado por la Ley 3/2007, de 15 de marzo, reconociendo por vez primera la doble maternidad en el seno de matrimonios de mujeres.

En Colombia, la Ley 1953/2019[1045], por medio de la cual se establecen los lineamientos para el desarrollo de la política pública de prevención de la

---

1043 Accesible en: https://www.minsalud.gov.co/sites/rid/Lists/BibliotecaDigital/RIDE/VS/PP/SM-Protocolo-IVE-ajustado-.pdf.

1044 Josefina ALVENTOSA DEL RIO, «Consentimiento informado del menor en el ámbito de la sanidad y la biomedicina en España», en *Revista Boliviana de Derecho*, núm. 20, 2015, págs. 264-290.

1045 Ley 1953/2019, de 20 de febrero, por medio de la cual se establecen los lineamientos para el desarrollo de la política pública de prevención de la infertilidad y su tratamiento dentro de los parámetros de salud reproductiva (Diario oficial n.° 50.837, de 20.2.2019).

infertilidad y su tratamiento dentro de los parámetros de salud reproductiva, en su art. 4 numeral 1 determina que uno de los requisitos es la edad; por lo que los donantes o depositantes deben ser mayores de edad. La Corte Constitucional ha sido constante en sus pronunciamientos sobre el acceso a la fertilización in vitro para los mayores de edad, estableciendo el carácter excepcional de este mecanismo en situaciones específicas[1046], pero que no se autoriza para las niñas y adolescentes.

Se evidencia que, en relación con la reproducción humana asistida se encuentra similitud entre España y Colombia ya que no se permite que los menores de 18 años sean donantes o depositantes.

6.5. Otros procedimientos sanitarios

A continuación, me voy a detener brevemente en algunas otras situaciones de interés que afectan a los niños, niñas y adolescentes, desde la perspectiva del consentimiento informado como son los casos relativos a las cirugías estéticas, la eutanasia y la reasignación sexual.

6.5.1. Cirugías estéticas

Con referencia a las cirugías estéticas, en España, la única norma que se encuentra sobre la materia, es el Decreto andaluz 49/2009, de 3 de marzo, de protección de las personas menores de edad que se someten a intervenciones de cirugía estética en Andalucía, conforme a la cual el menor tiene la posibilidad de consentir una intervención médico-estética tras haberse sometido a un examen psicológico[1047]. Como señala el art. 5, de esta norma[1048],

---

1046 Corte Constitucional de Colombia, Sala Octava de Revisión, 23.8.2000 (Sentencia T-1104/2000), Sala Novena de Revisión, 31.10.2002 (Sentencia T-946/2002), Sala Novena de Revisión, 21.9.2007 (Sentencia T-752/2007) y Sala Segunda de Revisión, 31.7.2008 (Sentencia T-760/2008).

1047 Con referencia al C.I. el art. 6 a) de la norma autonómica mencionada señala que:
«a) Cuando se trate de una persona menor de edad con dieciséis años cumplidos o emancipada, se estará a lo que ésta decida y podrá otorgar el consentimiento informado. Sin embargo, en caso de actuación de grave riesgo, según el criterio del facultativo, y de conformidad con el art. 9.3.c) de la Ley 41/2002, de 14 de noviembre, los padres o tutores serán informados y su opinión será tenida en cuenta para la toma de la decisión correspondiente. b) Cuando se trate de una persona menor con doce años cumplidos, el consentimiento informado será otorgado por su padre o madre o quienes tengan la tutela o representación legal, después de que la persona facultativa responsable escuche la opinión del menor, según dispone la Ley 41/2002, de 14 de noviembre».

1048 *«(...) 5.2. El examen psicológico previo respetará la intimidad y los derechos de la persona menor de edad y servirá a los únicos y exclusivos efectos de la determinación de la madurez psicológica para la realización de la intervención de cirugía estética.*
5. 3. El profesional de la Psicología que realice el examen psicológico no tendrá vinculación laboral o contractual de ningún tipo, ni con el centro o servicio sanitario, ni con la persona

se debe practicar este examen, para determinar la madurez, siguiendo el protocolo de valoración psicológica para determinar si las motivaciones del menor son las adecuadas y si comprende los riesgos, los posibles beneficios y las posibles complicaciones asociadas con el procedimiento[1049]. El informe de madurez psicológica será valorado por el cirujano quien determinará la pertinencia de la intervención y la idoneidad del menor en relación con la práctica de la intervención de cirugía estética[1050].

Lo que implica varios cuestionamientos, los menores de 18 años no tiene capacidad para firmar contratos que le permitan endeudarse para costear la práctica de intervenciones para mejorar la apariencia física. Además, la Sociedad Española de Cirugía Plástica Reparadora y Estética (SECPRE) considera que no se debe operar un paciente que está en periodo de crecimiento y desarrollo por los riesgos y efectos que en el futuro se pueden ocasionar[1051]. Además, es preciso plantear una posible incompetencia de Andalucía para regular esta cuestión, ya que el Decreto 49/2009 se amparó en las atribuciones reconocidas por el art. 148.1.20 de la Constitución Española, relativo a la protección y tutela de menores.

En Colombia, por su parte, el art. 3 de la Ley 1799/2016[1052] *«prohíbe la realización de procedimientos médicos y quirúrgicos estéticos en pacientes menores de 18 años. El consentimiento de los padres no constituye excepción válida a la presente prohibición».* Sin embargo, la Corte Constitucional en sentencia C-246/17 condicionó esta norma, y estableció que los adolescentes pueden acudir al quirófano para este tipo de procedimientos desde los 14 años, pero con el permiso expreso de los padres o representantes legales, de la siguiente manera: *«La prohibición allí prevista no se aplica a los adolescentes mayores de 14 años que tengan la capacidad evolutiva, para participar con quienes tienen la patria*

---

facultativa responsable de la intervención de cirugía estética, siendo requisito indispensable que dicho profesional esté incorporado al colegio correspondiente, de conformidad con el art. 3.3 de la Ley 10/2003, de 6 de noviembre, reguladora de los Colegios Profesionales de Andalucía, en situación de ejerciente».

1049 ABC familia, en «Cirugía plástica en menores, ¿si o no?», en *ABC padres e hijos*, 2019. Accesible en: https://www.abc.es/familia/padres-hijos/abci-cirugia-plastica-menores-si-o-no- 201904160236_noticia.html?ref=https:%2F%2Fwww.google.com%2F.

1050 *«El informe de madurez psicológica será valorado por la persona facultativa responsable que vaya a realizar la intervención, quien determinará la pertinencia de la intervención y la idoneidad de la persona menor de edad con relación a la práctica de la intervención de cirugía estética».* Art. 5.6. Decreto 49/2009, de 3 de marzo, de protección de las personas menores de edad que se someten a intervenciones de cirugía estética en Andalucía y de creación del Registro de datos sobre intervenciones de cirugía estética realizadas a personas menores de edad en Andalucía (BOJA n.º 53, de 18.3.2009).

1051 Accesible en: https://secpre.org/que-es-la-cirugia-plastica.

1052 Ley 1799/2016 (julio 25) Diario Oficial No. 49.945 de 25 de julio de 2016 «Por medio de la cual se prohíben los procedimientos médicos y quirúrgicos estéticos para menores de edad y se dictan otras disposiciones».

potestad en la decisión acerca de los riesgos que se asumen con este tipo de procedimientos y en cumplimiento del consentimiento informado y cualificado»[1053]. El fundamento de la Corte Constitucional de Colombia para esta decisión, se basa en que los jóvenes entre 14 y 18 años ya cuentan con cierta autonomía y la restricción para practicarse una cirugía afecta de manera desproporcionada su esfera personal, su desarrollo físico y su libertad de decidir de manera libre.

Al respecto, TRIANA[1054], Presidenta del Consejo de Educación de la Sociedad Internacional de Cirugía Plástica Estética, expresa que cualquier modificación que se haga tempranamente puede variar estructuras anatómicas y funcionales del adolescente que aún no se han consolidado. En ese sentido, recomienda esperar a que finalicen los procesos de desarrollo orgánico y biológico para tomar decisiones[1055]. Del mismo modo, el Instituto Colombiano de Bienestar Familiar determina que permitir que se realicen intervenciones que tienen un impacto en la identificación personal del adolescente sin que exista la capacidad de autodefinirse vulnera su derecho a ser protegidos, al comprometer su autonomía futura. Por ello, participar de estas decisiones requiere plenas capacidades evolutivas[1056]. Criterios que comparto, ya que se debe analizar el impacto que tendrá la cirugía en el desarrollo futuro del menor. Además, en este caso específico, forma parte de la madurez la aceptación del propio cuerpo. Finalmente, es inevitable desconocer que este tipo de procedimientos generan una inversión de recursos propios para los padres, quienes al autorizar el procedimiento asumen la carga económica.

En efecto, es necesario reflexionar sobre el beneficio en las cirugías estéticas para el niño o niña de 14 años, quien está en pleno desarrollo y los riesgos que conlleva para su futuro. Quizá lo más coherente en este tipo de procedimientos sea esperar la mayoría de edad. Obviamente no estamos haciendo referencia a las cirugías que se realicen por problemas funcionales y que requieran reconstrucción, en cuyo caso no cabe hablar de cirugías estéticas en sentido estricto. En todo caso, el adolescente de 14 años puede optar por una cirugía estética condicionado a la autorización de los padres.

6.5.2. La eutanasia

Con referencia a la eutanasia, los avances biomédicos nos enfrentan a situaciones excepcionales y polémicas como la eutanasia. En España no está

1053 Corte Constitucional de Colombia, Sala Plena, 26.4.2017 (Sentencia C-246/2017).

1054 Lina María TRIANA LLOREDA, Cirujana. Presidenta del Consejo de Educación de la Sociedad Internacional de Cirugía Plástica Estética (ISAPS). https://www.cirugiaplastica.org.co/miembros-sccp/triana-lloreda-lina-maria/

1055 Accesible en: https://www.eltiempo.com/salud/polemica-por-cirugias-plasticas-en-menores-de-edad-en-colombia-82346.

1056 Concepto 16725 de 2009 (abril 3) Instituto Colombiano de Bienestar Familiar – ICBF.

permitida la eutanasia para los niños, niñas y adolescentes, no obstante, se realiza su ubicación en el sistema normativo, a manera de contexto.

En el Ordenamiento jurídico español[1057], como respuesta al debate largo y complejo[1058], relacionado con la prolongación de la esperanza de vida, en condiciones de grave deterioro físico y psíquico, se promulga la Ley Orgánica 3/2021, de 24 de marzo, de regulación de la eutanasia[1059]. Al respecto ARRUEGO determina que esta opción legalizadora nace del

> «progresivo cambio en la interpretación del alcance de los derechos, principios y bienes constitucionales sobre todo a la luz de la doctrina del TEDH acerca de las decisiones relativas al final de la vida; el reconocimiento y paulatino ensanchamiento de la autonomía individual con respecto al propio cuerpo y salud en el ámbito médico asistencial y la realidad de que como consecuencia de ello el ordenamiento jurídico permite decisiones que significan disponer de la vida propia»[1060].

En este contexto, su legalización y regulación surge de la compatibilidad de los derechos fundamentales a la vida y a la integridad física y moral, y de otro, los derechos a la dignidad, la libertad o la autonomía de la voluntad. En términos de GONZÁLEZ CARRASCO *«cuando un sistema opta por la autonomía personal por encima de cualquier otra consideración, no requiere establecer las condiciones que legitimen al sujeto a solicitar la muerte»*. No obstante, el sistema, aprobado a través de la L.O. 3/2021, *«parte de la ponderación entre la vida y la autonomía personal y refleja esta necesidad estableciendo informes y controles previos y posteriores a la realización de la eutanasia por parte de los facultativos, por lo que no se puede obviar la necesidad de establecer un contexto eutanásico claro»*[1061].

El preámbulo de la Ley Orgánica 3/2021 establece dos conductas eutanásicas, de la siguiente manera: *«la eutanasia activa y aquella en la que es el propio paciente la persona que termina con su vida, para lo que precisa de la colaboración de un profesional sanitario que, de forma intencionada y con conocimiento, facilita los medios necesarios, incluido el asesoramiento sobre la sustancia y dosis necesarias de medicamentos, su prescripción o, incluso,*

1057 España se ha convertido, en el cuarto país de la Unión Europea, junto con Países Bajos, Bélgica y Luxemburgo, que a regula la muerte asistida.

1058 José Antonio SEOANE, Conferencia en Fundación Jacinto Calvo, 20 de noviembre de 2015. Blog. Accesible en: https://www.elprogreso.es/articulo/lugo/seoane-cree-que-debatir-sobre-la-eutanasia-demuestra-madurez-social/20151120010000362330.html.

1059 Ley Orgánica 3/2021, de 24 de marzo, de regulación de la eutanasia (BOE n.º 72, de 25.3.2021).

1060 Gonzalo ARRUEGO RODRÍGUEZ, «Las coordenadas de la Ley Orgánica de regulación de la eutanasia», en *Revista Española de Derecho Constitucional*, 2001, núm. 122, pág. 89.

1061 M. Carmen GONZÁLEZ CARRASCO, «LO 3/2021, reguladora de la eutanasia: seis cuestiones acerca de la prestación de la ayuda para morir», *Publicaciones Jurídicas*, 2021, pp.1-14 Accesible en: https://bit.ly/3C5C8Sx

su suministro con el fin de que el paciente se lo administre». Se trata de una imprecisión terminológica de la reciente regulación[1062].

SEOANE nos aclara que se está haciendo referencia a dos conductas diferentes:

«la eutanasia es voluntaria, directa e activa: el paciente pide ayuda del facultativo para morir porque sus circunstancias le impiden hacerlo por sí mismo y es la intervención del profesional lo que produce la muerte. Mientras que el suicidio médicamente asistido, se da cuando el médico pone a disposición del paciente los medios para una muerte digna. Se caracteriza por ser voluntario y no es activa»[1063]. De ahí que se entienda que, aunque ambas conductas son voluntarias, la eutanasia es activa mientras el suicidio asistido no lo es, porque no lo realiza el facultativo.

El art. 5 de la Ley Orgánica 3/2021 determina el procedimiento que ha de seguirse para solicitar y recibir la ayuda necesaria para morir: tener la nacionalidad española o la residencia legal de al menos 12 meses, disponer por escrito de la información que exista sobre el proceso médico, las diferentes alternativas y posibilidades de actuación incluyendo los cuidados paliativos, además, haber formulado dos solicitudes por escrito de manera voluntaria dejando quince días entre una y otra, sufrir una enfermedad grave e incurable[1064] o un padecimiento grave, crónico e imposibilitante[1065] certificado por el médico responsable. Con referencia al cumplimiento de las condiciones para aliviar su sufrimiento, el art. 5. e) de la norma determina que se debe prestar consentimiento informado previamente a recibir la prestación de ayuda para morir. Dicho consentimiento se incorporará a la historia clínica del paciente. Por su parte, el art. 8 de la L.O. 3/2021 regula el procedimiento que se debe seguir para la realización de la prestación de ayuda para morir y las garantías que han de observarse en la aplicación de dicha prestación. Cabe destacar

---

1062 *Ibidem* p. 2.

1063 José Antonio SEOANE, Conferencia en Fundación Jacinto Calvo, *op. cit., blog.*

1064 Art. 3.c) *«la que por su naturaleza origina sufrimientos físicos o psíquicos constantes e insoportables sin posibilidad de alivio que la persona considere tolerable, con un pronóstico de vida limitado, en un contexto de fragilidad progresiva»*.

1065 Art. 3.b) *«situación relativa a limitaciones que inciden directamente sobre la autonomía física y actividades de la vida diaria, de manera que no permite valerse por sí mismo, así como sobre la capacidad de expresión y relación, y que llevan asociado un sufrimiento físico o psíquico constante e intolerable para quien lo padece, existiendo seguridad o gran probabilidad de que tales limitaciones vayan a persistir en el tiempo sin posibilidad de curación o mejoría apreciable. En ocasiones puede suponer la dependencia absoluta de apoyo tecnológico»*. Al respecto, considera el Comité Español de Representantes de Personas con Discapacidad (CERMI) que el término *«imposibilitante»* es incompatible con un enfoque de derechos humanos y discapacidad, por lo que solicita al Defensor del Pueblo interponga recurso de inconstitucionalidad, para que se determine si la L.O. 3 /2021 ha incurrido o no discriminación por motivos de discapacidad. Vid. https://www.cermi.es/es/actualidad/noticias/el-cermi-pide-al-defensor-del-pueblo-que-recurra-ante-el-constitucional-la-ley.

que el art. 17 de la misma regulación, crea las Comisiones de Garantía y Evaluación que han de verificar de forma previa y controlar a posteriori el respeto a la ley y los procedimientos que establece. La norma de igual modo, determina los deberes del personal médico, así como las obligaciones de las administraciones e instituciones sanitarias para asegurar el derecho a la eutanasia. Los profesionales sanitarios que intervienen en la prestación de ayuda para morir son el médico responsable, el médico consultor, el equipo de profesionales que atiende al paciente y, los médicos y enfermeros que forman parte de la comisión de Garantía y Evaluación.

La Ley Orgánica 3/2021, entró en vigor el 25 de junio de 2021, modifica el apartado 4[1066] y se añade un apartado 5[1067] al art. 143 de la Ley Orgánica 10/1995, de 23 de noviembre, del Código Penal. Sin embargo, algunos autores consideran que esta normativa suscita controversia y reflexión en aspectos como: el rol que asume el personal sanitario para implementar adecuadamente la norma y la articulación de la objeción de conciencia mencionada en el art. 16, entre otros[1068]. En esta línea otro sector de la doctrina considera que la eutanasia carece de acuerdo ético suficiente en la sociedad española, y continuará la controversia relacionada con la muerte digna[1069].

De este modo, aunque la eutanasia es un asunto complejo y polémico, actualmente en el sistema español cuando un paciente mayor de edad padece una enfermedad grave e incurable o un dolor crónico e imposibilitante puede solicitar la eutanasia si cumple los requisitos ya enunciados. Como se indicó, la eutanasia para los pacientes menores de edad, está prohibida.

A su vez, en Colombia, la eutanasia sigue siendo controvertida y la doctrina constitucional ha demorado un tiempo razonable para proferir sentencias al respecto[1070]. Se dio origen a su práctica mediante la Sentencia C-239

1066 «4. El que causare o cooperare activamente con actos necesarios y directos a la muerte de una persona que sufriera un padecimiento grave, crónico e imposibilitante o una enfermedad grave e incurable, con sufrimientos físicos o psíquicos constantes e insoportables, por la petición expresa, seria e inequívoca de esta, será castigado con la pena inferior en uno o dos grados a las señaladas en los apartados 2 y 3».

1067 «5. No obstante lo dispuesto en el apartado anterior, no incurrirá en responsabilidad penal quien causare o cooperare activamente a la muerte de otra persona cumpliendo lo establecido en la Ley Orgánica reguladora de la eutanasia».

1068 Gonzalo ARRUEGO RODRÍGUEZ, «Las coordenadas de la Ley Orgánica de regulación de la eutanasia», op.cit., pág. 115.

1069 Pablo SIMÓN LORDA, Inés María BARRIO CANTALEJO, Francisco J. ALARCOS MARTÍNEZ, Javier BARBERO GUTIÉRREZ, Azucena COUCEIRO y Pablo HERNANDO ROBLES, «Ética y muerte digna: propuesta de consenso sobre un uso correcto de las palabras», op. cit.. págs. 271-285.

1070 Aunque la eutanasia es ilegal en la mayor parte de países del mundo, en algunos como en Bélgica, Luxemburgo, Holanda o Suiza y Estados Unidos está permitida siempre que se cumplan ciertas condiciones. El último país en aprobar esta práctica para menores fue Colombia y es el único en América Latina que la permite actualmente.

de 1997[1071] donde la Corte Constitucional condiciona la exequibilidad de la norma a los pacientes en estado terminal: *«no se incurre en el delito de homicidio por piedad cuando la eutanasia se practica a un paciente que padezca un intenso sufrimiento físico o psíquico, proveniente de lesión corporal o enfermedad grave e incurable, mientras el procedimiento sea efectuado por un médico y bajo el consentimiento libre e informado del enfermo»*.

Así, se abrió paso para la formalización del derecho a morir dignamente a los adultos mediante la Resolución 1216 del 20 de abril de 2015[1072]del Ministerio de Salud, que dio cumplimiento a lo ordenado por la Corte Constitucional en la Sentencia T-970 de 2014, donde se determinan los criterios para la práctica de la eutanasia. Esta norma fue derogada por la resolución 971 de 2021, del Ministerio de Salud y Protección Social, de 1 de julio, mediante la cual establece el proceso que deberán seguir los pacientes adultos y las entidades de salud para solicitar y reportar los procesos relativos a la eutanasia y se actualiza e incorpora en un solo cuerpo normativo las disposiciones relativas a la recepción, trámite y reporte de las solicitudes a morir con dignidad así como la organización y funcionamiento del Comité Interno del Ministerio para controlar los procedimientos que hagan efectivo el derecho a morir con dignidad[1073].

Actualmente en la realidad colombiana la eutanasia ha generado mayor debate debido a que la sentencia C-233 de 2021 amplia los supuestos de circunstancias médicas respecto de los cuales el paciente puede ejercer su derecho a morir dignamente. El fallo declara exequible el art. 106 de la Ley 599/2000 en el entendido de que no se incurre en el delito de homicidio por piedad[1074] cuando la conducta (i) sea efectuada por un médico, (ii) sea realizada con el consentimiento libre e informado, previo o posterior al diagnóstico, del sujeto pasivo del acto, y siempre que (iii) el paciente padezca un intenso sufrimiento físico o síquico proveniente de lesión corporal o enfermedad grave e incurable. En este marco, la Corte Constitucional después de realizar un análisis normativo y jurisprudencial, concluye que: *«la Constitución no privilegia ningún modelo de vida y, en cambio, sí asume un serio com-*

1071 Corte Constitucional de Colombia, Sala Plena, 20.5.1997 (Sentencia C-239/1997).

1072 Resolución 1216, de 20 de abril, por medio de la cual se da cumplimiento a la orden cuarta de la Sentencia T-970 de 2014 de la honorable Corte Constitucional de Colombia en relación con las directrices para la organización y funcionamiento de los Comités para hacer efectivo el derecho a morir con dignidad (Diario oficial n.º 49.489, de 21.4.2015).

1073 Resolución 4006 de 2016 del Ministerio de Salud y Protección Social.

1074 Sin embargo, el profesor SEOANE, José Antonio en su Conferencia en la Fundación Jacinto Calvo, 20 noviembre 2015 considera que el homicidio por compasión, *es aquel en el que una persona decide propiciar la muerte de otra por solidaridad con su situación porque entiende que su estado implica un sufrimiento. En este caso no es voluntario ya que otro decide por él de forma unilateral.* Accesible en: https://www.elprogreso. es/articulo/lugo/seoane-cree-que-debatir-sobre-la-eutanasia-demuestra-madurez-social/20151120010000362330.html

promiso con la autonomía y el libre desarrollo de la personalidad que implica contar con la opción libre de elegir un modo de muerte digna», por lo que no existe una razón válida para exigir que el paciente esté en fase sea terminal para solicitar la eutanasia ya que un pronóstico de muerte próxima no contribuye en la defensa de la vida y, por el contrario, limita la autonomía y el concepto de vida digna. A partir de este razonamiento, el Estado debe facilitar el acceso a la eutanasia también en casos de enfermedades incurables ya que es cruel obligar al paciente a un estado de incertidumbre en torno a lo que deberá soportar, en términos de tratamientos y procedimientos médicos, durante un período indefinido. En términos de la Corte

«en el marco del respeto por la dignidad humana, no puede obligarse a una persona a seguir viviendo, cuando padece una enfermedad grave e incurable que le produce intensos sufrimientos, y ha adoptado la decisión autónoma de terminar su existencia ante condiciones que considera incompatibles con su concepción de una vida digna»[1075].

Este pronunciamiento es trascendental en la historia constitucional colombiana, donde se alienta nuevamente al Congreso[1076] para que logre dar un debate de fondo sobre la materia y ejerza su potestad legislativa, para proteger el derecho fundamental a morir dignamente, con miras a eliminar las barreras aún existentes para su acceso efectivo.

Ahora bien, con relación a la eutanasia para los niños, niñas y adolescentes, el Tribunal Constitucional, en sentencias T-970 de 2014 y T-544 de 2017[1077], dio las pautas para su muerte digna[1078]. Expresó la Corte que se debe tener en cuenta la voluntad del menor, cuando su desarrollo psicosocial, emocional y cognitivo lo permitan, y los padres o representantes legales deben ocupar un lugar central en el proceso. Estas providencias establecieron que las entidades médicas deben evaluar la condición del menor

---

1075 Corte Constitucional de Colombia, Sala Plena, 22.7.2021 (Sentencia C-233/2021).

1076 Reitera el exhorto al Congreso de la República de las sentencias de la Corte Constitucional de Colombia, Sala Plena, 20.5.1997 (Sentencia C-239/1997), Sala Novena de Revisión, 15.12.2014 (Sentencia T-970 de 2014), Sala Sexta de Revisión, 4.7.2017 (Sentencia T-423/2017), Sala Quinta de Revisión, 25.8.2017 (Sentencia T-544/2017), Sala Cuarta de Revisión, 12.12.2017 (Sentencia T-721/2017) y Sala Novena de Revisión, 18.2.2020 (Sentencia T-060/2020).

1077 Corte Constitucional de Colombia, Sala Novena de Revisión, 15.12.2014 (Sentencia T-970/2014) y Sala Quinta de Revisión, 25.8.2017 (Sentencia T-544/2017).

1078 El tema de la eutanasia infantil se generó a raíz de una tutela interpuesta por los padres de un niño de 13 años que nació con parálisis infantil. Durante este tiempo los padres lucharon con su EPS para lograr que le prestaran los servicios necesarios de manera oportuna para sobrellevar esta condición, pero eso no sucedió. Por consiguiente, el niño desarrolló una complicación que llevó a los padres a dicha tutela. Esta fue revisada en la Corte Constitucional de Colombia en cuya sentencia le indica al Ministerio de Salud reglamentar la eutanasia infantil. La medida llegó cuando el niño de la tutela ya había muerto.

como enfermo terminal, el nivel de sufrimiento y la capacidad de decidir, así como la posibilidad de validar el consentimiento sustituto para garantizar el derecho a la muerte digna y así evitar que sean obligados a soportar graves sufrimientos. En este marco, se profiere la Resolución 825 del 9 de marzo de 2018[1079] del Ministerio de Salud y Protección Social, donde se regula el derecho a la muerte digna de los niños, niñas y adolescentes. Esta normatividad, describe claramente el entendimiento del concepto de evolución de la muerte, según la edad:

«de 0-3 años: la muerte no es un concepto real ni formal. No existe idea de muerte propia; de 3-6 años: el niño o la niña desarrolla su pensamiento prelógico, intuitivo, aparece la idea de muerte como fenómeno temporal. No se consolida idea de muerte propia; de 6-12 años: el niño o niña desarrolla un pensamiento lógico, operacional, que le permite adquirir elementos que hacen parte del concepto de la muerte, como la inmovilidad, universalidad e irrevocabilidad. La muerte propia o de un ser querido, es difícil de comprender y a partir de los 12 años, se encuentra el concepto de muerte vinculado a la capacidad de abstracción desde el cual se logra el entendimiento de que todo el mundo, incluso uno mismo, va a morir, tarde o temprano. El concepto de muerte se consolida como irreversible, universal e inexorable».

La norma establece que la toma de decisiones del menor para el procedimiento de la eutanasia debe cumplir cuatro requisitos relativos a la capacidad: el primero para comunicar la decisión, el segundo de entendimiento, el tercero de razonar y, el último, de juicio. Por ello, para garantizar el derecho a morir con dignidad a través de la eutanasia para los casos de niños, niñas y adolescentes en Colombia, las entidades prestadoras de salud, (EPS) deben conformar comités científico-interdisciplinarios integrados por un médico pediatra, un médico psiquiatra y un abogado para que apoyen el proceso del menor y determinen, entre otras, que se le haya informado adecuadamente al paciente y a quien ejerza la patria potestad que el niño, niña o adolescente; verifiquen que el niño, niña o adolescente esté recibiendo cuidados paliativos pediátricos y aseguren la imparcialidad de quienes intervienen en su tratamiento, para lo cual deberá realizar las verificaciones que sean del caso[1080].

En suma, a partir de los 12 años[1081] el adolescente puede solicitar la eutanasia, pero solo en casos de fase terminal y cuando presenten sufrimiento constante e insoportable que no pueda ser aliviado. El adolescente entre los 12 y 14 años puede expresar su voluntad para efectuar el procedimiento, pero el consentimiento de los padres es obligatorio; sin embargo, los mayo-

---

1079 Resolución 825/2018, de 9 de marzo, por medio de la cual se reglamenta el procedimiento para hacer efectivo el derecho a morir con dignidad de los Niños, Niñas y Adolescentes (Diario oficial n.° 50.530, de 9.3.2018).

1080 Resolución 825/2018, de 9 de marzo, arts. 17 y ss.

1081 De manera excepcional desde los 6 años. Art. 10 de la Resolución 825/2018, de 9 de marzo del Ministerio de Salud y Protección Social.

res de 14 años podrán solicitar este procedimiento sin autorización de los padres. Es decir, a partir de los 14 años los menores en fase terminal[1082] pueden solicitar se les aplique la eutanasia, aún en contra de la voluntad de los padres, edad que desconcierta, porque el adolescente por su mismo desarrollo no tiene la madurez suficiente para esta decisión y entender el concepto la muerte[1083]. Podría ser más adecuado la edad de 16 años donde existe mayor nivel de comprensión y madurez[1084]. En todo caso, la norma excluye la posibilidad de presentar una solicitud para el procedimiento eutanásico para: los recién nacidos o neonatos, la primera infancia, los menores que presenten estados alterados de consciencia, que tengan discapacidades intelectuales o que tengan trastornos psiquiátricos que alteren la competencia para entender, razonar o emitir un juicio reflexivo. Esta normatividad, aclara que con referencia al grupo poblacional de los 6 a 12 años, los menores podrán presentar solicitudes para acceder a este derecho si alcanzan un desarrollo neurocognitivo y psicológico excepcional, que les permita tomar una decisión libre y voluntaria y que el concepto de muerte que tenga el niño alcance el nivel esperado para un menor de 12 años. Adicionalmente, con referencia a la eventual objeción de conciencia predicable de los médicos encargados de intervenir en el procedimiento para hacer efectivo el derecho a morir con dignidad de los niños y adolescentes, la resolución que se estudia, en el art. 29 específica que:

> «en el evento que el médico que vaya a practicar el procedimiento formule tal objeción, por escrito y debidamente motivada, el Comité ordenará al Instituto Prestador de Salud para que, dentro de las cuarenta y ocho (48) horas siguientes a que se presente la objeción, reasigne a otro médico que lo realice. En ningún caso podrá argumentarse objeción de conciencia institucional».

Frente a la norma que permite la eutanasia en menores hay debates interminables que suscitan dilemas éticos porque se está frente a dos derechos: la vida y la autodeterminación para morir dignamente. Las voces a favor sostienen que se trata de *«una innovación constitucional, un acontecimiento que plantea adelantos en materia del derecho a morir dignamente, pero que a*

1082 Se entiende como enfermedad en fase terminal aquella en que concurren *«un pronóstico de vida inferior a seis meses»* y la *«ausencia de una posibilidad razonable de cura»*, así como la falla de tratamientos curativos y *«presencia de problemas numerosos o síntomas intensos y múltiples»*.

1083 «Eutanasia infantil: ¿sí o no?», en *Revista Semana*, 2018. Accesible en: https://www.semana.com/vida-moderna/articulo/debate-sobre-eutanasia-en-ninos-y-adolescentes/559610.

1084 Paula Andrea HERNÁNDEZ RUIZ, «La eutanasia en menores de edad en el régimen jurídico en Colombia: ¿Prevalece el derecho médico o el consentimiento de los padres?», en Universidad La Gran Colombia (Trabajo de grado dirigido por TRUJILLO, Sergio), Bogotá, 2020, p. 22. Accesible en: https://repository.ugc.edu.co/bitstream/handle/11396/6529/Hernandez_Paula_2020.pdf?sequence=1&isAllowed=y

su vez propone un reto importante en el concepto de libertad individual para menores, derecho a la vida y moral social».[1085]. En el mismo sentido, Diego Acosta, presidente de la Asociación Nacional de Profesiones de la salud, ASSOSALUD, afirma que la eutanasia es *«un acto compasivo y amoroso del que no debe excluirse a los niños»*[1086]. Para Jaime Arias, expresidente de la Asociación Colombiana de Empresas de Medicina Integral, ACEMI, la eutanasia en el país no ha sido fácil, lo que se refleja a la hora de hacerla efectiva en los niños: *«La mayor parte de los médicos en Colombia se resisten éticamente a practicar la eutanasia en adultos*[1087] *y mucho más en niños. Es un problema cultural»*. En el mismo sentido ALBORNOZ[1088], experta en adolescencia, familia y psiquiatría y expresidenta de la Asociación Colombiana de Psiquiatría, es enfática al señalar que: *«a los 14 años los menores aún no han completado su desarrollo emocional y, por lo tanto, existe una fragilidad en este sentido que impide tomar decisiones en firme dentro de un marco de responsabilidad»*[1089].

En conclusión, a diferencia de España, en Colombia se permite la eutanasia en adolescentes mayores de 14 años sin el consentimiento de sus padres, en casos de encontrase en una fase terminal y que presenten sufrimiento constante e insoportable que no pueda ser aliviado. Esta normatividad ha generado toda serie de controversias entre médicos y juristas. En mi opinión, aunque se deben respetar los derechos y autonomía de los niños y adolescentes en las decisiones médicas, en relación a la eutanasia en pacientes adolescentes es un asunto sobre el que no estoy de acuerdo. Se trata de un tema muy trascendental y difícilmente reconciliable, debido principalmente a que el entendimiento del concepto de la muerte para los niños y niñas es un proceso complejo que requiere de mayor abstracción en una situación de total vulnerabilidad.

A mi modo de ver, para la práctica de este procedimiento para niños y adolescentes no es suficiente cumplir con los requisitos y trámites establecidos en la norma. La resolución 825 del 9 de marzo de 2018, tiene vacíos, no hay

---

1085 Dayron REYES y Gabriela SUÁREZ, «Eutanasia para menores de edad en Colombia, dilemas éticos y jurídicos de la muerte digna en niños, niñas y adolescentes», en *bioderecho*, 2019, núm. 10, pág. 1.

1086 Milena SARRALDE DUQUE, «Eutanasia, el polémico derecho que también cobija a los niños», 2017. Recuperado de: https://www.eltiempo.com/justicia/cortes/eutanasia-pa-ra-ninos-un-derecho-que-genera-polemica-145888

1087 Claudia AGÁMEZ, jefa de la clínica de Dolor y Soporte al Enfermo Crónico, lo que se debería buscar en Colombia es *«fortalecer la atención integral de los menores con enfermedades crónicas con impacto en su calidad de vida»*. SARRALDE DUQUE, Milena, en «Eutanasia, el polémico derecho que cobija a los niños», en *El Tiempo,* 2017. Accesible en: https://www.eltiempo.com/justicia/cortes/eutanasia-para-ninos-un-derecho-que-genera-pole-mica-145888.

1088 Olga ALBORNOZ. Accesible en: https://psiquiatria.org.co/.

1089 Accesible en: https://inghospitalaria.com/la-polemica-por-cirugias-plasticas-en-meno-res-va-mas-alla-del-bisturi/.

estudios sobre sus implicaciones frente a los derechos de los adolescentes vulnerables por su misma condición de salud, sigue generando fuertes debates en la realidad colombiana, debido a que legitimar al adolescente de 14 años, en fase terminal, para decidir sobre la práctica de la eutanasia, cuando su desarrollo cognitivo y emocional no le permite comprender el alcance de su decisión, es contraproducente para las familias y los terceros involucrados. Como solución intermedia en estos casos, lo que se debe buscar es aliviar el sufrimiento del adolescente con cuidados paliativos integrales y con apoyo psicológico tanto para el menor como para su entorno familiar. Además, también considero que, frente a temas tan sensibles y controvertidos relativos a la vida y a la muerte, el gobierno colombiano no debe dejar en manos de un Ministerio la reglamentación de la eutanasia por medio de una resolución, sino es el Congreso quien debería hacer el estudio exhaustivo y generar el debate para proferir una ley sobre la materia. Al respecto, cursa actualmente el proyecto de Ley 355/2020 donde parte de su articulado propone el derecho a morir con dignidad a través de eutanasia de los adolescentes mayores de 12 y menores de 18 años.

Se agrega que, el 26 de septiembre de 2023, la Comisión Primera del Senado colombiano aprobó el proyecto que regularía el acceso al derecho fundamental a la muerte digna bajo la modalidad de muerte médicamente asistida, que en el caso de los adolescentes permitirá esta posibilidad después de los 14 años con la presencia de los padres y el defensor de familia. No se hará mayor referencia a este proyecto por cuanto no se conoce el texto completo de esta iniciativa.

6.5.3. La reasignación sexual

Otro de los asuntos que revisten complejidad en la toma de decisiones médicas es el relacionado con la reasignación sexual, debido a su dependencia de otras disciplinas como la medicina, la antropología, la psicología; que delimitan la trayectoria que debe seguir el derecho. Adicionalmente, se considera que, existiendo desconocimiento para garantizar la transexualidad, especialmente en los menores[1090]. Sobre la transexualidad, DE MONTALVO establece que:

1090 *«Identidad de género: es la vivencia interna e individual del género tal como cada persona la siente profundamente, la cual podría corresponder o no con el sexo asignado al momento del nacimiento, incluyendo la vivencia personal del cuerpo. La expresión de género: comprende la manifestación del género de la persona, que podría incluir la forma de hablar, modo de vestir, comportamiento personal, interacción social, modificaciones corporales, etc. Diversidad corporal: amplía la gama de representaciones del cuerpo, por ejemplo, variaciones en la anatomía sexual que se expanden más allá del binario hombre o mujer. Aquí entra la categoría de intersexualidad y sexo asignado: esta idea trasciende el concepto de sexo como masculino o femenino. La asignación del sexo: no es un hecho biológico innato; más bien, el sexo se asigna al nacer con base a la percepción que otros tienen sobre*

«no constituye un fenómeno reciente y tampoco lo son los dilemas ético-legales que se plantean en relación con la misma. El debate es ya antiguo, aunque recientemente ha cobrado especial notoriedad en lo que se refiere al tratamiento médico de los menores transexuales»[1091].

En España, encontramos la Ley 3/2007, de 15 de marzo, reguladora de la rectificación registral de la mención relativa al sexo de las personas, que en el art 4. determina dos requisitos que debe acreditar el solicitante para dicha rectificación: *a) Que le ha sido diagnosticada disforia de género mediante informe de médico o psicólogo clínico b) Que ha sido tratada médicamente durante dos años para acomodar sus características físicas a las correspondientes al sexo reclamado, mediante informe del médico colegiado o de un médico forense especializado*.

La norma indica además que estos tratamientos no serán requisito cuando concurran razones de salud o edad que imposibiliten su seguimiento. El numeral 2 de esta regulación señala que no será necesario para la concesión de la rectificación registral de la mención del sexo de una persona que el tratamiento médico haya incluido cirugía de reasignación sexual. En sentencia 99/2019, de 18 de julio, el Tribunal Constitucional declara inconstitucional el art. 1.1 de la Ley 3/2007, de 15 de marzo, reguladora de la rectificación registral de la mención relativa al sexo de las personas, en la medida que los menores de edad con «suficiente madurez» y que se encuentren en una «situación estable de transexualidad», puedan exigir el cambio de sexo en el Registro Civil, sin esperar a cumplir la mayoría de edad.

Al respecto algunos autores consideran que en efecto la Ley 3/2007 no responde a las necesidades de una sociedad diversa e inclusiva. No obstante, también realizan un análisis detallado del fallo y cuestionan de una parte que:

«el Tribunal Constitucional en sentencia 99/2019 no supera la visión patologizante y medicalizada de la realidad trans, especialmente la de los niños, niñas y adolescentes, por el contrario se agrava, al hacer uso de expresiones que denotan tal circunstancia —"encontrarnos ante una petición seria por parte del o la adolescente trans", "que la persona menor de edad se halle en una situación estable de transexualidad", entre otras—».

Además, nos señalan que la mencionada sentencia tiene un alcance limitado al hacer referencia a los menores de edad con «suficiente madurez» y en una «situación estable de transexualidad», lo que denota la necesidad de una nueva normativa que se base en la autodeterminación de la identidad

---

sus genitales». Relatoría Especial para los Derechos de las Personas LGBTI de la Comisión Interamericana de Derechos Humanos.

1091 Federico DE MONTALVO JÄÄSKELÄINEN, *Menores de Edad y Consentimiento Informado, op. cit.*, pág. 287.

de género, con independencia de la edad[1092]. En opinión de SALAZAR BENITEZ hace falta una ley estatal que regule de manera completa el derecho a la identidad sexual[1093].

En el sistema jurídico español, en el año 2010 un juez autorizó a un adolescente de 16 años la reasignación sexual después de un tratamiento hormonal y psiquiátrico como paso previo para someterse a esta cirugía[1094]. No obstante, en opinión de GONZALEZ AGUDELO no se puede afirmar que en la jurisprudencia de España exista un criterio jurisprudencial «a favor de admitir excepciones al régimen general del consentimiento en materia de tratamientos médicos para los menores transexuales»[1095].

Encontramos en la regulación de las comunidades autonómicas la Ley 4/2018[1096], de 19 de abril, de Identidad y Expresión de Género e Igualdad Social y no Discriminación de la Comunidad Autónoma de Aragón, donde se regulan aspectos relacionados con sus derechos, al siguiente tenor: Art. 6.

«Personas trans menores de edad. 1. Las personas trans menores de edad tienen los siguientes derechos: (...) b) Derecho a recibir el tratamiento médico que precisen para su bienestar conforme a su transexualidad, (...) c) Derecho a ser oídos y expresar su opinión en atención a su madurez y desarrollo en relación con toda medida que se les aplique»[1097].

Esta norma garantiza la integridad de las personas intersexuales menores de edad hasta que definan su identidad y les ofrece protección de su intimi-

---

1092 Isaac REVETLLAT BALLESTÉ, Inma VIVAS TESÓN y Vicente CABEDO MALLOL, «La realidad de la infancia y la adolescencia trans* en España a propósito de la Sentencia del Tribunal Constitucional español 99/2019, de 18 de julio: avances y retrocesos», en Revista Ius et Praxis, núm. 1, 2020, págs. 310-325. Accesible en: https://scielo.conicyt.cl/pdf/iusetp/v26n1/0718-0012-iusetp-26-01-310.pdf

1093 Octavio SALAZAR BENÍTEZ, «El derecho a la identidad sexual de las personas menores de edad. comentario a la STC 99/2019, de 18 de julio de 2019», en ReDCE, núm. 32, 2019, pág. 2.

1094 Accesible en: https://www.abc.es/sociedad/abci-primera-operacion-cambio-sexo-menor-espana-201001120300-1133002903857_noticia.html

1095 Gloria GONZÁLEZ AGUDELO, «Los derechos sexuales y de salud sexual y reproductiva de los menores de edad y la validez de su consentimiento después de las últimas modificaciones legislativas», en Derecho y Salud, 2016, vol. 26, núm. 1, pág. 34.

1096 Ley 4/2018, de 19 de abril, de Identidad y Expresión de Género e Igualdad Social y no Discriminación de la Comunidad Autónoma de Aragón (BOE n.º 86, de 7.5.2018).

1097 Ley 4/2018, de 19 de abril. Art. 62. «Toda intervención pública deberá estar presidida por el criterio rector de atención al interés superior de la persona menor y dirigida a garantizar el libre desarrollo de su personalidad conforme a la identidad autopercibida y a evitar situaciones de sufrimiento e indefensión. 6.3. El amparo de las personas trans menores de edad en la presente ley se producirá por mediación de sus tutores o guardadores legales o a través de los servicios de protección de personas menores, cuando se aprecie a existencia de situaciones de sufrimiento e indefensión por negación abusiva de su identidad de género».

dad y dignidad frente a prácticas de exposición y análisis de carácter abusivo. Es importante añadir que algunas leyes autonómicas[1098] permiten aplicar la terapia hormonal antes de llegar a los 18 años, buscando el beneficio del menor, sin embargo, en materia de atención quirúrgica, sobre identidad de género establecen que ésta sólo será prestada a personas mayores de edad. Como uno de los desarrollos normativos, se encuentra la Ley 2/2021, de 7 de junio, de igualdad social y no discriminación por razón de identidad de género, expresión de género y características sexuales de la Comunidad Autónoma de Canarias[1099] cuyo art. 26 determina que: *«las personas trans menores de edad tienen derecho a recibir tratamiento médico relativo a su identidad»*.

En el numeral 26.3 de la mencionada norma, se establecen las reglas en materia de consentimiento: recibir información adaptada a su edad, madurez o desarrollo mental y estado afectivo y psicológico sobre el tratamiento médico, también a expresar su opinión siempre que tenga la madurez suficiente para estar en condiciones de formarse un juicio propio y, en todo caso, siempre que tenga doce años cumplidos, en caso de actuación de grave riesgo, el consentimiento lo prestará el representante legal, en caso contrario la persona menor de edad con 16 años cumplidos otorga el consentimiento. Del mismo modo, la Ley 2/2021 determina que, la negativa de quien represente legalmente a la persona menor de edad a autorizar procedimientos con objeto de establecer preventivamente un tratamiento de inhibición del desarrollo hormonal podrá ser recurrida ante la autoridad judicial cuando conste que puede causar un grave perjuicio o sufrimiento. Además, se aplicará el criterio del interés superior de la persona menor frente a cualquier otro interés legítimo. En concepto de BURGOS aún existe cierta prudencia en los tribunales para permitir la rectificación del sexo de los menores y una clara inseguridad jurídica[1100]. Adicionalmente, el debate acerca del tratamiento médico de los menores transexuales es complejo y de actualidad porque está en discusión el derecho a la identidad sexual y la afectación de su integridad

---

1098 En Navarra: Ley Foral 12/2009, de 19 de noviembre, de no discriminación por motivos de identidad de género y de reconocimiento de los derechos de las personas transexuales (BOE n.° 147, de 30.11.2009); en País Vasco: Ley 14/2012, de 28 de junio, de no discriminación por motivos de identidades de género y de reconocimiento de los derechos de las personas transexuales (BOE n.° 172, de 19.7.2012); en Andalucía: Ley 2/2014, de 8 de julio, integral para la no discriminación por motivos de identidad de género y reconocimiento de los derechos de las personas transexuales de Andalucía (BOJA n.° 139, de 18.7.2014).

1099 La Ley 2/2021, de 7 de junio, de igualdad social y no discriminación por razón de identidad de género, expresión de género y características sexuales (BOE n.° 163, de 9.7.2021).

1100 Olga BURGOS GARCÍA, «EL derecho a la identidad de género como derecho fundamental en interés del menor», en Carmen GARCÍA GIL, Carmen FLECHA GARCÍA, María Jesús CALA CARRILLO, Marina NÚÑEZ GIL y Ana GUIL BOZAL (eds.), *Mujeres e investigación. Aportaciones interdisciplinares: VI Congreso Universitario Internacional Investigación y Género*, Área digital 2.0, Sevilla, 2016, págs. 65-78.

física y psíquica autorizando tratamientos farmacológicos hormonales y la cirugía de reasignación sexual, que provocan consecuencias irreversibles o muy difícilmente reversibles[1101]. Algunas Comunidades Autónomas permiten aplicar terapia hormonal a los menores, aunque la reasignación sexual de los adolescentes por ser un proceso irreversible debe ser autorizado por un juez.

La proposición de Ley número 122/000133 se formuló con el objetivo de lograr la igualdad real y efectiva de las personas *trans*[1102]. Así, se expide la Ley 4/2023, de 28 de febrero, para la igualdad real y efectiva de las personas trans y para la garantía de los derechos de las personas LGTBI. Esta disposición deroga en su totalidad la Ley 3/2007, de 15 de marzo, reguladora de la rectificación registral de la mención relativa al sexo de las personas. En el artículo 43 se determina que toda persona de nacionalidad española mayor de dieciséis años podrá solicitar por sí misma ante el Registro Civil la rectificación de la mención registral relativa al sexo. El procedimiento para llevar a cabo la rectificación registral se recoge en el artículo 44 de la Ley, así la solicitud de iniciación de este procedimiento se presentará ante la persona encargada de cualquier Oficina del Registro Civil, y no podrá exigirse una previa exhibición de informe médico o psicológico relativo a la disconformidad con el sexo mencionado en la inscripción de nacimiento. Luego, se citará al interesado a una comparecencia. En el caso de menor de 16 y mayor de 14, podrán presentar la solicitud por sí mismos, con la asistencia de sus representantes legales, para que el Registro Civil recoja su manifestación de disconformidad con el sexo mencionado en su inscripción de nacimiento y su solicitud de que se rectifique. Se indicará el nuevo nombre, salvo que quiera conservar el que tiene, siempre de acuerdo con los principios de libre elección del nombre propio, regulados en la normativa del Registro Civil. En el plazo máximo de 3 meses desde la comparecencia inicial reiterando la solicitud de rectificación inicial, se citará a la persona legitimada a una nueva comparecencia para que ratifique su solicitud. Y, dentro del plazo máximo de un mes desde esta segunda comparecencia, se dictará resolución sobre la rectificación registral. Esta resolución es recurrible mediante recurso de alzada ante la Dirección General de Seguridad Jurídica y Fe Pública, conforme a la normativa del Registro Civil. Adicionalmente, la Ley 4/2023 establece que cuando se trate de menores de 14 años y mayores de 12, deberán acudir al expediente de Jurisdicción Voluntaria, así lo señala la disposición final décimo tercera modifica la Ley 15/2015, de 2 de julio. Se introduce un nuevo Capítulo I bis en el Título II, en el que los mayores de doce y menores de catorce años, podrán promover el expediente de modificación de la mención registral del sexo asistidas por sus representantes legales. En el

---

1101 Federico De Montalvo, Jääskeläinen, *Menores de Edad y Consentimiento Informado*, *op. cit.*, pág. 288.

1102 *Vid.* https://www.lamoncloa.gob.es/consejodeministros/Paginas/enlaces/290621-enlace-lgtbi.aspx

supuesto de desacuerdo de los progenitores o representante legal, entre sí o con la persona menor de edad, se procederá al nombramiento de un defensor judicial.

Es de interés para este estudio, mencionar que el art. 19.2 de la Ley 4/2023 señala que se prohíben todas aquellas prácticas de modificación genital en menores de 12 años, salvo en los casos en que las indicaciones médicas exijan lo contrario en aras de proteger la salud de la persona. En el caso de menores entre 12 y 16 años, solo se permitirán dichas prácticas a solicitud de la persona menor siempre que, por su edad y madurez, pueda consentir de manera informada a la realización de dichas prácticas. Agrega el artículo 19.3 de la misma norma que, las Administraciones públicas, impulsarán protocolos de actuación en materia de intersexualidad que garanticen, la participación de las personas menores de edad en el proceso de adopción de decisiones, así como la prestación de asesoramiento y apoyo, incluido el psicológico, a personas menores de edad intersexuales y sus familias. Adicionalmente, advierte que, antes del inicio de cualquier tratamiento que pudiera comprometer su capacidad reproductora, se garantizará que

«las personas intersexuales cuenten con la posibilidad real y efectiva de acceder a las técnicas de congelación de tejido gonadal y de células reproductivas para su futura recuperación en igualdad de condiciones que el resto de los usuarios».

Esta norma es un avance para la igualdad y justicia social, y no discriminación como principios jurídicos universales, mencionados en el art. 2 de la Declaración Universal de Derechos Humanos, y en el art. 14 de la Constitución española que fomenta la no discriminación, tal reconocimiento se vincula al artículo 10 de la misma, que establece la dignidad de la persona y el libre desarrollo de la personalidad como fundamentos del orden político. Además, se establece en el art. 9.2 la obligación de los poderes públicos de promover las condiciones para que la libertad y la igualdad del individuo y de los grupos en que se integra sean reales y efectivas, y también de remover los obstáculos que impidan o dificulten su plenitud.

En mi opinión, eliminar las barreras discriminatorias para los niños, niñas y adolescentes transexuales se fundamenta en los derechos a la autodeterminación, el libre desarrollo de la personalidad y, la dignidad de todas las personas, en los que se basa el derecho supranacional y la normas que garantizan su inclusión y protección. Considero que en la implementación de la Ley 4/2023 debe primar en todo caso, el principio de interés superior del menor.

A su vez, en Colombia, el Tribunal Constitucional ha analizado temas relativos a: los mecanismos de corrección del componente sexo en los documentos de identidad, el registro civil de niños con indeterminación sexual, el consentimiento informado en cirugías de readecuación genital infantil y el aseguramiento en salud de procedimientos quirúrgicos de reafirmación sexual[1103]. Por lo que en cumplimiento de la sentencia de tutela 675 de 2017 de la Corte Constitucional de Colombia, la Superintendencia de Notariado y Registro expide la instrucción administrativa 12 de abril 27 de 2018, que reglamenta los requisitos que permiten la modificación del componente «sexo» de los menores de edad transgénero en el Registro civil. Posteriormente, las sentencias T-498 de 2017, T-675 de 2017 y T-447 de 2019 mencionan que los niños, niñas y adolescentes pueden realizar el cambio del componente sexo, en su registro civil de nacimiento ante una notaría y en consecuencia se expide la instrucción administrativa No. 01 del 13 de enero de 2020 de la Superintendencia de Notariado y Registro, relacionada con la modificación del nombre y la corrección del componente *«sexo»* en el Registro Civil de los menores de edad, cuando se cumplen los siguientes requisitos: reconocimiento del menor de edad como sujeto tutelar de derechos, consideración de sus capacidades evolutivas, la superación del umbral sobre la comprensión del concepto de identidad de género (5 años), copia simple del registro civil de nacimiento, copia simple de la tarjeta de identidad (mayores de 7 años) y la declaración del menor de edad en la que manifieste que su decisión es libre, informada y cualificada. En particular, frente a la solicitud de cambio de nombre deberá establecerse que, sea voluntaria y no impuesta por un tercero, y que se emita con base en el conocimiento previo y suficiente sobre las implicaciones de la medida. Esta instrucción deroga la del año 2018 y determina que en el caso que la representación legal de la persona menor de edad esté a cargo de un tutor, un defensor o un comisario de familia, no se podrá adelantar el procedimiento ante notaría, sino que deberá ser ante Juez, a quien le corresponderá establecer la procedencia del trámite.

Ahora bien, con referencia a la reasignación sexual de los niños, niñas y adolescentes, la primera sentencia sobre esta cuestión se profiere en el año 95 y corresponde a un caso de un bebé de seis meses que fue dejado solo con un perro que mutiló sus genitales y sus padres firmaron una autorización para su reconstrucción médica, que incluso facultaba el cambio de sexo. Al niño le asignaron genitales femeninos en la intervención médica. En esta providencia, la Corte Constitucional Colombiana sostuvo que como este procedimiento no era urgente, no podían los padres sustituir el consentimiento del menor para practicar esta intervención con efectos irreversibles sobre su identidad personal. *«Los niños no son propiedad de nadie: ni son propiedad de sus padres, ni son propiedad de la sociedad. Su vida y su libertad son de su exclusiva autonomía»*[1104]. Con la expedición de la sentencia de unificación

---

1103 *Vid.* Richard TAMAYO NIETO, «RECREAR EL SEXO: Construcción discursiva del sexo en la jurisprudencia de la Corte Constitucional (1993-2019)», en *Universidad del Rosario, Facultad de Jurisprudencia,* (tesis doctoral dirigida por Tatiana RINCÓN COVELLI) 2021, pág. 5. Accesible en: https://repository.urosario.edu.co/bitstream/handle/10336/30848/TESIS_RecrearSexo_FINAL_2021.pdf?sequence=1&isAllowed=y

1104 Corte Constitucional de Colombia, Sala Séptima de Revisión, 23.10.1995 (Sentencia T-477/1995).

SU-337 de 1999[1105], la Corte se ocupó de la intersexualidad y consentimiento informado *«cualificado y persistente»* en estos procedimientos.

Sostuvo el alto Tribunal que el grado de autonomía que se exige para tomar una decisión depende de la naturaleza de la intervención médica, en especial de su carácter invasivo ya que se debe garantizar la autodeterminación de los menores de edad. En este fallo, la Corte distinguió entre el consentimiento sustituto y el consentimiento asistido. Estableció que, en el caso de operaciones ordinarias sobre menores de edad, prevalece el consentimiento sustituto, mientras que, en el caso de las operaciones invasivas, es prevalente el consentimiento informado del menor, en aras de salvaguardar la libre determinación de su personalidad, la proyección de su identidad para definir su futuro y su desarrollo vital. Esta providencia determinó los requisitos que deben observarse para adelantar cualquier intervención o tratamiento clínico en los estados intersexuales, denominándolo consentimiento asistido.

«(i) Por tratarse de operaciones y tratamientos clínicos sumamente complejos, es necesario que se integre un equipo interdisciplinario de profesionales de la salud, para que realicen los estudios, diagnósticos y evaluaciones necesarias con el fin de proporcionar la asistencia científica más adecuada para preservar la salud integral del menor, teniendo en cuenta, todos los aspectos físicos y sicológicos. (ii) Que exista un consenso médico en torno a la alternativa clínica adecuada para el menor y que dicha determinación, se ajuste al principio de beneficencia. (iii) El consentimiento asistido debe ser siempre coadyuvado por la expresa voluntad del menor, quien, por ejemplo, entre los 6 y 7 años goza de un cierto grado de autonomía y de madurez que le permitirían emitir un principio de consentimiento para una operación de tal magnitud. (iv) La decisión de los padres y del menor, en ejercicio del consentimiento asistido, debe adecuarse a las recomendaciones médicas».

Concluye la sentencia que si la intervención médica de reasignación sexual se realiza en menores de cinco años se debe proceder con base en la regla general del consentimiento sustituto, después, de ese umbral se procede con fundamento en el consentimiento informado del menor, a menos que, en atención a las particularidades de cada caso se disponga una opción distinta, como el consentimiento asistido, siguiendo para el efecto los parámetros establecidos por la jurisprudencia constitucional. Para la Corte Constitucional de Colombia los 5 años corresponden a de la edad de conciencia de género.

En los fallos T-551 de 1999, T-692 de 1999, T-1390 del 2000[1106], la Corte Constitucional de Colombia reitera que el paciente menor debe tener la capacidad de comprender cuáles son los riesgos de las intervenciones invasivas,

---

1105 Corte Constitucional de Colombia, Sala Plena, 12.5.1999 (Sentencia SU-337/1999).

1106 Corte Constitucional de Colombia, Sala Séptima de Revisión, 2.8.1999 (Sentencia T-551/1999), Sala Cuarta de Revisión, 16.9.1999 (Sentencia T-692/1999) y Sala Sexta de Revisión, 12.10.2000 (Sentencia T-1390/2000).

irreversibles, es decir, debe existir un grado de madurez emocional del menor para que el consentimiento sea válido. En este hilo conductor, la Sentencia T-912 de 2008[1107] analizó el caso de un niño de 5 años de edad que presenta hermafroditismo y, a quien las entidades de salud se negaron a realizar la cirugía respectiva para reasignar su sexo biológico. Por esto, los padres acudieron a la acción de tutela para proteger los derechos a la salud, al libre desarrollo de la personalidad y a su integridad. Esta Corte concedió la protección constitucional, en el sentido de que fuera el niño quien tomara la decisión sobre la procedencia de la cirugía, toda vez que no procede aplicar el consentimiento sustituto por que el menor tenía más de 5 años. Por lo tanto, ordenó conformar un equipo interdisciplinario para que asistiera y orientara al niño y a sus padres en la toma de la decisión de la cirugía y el suministro de los tratamientos hormonales.

Posteriormente, en sentencias T-1021 del 2003 y T-622 del 2014[1108] se reiteró el precedente de la sentencia de unificación del año 99 y se estudió el consentimiento informado en el procedimiento invasivo de la reasignación sexual desde la perspectiva de una estricta necesidad para el menor[1109]. Señala la Corte que:

«(...) tratándose de menores corresponde a quienes ejercen la patria potestad prestar su consentimiento para la práctica de las distintas intervenciones quirúrgicas. Sin embargo, en estrecha vinculación con la salvaguarda del principio de autonomía, la presencia de algunas circunstancias, tales como: (i) el carácter más o menos invasivo del tratamiento; (ii) la dificultad de su realización y las pocas probabilidades de éxito y, (iii) el riesgo que representa para ciertos derechos o intereses del paciente, etc.; suponen la improcedencia constitucional de dicho consentimiento, en beneficio de la prevalencia del consentimiento informado del menor, cuando éste tenga el suficiente discernimiento para optar por una decisión vital de tal naturaleza».

Más tarde, en sentencia T-675/17, la Corte Constitucional teniendo en cuenta la prevalencia de los derechos de los niños, niñas y adolescentes reitera su línea jurisprudencial en los siguientes términos:

«se protege la autodeterminación de menores de edad intersexuales o hermafroditas (en quienes "surgen simultáneamente características anatómicas masculinas y femeninas"), quienes aun siendo menores de edad pueden tomar la decisión

---

1107 Corte Constitucional de Colombia, Sala Tercera de Revisión, 18.9.2008 (Sentencia T-912/2008).

1108 Corte Constitucional de Colombia, Sala Cuarta de Revisión, 30.10.2003 (Sentencia T-1021/2003) y Corte Sala Séptima de Revisión 28.8.2014 (Sentencia T-622/2014).

1109 Johanna GIRALDO GÓMEZ, en «Intersexualidad y reasignación sexual, ¿qué dice la justicia sobre identidad de género?», en *ámbito jurídico*, 2018. Accesible en: https://www.ambitojuridico.com/noticias/informe/constitucional-y-derechos-humanos/intersexualidad-y-reasignacion-sexual-que-dice.

de construir su identidad sexual y de género, al ser un asunto íntimo de su propio proyecto de vida, siempre y cuando esta decisión sea plenamente informada, teniendo en cuenta que cada individuo va desarrollando su autonomía a medida que crece, toda vez que cuanto más "(…) claras sean las facultades de autodeterminación del menor, mayor será la protección constitucional a su derecho al libre desarrollo de la personalidad (CP art. 16) y menores las posibilidades de interferencia ajena sobre sus decisiones que no afectan derechos de terceros". De esta forma se promueve que los menores de edad al tener claridad sobre lo que quieren ser como personas, puedan ejercer el control sobre las decisiones que afecten o incidan en su propio proyecto de vida. Lo anterior es de enorme importancia, considerando que estos individuos suelen afrontar cirugías de reasignación de sexo a edades muy tempranas, así como tratamientos a base de hormonas acordes con las necesidades del tránsito de género».

Continúa expresando la Corte que;

«los menores de edad intersex no solo tienen un derecho a ser escuchados, sino a participar en las decisiones que los conciernen, al disponer de capacidad de discernimiento cada vez mayor, a medida que se acercan a la mayoría de edad, por lo que su grado de autonomía resulta directamente proporcional a su nivel de desarrollo y madurez».

Se recuerda que el grado de desarrollo corresponde al concepto de menor maduro ya analizado. En la más actual jurisprudencia, la Corte Constitucional de Colombia en Sentencia T-447 de 2019, analiza el caso de una menor transgénero de 10 años y ordena la modificación de su nombre y sexo en el Registro civil de nacimiento con los siguientes argumentos

«debe enfatizarse el reconocimiento del nombre y sexo como elementos de la personalidad jurídica, la cual constituye un axioma básico para la interacción de la persona humana con el mundo jurídico y el entorno social. En ese sentido, le corresponde al Estado brindar mecanismos que les permitan a las personas una adecuación de su nombre y sexo a la construcción del individuo, principalmente, con respecto a su autodeterminación e identidad de género».

En conclusión, la jurisprudencia de la Corte Constitucional de Colombia aborda la transexualidad de los niños, niñas y adolescentes desde una perspectiva garantista privilegiando la libertad y su autonomía progresiva para tomar decisiones sobre su identidad sexual y de género en asuntos como cirugías de reasignación de sexo, aunque sean procedimientos irreversibles. En los casos de reasignación sexual se debe estudiar la urgencia de la intervención, por lo que, si la actuación del médico se realiza antes del umbral de 5 años que corresponde a de la edad de conciencia de género, se aplica el consentimiento sustituto de los padres. A partir de esta edad se elimina la posibilidad del consentimiento sustituto de los padres y empieza el denominado consentimiento asistido del menor.Por su parte, en España, la Ley 4/2023 posibilita la modificación genital a los menores entre 12 y 16 años, previa a su solicitud, siempre que, por su edad y madurez, pueda consentir de manera informada la realización de estas prácticas. Para los menores de 12 años se prohíben las prácticas de modificación genital, salvo en los casos en que las indicaciones médicas exijan lo contrario, en aras de proteger la salud del menor.

En cuanto a la modificación de la mención registral en España para los menores de 14 años y mayores de 12, deberán acudir al proceso de Jurisdicción Voluntaria, asistidos por sus representantes legales. En el supuesto de desacuerdo de los progenitores o representante legal, entre sí o con la persona menor de edad, se procederá al nombramiento de un defensor judicial. Por su parte, los menores de 16 y mayores de 14 años, podrán solicitar por sí mismos el cambio registral con la asistencia de sus representantes legales, para que la persona encargada del Registro Civil recoja su manifestación de disconformidad con el sexo mencionado en su inscripción de nacimiento y su solicitud de que se rectifique. Mientras que los adolescentes mayores de 16 años podrán solicitar por sí mismos ante el Registro Civil la rectificación de la mención registral relativa al sexo. En Colombia, desde el año 2017, la Corte Constitucional permite que los niños y niñas pueden realizar el cambio del componente sexo en su registro civil de nacimiento ante una Notaría. A partir del año 2018, la Superintendencia de Notariado y Registro ha establecido el procedimiento para la modificación del nombre y la corrección del componente «sexo» en el Registro Civil de los niños, niñas y adolescentes.

Hasta aquí se aprecian similitudes en los ordenamientos jurídicos español y colombiano, ya que a los menores se les reconoce el derecho a ser escuchados en todos los asuntos sanitarios que los afecten, se privilegia el interés superior del niño y se aplica el principio del menor maduro. No obstante, hay que precisar que la misma legislación española estipula excepciones a este criterio, en los casos de: Reproducción Humana Asistida y ensayos clinicos.

El interés superior del menor constituye una guía de actuación y es un concepto dinámico y cultural que se debe concretar en cada situación porque no se pueden proporcionar criterios mínimos unificados para su determinación y autonomía. Con las diferentes reformas en la legislación española, se han promulgado instrumentos legales, como la del año de 2015, dirigidos a reforzar la protección de los menores en el ámbito de la asistencia sanitaria, denominado por algunos *«autonomismo moderado o adaptado»*.

A diferencia de España, en Colombia la línea jurisprudencial de la Corte Constitucional establece que el niño, niña o adolescente es quien decide sobre sus intervenciones médicas, en reconocimiento a derechos como la libertad, autonomía, el libre desarrollo de la personalidad y la dignidad humana, por ello, a partir de los 14 años el adolescente toma decisiones respecto a la eutanasia y la interrupción voluntaria del embarazo; respecto a las cirugías estéticas también puede decidir a los 14 años, sin embargo, su práctica se realiza condicionada a la autorización de los padres.

Con referencia a la interrupción voluntaria del embarazo, en España, la Ley Orgánica 1/2023, de 28 de febrero, por la que se modifica la Ley Orgánica 2/2010, de 3 de marzo, de salud sexual y reproductiva y de la interrupción voluntaria del embarazo. Posibilita a las mujeres adolescentes la interrupción voluntaria de su embarazo a partir de los 16 años, sin necesidad del consentimiento de sus representantes legales.

Respecto a la reasignación sexual en Colombia se ha establecido el umbral de 5 años para que, a partir de esta edad, no sean los padres a través del consentimiento sustituto quienes tomen la decisión sobre la identidad sexual del hijo/a, sino que prevalece la decisión del menor cuando tenga la madurez suficiente, a partir del consentimiento asistido que comporta el acompañamiento de un equipo interdisciplinario que brinde apoyo sicoterapéutico. Por su parte, en España, la Ley 4/2023 posibilita la modificación genital a los menores entre 12 y 16 años, previa a su solicitud, siempre que, por su edad y madurez, pueda consentir de manera informada la realización de estas prácticas.

Sobre esta cuestión se recuerda que, el 18 de julio de 2023, el Ministerio de Salud y Protección Social Colombiano dio a conocer un borrador de resolución por la cual se adoptarán las medidas para garantizar el acceso, autonomía y consentimiento informado de niñas, niños y adolescentes en la atención en salud. Esta regulación busca salvaguardar el interés superior del menor e impone realizar un examen de la evolución de sus facultades y de su autonomía progresiva para la toma de decisiones médicas en las que se deben respetar sus preferencias, garantizar que elija con independencia, después de evaluar los beneficios, peligros, riesgos o daños potenciales, es decir, que a mayor complejidad y riesgo, mayor rigurosidad y calidad de la información se debe proporcionar, para que niñas, niños y adolescentes emitan consentimiento informado, o consentimiento informado cualificado donde el médico se asegure de la comprensión de los efectos directos y colaterales del tratamiento o procedimiento clínico que se les va a practicar. No se hará mayor referencia porque a la fecha de esta publicación no se ha obtenido la aprobación por parte del Ministro de Salud.

Estudiados los aspectos más relevantes de los niños, niñas y adolescentes se desarrolla en el último capítulo de esta investigación el análisis el daño que se ocasiona cuando la información que se da al paciente es incompleta.

CAPÍTULO VII

EL DAÑO DERIVADO DE LA OMISIÓN DEL CONSENTIMIENTO INFORMADO EN LAS ACTUACIONES MEDICAS

Como los criterios necesarios para que el otorgamiento del consentimiento informado sea legítimo se analizaron en los primeros capítulos de este documento; En el desarrollo de este capítulo se busca establecer si cuando existe un déficit en la información y el procedimiento médico practicado es satisfactorio por lo que no se produce una secuela física, se debe entender que el incumplimiento al consentimiento informado, genera un daño para el paciente. Expresado, en otros términos, se busca determinar si frente a las irregularidades en el consentimiento sanitario cabe entender que se vulnera el derecho a la autodeterminación del paciente, o, por el contrario, se exige que del acto médico se derive un daño a la salud para resarcir el quebranto de la autonomía decisoria.

Según la Unión Europea de Médicos Especialistas, el acto médico es el conjunto[1110] de acciones que realiza el facultativo para formular un diagnóstico, o realizar una acción médica, quirúrgica o preventiva[1111]. Como resulta lógico, es lo que hace el médico en la relación clínica[1112] para promover la

---

1110 Así mismo, CARLOS JARAMILLO, tratadista colombiano entiende el acto médico como el «conjunto coordinado de acciones (u omisiones) ejecutadas por un profesional de la medicina en el marco del ejercicio de su profesión, con fundamento en sus conocimientos profesionales y expertia técnica, con la inequívoca finalidad de preservar la vida, la salud y la integridad del ser humano en clara sintonía con la *lex artis*». Carlos Ignacio JARAMILLO, *Responsabilidad civil médica. La relación médico-paciente*, Pontificia Universidad Javeriana, Bogotá, 2011, pág. 61.

1111 Lorenzo MORILLAS y José SUÁREZ, Estudios jurídicos sobre responsabilidad penal, civil y administrativa del médico y otros agentes sanitarios, edit. Dykinson, Madrid, 2014, pág. 455.

1112 Así las cosas, el acto médico se considera como *«la actividad que realiza el profesional médico frente a su paciente, la cual se conecta con los valores ético-morales del individuo en relación con la sociedad. Cuatro características principales distinguen al acto médico: a) La profesionalidad. b) La ejecución típica, es decir, su ejecución conforme a la lex artis ad hoc, sujeta a las normas de excelencia de ese momento. c) El tener por objetivo la curación*

salud, prevenir la enfermedad o rehabilitar al paciente, según el caso[1113]. De ahí que cuando el profesional, en el ejercicio de la medicina, ocasiona un daño a los pacientes como consecuencia de su conducta negligente por haber vulnerado la *lex artis*[1114], da lugar a indemnizarlo.

Puestos a analizar el daño que se ocasiona cuando hay falta de información, debemos recordar que para hablar de daño tenemos que remitirnos a la responsabilidad civil, ya que corresponde a un elemento del sistema general de responsabilidad, debido a que los servicios asistenciales no tiene una regulación específica[1115]. En efecto, los requisitos para declarar la responsabilidad son:

> «un comportamiento activo o pasivo, violación del deber de asistencia y cuidado propios de la profesión, que el obrar antijurídico sea imputable subjetivamente al profesional, a título de dolo o culpa, el daño patrimonial o extrapatrimonial y la relación de causalidad adecuada entre el daño sufrido y el comportamiento médico primeramente señalado»[1116].

De este modo, podemos establecer que, para que exista responsabilidad se requiere: la presencia de un daño, que éste sea normativamente atribuible al agente a quien se demanda la reparación y el nexo causal entre el daño y la conducta[1117].

Cabe puntualizar que en el sistema Español y Colombiano, el facultativo tiene la obligación de obtener el consentimiento tanto en el ámbito de la administración pública[1118] como en el del ejercicio privado de la medicina. En lo que se refiere al ámbito privado, la responsabilidad por infracción del consentimiento médico puede ser *contractual o extracontractual*. La primera de ellas surge cuando la reclamación se basa en el incumplimiento de las obligaciones establecidas en una relación contractual y la segunda hace referencia a los daños producidos sin que exista una relación jurídica preexis-

---

o *rehabilitación del enfermo y d) la Licitud, o sea su concordancia con las normas legales»*. Fernando GUZMÁN MORA, «El acto médico: consideraciones básicas», en *Revista MEDI-CINA*, 2001, vol. 23, núm. 1, pág. 8.

1113 Fernando GUZMÁN, Eduardo FRANCO DELGADILLO, María Cristina MORALES DE BARRIOS, y Juan MENDOZA VEGA, «El acto médico - Implicaciones éticas y legales», en *Acta Médica Colombiana*, 2009, vol. 34, núm. 2, pág. 264.

1114 Mónica Lucía FERNÁNDEZ MUÑOZ, *Responsabilidad médica en la especialidad civil*, Escuela judicial Rodrigo Lara Bonilla, 2019, pág. 95.

1115 Los elementos de la responsabilidad son los mismos para establecer la responsabilidad privada y de la administración pública.

1116 Corte Suprema de Justicia de Colombia, Sala de Casación Civil, 15.9.2016 (Sentencia SC-12947/2016).

1117 Corte Suprema de Justicia de Colombia, Sala de Casación Civil, 24.8.2017 (SC 13925/2016).

1118 Arts. 32 y ss. de la Ley 40/2015, de 1 de octubre, que reforma el Régimen jurídico del sector público.

tente entre las partes. No obstante, en las reclamaciones que sólo se abordan supuestos de responsabilidad sanitaria privada los órganos judiciales han reconocido la posibilidad de iniciar un proceso con base en la normatividad del ámbito contractual o extracontractual[1119]. ALONSO PÉREZ añade sobre esta cuestión que puede existir una responsabilidad derivada de una relación trilateral (paciente-médico-entidad prestadora del servicio asistencial) donde la responsabilidad debe pasar por el tamiz de la estructura de las relaciones obligatorias que se conciertan y en este caso la naturaleza, contractual o extracontractual de las normas que regulan la responsabilidad civil, dependen de cada caso concreto[1120].

7.1. El daño como elemento de la responsabilidad civil y el principio de su reparación integral

Es relevante analizar cuál es el daño que se produce cuando se vulnera el consentimiento informado. Para poder reflexionar sobre esta materia debemos acudir a la responsabilidad civil y a la jurisprudencia que se ha proferido por los órganos judiciales, porque es en el campo dogmático en el que se desarrolla y en el que establecen los criterios sobre esta cuestión.

La responsabilidad civil comporta la reparación plena de la víctima al indemnizar o compensar las consecuencias dañosas derivadas de una conducta culposa o dolosa[1121]. Como recuerda la Corte Suprema de Justicia de Colombia en sentencia SC-12063/2017, de 14 de agosto de 2017, cuando a través de las acciones u omisiones, se causa un daño a otro, surge el deber de reparación. Concretamente, SAVATIER define la responsabilidad civil como la *«obligación que le incumbe a una persona de reparar el daño causado a otro por su hecho, o por el hecho de personas o cosas que dependan de ella»*[1122].

Agrega TAMAYO que esta responsabilidad es la consecuencia en virtud de la cual, quien se ha comportado en forma ilícita debe indemnizar los daños producidos a terceros, por el incumplimiento de obligaciones bien sean contractuales, legales, cuasicontractuales o por violación del deber de prudencia[1123].

1119 Clara Inés ASÚA GONZALEZ, «Responsabilidad civil médica», en Luis Fernando REGLERO CAMPOS (coord.). *Tratado de Responsabilidad Civil. Tomo II. Parte especial primera*, Aranzadi, Cizur Menor, 2008, pág. 715.

1120 María Teresa ALONSO PÉREZ, *Los contratos de servicios de los abogados, médicos y arquitectos, op. cit.,* pág. 173.

1121 Rubén D. ACEVEDO PRADA, «Una mirada a la responsabilidad civil española: el régimen subjetivo», en *Revista Guillermo de Ockham*, vol. 11, núm. 2, 2013, págs. 79-88.

1122 René SAVATIER, *Traité de responsabilité civile en droit François*, L.G.D.J, París, 1951, pág.1. Traducción de Sergio YEPES RESTREPO, *La Responsabilidad Civil Médica*, Biblioteca jurídica DIKÉ, Medellín, 2002, pág. 43.

1123 Javier TAMAYO JARAMILLO, *Tratado de responsabilidad Civil*, Legis, Bogotá, 2015, pág. 4.

De acuerdo a la anterior definición, para que surja la responsabilidad civil es necesario que se produzca un hecho dañoso que lesione un patrimonio ajeno, pues sin daño no hay reparación alguna. En realidad, como manifiestan algunos autores, la responsabilidad civil evoca la idea *«de un daño y de su reparación y también la de indemnización de sus víctimas»*[1124]. Sin duda esta afirmación impone el restablecimiento de todos los bienes jurídicos afectados con ocasión del daño, para conseguir la indemnidad del afectado[1125], a título resarcitorio o compensatorio[1126] más no sancionatorio[1127]. Es preciso mencionar que la doctrina utiliza indistintamente y como sinónimos diversa terminología como reparación[1128], indemnización[1129], resarcimiento[1130], compensación[1131], restitución[1132] y restablecimiento[1133].

En aras de mayor claridad conceptual acogeremos las precisiones de la Corte Constitucional de Colombia, sala plena, sentencia C-531/1993, de 11 de noviembre[1134], relativas a las formas de indemnización del daño, así: la restitución comprende la *«devolución del mismo bien o restablecimiento de la situación afectados por la acción dañosa»*; mientras que la reparación consiste en la *«entrega de una suma equivalente al daño causado, comprensiva del daño emergente y del lucro cesante»*; y la compensación corresponde a

---

1124 Patrice JOURDAIN, *Les príncipes de la responsabilité civile*, Dalloz, París, 2003, pág.1.

1125 STS (Sala de lo Civil), (RJ 2020/378, de 6 de febrero).

1126 Consejo de Estado de Colombia, Sección Tercera, sentencia 30385/2015, de 1 de julio.

1127 Noelia MARTÍNEZ DOALLO, «El consentimiento informado del paciente como derecho fundamental y como derecho subjetivo», en *Universidad da Coruña*, (tesis doctoral dirigida por José Antonio SEOANE RODRÍGUEZ), 2019, págs. 362. Accesible en: https://ruc.udc.es/dspace/handle/2183/26425

1128 Según la RAE corresponde al «desagravio, satisfacción completa de una ofensa, daño o injuria».

1129 Según la RAE es «resarcir de un daño o perjuicio, generalmente mediante compensación económica».

1130 Según la RAE es «dar, u obtener, una compensación por un daño o perjuicio».

1131 Según la RAE «dar algo o hacer un beneficio a alguien en resarcimiento del daño, perjuicio o disgusto que se ha causado».

1132 Según la RAE es «la recuperación del estado que antes tenía una cosa».

1133 Según la RAE es «acción y efecto de restablecer».

1134 Esta cuestión se plantea en una sentencia más reciente del mismo Tribunal donde explica que la reparación involucra distintos componentes: como primer factor la restitución plena, que hace referencia al restablecimiento del perjudicado a la situación anterior al hecho dañoso. De no ser posible tal restablecimiento pleno, es procedente la compensación a través de medidas como la indemnización pecuniaria por el daño causado, además, de la rehabilitación por el daño ocasionado y finalmente la satisfacción del daño moral que es de carácter simbólico, porque los bienes jurídicos que tutela son imposibles de reparación con valor monetario. Corte Constitucional de Colombia, Sala Plena, 24.5.2017 (Sentencia C-344/2017).

la «*entrega de una suma o de un bien que no repara el daño en su integridad pero mitiga sus efectos negativos*».

Para desarrollar este análisis se debe tener en cuenta que: «*un acto médico puede llevar consigo responsabilidad, por no haber informado al paciente de forma debida y cumplidamente*» (SAP 28 de enero de 2008 (JUR 2008/114524)). Además, hay que recordar que el consentimiento informado tiene dos fases: la primera se relaciona con una información previa que se proporciona al paciente y la otra que corresponde a la toma de decisiones clínicas[1135], en la que la facultad de elección se ha vinculado a los derechos fundamentales del paciente[1136]. En este contexto, el daño que se produce por la infracción a las normas sobre el consentimiento informado es la vulneración a la dignidad (arts. 10 CE y 1 CP de Colombia) a su autodeterminación (arts. 16, 18, 19 y 20 CP de Colombia), y al libre desarrollo de la personalidad (arts. 16 CP de Colombia y art. 10 C.E) al ser privado de tomar una decisión relativa a su integridad personal (física y moral) (art. 15 CE). En otras palabras, cuando existen irregularidades al otorgar el consentimiento médico se lesiona la autonomía decisoria con independencia de que se produzca una lesión física al paciente[1137]. En el ámbito de la responsabilidad civil médica, el resultado lesivo se constituye en el elemento clave, ya que sin su existencia no puede hablarse de la obligación de resarcir[1138]. Dicho de otra manera, «*si no hay daño no hay responsabilidad*»[1139], porque: «*ante su ausencia resulta inoficiosa cualquier acción indemnizatoria*»[1140].

GALÁN CORTÉS[1141] concibe el daño[1142] como: «*todo menoscabo que, a consecuencia de un determinado evento, sufre una persona en sus bienes vitales*

1135 Noelia MARTÍNEZ DOALLO, «El consentimiento informado del paciente en los Estados Unidos de América. Génesis, Evolución, Fundamentos y Breve comparación crítica con el modelo español», *op. cit.*, pág. 58.

1136 Lucía PANTOJA ZARZA, «El consentimiento informado: ¿sólo un requisito legal?», *op. cit.*, pág. 476.

1137 Ángel Pelayo GONZALEZ TORRES, *El derecho a la autonomía del paciente en la relación médica. Tratamiento jurisprudencial del consentimiento informado, op.cit.*, pág. 127.

1138 Gianpietro CHIRONI, *La culpa en el derecho civil moderno*, edit. Reus, Barcelona, 1978, (Traducción de Adolfo Posada), págs. 88-91. En este mismo sentido, el Francés LALOU, Henri, *Traité pratique de la responsabilité civile*, Dalloz, Paris, 1962, pág. 86.

1139 Andrés Orión ÁLVAREZ PÉREZ, «Teoría del daño», convenio Universidad de la Sabana, *Instituto Colombiano de Responsabilidad Civil y del Estado -IARCE*, 2012, pág. 22.

1140 Corte Suprema de Justicia de Colombia, Sala de Casación Civil, 4.4.1968 (Sentencia SC-0404/1968).

1141 Julio César GALÁN CORTÉS, *La Responsabilidad médica y el consentimiento informado* (1.a ED), *op. cit.*, pág. 556.

1142 Carlos HENAO establece que el perjuicio a diferencia del daño es «*la aminoración patrimonial sufrida por la víctima*». Juan Carlos HENAO, *El daño. Análisis comparativo de la responsabilidad extracontractual del Estado en Derecho colombiano y francés*, edit. Universidad

naturales, en su propiedad o en su patrimonio»[1143]. Añade el autor colombiano TAMAYO que el daño es *«indemnizable cuando en forma ilícita es causado por alguien diferente a la víctima»*[1144]. En este sentido, expresa HINESTROSA que el daño comprende *«la merma patrimonial sufrida por la víctima, a la vez que en el padecimiento moral que le acongoja»*[1145]. Según estos conceptos el daño consiste en la pérdida del patrimonio o la disminución a la integridad de la persona que se constituyen en la causa y la finalidad de la reparación.

De este modo, el daño como requisito de la responsabilidad civil en general y como presupuesto de la responsabilidad médica en particular, debe ser cierto[1146], personal[1147], directo[1148] y requiere un interés jurídicamente protegido[1149]. En este marco, el principio de reparación integral conlleva la valoración del daño[1150]. Como declara el Tribunal Supremo en sentencia de 31 de diciembre de 2001, (RJ 1997/9446), *«la reparación integral tiene como fin*

Externado de Colombia, 2007, p. 70. A pesar de esta diferenciación doctrinaria, en este trabajo al igual que lo hace la jurisprudencia haremos referencia a daño, lesión o perjuicio como sinónimos.

1143 Otros autores establecen que el daño es: *«todo menoscabo que sufre una persona en su patrimonio o en su integridad física o psíquica»*. Carlos MARTÍNEZ DE AGUIRRE ALDAZ, Pedro DE PABLO CONTRERAS, Miguel Ángel PÉREZ ÁLVAREZ y María Ángeles Parra LUCÁN, *Curso de Derecho Civil*, vol. 2. *Derecho de obligaciones*, Colex, Zaragoza, 2014, pág. 374.

1144 Javier TAMAYO JARAMILLO, *Tratado de responsabilidad civil, op. cit.*, pág. 5.

1145 Fernando HINESTROSA, *Derecho de obligaciones*, Universidad Externado de Colombia, Bogotá, 1967, pág. 529.

1146 La certeza se presenta, como indispensable para que pueda tener lugar la acción de resarcimiento del perjuicio. Mariano YZQUIERDO TOLSADA, *Sistema de la responsabilidad civil contractual y extracontractual*, Dykinson, Madrid, 2001, pág. 144.

1147 Solo debe ser resarcido por quien lo ha sufrido, *«sin que se impida el ejercicio de la acción indemnizatoria por sus herederos o por los terceros afectados con el daño reflejo»*. (Corte Suprema de Justicia de Colombia, Sala de Casación Civil, 29.7.2015 (Sentencia SC-9788/2015)).

1148 Para que un daño sea objeto de reparación por responsabilidad civil se requiere que éste sea *directo, cierto y legítimo*, por lo tanto, no puede ser meramente eventual o hipotético y, en consecuencia, se debe presentar como consecuencia de la «culpa» y aparecer como «real y efectivamente causado». (Corte Suprema de Justicia de Colombia, Sala de Casación Civil, 27.3.2003 (SC-6879/2003)).

1149 El art. 2:102 de los Principios de derecho europeo de la responsabilidad civil, considera que: *«el daño requiere un perjuicio material o inmaterial a un interés jurídicamente protegido»*. European Group on Tort Law European, Group on Tort Law Principles of European Tort Law, Spanish Translation by Miquel Martín-Casals, p.1.

1150 Art. 1.902 del Código Civil Español *el que por acción u omisión causa daño a otro, interviniendo culpa o negligencia, está obligado a reparar el daño causado»*. Art. 2343 del Código Civil Colombiano: *«toda persona que cause un daño está obligada a indemnizar al afectado»*. Ley 446/1998, art. 16. Valoración de daños. *«Dentro de cualquier proceso que se surta ante la Administración de Justicia, la valoración de daños irrogados a las personas y a las cosas, atenderá los principios de reparación integral»*.

conseguir una completa indemnidad». Es decir, se busca que el lesionado se encuentre en la misma situación en que estaría si el daño no se hubiese producido. Lo que significa que indemnizar tiene por objeto reponer un patrimonio al estado en que se encontraba antes de producirse el perjuicio[1151]. Al respecto, el mismo Tribunal Supremo en sentencia de 20 de enero de 1976 aclara que: *«la indemnización supone que el que la perciba quede indemne y abarcará todos los perjuicios que se padezcan tanto en el orden material como en el orden moral»*. De ahí que, el responsable de la afectación está obligado a reparar todas las consecuencias para lograr la indemnidad de la víctima[1152]. GALÁN CORTÉS ha señalado que la *«restitutio in integrum»* implica que el perjudicado sea indemnizado de una forma total, tanto en el orden material, en lo que respecta al daño emergente como al lucro cesante, así como en el orden moral, para reparar el daño y volver a la situación anterior a la producción del hecho que lo provocó[1153].

A este respecto, la Corte Suprema de Justicia de Colombia establece en sentencia de 19 de diciembre, SC-21828/2017, que en asuntos civiles *«la reparación de todo el daño causado, cualquiera sea su naturaleza, patrimonial o no patrimonial, es un derecho legítimo de la víctima»*. Por otra parte, se debe considerar que a partir del principio de reparación integral *«el monto del daño de la indemnización debe regularse prudencialmente, cuidando que la suma fijada se limite a compensar el daño sin llegar a constituir un enriquecimiento sin causa»*[1154], es decir, en los procesos de responsabilidad se busca reparar el daño de manera justa, sin empobrecer o enriquecer al perjudicado[1155].

En este sentido, en el derecho de daños de los ordenamientos de orientación francesa como el español y el colombiano se busca reparar *«tout le dommage, mais rien que le dommage»*[1156], lo que corresponde a reparar el daño y solamente el daño buscando resarcir los perjuicios de manera directa a la

---

1151 Darío PARRA SEPÚLVEDA, «Los daños corporales y su valoración, una mirada desde el derecho español 175, en *revista chilena de derecho y ciencia política*, vol. 2, núm. 2, 2011, pág. 83.

1152 Diego Alejandro SANDOVAL GARRIDO, «Reparación integral y responsabilidad civil: el concepto de reparación integral y su vigencia en los daños extrapatrimoniales a la persona como garantía de los derechos de las víctimas», en *Revista De Derecho Privado*, núm. 25, 2013, págs. 237-273.

1153 Julio César GALÁN CORTÉS, *Responsabilidad civil médica* (7 ED),Thomson Reuters, 2020, pág. 855.

1154 Hugo A. CÁRDENAS VILLARREAL, Paulina V. GONZÁLEZ VERGARA, «Notas en torno a la prueba del daño moral: Un intento de sistematización», en *Revista Facultad de Derecho y Ciencias Políticas*, Universidad Pontificia Bolivariana Medellín, Colombia, vol. 37, núm. 106, 2007, pág. 222.

1155 Carlos MARTÍNEZ DE AGUIRRE ALDAZ, Pedro DE PABLO CONTRERAS, Miguel Ángel PÉREZ ÁLVAREZ y María Ángeles PARRA LUCÁN, *Curso derecho civil ii-volumen i Teoría general de la obligación y el contrato, op. cit.*, pág. 374.

1156 Todo el daño, pero nada más que el daño.

303

magnitud del daño que se causa, pero sin superar ese límite[1157]. *Explicado de otra manera, la reparación busca «restablecer lo perdido y nada más»*[1158]. Se trata entonces, de que al lesionado le reparen la totalidad del daño resarcible, pero limitándose al efectivamente producido. Sobre esta cuestión, señala el Tribunal Supremo Español que: *«nadie debe enriquecerse injustamente o sin causa a costa de otro»*[1159]. En efecto, la reparación integral depende de la concreta evaluación del daño[1160] y exige como primer paso, individualizar, todas las clases de daños que pueden derivarse de la acción lesiva[1161].

Al respecto, manifiesta NAVIA que: *«el juez, deberá determinar con exactitud no sólo cada una de esas lesiones, sino que además deberá valorarlas y sumarlas para que pueda hablarse, a ciencia cierta, de una reparación total»*[1162]. En efecto, todos los perjuicios reclamados son valorados por el juez según las pruebas y circunstancias concurrentes para traducirlos en términos económicos[1163]. Lo que obliga al operador judicial a utilizar criterios de racionalización y proporcionalidad para fijar la plena y justa indemnización, y evitar así el total subjetivismo[1164] que podría abocar en un enriquecimiento injusto de las víctimas.

7.1.1. Tipos de daños

En este orden de ideas, voy a hacer referencia de manera seguida a la clasificación de los daños y su cuantificación ya que se considera imprescindible para el análisis que nos convoca. Puede decirse que de manera tradicional el daño corresponde al patrimonial y el de naturaleza no patrimonial[1165].

1157 Corte Constitucional de Colombia, Sala Plena, 20.5.1993 (Sentencia C- 197/1993).

1158 Fernando HINESTROSA, *Escritos varios*, Universidad Externado de Colombia, Bogotá, 1983, pág. 727.

1159 SSTS (Sala de lo Civil) 13.1.2015 (RJ 2015/261) y (Sala de lo Civil) 5.3.2020 (RJ 2020/729).

1160 Ramón Domínguez Águila, «Los límites al principio de reparación integral», en *Revista Chilena de Derecho Privado*, Universidad Diego Portales Santiago, Chile, núm. 15, 2010, págs. 9-28.

1161 Lluis BERMÚDEZ, Mercedes AYUSO y Miguel SANTOLINO, Perspectivas y análisis económico de la futura reforma del sistema español de valoración del daño corporal, Mapfre, Madrid, 2009 pág. 21.

1162 Felipe NAVIA ARROYO, «Daño moral, daño fisiológico y daño a la vida de relación en Colombia», en *Revista de Derecho Privado, Editorial Universidad Externado de Colombia*, núm. 12-13, 2007, págs. 289-305.

1163 Diego Alejandro SANDOVAL GARRIDO, «Reparación Integral y responsabilidad civil: el concepto de reparación integral y su vigencia en los daños extrapatrimoniales a la persona como garantía de los derechos de las víctimas», *op. cit.*, págs. 235-271.

1164 Corte Constitucional de Colombia, Sala Plena, 29.10.2002 (Sentencia C-916/2002).

1165 Lluis BERMÚDEZ, Mercedes AYUSO y Miguel SANTOLINO, *Perspectivas y análisis económico de la futura reforma del sistema español de valoración del daño corporal*, *op. cit.*, pág. 21.

Cabe notar, además que la lesión no patrimonial conlleva una dificultad conceptual[1166] porque no es posible *«constituir una reparación adecuada del daño»*[1167]. A este respecto, también debe agregarse que, con referencia a los daños inestimables, la eficacia práctica[1168] del principio de reparación integral se constituye en una contradicción[1169] en cuanto a que su indemnización deja de ser una regla general para quedarse en el ámbito de la relatividad[1170], por su alto contenido subjetivo, lo que podría generar condenas injustas o desiguales, que vulnerarían la seguridad jurídica de los eventuales reclamantes, ya que es muy difícil determinar con exactitud el valor correspondiente a su reparación. Realizadas las anteriores consideraciones, es preciso anotar que para resarcir al daño no patrimonial se busca compensar la privación del derecho o bien vulnerado[1171] mediante una apreciación equitativa y proporcional que se traduce en una cifra pecuniaria[1172]. Interesa resaltar que, aunque la doctrina mayoritaria reconoce que esta clase de daño se repara a título de compensación[1173], sobre el tema hay diferentes apreciaciones, de modo que algunos autores consideran que en los supuestos de daño extrapatrimonial se busca la equivalencia entre el perjuicio causado y el quantum indemnizatorio[1174].

1166 Luis DIEZ-PICAZO, *Derecho de daños*, Civitas, Madrid, 1999, pág. 321.

1167 Jaime SANTOS BRIZ, *La responsabilidad civil. Derecho sustantivo y Derecho procesal* (7 ED.), Montecorvo, Madrid, 1993, pág. 162.

1168 Geneviève VINEY, «Tratado de derecho civil. Introducción a la responsabilidad», trad. de MONTOYA MATEUS, en *Universidad Externado de Colombia*, 2007, pág. 137.

1169 Diego Alejandro SANDOVAL GARRIDO, «Reparación integral y responsabilidad civil: el concepto de reparación integral y su vigencia en los daños extrapatrimoniales a la persona como garantía de los derechos de las víctimas», *op.cit.,* págs. 237-273.

1170 Ricardo DE ÁNGEL YAGÜEZ, *Algunas previsiones sobre el futuro de la responsabilidad civil*, Cuadernos Civitas, Madrid, 1995, pág. 55.

1171 Luís Fernando TERNERA BARRIOS y Francisco TERNERA BARRIOS, «Breves comentarios sobre el daño y su indemnización», en *Opinión Jurídica*, Medellín, vol. 7, núm. 13, 2008, pág. 105.

1172 Adriano DE CUPIS, *El daño: Teoría general de la responsabilidad civil,* edit. Bosch, Barcelona, 1996, p. 765. Posición que comparte, BARRÓN DE BENITO, José Luis, *El baremo de daños corporales, Materiales para la valoración de su cuestionada constitucionalidad*, Dykinson, 1998, pág. 131.

1173 Santiago CAVANILLAS MÚGICA, «La motivación judicial de la indemnización por daño moral» en *Derecho privado y Constitución*, núm. 20, 2006, pág. 153-172. En el mismo sentido, Ricardo DE ÁNGEL YAGÜEZ, *Tratado de Responsabilidad Civil* (3 ED.), Civitas, Madrid, 1993, pág. 675 y José Javier LÓPEZ JACOISTE, *La responsabilidad civil extracontractual. Una exploración jurisprudencial y de filosofía jurídica,* Centro de Estudios Ramón Areces, 2010, pág. 130.

1174 Diana RUEDA PRADA, «La indemnización de los perjuicios extrapatrimoniales en la jurisdicción de lo contencioso administrativo de Colombia», en *Facultad de Jurisprudencia Universidad del Rosario Maestría en Derecho,* Bogotá, D. C., 2014, pág. 120.

Frente a esta posición, autores españoles reconocen que al obtener la indemnización por el daño moral no se puede hablar de una equivalencia estricta[1175] y lo que se busca es la satisfacción y alivio para la víctima[1176]. Del mismo modo, considera la doctrina colombiana que cuando el juez otorga a la víctima la indemnización de un daño inmaterial lo que se busca es una satisfacción de reemplazo[1177]. En este mismo sentido, la jurisprudencia colombiana establece en algunas sentencias aisladas, que el daño moral se concede a modo de satisfacción y no a manera de compensación. Por ejemplo, la Corte suprema de Justicia de Colombia en sentencia de 7 de diciembre, SC-5340/2018, afirma que el daño moral busca proporcionar satisfacciones equivalentes a lo que se ha perdido. En el mismo sentido, el Consejo de Estado de Colombia en sentencia de 14 de septiembre de 2011 con radicado 20144/2011, enfatiza que el daño moral *«es una medida de relativa satisfacción, que no comporta compensación económica, porque los sentimientos personalísimos no pueden ser resarcidos en su totalidad»*. Se observa que, según esta tendencia, el daño moral, como un perjuicio inmaterial constituye para la víctima una medida de satisfacción, debido a que, en ningún caso, es posible cuantificarlo de manera exacta.

Al respecto expresa HENAO que al hablar de responsabilidad civil se debe insistir en una definición amplia de reparación, con independencia *«de las discusiones que se puedan presentar respecto de las formas concretas de reparación»*[1178], teniendo en cuenta que existe coincidencia doctrinaria en que se tiene que determinar una cuantía para resarcir los daños extrapatrimoniales. Adicionalmente, como explica MATE SATUÉ ya desaparecieron las dudas que se planteaban respecto a que no se podían indemnizar los daños que no tuvieran contenido económico y que al hacerlo no se produce un enriquecimiento sin causa[1179].

1175 STS (Sala de lo Civil) 7.2.1962 (RJ 1962/672).

1176 Miguel MARTÍN CASALS, *Notas sobre la indemnización del daño moral en las acciones por difamación de la LO 1/1982,* Centenario del Código Civil (1889-1989), edit. Centro de Estudios Ramón Areces, vol. 2, 1990, págs. 1231-1274. En igual sentido, BARRIENTOS señala que se *«quiere compensar, dando a la víctima una posible satisfacción que ponga a su alcance otros medios, otras satisfacciones que atenúen la pérdida sentida»*. Marcelo BARRIENTOS ZAMORANO, «Del daño moral al daño extrapatrimonial: la superación del pretium doloris», en *Revista chilena de Derecho*, vol. 35, núm. 1, pág. 100.

1177 Javier TAMAYO JARAMILLO, *De la responsabilidad civil*, Tomo IV, De los perjuicios y su indemnización, Segunda Edición, Temis, Bogotá, 1999, pág. 161.

1178 Juan Carlos HENAO, «Las formas de reparación en la responsabilidad del Estado: hacia su unificación sustancial en todas las acciones contra el Estado», en *Revista de Derecho Privado,* Universidad Externado de Colombia, núm. 28, 2015, págs. 277-366.

1179 Loreto Carmen MATE SATUÉ, «La delimitación del concepto de daño moral: un estudio de la cuestión en el ordenamiento jurídico Español», en *Revista Boliviana del Derecho*, núm. 32, 2021, p.282. *Vid.* Álvaro LUNA YERGA, José PIÑEIRO SALGUERO, Sonia RAMOS GONZÁLEZ y Antonio RUBÍ I PUIG, «Reparación in natura y por equivalente: opciones de la víctima en el derecho español», en *InDret*, Barcelona, 2002, p. 5.

7.1.1.1. Daños patrimoniales

Volviendo al daño patrimonial, su característica predominante corresponde a que incide en el patrimonio de la persona, por lo que se determina su equivalente en dinero[1180], al ser susceptible de un valor del mercado[1181]. De este modo, puede resultar en principio una labor sin mayores obstáculos para el juzgador que los cuantifica, a través de la confrontación entre el valor del daño y su equivalente económico. Para medir el alcance del daño patrimonial indemnizable, se encuentran los conceptos clásicos de *«damnum emergens»* y *«lucrum cessans»*. El daño emergente comprende, todas las pérdidas efectivamente sufridas y los desembolsos realizados en atención al daño; mientras que el lucro cesante corresponde a las ganancias dejadas de obtener[1182]. En el ordenamiento Español el daño patrimonial se determina en el art. 1.106[1183] del CC. mientras que en Colombia se regula en los arts. 1.613[1184] y 1.614[1185] del CC. En el ámbito de la responsabilidad civil médica, los perjuicios patrimoniales en ambos países tienen el mismo concepto y clasificación. Entiende la Audiencia Provincial de Murcia de 4 de mayo de 2012 (JUR 2012/995), que el daño emergente *«estará integrado no sólo por el importe pagado por la intervención que provocó el perjuicio, sino que también por aquellos gastos de traslado y aquellos realizados con objeto de comprobar el estado de salud de la víctima».*

A su vez, la Corte Suprema de Justicia de Colombia en sentencia de 4 de agosto de 2014 con radicado SC-10261/2014, indica que el daño emergente *«atañe al valor salido del peculio de la víctima en la atención de la lesión física o psíquica que demanda el cuidado de los profesionales de la salud».*

1180 El Consejo de estado colombiano, enfatiza que el perjuicio patrimonial se puede tasar en dinero. Consejo de Estado, Sección Tercera, 15.12.2004 (Sentencia 14250/2004).

1181 Antonio Javier DE LA CRUZ MARTÍNEZ, «Responsabilidad Civil Por Daños Personales. Baremos de valoración y sus principales problemas en Derecho español», en *Universidad Carlos III de Madrid*, (tesis doctoral dirigida por DEL OLMO GARCÍA, Pedro), 2017, págs. 20-22. Accesible en: https://e-archivo.uc3m.es/bitstream/handle/10016/25427/tesis-antoniojavier-delacruz-martinez-2017.pdf?sequence=1&isAllowed=y

1182 Luis DÍEZ-PICAZO, *Derecho de daños, op. cit.*, págs. 322 y 323.

1183 Art. 1106. Código Civil Español. *«La indemnización de daños y perjuicios comprende, no sólo el valor de la pérdida que hayan sufrido, sino también el de la ganancia que haya dejado de obtener el acreedor (...)».*

1184 Art. 1613 Código Civil Colombiano. *«La indemnización de perjuicios comprende el daño emergente y lucro cesante, ya provenga de no haberse cumplido la obligación, o de haberse cumplido imperfectamente, o de haberse retardado el cumplimiento».*

1185 Art. 1614 Código Civil Colombiano. *«el daño emergente el perjuicio o la pérdida que proviene de no haberse cumplido la obligación o de haberse cumplido imperfectamente, o de haberse retardado su cumplimiento; y por lucro cesante, la ganancia o provecho que deja de reportarse a consecuencia de no haberse cumplido la obligación, o cumplido imperfectamente, o retardado su cumplimiento».*

Desde este punto de vista, serán objeto de indemnización por daño emergente, el valor de los bienes que salen del patrimonio de la víctima, por ejemplo, gastos médicos o paramédicos, gastos farmacéuticos, gastos de hospitalización o gastos de desplazamiento, que tienen relación directa con la lesión sufrida. JIMÉNEZ agrega que, los gastos médicos[1186] se deben justificar y probar, teniendo en cuenta todas las necesidades del perjudicado, a juicio del perito médico: esto es, contar con los servicios médicos y atención hospitalaria, así como los medicamentos, tratamientos y prótesis. Además, en este rubro como costo de adquisición, se debe incluir el uso de aquellos elementos que va a necesitar la víctima durante su vida cotidiana, como silla de ruedas o las adaptaciones del baño, cama o vehículo, según el caso etc. También, se podría pensar que cuando el lesionado tiene secuelas que lo imposibiliten, dentro de los gastos comprendidos por daño emergente, estaría el pago del servicio de una persona que apoye las actividades esenciales cotidianas, en cuyo caso la cuantía dependerá de si requiere formación sanitaria, médica o paramédica[1187].

Con referencia al lucro cesante, MASTROPAOLO señala que es: *«una ganancia frustrada o ganancia perdida»*[1188]. En esta línea, el Tribunal Supremo en sentencia del 22 de junio de 1967 (RJ 1967/ 2926), declara que, para la determinación del lucro cesante, no basta con la posibilidad de realizar la simple ganancia, sino que ha de existir una cierta probabilidad objetiva, que resulte del curso normal de las cosas y de las circunstancias especiales del caso concreto[1189].Aplicado al campo médico, el lucro cesante actual se relaciona con los perjuicios derivados de la imposibilidad de la víctima para trabajar o mientras dura la convalecencia, a su vez, el lucro cesante futuro corresponde a las ganancias que se dejan de percibir en el supuesto de una incapacidad permanente[1190]. JIMÉNEZ[1191] añade que es necesario probar *«que hay disminución de ganancias, esto es, que el daño funcional incide directamente en las actividades de carácter lucrativo dando lugar a una pérdida de rentas»*.

1186 Los gastos médicos pueden ser presentes o futuros, por lo que para estos últimos rige un criterio extensivo a efectos de tutela de la lesión sufrida, donde debe existir la certeza de su ocurrencia. Estos, se desmarcan evidentemente de la regla de la objetividad y son más difíciles de justiciar debido a su condición del costo futuro. María Teresa CRIADO DEL RÍO, *Valoración médico legal del daño a la persona: Valoración del daño corporal*, Colex, Madrid, 2010, pág. 40.

1187 María Victoria JIMÉNEZ MARTÍNEZ, *La valoración de los daños patrimoniales en los supuestos de responsabilidad civil médica*, Universidad de Alcalá de Henares, 2003, págs. 248-261.

1188 Fulvio Danno MASTROPAOLO, III) «Risarcimento del danno», en *Enciclopedia Giuridica*, T. VIII. pág. 1.

1189 STS (Sala de lo Civil) 26.6.1998 (RJ 1998/5019).

1190 Eduardo ZANNONI, *El daño en la responsabilidad civil*, Astrea de A. y R. Depalma, 1982, pág. 51.

1191 María Victoria JIMÉNEZ MARTÍNEZ, La valoración de los daños patrimoniales en los supuestos de responsabilidad civil médica *op. cit.*, págs. 248-261.

Así pues, serán exigibles aquellas pérdidas que se deriven de las ganancias que se habrían producido de no mediar el daño derivado del acto médico[1192]. A propósito de esta cuestión, la Corte suprema de Justicia de Colombia en sentencia de 30 de enero, SC-5507/2001, agrega que, en los casos de responsabilidad por el ejercicio de la medicina, el lucro cesante significa lo que deja de ingresar al capital del afectado, en cuanto que la lesión originada en la actuación clínica vio disminuida su productividad.

En suma, se encuentran similitudes respecto al daño patrimonial en los dos ordenamientos jurídicos, de este modo, el daño emergente consiste en los gastos asumidos por la víctima, que en el caso de la responsabilidad médica generalmente corresponde, a medicamentos, silla de ruedas, prótesis en que ha incurrido el lesionado por el hecho dañoso, durante el proceso de su curación. Mientras que el lucro cesante consiste en lo que se deja de percibir como consecuencia del acto médico. Frente a este último, el reintegro patrimonial se da sobre hechos futuros que se producirían, aún sin la existencia del daño, por lo que los gastos se deben justificar y acreditar en el proceso. De ahí que son exigibles aquellas pérdidas que se deriven de una probabilidad de ganancias futuras y no de una mera expectativa o una hipótesis.

7.1.1.2. Daños extrapatrimoniales

Con referencia a los daños extrapatrimoniales lo primero que vamos a decir es que pueden coexistir con los perjuicios materiales y lo segundo que no existe unanimidad respecto a su concepto y contenido. Efectivamente, la doctrina y la jurisprudencia utiliza pluralidad de términos para identificar los daños que se refieren a la esfera psicológica de la persona como: perjuicios no materiales, inmateriales, extrapatrimoniales, personales o morales. Por lo que esta variedad nominativa incide en la categorización de los bienes vulnerados a efectos de determinar *«y delimitar el contenido de la indemnización desde una perspectiva cuantitativa y cualitativa»*[1193]. Ahora bien, por lo que respecta a la clasificación del daño extrapatrimonial en el sistema español, se tomará para este estudio, la que plantea LACRUZ BERDEJO[1194], como daño

---

1192 J.M. FERNÁNDEZ HIERRO, *Sistema de responsabilidad médica* (3 ED.), Comares, Granada, 2000, pág. 247.

1193 German OROZCO GADEA, «Concepto de daño moral», en *Revista de Derecho, Universidad Centroamericana, Nicaragua*, núm. 28, 2020, pág. 30.

1194 José Luis LACRUZ BERDEJO, Francisco de Asís SANCHO REBUDILLA, Agustín LUNA SERRANO, Jesús DELGADO ECHEVERRÍA, Francisco RIVERO HERNÁNDEZ y Joaquín RAMS ALBESA, *Elementos de Derecho civil* (t. 2): *Derecho de obligaciones* (vol. 2): *Contratos y cuasicontratos. Delito y cuasidelito* (2da. ed.) *revisada y puesta al día por F. Rivero Hernández*, Dykinson, Madrid, 2002, pág. 461.

a la persona en la cual «*el interés lesionado recae en la esfera de la persona y sus respectivos atributos*»[1195].

De este modo, se evidencia congruencia con la noción de daño a la persona utilizada en los baremos de valoración de daños derivados de accidentes de circulación que son utilizados de manera frecuente en los procesos de responsabilidad civil[1196]. Cabe distinguir dos categorías del daño a la persona[1197]: los daños psicofísicos, fisiológicos, corporales o biológicos[1198] y los daños morales[1199]. Los primeros son medicamente evaluables y comprenden toda aquella clase de perjuicios que afectan la integridad de la persona desde un punto de vista físico y mental. Por su parte, el daño moral no puede ser medible y comprende tanto el dolor moral como el físico[1200] lo que incluye la pérdida de la calidad de vida o la imposibilidad de disfrutarla[1201]. No cabe duda de que en el ámbito sanitario el daño a la salud adquiere especial relevancia, debido a que los efectos de la actividad médica necesariamente se han de producir en el cuerpo del paciente, afectando no solo su integridad física sino también la psíquica o moral[1202]. Al respecto, DIEZ- PICAZO determina que el daño biológico se relaciona con las lesiones causadas a la integridad psicosomática de una persona que se constituyen como indemnizables[1203].

Así también, el daño corporal es el perjuicio más inmediato cuya magnitud e importancia se evalúa en el grado de incapacidad funcional para la víctima bien sea temporal o permanente, que, además, podrá ser parcial o total, según el caso concreto[1204]. En esta línea, el Tribunal Supremo, en sentencia

---

1195 Elena VICENTE DOMINGO, *Los daños corporales: tipología y valoración*, Bosh, Barcelona, 1994, pág. 49.

1196 Que no son obligatorios para los procesos de responsabilidad civil médica.

1197 En Colombia se dio el proyecto de Ley 120/17 relativo al daño a la persona pero no ha sido aprobado.

1198 Fernando PEÑA LÓPEZ, «Límites constitucionales y sistemáticos de los "baremos" para la valoración de daños a los bienes de la personalidad en los regímenes de responsabilidad civil (a partir de la doctrina del TC y del TS sobre el baremo de la LRCSCVM)», en *Derecho Privado y Constitución*, núm. 25, 2011, pág. 66.

1199 Álvaro LUNA YERGA, José PIÑEIRO SALGUERO, Sonia RAMOS GONZÁLEZ y Antoni RUBÍ I PUIG, «Reparación in natura y por equivalente: opciones de la víctima en el derecho español», *op. cit.*, pág. 5.

1200 José Luis LACRUZ BERDEJO y otros, *Elementos de Derecho civil* (t. 2): *Derecho de obligaciones* (vol. 2): *Contratos y cuasicontratos. Delito y cuasidelito* (2da. ed.) *revisada y puesta al día por F. RIVERO HERNÁNDEZ, op.cit.*, pág. 461.

1201 Antonio Javier DE LA CRUZ MARTÍNEZ, «Responsabilidad Civil Por Daños Personales. Baremos de valoración y sus principales problemas en Derecho español», *op.cit.*, pág. 18.

1202 Darío Andrés PARRA SEPÚLVEDA, «La responsabilidad civil del médico en la medicina curativa», *op. cit.*, pág. 335.

1203 Luis DÍEZ-PICAZO, *Derecho de daños, op.cit.*, pág. 327.

1204 José Felipe NAVIA ARROYO, «Daño moral, daño fisiológico y daño a la vida de relación en Colombia», *op.cit.*, pág. 291.

de 23 de mayo de 2007, (RJ 2007/4302) considera que cuando un paciente ha sufrido un daño corporal, se está haciendo referencia a las lesiones anatómicas, que son aquellas que afectan cualquier tejido, órgano, aparato o sistema corporal. Lo que incluye quemaduras, hematomas, heridas, fracturas, esguinces, roturas, extirpaciones, o acortamiento de miembros, entre otros. Así como las lesiones funcionales, que son consecuencia del daño, pero con una repercusión específica sobre la función de algún tejido, órgano o sistema[1205].

A diferencia del sistema español, en el ordenamiento jurídico colombiano, las jurisdicciones civil y administrativa no han unificado los perjuicios extrapatrimoniales indemnizables. De una parte, la Sala Civil de la Corte Suprema de Justicia de Colombia determina que comprenden el daño moral, daño a la vida de relación y finalmente, el daño a los bienes personalísimos de especial protección constitucional. Por su parte, la sección tercera del Consejo de Estado de Colombia establece que los perjuicios inmateriales comprenden: el daño moral, daño a la salud; y las medidas no pecuniarias por la afectación a los bienes constitucional y convencionalmente protegidos.

7.1.1.2.1. Daño moral

En relación al concepto de daño moral, en los últimos años ha experimentado un significativo desarrollo en la doctrina y la jurisprudencia española, pero persiste la dificultad conceptual para determinarlo y continúan las controversias de cómo cuantificar bienes tan significativos para los demandantes[1206]. Es así que, para definir el daño moral[1207] se encuentran diversas corrientes que incluyen posiciones contrarias a su reconocimiento[1208], hasta llegar a su aceptación como un perjuicio susceptible de ser reparado. Como

---

1205 Manuel García-Blázquez Pérez, *Nuevo manual de valoración y baremación del daño corporal:(especialmente concebido para jueces, fiscales y abogados)*, Comares, Granada, 2009, págs. 2 y 3.

1206 STS (Sala de lo Civil) 25.6.1984 (RJ 1984/1145).

1207 En efecto, el daño moral fue aceptado por la Sala de lo Civil del Tribunal Supremo en el fallo del 6 de diciembre de 1912. Sin embargo, la sentencia del Tribunal Supremo de 14 de diciembre de 1917, indemniza por primera vez el daño moral a un médico que injustamente había sido expulsado de su colegio profesional. Posteriormente, en providencia del 25 de junio de 1984 el Tribunal Supremo afirmó que el daño moral es el impacto o sufrimiento psíquico o espiritual que en la persona pueden producir conductas, actividades o resultados, tanto si implican una agresión directa o indirecta a bienes materiales, como si afecta la personalidad. Además, en la STS (Sala de lo Civil) 29.12.1998 (RJ 1998/1230) se expresó que: *«El daño moral afecta a intereses espirituales del ser humano que son atacados; puede ser directo, o más frecuentemente indirecto, que es el sufrido a consecuencia de un daño personal; el atentado a la integridad física no sólo produce daño directamente, sino también un indudable daño moral, el "pretium doloris" que debe ser resarcido».*

1208 STSS (Sala de lo Civil) 6.12.1912 (RJ 1912/95), (Sala de lo Civil) 22.1.1932, (Sala de lo Civil) 6.12.1882 y (Sala de lo Civil) 11.3.1889).

definiciones intermedias algunas líneas de pensamiento consideran que se debe entender como una noción negativa del daño moral en contraposición al daño patrimonial[1209].

Esta noción es criticada por SCOGNAMIGLIO al indicar que una *«definición negativa puede admitirse solamente en el ámbito de fenómenos homogéneos y no en el caso de instituciones jurídicas diversas como el daño patrimonial y el daño moral»*[1210], por lo que concebir como daño moral todo lo que no es daño patrimonial no es la más acertado. Por otro lado, se encuentra la tesis donde el daño moral depende de un daño patrimonial y, en ausencia de este último, su resarcimiento se descarta[1211]. Una corriente más flexible acepta que el daño moral es autónomo[1212] y no requiere ir acompañado de un daño patrimonial para su existencia[1213]. Quizá el término más común para hacer referencia al daño moral es el *«pretium o pecunia doloris»*. A juicio de LLAMAS POMBO el daño moral es el *«irrogado al ser humano en sus valores más íntimos y perso-nales, en la profundidad de la psique, que afecta directa y contundentemente al espíritu»*[1214]. Por lo que el *pretium doloris* o precio del dolor, se relaciona con el sufrimiento tanto físico como psíquico que padece el lesionado como efecto del daño. Frente a este planteamiento OROZCO GADEA considera que este concepto puede generar confusión frente al daño evento y el daño conse-cuencia[1215], donde el primero consiste en la lesión del bien o interés lesionado mientras que el daño consecuencia corresponde al dolor o la tristeza raíz de la acción dañosa y no se puede olvidar que la esencia del daño corresponde a la lesión a los bienes o intereses personales y no a la aflicción en sí misma[1216], de ahí que la responsabilidad civil no resarce cualquier dolor, o padecimiento sino

---

1209 Rafael ÁLVAREZ VIGARAY, «La responsabilidad por daño moral», en *Anuario de Derecho civil*, vol. 19, núm. 1, 1996, pág. 82.

1210 Renato SCOGNAMIGLIO, «El daño moral. Contribución a la teoría del daño extracontrac-tual», en *Revista de la Universidad el externado de Colombia*, 1962, pág. 15.

1211 Jorge GIORGI, *Teoría de las obligaciones en el Derecho* moderno (vol. 5), Hijos de Reus, editores, Madrid, 1911, pág. 252. *«El daño moral no es "el dolor físico o el padecimiento de ánimo" en cuanto es tal, sino en cuanto refluye sobre el patrimonio»*.

1212 De esta manera, la Sala de lo Penal determina que: *«los delitos contra la integridad cor-poral se toman en consideración los perjuicios de índole económica y los de carácter no económico, implícitos en el proceso de curación»*. STS (Sala de lo Penal) 22.12.1989 (RJ 9763/1989).

1213 German OROZCO GADEA, «Concepto de daño moral», *op. cit.*, pág. 31.

1214 Eugenio LLAMAS POMBO, *La responsabilidad civil del médico: aspectos tradicionales y modernos*, *op. cit.*, págs. 233-234.

1215 La división tiene su origen en el ordenamiento jurídico italiano. *Vid.*, Ana SOLER PRESAS y Pedro OLMO GARCÍA, *Practicum Daños* (1 ED.), Aranzadi, Navarra, España, 2019, pág. 200.

1216 German OROZCO GADEA, «Concepto de daño moral», *op.cit.*, pág. 16.

aquellos que sean consecuencia de la privación de un bien donde la víctima tenía un interés reconocido por el ordenamiento jurídico[1217].

Adicionalmente, otro sector de la doctrina considera que el daño moral va más allá del sufrimiento físico o espiritual y propone concebirlo en forma más extensa, comprendiendo los derechos de la persona como la vida, la salud, la estima, los sentimientos, la integridad corporal, el honor, la imagen, la intimidad, así como los derechos políticos, sociales y de la familia[1218]. Mientras que, para otros, esta concepción debe abarcar un contenido más restringido, que se debe limitar a los derechos inherentes a la persona[1219]. En este sentido, la sentencia del Tribunal Supremo de 25 de noviembre de 2002, (RJ 2002/1116), determina que: *«el daño moral debe reducirse al sufrimiento o perturbación de carácter psicofísico en el ámbito de la persona a consecuencia de lesiones de derechos de la personalidad»*. La doctrina más autorizada sobre este tema determina que el daño moral comprende la salud física o psíquica, las creencias, los sentimientos, la dignidad, la estima social, es decir, los derechos de la personalidad o extrapatrimoniales[1220]. Sin embargo, la locución de derechos de la personalidad es imprecisa y no determina cuáles *«son los bienes que contiene, sus caracteres, y cuáles son susceptibles, en caso de atentado, de producir un daño moral»*[1221]. De ahí que se considere que lo más adecuado es la denominación de derechos de la persona[1222]. Por lo que OROZCO GADEA teniendo en cuenta el progresivo desarrollo de esta figura jurídica, integra diferentes corrientes y concibe el daño moral desde un sentido amplio como: *«todo perjuicio extrapatrimonial, que afecta intereses jurídicos que recaen sobre bienes no patrimoniales»*[1223].

Siguiendo esta línea extensiva de apreciación del daño moral, parte de la doctrina pretende determinar los contenidos indemnizables que comprende, identificando entre ellos: los padecimientos físicos o psicofísicos que sufre la víctima, la pérdida de agrado o pérdida de placer *(préjudice d' agrément.*

1217 Eduardo ZANNONI, *El daño en la responsabilidad civil* (2 ED.), Astrea, Buenos Aires, 1987, pág. 290.

1218 Luis DÍEZ-PICAZO y Antonio GULLÓN, *Sistema de Derecho Civil* (12 ED.), Tecnos, vol. 2, Madrid, 2018, pág. 546.

1219 Carlos LASARTE ÁLVAREZ, *Principios de Derecho civil* (3 ED)., Epigrafos, Madrid, 1995, pág. 58. En el mismo sentido, En el mismo sentido, ROMERO COLOMA expresa que estos daños se conciben como: *«aquellos perjuicios que no implican una pérdida de dinero, porque no entrañan para el perjudicado ninguna consecuencia pecuniaria o de disminución de su patrimonio»*. *Vid.* Aurelia María ROMERO COLOMA, *El resultado desproporcionado en medicina: problemática jurídica, teoría y práctica*, Reus, Madrid, 2007, pág. 8.

1220 Ricardo DE ÁNGEL YAGÜEZ, *Tratado de Responsabilidad Civil* (3 ED.), *op. cit.*, pág. 675.

1221 *Ibidem.*, p. 23.

1222 Loreto Carmen MATE SATUÉ, «La delimitación del concepto de daño moral: un estudio de la cuestión en el ordenamiento jurídico Español», *op.cit*, pág. 283.

1223 German OROZCO GADEA, «Concepto de daño moral», *op.cit.*, pág. 30.

También, la pérdida de calidad de vida conocida en el sistema jurídico Italiano como daño a la vida de relación*),* el perjuicio sexual considerado como disminución de las oportunidades de procrear, el perjuicio estético *(préjudice esthétique)*, el *«pretium doloris»* conocido también como el perjuicio de afecto o pérdida de un ser u objeto queridos. También se incluye el perjuicio de ocio e incluso el perjuicio juvenil que corresponde a la reducción potencial de la capacidad de trabajo[1224]. De igual manera, el Supremo siguiendo la tendencia expansiva, ha establecido indemnizaciones por daño moral en los siguientes casos: como *«pretium doloris»*[1225]: la lesión de los sentimientos del afecto familiar[1226] y los generados por la muerte de una estrecha amistad[1227].También por los dolores físicos ocasionados por lesiones[1228]. Del mismo modo, los atentados al derecho al honor[1229], intimidad personal y propia imagen[1230], los derivados de ataques a la libertad del individuo[1231], por la privación del derecho a la tutela judicial efectiva[1232], por incumplimiento de contratos[1233], la imposibilidad de desarrollar las actividades habituales diarias[1234], por pérdida de oportunidad en el ámbito de la responsabilidad de los abogados[1235]. Sentado lo anterior, MATE SATUÉ señala que, debido a que en España el daño moral corresponde a un sistema no limitativo, el órgano judicial puede desdibujar esta figura jurídica y propone que su reconocimiento se limite a los

---

1224 Iñigo Alfonso NAVARRO MENDIZÁBAL y Abel B. VEIGA COPO, *Derecho de daños*, edit. Thomson Reuters-Aranzadi, Cizur Menor, Navarra, 2013, p. 25. En igual sentido, Ricardo DE ÁNGEL YAGÜEZ, *Tratado de Responsabilidad Civil* (3 ED.), *op. cit.*, pág. 694.

1225 STS (Sala de lo Contencioso Administrativo) 12.7.2019 (RJ 2019/1064) y SAP Badajoz 3.6.2019 (JUR 2019/114957).

1226 STS (Sala de lo Civil) 6.2.2020 (RJ 2020/378). Adicionalmente, en Sentencia de 22 de febrero de 2001 se condena por un lado los sufrimientos y dolores físicos o psíquicos que haya padecido la víctima, así como cualquier frustración, quebranto o ruptura en los sentimientos, lazos o afectos, por naturaleza o sangre que se dan entre personas allegadas fundamentalmente por vínculos parentales. STS (Sala de lo Civil) 22.2.2001 (RJ 2001/1264).

1227 STS (Sala de lo Civil) 27.3.2020 (RJ 2020/655).

1228 STS (Sala de lo Civil) 5.11. 2019 (RJ 2019/4468).

1229 STS (Sala de lo Civil) 6.2.2020 (RJ 2020/378).

1230 SSTS (Sala de lo Civil) 21.12.2016 (RJ 2016/746) y (Sala de lo Civil) 24.11.2016 (RJ 2016/698).

1231 TSJ Valencia, 3.9.2018 (Sentencia 2019/977), SAP Madrid, 11.9.2015 (JUR 2015/ 237338).

1232 STS (Sala de lo Civil) 28.1.1998 (RJ 1998/25); SSAP Valencia 14.9.2018 (JUR 2018/288858) y 13.11.2019 (JUR 2019/11046).

1233 SSTS (Sala de lo Civil) 13.4.2012 (RJ 2012/217) y 10.10.2012 (RJ 2013/463).

1234 SSAP Zaragoza 17.5.2016 (JUR 2016/189752) y Valencia 16.11.2018 (JUR 2019/40186).

1235 STS (Sala de lo Civil) 14.7.2005 (RJ 2005/633) y SSAP Alicante 16.9.2013 (JUR 2013/349964), Castellón, Sección 3.ª, 21.5.2020 (JUR 2020/199).

casos de vulneración de derechos fundamentales, donde se menoscaben los bienes personales[1236].

En cuanto a las referencias normativas relativas al daño moral, se encuentran de manera aislada en el sistema español, a manera de ejemplo se menciona el art. 9.3 de la Ley Orgánica 1/1982, de protección civil del derecho al honor, a la intimidad personal y familiar y a la propia imagen, cuando dispone que:

«la existencia de perjuicio se presumirá siempre que se acredite la intromisión ilegítima. La indemnización se extenderá al daño moral que se valorará atendiendo a las circunstancias del caso y a la gravedad de la lesión efectivamente producida, para lo que se tendrá en cuenta, en su caso, la difusión o audiencia del medio a través del que se haya producido. También se valorará el beneficio que haya obtenido el causante de la lesión como consecuencia de la misma».

Se aprecia que, esta norma aporta criterios para la cuantificación del daño moral como gravedad, difusión y beneficio[1237]. Por su parte, los arts. 105 y siguientes del Real Decreto Legislativo 8/2004, de 29 de octubre, por el que se aprueba el texto refundido de la ley sobre responsabilidad civil y seguro en la circulación de vehículos a motor también es relevante para la cuantificación del daño moral como criterio orientador que acepta la jurisprudencia. Sin olvidar que en reiteradas oportunidades ha señalado el Tribunal Supremo que las circunstancias de cada caso en concreto son las que se tendrán en cuenta para fijar la cuantificación del daño[1238]. Por lo que respecta a la valoración del daño moral, es una ardua tarea para los Tribunales donde el problema *aparece indisolublemente unido al mismo concepto de daño moral»*[1239]. Si bien es cierto que la tasación de los daños morales corresponde libremente al juez, debe tener presentes los hechos y las pruebas del caso concreto[1240]. Su cuantificación es una cuestión compleja, que carece de parámetros objetivos[1241], atendiendo a la específica repercusión que tiene para el lesionado el hecho dañoso. Donde para fijar el quantum se deben ponderar criterios como: *«las circunstancias del caso, la edad, las condiciones personales y profesionales del paciente, los días de hospitalización, y la entidad del riesgo materializado,*

1236 Loreto Carmen MATE SATUÉ, «La delimitación del concepto de daño moral: un estudio de la cuestión en el ordenamiento jurídico Español», *op. Cit.*, pág. 284.

1237 En opinión de MARTÍNEZ DOALLO en este caso el daño moral se presenta como accesorio del daño y no como autónomo. *Vid.* Noelia MARTÍNEZ DOALLO, «El consentimiento informado del paciente como derecho fundamental y como derecho subjetivo», *op.cit*, pág. 368.

1238 (STS (Sala de lo Civil) 20.2.2019 (RJ 2019/501).

1239 Jaime SANTOS BRIZ, *La responsabilidad civil. Derecho sustantivo y Derecho procesal* (7ma. ed.), *op.cit.*, pág. 162.

1240 STS (Sala de lo Civil) 18.7.1996 (RJ 1996/604).

1241 STS (Sala de lo Contencioso Administrativo) 26.4.1997 (RJ 1997/2954).

entre otros»[1242]. Por lo tanto, la conversión de circunstancias subjetivas[1243] en una suma dineraria debe hacerse de manera prudente y razonable[1244] situándose, además, en el plano de la equidad[1245] y no simplemente aplicando una fórmula matemática.

Ahora bien, para establecer la cuantificación de la indemnización relacionada con el daño corporal, moral y patrimonial que puedan resultar de la omisión del consentimiento médico, que es el tema que nos ocupa, la jurisprudencia sistematiza, entre otros parámetros, los totales perjuicios causados y el alcance propio del daño moral, así:

> «por los totales perjuicios causados, conforme a los criterios generales, teniendo en cuenta la falta de información y la probabilidad de que el paciente de haber conocido las consecuencias resultantes no se hubiera sometido a un determinado tratamiento o intervención, así como el aseguramiento del resultado. Además, con el alcance propio del daño moral, en razón a la gravedad de la intervención, sus riesgos y las circunstancias del paciente, así como del patrimonial sufrido por lesión del derecho de autodeterminación, integridad física y psíquica y dignidad»[1246].

No obstante, la sentencia de la Sala de lo Civil del Tribunal Supremo 27 de marzo de 2004 (RJ 2004/217), respondiendo a una exigencia para que se determine en la resolución de instancia cada uno de los conceptos que se indemnizan de modo específico, expresa que el importe de la valoración puede darse de manera unitaria por lo que no resulta necesario en el fallo determinar cada uno de los conceptos que se indemnizan, circunstancia que hace aún más difícil la valoración de los daños y conceptos indemnizables[1247]. Sobre esta cuestión, la sala de lo contencioso administrativo de 17 de enero de 2016 acepta la valoración global que realiza la instancia y hace énfasis en que el juzgador *«debe hacer*

1242 María Isabel MORELL JIMÉNEZ, «La cuantificación del daño por falta de información en el consentimiento informado» en *Revista de la Asociación Española de Abogados Especializados en Responsabilidad Civil y Seguro*, núm. 74, 2020, págs. 37-64.

1243 STS (Sala de lo Contencioso Administrativo) 29.3.1999 (RJ 1999/2193).

1244 STS (Sala de lo Contencioso Administrativo) 20.9.2010 (RJ 2010/4668); SAP Burgos, Sección 1.ª, 14.7.2010 (JUR 2010/218); SAP Salamanca, Sección 1.ª, 23.10.2009 (JUR 2009/131).

1245 STS (Sala de lo Contencioso Administrativo) 28.2.1995 (RJ 1995/1139).

1246 SSTS (Sala de lo Civil) 16.1.2012 (RJ 2008/2243) y (Sala de lo Civil) 8.4.2016 (RJ 2016/1427). También señalan los pronunciamientos jurisprudenciales que la cuantificación de la indemnización relacionada con el daño corporal, moral y patrimonial que puedan resultar de la omisión del consentimiento médico se realiza *«en la pérdida de oportunidades o de expectativas, en las que no se dé una evidente incertidumbre causal sobre el resultado final, previa ponderación de aquellas circunstancias que se estimen relevantes desde el punto de vista de la responsabilidad médica como gravedad de la intervención, virtualidad real de la alternativa terapéutica no informada y posibilidades de fracaso, entre otros».*

1247 Ángel Pelayo GONZALEZ TORRES, *El derecho a la autonomía del paciente en la relación médica. Tratamiento jurisprudencial del consentimiento informado, op.cit*, pág. 145.

una apreciación racional, aunque no matemática de los daños». Respecto a esta posición, la doctrina mayoritaria considera que es necesario desglosar el valor de la indemnización y, por cuestiones prácticas, *«el daño corporal se debe evaluar como una categoría independiente del daño patrimonial y del daño moral»*[1248].

En concreto, como ya se adelantó, para cuantificar los daños en los casos de falta de información y consentimiento, una posible vía de valoración orientativa, aunque no vinculante, la constituye el baremo de daños o tablas indemnizatorias que determina en conjunto los daños materiales y el daño moral derivado de éstos. Los baremos se incorporan en el Real Decreto Legislativo 8/2004, de 29 de octubre y han sido sustituidos por la Ley 35/2015, de 22 de septiembre, de reforma del sistema para la valoración de los daños y perjuicios causados a las personas en accidentes de circulación, que rige desde 1 de enero del 2016. Esta norma en su disposición adicional tercera introduce la previsión expresa de que sirve de referencia futura para la valoración de los daños personales relacionados con la actividad sanitaria. Sin embargo, no es obligatoria para estos asuntos[1249], aunque, en algunas resoluciones del Tribunal Supremo ya venía aplicando estos criterios de modo analógico y orientativo para cuantificar los daños ocasionados al declarar la responsabilidad médica[1250].

Puede citarse como ejemplo la sentencia de la sala tercera de lo contencioso administrativo, de 4 de abril de 2000 (RJ 2000/2750), la cual a la hora de cuantificar el daño por haberse practicado una operación que no fue consentida y que tenía un elevado riesgo, acude al baremo de daño corporal en lo previsto para los daños morales complementarios por secuelas de especial intensidad, donde la violación de la autonomía se indemniza en función de las secuelas y gravedad de la cirugía y no por daño físico derivado del acto médico. En efecto, la Ley 35/2015, determina el baremo médico como un sistema legal traducido en porcentajes que evalúan las secuelas del perjuicio psicofísico, orgánico y sensorial para cuantificar la indemnización. Regula entre otros, los perjuicios personales particulares que comprende: de una parte, los daños morales complementarios por perjuicio psicofísico, orgánico y sensorial (art. 105), adicionalmente los daños morales complementarios por perjuicio estético (art. 106), y el perjuicio moral por pérdida de calidad de vida. Sobre el perjuicio moral por pérdida de calidad de vida, de conformidad con art. 107 de la Ley 35/2015 se precisa que busca:

«compensar el perjuicio que sufre la víctima por las secuelas que impiden o limitan su autonomía personal para realizar las actividades esenciales en el desarrollo de la vida ordinaria o su desarrollo personal mediante actividades específicas».

1248 German OROZCO GADEA, «Concepto de daño moral», *op.cit.,* pág. 31.

1249 Es así como Antonio Salas Carceller, magistrado de la Sala Primera del Tribunal Supremo, con referencia a la Ley 35/2015 expresa que el juez *«tiene libertad para aplicar el baremo como mejor considere, siempre y cuando no estemos en el ámbito de accidentes de circulación»*. Accesible en: https://www.sham.es/Prensa/Newsletter/El-nuevo-baremo-retroactivo.

1250 STSS (Sala de lo Civil) 16.12.2013 (RJ 2013/776) y (Sala de lo Civil) 18.6.2013 (RJ 2013/403).

La misma regulación determina en el art. 51 que las actividades esenciales de la vida ordinaria son comer, beber, asearse, vestirse, sentarse, levantarse y acostarse, controlar esfínteres, desplazarse, realizar tareas domésticas y realizar otras actividades relacionadas con la autosuficiencia física e intelectual. Por tanto, los grados del perjuicio moral por pérdida de calidad de vida pueden ser muy grave, moderado o leve proporcionales a la pérdida de autonomía para la realización de dichas actividades esenciales. Cabe preguntarse si el sistema de baremos tiene límites cuando un juez decide aplicarlo, la respuesta a este interrogante se encuentra en la sentencia del Tribunal Supremo de 14 de noviembre de 2012 (RJ 2012/692) cuando expresa que no se pueden cambiar los términos en que el debate fue planteado, y que deberá indemnizarse en atención a las circunstancias concurrentes y al perjuicio acreditado; lo que conlleva que, *«sometida la valoración al baremo, no cabe la reparación por conceptos diferentes»*[1251]. Además, respecto a la posibilidad de interponer el recurso de casación, la misma sentencia determina que si bien es cierto en esta instancia se pueden revisar las reglas cuando no se han aplicado, se aplican indebidamente o se han realizado de manera incorrecta, no podrá estimarse en casación la ponderación y determinación del porcentaje de la cuantía indemnizatoria ya fijada[1252].

En definitiva, la valoración de los daños no patrimoniales es de difícil traducción en términos económicos para compensar el sufrimiento causado, por lo que los baremos procuran un sistema de tasación a partir de criterios técnicos. A este respecto, MORELL JIMÉNEZ expresa que los baremos si bien corresponden a *«la indemnización conjunta de los resultados materiales y del daño moral derivado de ellos, no prevén módulos exclusivamente indemnizatorios del daño moral que sean independientes del resultado material producido»*[1253].

La inquietud que nos surge es si la aplicación de baremos constituye para el sistema español, una mayor o menor garantía para el lesionado ya que existe un vacío en las situaciones relativas a indemnizar el daño moral con independencia del daño material. Se podría pensar en que sean los mismos jueces, por medio de criterios jurisprudenciales o sentencias de unificación, los que determinen criterios orientativos de tasación para la responsabilidad médica, así como topes indemnizatorios teniendo en cuenta variables como lesiones, muerte, daño a la salud y vulneración a los derechos personalísimos, además de incluir como variables si se trata de una víctima directa o de terceros afectados, los grados de parentesco, afinidad y civil, en aras de una mayor seguridad jurídica. Sin embargo, como la indemnización se debe establecer según las circunstancias de cada caso concreto, el juez por el princi-

---

1251 STS (Sala de lo Civil) 30.11.2011 (RJ 2011/906).

1252 STS (Sala de lo Civil) 14.11.2012 (RJ 2012/696).

1253 María Isabel MORELL JIMÉNEZ, «La cuantificación del daño por falta de información en el consentimiento informado», *op. cit.,* págs. 37-64.

pio de autonomía podría aplicar o abstenerse de estos criterios orientativos, según la gravedad del caso y la argumentación de la decisión.

De otra parte, en el sistema colombiano, encontramos que la jurisprudencia concibe el daño extrapatrimonial como el que:

«comprende tanto los sufrimientos y las aflicciones causados a la víctima directa y a sus allegados, el menoscabo de valores muy significativos para las personas, así como las alteraciones, de carácter no pecuniario, en las condiciones de existencia de la víctima»[1254].

Mientras que el daño moral[1255] corresponde a aquel que ofende la personalidad de la víctima[1256] y consiste en los dolores que se configuran como secuelas de los daños ocasionados[1257]. Hay que reseñar que, también, el daño moral, en su concepto extensivo, puede causarse a una persona jurídica y así lo ha entendido el Consejo de Estado de Colombia, en sus providencias[1258].

Además de lo apuntado, se debe tener en cuenta que, durante mucho tiempo, la jurisprudencia colombiana consideró que el daño no patrimonial estaba constituido únicamente por el moral. No obstante, en el año 1993 el Consejo de Estado en sentencia de 6 de mayo con radicado 7428/1993, incluyó dentro de los daños extrapatrimoniales el concepto de perjuicios fisiológicos o daño a la vida de relación como sinónimo del «préjudice d'agrément», pérdida de agrado, de placer o amenidad. Lo que abrió la posibilidad de incorporar nuevas tipologías de perjuicios inmateriales como categorías autónomas del daño moral. En consecuencia, los daños extrapatrimoniales, son el género y las tipologías indemnizables se constituyen en la especie[1259]. De este modo, en Colombia tanto, la jurisdicción civil como la administrativa determina por vía jurisprudencial los tipos de perjuicios extrapatrimoniales o inmateriales que considera indemnizables.

Así, el Consejo de Estado, el 28 de agosto de 2014 con sentencia 28832/2014, reconoció que los perjuicios inmateriales comprenden tres tipologías para la jurisdicción contenciosa: el daño moral, (compuesto por el dolor, la aflicción

---

1254 Corte Constitucional de Colombia, Sala Plena, 24.5.2017 (Sentencia C-344/2017).

1255 Es oportuno precisar que, en Colombia, el *daño moral* fue reconocido por primera vez en sentencia del 21 de julio de 1922 de la Sala de Casación Civil de la Corte Suprema de Justicia de Colombia. Posteriormente, fue reconocido en sentencia del 22 de agosto de 1924 al expresar que, por no referirse al daño pecuniario en el patrimonio del damnificado, se presenta la indeterminación de la cuantía por la falta de unidad de medida para su apreciación.

1256 Corte Suprema de Justicia de Colombia, Sala de Casación Civil, 10.6.1998 (SC-6083/1998).

1257 **Consejo de Estado de Colombia, Sección Segunda, 5.10.2017 (Sentencia 1598/2016).**

1258 Consejo de Estado de Colombia, Sección Tercera, 20.8.1993 (Sentencia 7881/1993).

1259 Nicolás Enrique MARTÍNEZ BENAVIDES, «Análisis de la presunción de daño moral que beneficia a ciertas víctimas indirectas en la jurisdicción contencioso administrativa colombiana», en *Revista Derecho del Estado*, Universidad Externado de Colombia, núm. 42, 2019, págs. 181-210.

y los sentimientos de congoja, desasosiego, temor, que invaden a la víctima directa o indirecta de un daño individual o colectivo), el daño a la salud (incluye el perjuicio fisiológico o biológico, daño a la vida de relación y la alteración a las condiciones de existencia) y finalmente, la afectación a los bienes constitucional y convencionalmente protegidos[1260]. Por su parte, la Corte Suprema de Justicia de Colombia, en sentencia SC-10297/2014, de 5 de agosto, determinó que el perjuicio extrapatrimonial corresponde a tres tipologías en la jurisdicción ordinaria: daño moral, daño a la vida de relación o daño fisiológico y la vulneración a los derechos humanos fundamentales que gozan de especial protección.

Respecto a la cuantificación del daño moral como primera tipología del daño inmaterial se presentan problemas similares al ordenamiento español y, aunque es el daño extrapatrimonial más antiguo en el sistema colombiano, todavía se generan controversias debido principalmente a la discrecionalidad que tiene el juez para fijar los valores de la reparación, en cada caso particular[1261].

Es pertinente señalar, que la jurisdicción contenciosa, ha establecido un tope monetario mediante la sentencia de unificación del Consejo de Estado de Colombia, Sección Tercera, de 28 de agosto de 2014 (28832/2014), para la indemnización del perjuicio moral donde se determina el padecimiento sufrido por la víctima directa o por las indirectas quienes acrediten relaciones afectivas derivadas de las relaciones conyugales y paterno-filiales con

---

1260 El Consejo de Estado, en sentencia de radicado número: 18001-23-31-000-2006-00178-01(46681) del 29 de noviembre del 2021, unificó su jurisprudencia con relación a los perjuicios morales en los procesos de privación injusta de la libertad, modificando lo establecido en la sentencia de unificación Jurisprudencial del 28 de agosto de 2014.

1261 *Ibidem.*, pp. 181-210.

la propia víctima que ha fallecido[1262] o sufrido lesiones[1263]. Con referencia a

---

1262 En caso de muerte existen cinco niveles de cercanía afectiva entre la víctima directa y aquellos que acuden a la justicia calidad de perjudicados o víctimas indirectas, los cuales se distribuyen así: «Nivel No. 1. Comprende la relación afectiva, propia de las relaciones conyugales y paterno-filiales o, en general, de los miembros de un mismo núcleo familiar (1er. Grado de consanguinidad, cónyuges o compañeros permanentes o estables). A este nivel corresponde el tope indemnizatorio de 100 SMLMV. Nivel No. 2. Donde se ubica la relación afectiva propia del segundo grado de consanguinidad o civil (abuelos, hermanos y nietos). A este nivel corresponde una indemnización equivalente al 50 % del tope indemnizatorio. Nivel No. 3. Está comprendido por la relación afectiva propia del tercer grado de consanguinidad o civil. A este nivel corresponde una indemnización equivalente al 35 % del tope indemnizatorio. Nivel No. 4. Aquí se ubica la relación afectiva propia del cuarto grado de consanguinidad o civil. A este nivel corresponde una indemnización equivalente al 25 % del tope indemnizatorio. Nivel No. 5. Comprende las relaciones afectivas no familiares (terceros damnificados). A este nivel corresponde una indemnización equivalente al 15 % del tope indemnizatorio. (...) Así las cosas, para los niveles 1 y 2 se requerirá la prueba del estado civil o de la convivencia de los compañeros. Para los niveles 3 y 4, además, se requerirá la prueba de la relación afectiva, y finalmente, para el nivel 5 deberá ser probada la relación afectiva. (...) En casos excepcionales, como los de graves violaciones a los derechos humanos, entre otros, podrá otorgarse una indemnización mayor de la señalada en todos los eventos anteriores, cuando existan circunstancias debidamente probadas de una mayor intensidad y gravedad del daño moral, sin que en tales casos el monto total de la indemnización pueda superar el triple de los montos indemnizatorios antes señalados. Este quantum deberá motivarse por el juez y ser proporcional a la intensidad del daño».

1263 Esta sentencia estableció para el caso de lesiones 5 niveles de cercanía afectiva entre la víctima directa y aquellos que acuden perjudicados o víctimas indirectas, los cuales se distribuyen así: «Nivel No. 1. Comprende la relación afectiva, propia de las relaciones conyugales y paternofiliales o, en general, de los miembros de un mismo núcleo familiar (1er. Grado de consanguinidad, cónyuges o compañeros permanentes). Tendrán derecho al reconocimiento de 100 SMLMV cuando la gravedad de la lesión sea igual o superior al 50 %; a 80 SMLMV en los eventos en que la gravedad de la lesión sea igual o superior al 40 % e inferior al 50 %; a 60 SMLMV cuando la gravedad de la lesión sea igual o superior al 30 % e inferior al 40 %; a 40 SMLMV si la gravedad de la lesión es igual o superior al 20 % e inferior al 30 %; a 20 SMLMV cuando la gravedad de la lesión sea igual o superior al 10 % e inferior al 20 % y, por último, a 10 SMLMV en los eventos en que la gravedad de la lesión sea igual o superior a 1 % e inferior al 10 %. Nivel No. 2. Donde se ubica la relación afectiva, propia del segundo grado de consanguinidad o civil (abuelos, hermanos y nietos). obtendrán el 50 % del valor adjudicado al lesionado o víctima directa, de acuerdo con el porcentaje de gravedad de la lesión, como se describe: tendrán derecho al reconocimiento de 50 SMLMV cuando la gravedad de la lesión sea igual o superior al 50 %; a 40 SMLMV en los eventos en que la gravedad de la lesión sea igual o superior al 40 % e 8 inferior al 50 %; a 30 SMLMV cuando la gravedad de la lesión sea igual o superior al 30 % e inferior al 40 %; a 20 SMLMV si la gravedad de la lesión es igual o superior al 20 % e inferior al 30 %; a 10 SMLMV cuando la gravedad de la lesión sea igual o superior al 10 % e inferior al 20 % y, por último, a 5 SMLMV en los eventos en que la gravedad de la lesión sea igual o superior a 1 % e inferior al 10 % Nivel No. 3. Está comprendido por la relación afectiva propia del tercer grado de consanguinidad o civil. Adquirirán el 35 % de lo correspondiente a la víctima, de acuerdo con el porcentaje de gravedad de la lesión, como se indica: tendrán derecho al reconocimiento de 35 SMLMV cuando la gravedad de la lesión sea igual o superior al 50 %; a 28 SMLMV en los eventos en que la gravedad de la lesión sea igual o superior al 40 % e inferior al 50 %; a 21 SMLMV cuando la gravedad de la lesión sea igual o superior al 30 % e inferior al 40 %; a 14 SMLMV si la gravedad de la lesión es igual o superior al 20 % e inferior al 30 %; a 7 SMLMV cuando la gravedad de la lesión sea igual o superior al 10 % e inferior al 20 % y,

las víctimas indirectas o de rebote[1264] al condenar el daño moral se presume para los familiares cercanos, hasta el segundo grado de consanguinidad de quien ha sufrido una grave afectación en sus condiciones de salud o ha perdido la vida[1265], en cuyo caso para acreditarlo, bastará con allegar el registro civil[1266]. Respecto a su cuantificación, el juez administrativo como regla general, establece el tope equivalente a 100 salarios mínimos legales mensuales vigentes[1267], sin embargo, podrá otorgarse una indemnización mayor cuando existan circunstancias debidamente probadas de una mayor intensidad y gravedad del daño sin que en tales casos, el monto total pueda superar el triple del tope indemnizatorio[1268]. Así también, lo entiende la Corte Constitucional de Colombia con la sentencia T-169/2013, de 1 de abril de 2013, cuando precisa que: *«el tope de 100 salarios mínimos mensuales no tiene un carácter vinculante absoluto para el juez ya que debe determinarlo de acuerdo con su arbitrio»*. De este modo, los límites monetarios no se consideran como una

---

por último, a 3,5 SMLMV en los eventos en que la gravedad de la lesión sea igual o superior a 1 % e inferior al 10%. Nivel No. 4. Aquí se ubica la relación afectiva propia del cuarto grado de consanguinidad o civil. Se reconocerá el 25 % de la indemnización tasada para el lesionado, de acuerdo con el porcentaje de gravedad de la lesión, como se señala: tendrán derecho al reconocimiento de 25 SMLMV cuando la gravedad de la lesión sea igual o superior al 50 %; a 20 SMLMV en los eventos en que la gravedad de la lesión sea igual o superior al 40 % e inferior al 50 %; a 15 SMLMV cuando la gravedad de la lesión sea igual o superior al 30 % e inferior al 40 %; a 10 SMLMV si la gravedad de la lesión es igual o superior al 20 % e inferior al 30 %; a 5 SMLMV cuando la gravedad de la lesión sea igual o superior al 10 % e inferior al 20 % y, por último, a 2,5 SMLMV en los eventos en que la gravedad de la lesión sea igual o superior a 1% e inferior al 10 %. Nivel No. 5. Comprende las relaciones afectivas no familiares (terceros damnificados). Se concederá el 15 % del valor adjudicado al lesionado, de acuerdo con el porcentaje de gravedad de la lesión, como se presenta: tendrán derecho al reconocimiento de 15 SMLMV cuando la gravedad de la lesión sea igual o superior al 50 %; a 12 SMLMV en los eventos en que la gravedad de la lesión sea igual o superior al 40 % e inferior al 50 %; a 9 SMLMV cuando la gravedad de la lesión sea igual o superior al 30 % e inferior al 40 %; a 6 SMLMV si la gravedad de la lesión es igual o superior al 20 % e inferior al 30 %; a 3 SMLMV cuando la gravedad de la lesión sea igual o superior al 10 % e inferior al 20 % y, por último, a 1,5 SMLMV en los eventos en que la gravedad de la lesión sea igual o superior al 1 % e inferior al 10 %».

1264 Nicolás Enrique MARTÍNEZ BENAVIDES, «Análisis de la presunción de daño moral que beneficia a ciertas víctimas indirectas en la jurisdicción contencioso administrativa colombiana», *op.cit.*, págs. 181-210.

1265 Consejo de Estado de Colombia, Sección Tercera, 17.7.1992 (Sentencia 6750/1992).

1266 «Documento ordenado mediante Acta No. 23 del 25/sep/2013 con el fin de recopilar la línea jurisprudencial y establecer criterios unificados para la reparación de los perjuicios inmateriales». Accesible en:https://adwa.co/wp-content/uploads/2015/04/Reparacion-De-Perjucios-Inmateriales-Consejo-De-Estado-.pdf.

1267 El Consejo de Estado cambia a partir del año 2001 el pago de condenas pecuniarias de gramos oro por salarios mínimos mensuales vigentes. Consejo de Estado de Colombia, Sección Tercera, 6.9.2001 (Sentencia 13232-15646/2001).

1268 Consejo de Estado de Colombia, sentencia de unificación del 28 de agosto del 2014, en los procesos nos. 36149, 32988, 31170, 28832, 27709, 31172, 28804.

restricción, ya que los jueces pueden sobrepasarlo, motivando su decisión para apartarse del precedente jurisprudencial.

Ahora bien, con referencia a la jurisdicción civil no existen límites indemnizatorios o sentencias unificadoras que así lo establezcan. Sin embargo, la Corte Suprema de Justicia de Colombia en el año 2016 con la sentencia de 30 de septiembre, de radicado SC-13925/2016, al analizar la responsabilidad médica que por error en el diagnóstico que tuvo como consecuencia la muerte del paciente, reconoce como valor máximo para el daño moral, la suma de 60 millones (moneda corriente colombiana) para cada reclamante. Este límite es utilizado actualmente por algunos jueces para tasar la indemnización de la víctima directa e indirecta como un parámetro orientador, aunque no está claro si es un precedente jurisprudencial[1269] al que estén obligados los jueces, debido precisamente a que, en dicha sentencia, la Corte Suprema de Justicia no actuó como Tribunal de Casación, sino como segunda instancia del caso[1270]. A este panorama se agrega que los jueces civiles no tasan los perjuicios morales en salarios mínimos mensuales vigentes sino en pesos moneda corriente, lo que conlleva a que el valor a indemnizar pierda la capacidad adquisitiva, en comparación con la jurisdicción contenciosa, por ello, en sus fallos la jurisdicción civil argumenta que *«el daño moral no admite indexación monetaria»*[1271]. En este camino se aprecia también que los jueces ordinarios en algunas oportunidades aplican los topes indemnizatorios de la Sección Tercera del Consejo de Estado de Colombia dando la equivalencia de salarios mínimos en pesos[1272], pero no es muy común en la práctica judicial, ni se constituye en precedente vinculante para el operador judicial, por lo que la tasación máxima del perjuicio moral corresponde al *«arbitrium judicis»*.

Frente a este panorama, la Corte Suprema de Justicia de Colombia afirma que, el problema central de la cuantificación del daño moral, surge por la indeterminación del mismo, porque no es posible establecer con exactitud para todos los casos, cuál es el *«precio del dolor»*, debido a que es algo tan íntimo de la persona, que no es calculable con precisión, en vista de todos los factores psicológicos que entran en juego como las circunstancias de modo, tiempo y lugar y demás factores que inciden en el caso[1273].En el mismo sentido, determina la Corte Constitucional de Colombia que ante la inexistencia

---

1269 Corte Suprema de Justicia de Colombia, Sala de Casación Civil, 10.3.2020 (Sentencia SC-780/2020).

1270 Corte Suprema de Justicia de Colombia, Sala de Casación Civil, 30.9.2016 (Sentencia SC-13925/2016)

1271 **Corte Suprema de Justicia de Colombia, Sala de Casación Civil**, 17.11.2011 (rad. 11001-3103-018-1999-00533-Ol).

1272 Corte Suprema de Justicia de Colombia, Sala de Casación Civil, 10.3.2020 (Sentencia SC-780/2020).

1273 Corte Suprema de Justicia de Colombia, Sala de Casación Civil, 18.9.2009 (Sentencia SC-10297/2009).

de una norma que precise los perjuicios que deben ser reconocidos, el juez *«con base en las pruebas, de manera razonable, proporcionada y motivada, debe precisar el alcance tanto horizontal (los perjuicios reconocidos), como vertical (el monto acordado a cada categoría) de la reparación»*[1274]. Quiere decir esto que, una vez se encuentre probado el daño, el juez de acuerdo con su arbitrio determina y motiva la cuantía[1275]. También cobra relevancia la presunción del daño moral, que se aplica al núcleo familiar de la víctima, lo que permite presumir la aflicción que les causa la pérdida o el sufrimiento del cónyuge o de un pariente cercano[1276]. Es de interés para este trabajo destacar que, en los casos de incumplimiento del médico para recabar el consentimiento informado se ha condenado al pago por perjuicios morales tanto en la jurisdicción civil como administrativa al vulnerar los *«derechos fundamentales del libre desarrollo de la personalidad, dignidad y libertad, como consecuencia del tratamiento o intervención no autorizada»*[1277]. Donde con la reparación pecuniaria se busca reemplazar el bien perdido o el padecimiento sufrido, otorgando al lesionado un relativo alivio y bienestar[1278].

7.1.1.2.2. Daño a la vida de relación

Respecto a la segunda tipología, del perjuicio extrapatrimonial en el sistema jurídico civil colombiano conocido como el daño a la vida de relación o fisiológico, podemos señalar que fue aceptado por la jurisdicción contenciosa en sentencia del Consejo de Estado de Colombia, Sección Tercera, de 6 de mayo de 1993 (7428/1993) y por la jurisdicción civil en el año 2008 en pronunciamiento de la Corte Suprema de Justicia de Colombia, Sala de Casación Civil, 13 de mayo de 2008 (rad.11001-3103-006-1997-09327-01)[1279], en un caso donde la víctima queda incapacitada de manera permanente y con secuelas irreversibles. La Corte Suprema de Justicia estableció una condena de 90 millones de pesos, a título de daño a la vida de relación o perjuicio fisiológico como una categoría autónoma del daño moral[1280]. Vale decir tam-

---

1274 Consejo de Estado de Colombia, Sección Cuarta, 4.9.2014 (Sentencia 19644/2014).

1275 Corte Suprema de Justicia de Colombia, Sala de Casación Civil, 17.8.2001 (SC-6492/2001).

1276 Corte Suprema de Justicia de Colombia, Sala de Casación Civil, 25.11.1992 (SC-3382/1992).

1277 Corte Suprema de Justicia de Colombia, Sala de Casación Civil, 17.11.2011 (rad. 11001-3103-018-1999-00533-0I), Consejo de Estado de Colombia, Sección Tercera, 11.2.2009 (Sentencia 14726/2009) y Consejo de Estado de Colombia, Sección Tercera, 27.3.2014 (Sentencia 26660/2014).

1278 Corte Suprema de Justicia de Colombia, Sala de Casación Civil, 22.8.1924 (GJ-XXIX) p. 675.

1279 No obstante, esta Corte ya había hecho mención del daño a la vida de relación, en sentencia de la Corte Suprema de Justicia de Colombia, Sala de Casación Civil, 4.4.1968 (SC-0404/1968).

1280 En sentencia de la Corte Suprema de Justicia de Colombia se determinó que: el daño a la

bién, que han existido otros pronunciamientos con condenas mayores a 90 millones que no se consideran como límites indemnizatorios[1281], por lo que actualmente no existe un tope máximo de este perjuicio. La Corte Suprema de Justicia de Colombia determina que el daño a la vida de relación *«tiene carácter especial y con una entidad jurídica propia»*[1282] e implica *«el derecho que tienen las personas que hayan sufrido un episodio dañoso, a reclamar las afectaciones que inciden en forma negativa sobre su vida exterior, concretamente, alrededor de su actividad social no patrimonial»*[1283]. Además, el Tribunal de Cierre de la jurisdicción Ordinaria en aras de distinguir el daño moral del daño a la vida de relación aclara que este último constituye una afectación a la esfera exterior de la persona, que puede verse alterada, a causa de una lesión infligida a los bienes de la personalidad o a otros intereses jurídicos, mientras que el daño moral corresponde a la órbita subjetiva, íntima o interna del individuo[1284]. No obstante, en algunos casos no se puede determinar con claridad la frontera que separa el daño moral del daño la vida de relación[1285], es así que, en aclaración de voto[1286] de la sentencia de la Corte Suprema de Justicia de Colombia, de 28 de abril de 2014, SC5050-2014, expresó el magistrado VALL DE RUTÉN que configurado un daño a la vida de relación, ante un entorno fáctico que más parece corresponder al de daño moral, se termina otorgando doble indemnización por el mismo dolor demostrado en los demandantes cuando fallece su ser querido. Lo anterior pone de

---

vida de relación o fisiológico es *«un perjuicio de naturaleza inmaterial o extra patrimonial, Se refleja en la esfera externa del individuo, aspecto que lo distingue del daño moral; tiene múltiples manifestaciones en el entorno personal, social y familiar del afectado; puede originarse de lesiones de tipo físico, y también de otros bienes intangibles de la personalidad o derechos fundamentales; puede ser sufrido tanto por la víctima como por terceros como sus familiares o amigos; su reconocimiento patrimonial busca aminorar los efectos negativos del daño; es un daño autónomo, que se refleja en la vida social de la persona, lo cual no excluye la posibilidad de que sean reconocidos otro tipo de perjuicios».* Corte Suprema de Justicia de Colombia, Sala de Casación Civil, 20.1.2009 (rad. 1993-00215-01).

1281 La Corte Suprema recuerda que el daño a la vida de relación constituye una categoría *«propia y distinta tanto del daño patrimonial y del perjuicio moral»* y condena 140 millones por concepto de daño a la vida de relación al quedar el lesionado tanto con pérdida de la visión, como de fuerza en sus extremidades y perturbación en su capacidad intelectual. Corte Suprema de Justicia de Colombia, Sala de Casación Civil, 9.12.2013 (rad. 88001-31-03-001-2002-00099-01).

1282 Corte Suprema de Justicia de Colombia, Sala de Casación Civil, 19.12.2017 (Sentencia SC-22036/2017).

1283 Corte Suprema de Justicia de Colombia, Sala de Casación Civil, 13.5.2008 (rad. 11001-3103-006-1997-09327-01).

1284 Corte Suprema de Justicia de Colombia, Sala de Casación Civil, 13.5.2008 (rad.n1997-09327-01).

1285 Corte Suprema de Justicia de Colombia, Sala de Casación Civil, 28.4.2014 (rad. 76622-3103-001-2009-00201-01.

1286 Magistrado: JESÚS VALL DE RUTÉN RUIZ.

presente que, la conceptualización de esta tipología aún genera inquietudes en torno a su valoración, en especial cuando no se materializa un perjuicio físico como en el caso que se examinó en la ya mencionada sentencia.

Puede decirse, además, que como el daño a la vida de relación corresponde al arbitrio judicial, para su cuantificación se tiene en cuenta la historia clínica, los dictámenes de medicina legal que determinen la pérdida de capacidad laboral, así como la disminución o deterioro de la calidad de vida de la víctima. De igual manera, los dictámenes periciales para verificar la pérdida o dificultad para relacionarse con las personas y para disfrutar su existencia en condiciones más complicadas o exigentes que las demás personas[1287]. En este contexto, los operadores jurídicos indemnizan el daño a la vida de relación por pérdida de la posibilidad de realizar actividades placenteras o rutinarias, que ya no pueden realizarse o requieren de un esfuerzo excesivo. Se trata de la afectación a la actividad social de la persona vista en un sentido amplio. En la práctica judicial se ha reflejado la tendencia de la Corte Suprema de Justicia de Colombia para hacer extensivo o comprender en esta tipología los siguientes contenidos indemnizables: el perjuicio fisiológico ante la pérdida anatómica funcional, o pérdida de funciones vitales; el perjuicio de disfrute o de agrado, es decir, la privación de la posibilidad realizar ciertas actividades; el perjuicio estético, esto es, el menoscabo sobre la apariencia de la víctima; el Perjuicio sexual por afectación morfológica o por imposibilidad de procrear y el perjuicio al proyecto de vida familiar[1288]. Cabe anotar que, al igual que el daño moral, el valor a indemnizar corresponde a un mecanismo de satisfacción, por virtud del cual se procura al perjudicado, cierto grado de sosiego y bienestar que le permita hacer más llevadera su existencia.

Se aclara, que, el daño a la vida de relación, a partir del año 2014 no se indemniza en la jurisdicción contenciosa administrativa al igual que la alteración grave a las condiciones de existencia. Por lo que se reconoce actualmente el daño a la salud teniendo en cuenta la gravedad de la lesión que comprende las consecuencias provenientes del daño fisiológico, psicológico, social, sexual y se condena lo probado sólo para la víctima directa[1289]. Como se advirtió, no hay uniformidad sobre la tipología de los perjuicios extra patrimoniales en la jurisprudencia colombiana por lo que, en la jurisdicción civil, no se concibe el daño a la salud como perjuicio extrapatrimonial. Por esta razón, en el supuesto que exista una eventual lesión física o psicológica el juez ordinario de lo civil condenaría la responsabilidad como perjuicio fisiológico o daño a la vida de relación.

1287 Corte Suprema de Justicia de Colombia, Sala de Casación Civil, 19.12.2017 (Sentencia SC-22036/2017).

1288 Sergio ROJAS QUIÑONES, *El daño a la persona y su reparación. Sobre la teoría general, los sistemas de cuantificación, la prueba y los casos difíciles*, edit. Ibáñez, Bogotá, 2015, pág. 137.

1289 Consejo de Estado de Colombia, Sección Tercera, 28.8.2014 (Sentencia 28804/2014).

7.1.1.2.3. Daño a los bienes personalísimos de especial protección constitucional

Finalmente, respecto a la tipología relativa al daño extrapatrimonial, en el ámbito civil, la Corte Suprema de Justicia de Colombia admite esta categoría, mediante la sentencia del 5 de agosto de 2014, SC-10297/2014, denominada daño a los bienes personalísimos de especial protección constitucional[1290]. Los órganos judiciales definen este daño como: *«el agravio o lesión que se causa a un derecho inherente al ser humano, que el ordenamiento jurídico debe hacer respetar por constituir una manifestación a su dignidad y de su propia esfera individual»*. Se interpreta que esta tipología tiene por objetivo proteger el menoscabo de los derechos de la personalidad que gozan de especial tutela constitucional. Si bien esta decisión de la Corte Suprema de Justicia de Colombia no se relaciona con la responsabilidad civil médica, es una figura en construcción, por la falta de parámetros a partir de los cuales se pueda determinar en qué casos amerita su resarcimiento[1291]. Este perjuicio fue reiterado por la misma Corte en el año 2016 (Corte Suprema de Justicia de Colombia, Sala de Casación Civil, 30 de septiembre 2016 (Sentencia SC-13925/2016)), en los siguientes términos:

> «no hay, por tanto, ninguna razón para excluir del merecimiento indemnizatorio a esta tipología de daño, pues lo contrario supondría una visión reduccionista para la cual sólo serían dignas de resarcimiento las repercusiones económicas o patrimoniales, dejando los bienes superiores por fuera de lo que es objeto de tutela civil».

No obstante, aunque el caso concreto se relaciona con la responsabilidad civil médica, el máximo Tribunal ordinario colombiano, no indemniza este perjuicio. La doctrina por su parte, considera que esta tipología podría ser peligrosa para el ordenamiento jurídico al expresar que: *«admitir que la mera infracción del interés, aún sin repercusión, obliga a pagar una suma de dinero equivale a consagrar una multa en sede de responsabilidad civil, sin las garantías que, para tal efecto, se requieren»*[1292]. En igual sentido, expresa TAMAYO que: *«el problema es que la Corte no cita la doctrina y la jurisprudencia de los últimos cien años, queda la sensación de que el fallo rompe todo y barre con más de dos milenios de evolución sobre la materia»*[1293].

1290 Mónica Lucía FERNÁNDEZ MUÑOZ, *Responsabilidad médica en la especialidad civil, op. cit.,* pág. 121.

1291 Sergio ROJAS QUIÑONES, *El daño a la persona y su reparación. Sobre la teoría general, los sistemas de cuantificación, la prueba y los casos difíciles,* op. cit., pág. 141.

1292 Sergio ROJAS QUIÑONES, «¿Hacia una nueva responsabilidad civil?», en *ámbito jurídico,* 2017. Accesible en: https://www.ambitojuridico.com/noticias/analisis-jurisprudencial/civil-y-familia/hacia-una-nueva-responsabilidad-civil .

1293 Javier TAMAYO JARAMILLO, «El caso del "big bang" sobre la culpa y el nexo causal en la responsabilidad civil», en *ámbito jurídico,* 2017. Accesible en: https://www.ambitojuridico.com/noticias/analisis-jurisprudencial/civil-y-familia/hacia-una-nueva-responsabilidad-civil.

A pesar de estas posiciones, considero que los órganos judiciales de la sala civil, tienen abierta la posibilidad para que el juez reconozca, a manera de compensación, la vulneración de un derecho personalísimo de especial protección constitucional como lo es el consentimiento informado. Lo realmente interesante de estas dos providencias es que en el sistema civil colombiano podría tener cabida esta tipología cuando exista una trasgresión del consentimiento informado, lo que conllevaría su reparación al lesionar el derecho a la autonomía y libertad personal con independencia de si se materializan o no los riesgos que no se informan, al vulnerarse un bien de la personalidad, facilitando la labor de los jueces para su reconocimiento.

El fundamento para esta afirmación se encuentra en la jurisprudencia de la Corte Constitucional de Colombia que, desde el año 2016 de manera más contundente, considera que el consentimiento informado tiene un carácter de principio autónomo que, además, materializa otros principios constitucionales como la dignidad humana, el libre desarrollo de la personalidad y la libertad individual[1294].

Ahora bien, debido a la complejidad que conlleva la responsabilidad civil médica por los daños ocasionados por particulares y por los bienes que se afectan ante la omisión del consentimiento informado, a la fecha no existen criterios ni parámetros de cómo se realizaría la indemnización con la tipología del daño a los bienes personalísimos de especial protección constitucional. Así, en los casos de infracción al consentimiento médico la jurisprudencia ha declarado la responsabilidad y condenado el daño como un perjuicio moral autónomo cuando la técnica médica ha sido correcta, así como también, por el perjuicio moral, daño a la vida de relación y por el perjuicio material probado en el proceso en los casos donde, además de que la información ha sido insuficiente, la técnica médica no ha sido la adecuada.

Se advierte, que, a diferencia de la jurisdicción civil, en la jurisdicción contenciosa donde la responsabilidad directa se imputa a las entidades del Estado o de sus agentes, se encuentra de modo más frecuente la compensación por vulneración de bienes constitucionalmente protegidos como el buen nombre, la familia, la libertad, entre otros, concediendo para las víctimas directas o indirectas medidas restaurativas de satisfacción como el perdón público, la no repetición como la publicación de sentencias en los sitios web de las entidades estatales, creando una pintura o haciendo una estatua, entre otras, y de manera excepcional cuando el juez considera que con estos mecanismos no se logra la reparación integral del lesionado concede, incluso de oficio, por la vulneración de bienes constitucionalmente protegidos, hasta 100 salarios mínimos mensuales vigentes para la víctima directa, según indica la sentencia de unificación anteriormente reseñada[1295].

Así, es de suma importancia, destacar para nuestra investigación que en la jurisdicción contenciosa encontramos una sentencia del Tribunal Adminis-

---

1294 Corte Constitucional de Colombia, Sala Séptima de Revisión, 15.6.2016 (Sentencia T-303/2016).

1295 Consejo de Estado de Colombia, 28.8.2014 (Sentencia 31170).

trativo de Boyacá del 25 de septiembre de 2019, que fue aclarada mediante providencia del 27 de noviembre del mismo año, en la cual se revoca la sentencia de primera instancia proferida por el Juzgado Cuarto Administrativo de Oralidad del Circuito de Tunja y en su lugar, declara al Hospital San Rafael de Tunja y la Institución Prestadora de salud Nefroboyacá, patrimonial y solidariamente responsables por la vulneración al derecho constitucional a la libre autodeterminación de la señora Libia Inés Alemán, por falta de información completa sobre los riesgos que se derivaban del procedimiento al implantarle un catéter y ésta fallece. En esta sentencia, el Tribunal de oficio, otorga como complemento de la medida no pecuniaria considerara como indemnización excepcional por vulneración a los derechos convencionalmente y constitucionalmente amparados (conforme a lo dispuesto en sentencia de unificación del Consejo de Estado del 28 de agosto de 2014, expediente 26251) la suma de 100 salarios mínimos legales mensuales, que entrarían a la masa sucesoral de la fallecida. Este Tribunal Administrativo argumenta su decisión señalando que la falla en el servicio corresponde a la falta de consentimiento informado ya que se genera un daño autónomo que no se puede confundir con el resultado concreto de una intervención o el deceso de la paciente y por lo tanto, es un derecho personal y directo del enfermo. De esta sentencia llama la atención que durante la demanda nada se dijo del consentimiento informado y fue el Tribunal de segunda instancia quien concede por primera vez una indemnización de oficio como excepción y complemento de una medida no pecuniaria, la cual consistió en ordenar la revisión de la totalidad de los formatos de autorización y consentimiento informado para el procedimiento de instalación de catéter para diálisis, por vulnerar un bien constitucionalmente y convencionalmente protegido como la autonomía del paciente.

Compartimos y celebramos esta decisión que es la posición de esta tesis, ya que cuando se vulnera el consentimiento informado como un derecho constitucional y convencionalmente protegido se puede indemnizar con independencia de la correcta praxis médica; En este caso el Tribunal Administrativo de Boyacá lo hizo como complemento de una medida no pecuniaria y de manera excepcional, además indemnizó de oficio, ya que la infracción del consentimiento no fue solicitada por el demandante. Esta sentencia no constituye un precedente jurisprudencial, es un pronunciamiento de segunda instancia, pero es un antecedente válido para el ordenamiento colombiano, en el sentido que ha sido el mismo Consejo de Estado, como Tribunal de cierre de la jurisdicción contenciosa quien, en sentencia del 22 de junio de 2017, explicó que los perjuicios en estos casos no podían tasarse de acuerdo con las sentencias de unificación de perjuicios inmateriales, y debían ser determinados mediante el arbitrio judicial, por lo que se deja abierta la posibilidad que se otorgue una reparación por el menoscabo de la autonomía del paciente, al no permitirse conocer las consecuencias del procedimiento al que se somete y tome una decisión libre, lo cual es una garantía de órbita constitucional, como ya se analizó.

7.2. La configuración del daño causado por infracción de normas sobre consentimiento informado en la jurisprudencia española

Se describe a renglón seguido las líneas jurisprudenciales del Tribunal Supremo Español: en la primera de ellas, la omisión del consentimiento informado constituye un daño moral grave y autónomo que se deriva de la privación del derecho fundamental de la integridad personal, así como del principio a la dignidad de la persona, al margen de si se produce o no una secuela física. Se inicia la exposición de esta línea jurisprudencial destacando que las sentencias del Tribunal Supremo de 10 de noviembre (RJ 1997/7868) y 16 de diciembre de 1997 (RJ 1997/1140) consideran que la insuficiencia de la información es la causante en sí misma *«de un daño a la libertad de elección del paciente»*. Posteriormente, el Tribunal Supremo en el año 2000 en un caso donde no se obtuvo el consentimiento médico y se privó a los representantes del menor de la posibilidad de ponderar la conveniencia de realizar la operación evitando así sus riesgos, expresa que:

> «esta situación no puede ser irrelevante desde el principio de autonomía personal, que exige que no se la sustituya a la persona, sin justificación, el acto de tomar las decisiones que le corresponden y la adopción de medidas de prevención para afrontar los riesgos graves para su salud»[1296].

La sentencia explica que la omisión del consentimiento, deja al enfermo en una situación de inconsciencia frente a una situación de grave riesgo; además de impedir la toma de decisiones en relación con el tratamiento y de asumir las correspondientes medidas de prevención. Añade la resolución que: *«el resultado de la operación que no es imputable causalmente a la falta de información o de que ésta hubiera tenido buen éxito, supone por sí misma un daño moral grave, distinto y ajeno al daño corporal derivado de la intervención»*. Es decir, la omisión del consentimiento supone un daño moral grave por sí mismo, independientemente de que el riesgo no informado se concrete o no, o incluso del resultado favorable de la intervención, llegando a la conclusión que la falta de información es *«un daño moral grave per se»*.

Posteriormente, en el año 2003, el Supremo, con la sentencia de la Sala de lo Civil de 8 de septiembre de 2003, (RJ 2003/828), admite con mayor contundencia que existe un daño resarcible y autónomo cuando se priva al paciente del derecho a obtener la información para adoptar decisiones relativas al tratamiento practicado, bajo el siguiente argumento

> «lo que debe valorarse (...), es la privación del derecho del paciente a obtener la información esclarecedora, previa al consentimiento y derivados como el derecho

---

1296 STS (Sala de lo Contencioso Administrativo) 4.4.2000 (RJ 2000/2750).

a nuevas consultas, elección de facultativo, demorar la intervención derecho a elegir, etc.)».

Por esta razón el juzgador procede a indemnizar la vulneración del derecho a obtener la información previa y desvincula el cumplimiento adecuado del cirujano en la realización de la intervención médica. El Tribunal Supremo establece, por lo tanto, que: *«la falta de información configura un daño moral, pues con esta conducta se lesiona el derecho a la autodeterminación del paciente, a la vez que su dignidad»*. La sentencia concluye en el caso, que al no informar al paciente de manera adecuada, se le priva de derechos derivados como: consultar con otros médicos, demorarse en realizar el procedimiento, buscar otras alternativas terapéuticas, entre otros y cuantifica la indemnización por la privación del derecho a decidir, en suma de 6.500 euros.

El Supremo abordó de forma similar, el caso que declara la responsabilidad médica en la sala contencioso administrativa de 9 de mayo de 2005 (RJ 2005/2928). Se trata de una operación de vasectomía con posterior nacimiento de un hijo; se condena por daño moral a 60.000 mil euros, no por el nacimiento del hijo en sí, sino por no estar probada en el proceso, la existencia de la información suficiente, ya que privó a los demandantes de autodeterminarse y se ocasionó una lesión a la dignidad humana. También, la misma sala, el 25 de abril de 2005, (RJ 2005/2506) al considerar que no hubo mala praxis y que no hay relación entre esta y la lesión física ocasionada, indemniza el valor del daño moral de manera independiente de las secuelas materializadas, aunque reconoce las dificultades para valorar el daño moral ya que la subjetividad es inevitable. En sentido similar, la Sala Civil del Tribunal Supremo insiste, en sentencia del 27 de marzo de 2003 (RJ 2003/784) en la consideración autónoma del daño indemnizable por omisión del consentimiento informado. Esta corriente jurisprudencial se admite de igual manera en el año 2009, en sentencia de 4 de diciembre (RJ 2009/7734), donde se reitera, que la omisión del consentimiento constituye un daño moral al lesionar la autonomía de la voluntad del paciente, al someterlo a un acto médico sin darle la opción de escoger el procedimiento médico, con base en esta consideración:

> «es claro que hay algo más que una mera trasgresión formal de ese derecho de autodeterminación, en cuanto que un debido cumplimiento del consentimiento informado permitiría al recurrente decidir libremente, valorando los pros y los contras de dos tratamientos posibles, cual era aquel que más le convenía».

Bajo este criterio jurisprudencial, el Tribunal Supremo, en el año 2011, en sentencia de 13 de mayo (RJ 2011/323), declara la responsabilidad, porque la paciente presta su consentimiento para una cirugía programada del menisco izquierdo, sin embargo, el facultativo cambia el procedimiento médico, sin obtener su consentimiento. En este fallo, el juzgador recuerda que el consentimiento sanitario es un mecanismo de garantía para el ejercicio de la autonomía de la voluntad, por lo tanto, se trata de un acto médico que no debió realizarse sin comprobar que la paciente fue informada de manera previa y, por lo tanto, ha generado un daño, objeto de la acción resarcitoria instaurada. En palabras de la sentencia, *«la falta de información configura un daño moral grave, al margen de la corrección con que se llevó a cabo la intervención»*. Esta resolución indemniza el daño moral al lesionar la integridad personal y al ser privado del conocimiento de los riesgos y beneficios posibles para su salud, lo que produce un daño independientemente de que exista una lesión física, dado que, en el caso analizado, no se produce ningún daño corporal y reconoce la responsabilidad médica condenando la cantidad de 30.000 euros para la reclamante.

En el año 2012, el Tribunal Supremo en sentencia de la Sala de lo Contencioso Administrativo, de 3 de enero de 2012 (RJ 2010/7014), reconoce la autonomía del bien moral lesionado por inadecuada información así:

«el defecto o la omisión del consentimiento informado como constitutivo, en sí mismo, de un daño moral grave, distinto y ajeno al daño corporal derivado de la intervención y por tanto indemnizable independientemente».

Precisamente, en ese mismo año, el Tribunal Supremo en sentencia de la Sala de lo Civil de 16 de enero de 2012, (RJ 2012/1784), determina que, en casos de intervenciones graves por su naturaleza, la falta del consentimiento informado posibilita la indemnización de un daño de carácter moral, e identifica como criterio para su cuantificación: *«...(b) el alcance propio del daño moral, en razón a la gravedad de la intervención, sus riesgos y las circunstancias del paciente»*. Adicionalmente en esta resolución se reconocen las dificultades para cuantificar el daño moral y se determina, que el juzgador puede emplear algún baremo objetivo siempre y cuando constituya un carácter orientativo más que vinculante, ya que se debe precisar el daño moral debiendo ponderar las circunstancias del caso concreto.

Posteriormente, siguiendo la misma línea, en Sentencia de 30 de junio de 2014 (RJ 2013/1939) quedó acreditado que la paciente no fue informada de las consecuencias y complicaciones que podía derivarse de la práctica de la *«embolización pulmonar»*, por lo que se concede indemnización por importe de 6.000 euros, por la falta de consentimiento informado, aunque no se aprecia *mala praxis* médica según los informes aportados, pues la complicación sufrida por la paciente es considerada como una de las posibles del procedimiento médico practicado. En este marco, cabe citar la sentencia del año 2015, donde el Tribunal Supremo declara la responsabilidad civil, por la omisión del deber de información, pues el paciente debió conocer que existía un alto porcentaje de fracaso en la cirugía. Conviene señalar que, el caso se decide bajo el art. 10.5 de la Ley General de Sanidad[1297]. Más específicamente entiende el Tribunal Supremo, que el daño que fundamenta la

---

1297 Art. 10.5 de la Ley General de Sanidad *«Se le dé en términos comprensibles, a él y a sus familiares o allegados, información completa y continuada, verbal y escrita, sobre su proceso, incluyendo diagnóstico, pronóstico y alternativas de tratamiento»*.

responsabilidad en este caso, resulta de haberse omitido la información previa al consentimiento y no de una intervención defectuosa. Del mismo modo, concluye la sala en sentencia de 8 de septiembre de 2015 (RJ 2015/483) que:

«el daño que fundamenta la responsabilidad resulta de haber omitido la información adecuada y suficiente sobre las consecuencias de la intervención y de la materialización de un riesgo donde la relación de causalidad se debe establecer entre la omisión de la información y la posibilidad de haberse sustraído a la intervención médica y no entre la negligencia del médico y el daño a la salud de la paciente»[1298].

Como ya hemos visto, el alto Tribunal reitera que la información no sólo es importante respecto a los criterios de imputación sino también,

«tiene como finalidad permitir que el paciente pueda ejercitar con cabal conocimiento (consciente, libre y completo) el derecho a la autonomía decisoria más conveniente a sus intereses, que tiene su fundamento en la dignidad de la persona, con los derechos inviolables que le son inherentes»[1299]

y, de esta manera, reafirma que la carencia de información causa un daño fundamentado en la lesión de un derecho de la personalidad relacionado con la dignidad y no depende de un daño corporal que afecte la salud del paciente[1300]. En esta línea, cabe citar de igual manera, la sentencia de 15 de marzo de 2016 (RJ 2016/1083), en la que se concluye, que la infiltración epidural lumbar, se practicó sin el consentimiento informado y, por tanto, esta omisión es constitutiva por sí sola de un daño moral, que debe ser indemnizado. En este fallo se otorga 18.000 euros como cantidad prudencial por concepto de daños morales.

En el mismo año, el Tribunal Supremo en sentencia de 12 de abril de 2016 (RJ 2016/240), nuevamente recuerda que:

«acorde con el contenido del derecho fundamental afectado y, con independencia del cumplimiento del deber de que la intervención en si misma se desarrolle con sujeción a la lex artis una cosa es que la actuación del médico se lleve a cabo con absoluta corrección y otra distinta que la reprochabilidad pueda basarse en la no intervención de un consentimiento del paciente o sus familiares debidamente informado por el médico».

1298 En el mismo sentido la sentencia STS (Sala de lo Civil) 17.6.2015 (RJ 2015/330).

1299 *Ibidem*.

1300 Carmen GONZÁLEZ CARRASCO, «Sentencia 8 septiembre 2015. La infracción del deber de información asistencial genera responsabilidad médica por traslado de los riesgos al facultativo, aunque la causa del fracaso del tratamiento se deba a otras patologías del paciente», en *Cuadernos Civitas de jurisdicción civil,* núm. 101, 2016, págs. 231-244.

De este modo, la carencia del consentimiento informado corresponde a un deber que el médico omitió y, por lo tanto, se declara la responsabilidad por violación a la integridad física y moral del paciente. Un paso más en esta línea argumentativa lo da la Sentencia del Tribunal Supremo de 9 de abril de 2018, (RJ 2018/1332), cuando considera que la intervención quirúrgica de rodilla mediante artroscopia se llevó a cabo con infracción de la *lex artis* por inexistencia de consentimiento informado, estableciendo así una indemnización de 18.000 euros. De manera posterior, en mismo año el Tribunal Supremo en sentencia de 24 de abril, (RJ 2018/664), reconoce 10.000 euros como indemnización por el daño moral derivado de las irregularidades en el consentimiento informado, al no estar acreditada la información al paciente de los riesgos concretos que implicaban la cirugía practicada.

La más reciente sentencia del Tribunal Supremo de la Sala de lo Contencioso de 4 de febrero de 2021 (RJ 2021/550) corresponde a un caso donde no se informó al paciente del riesgo de infección hospitalaria, que contribuyó a su fallecimiento. Argumentó el Tribunal que debe

> «reconocer la correspondiente indemnización en concepto de daño moral por la privación del ejercicio de la autonomía del paciente, al margen de la responsabilidad que pudiera derivar de la mala praxis en la realización del acto médico para cuya valoración ha de atenderse a las circunstancias del caso»,

y concede, como indemnización derivada de la infracción de la *lex artis* en relación con el deficiente consentimiento informado, la cantidad de 2.000 euros a favor de la cónyuge y 1.000 euros a favor del hijo del paciente.

Así, de los anteriores pronunciamientos se puede determinar que, la falta de información previa a un procedimiento o tratamiento médico, produce un daño moral grave autónomo e independiente del daño corporal por lo que: *«pierde relevancia el análisis desde la perspectiva del nexo causal o de la imputación objetiva, ya que se trata de un daño existente per se, en relación de un derecho del paciente»*[1301], como la integridad física y moral y la dignidad humana que se consideran derechos fundamentales jurídicamente protegidos y, al ser quebrantados, son susceptibles de acción resarcitoria.

En este marco, parte de doctrina comparte que la infracción del consentimiento sanitario genera un daño moral autónomo con los siguientes argumentos: *«la carencia de información no causa un daño físico sino un daño moral por la lesión del derecho del paciente a decidir, de ahí que la responsabilidad del médico no puede circunscribirse sólo a la indemnización por el daño físico causado»*[1302]. Esta tendencia coincide con la opinión de RIBOT IGUALADA cuando afirma que la resarcibilidad de los daños morales por la falta de

---

1301 María Lucía ARCOS VIEIRA, *Responsabilidad Sanitaria por Incumplimiento del Deber de Información al Paciente*, Thomson Aranzadi, 2007 pág. 81.

1302 Sara LÓPEZ CHAPA, *Autonomía del paciente y libertad terapéutica, op. cit.*, pág. 222.

consentimiento médico *«no deberían resultar extravagantes porque como ha destacado la jurisprudencia constitucional, se trata de un interés tutelado por el derecho»*[1303]. Este hilo argumental coincide con las posiciones de MARTÍNEZ PEREDA y MARTÍNEZ CALCERRADA cuando expresan que la falta del consentimiento informado,

> «se trata, de un claro ataque a la autonomía y libertad del paciente, pues se ha vulnerado un derecho legalmente reconocido que, aunque no haya generado daños y perjuicios con su incumplimiento, sí ha producido el daño moral que debe ser indemnizado»[1304].

De acuerdo con lo anterior, la omisión de información, constituye un daño moral grave independientemente del procedimiento correcto en la intervención médica practicada por el profesional[1305]. Sin embargo, esta corriente jurisprudencial y doctrinal no es aceptada de manera uniforme, ni es la mayoritaria. Por lo que, los autores expresan sus argumentos oponiéndose al criterio de considerar que la falta de información y de consentimiento constituye un daño moral autónomo. En ese sentido, GARCÍA RUBIO sostiene que:

> «considerar que existe un daño moral derivado de la ausencia de consentimiento informado, puede llevar a la situación absurda de que una persona exitosamente tratada tenga la posibilidad de reclamar una indemnización por daño moral, cuya valoración responde a un criterio arbitrario del juzgador»[1306].

A este respecto SÁNCHEZ GONZALEZ expresa que: *«la inexistencia de consentimiento no generaría responsabilidad civil si la intervención resulta exitosa y exenta de daños»*[1307]. Del mismo modo, declara MACÍA MORILLO que: *«la*

1303 Jordi RIBOT IGUALADA, «La responsabilidad civil por falta de consentimiento informado», en *Revista de Derecho Privado*, núm. 6, 2007, pág. 51.

1304 MARTÍNEZ-PEREDA, MARTÍNEZ CALCERRADA y DE LORENZO Y MONTERO, «La Falta de Consentimiento Informado, un Daño Moral que debe ser Indemnizado», en *Diario Médico, sección de Normativa*, 2004, pág. 11.

1305 Asunción MARÍN VELARDE, «La falta de información del médico como causa originadora de daño moral: comentario a la sentencia del TS de 13 de mayo de 2011 (RJ 2011/323)», en *Revista Aranzadi de Derecho Patrimonial,* 2011, núm. 27, pág. 300. En el mismo sentido se pronuncia PENNEAU, destacando que: *«la ausencia de información previa podría determinar la existencia de un daño moral (impacto psíquico que se genera ante la aparición del riesgo cristalizado y hasta entonces desconocido y, por tanto, inesperado), causado por la falta de preparación (psicológica o de otro orden) para afrontar o padecer esa posible complicación que se ha materializado».* Vid. Jean PENNEAU, *La responsabilité du médecin,* 3eme édition, Dalloz, París, 2004, págs. 34-37.

1306 María Paz GARCÍA RUBIO, «Incumplimiento del deber de información, relación de causalidad y daño en la responsabilidad civil médica», en Eugenio LLAMAS POMBO (Coord.), *Estudios de derecho de obligaciones. Homenaje al profesor Mariano Alonso Pérez, Tomo I,* La Ley, Madrid, 2006, pág. 827.

1307 María Paz SÁNCHEZ GONZÁLEZ, *La impropiamente llamada objeción de conciencia a los tratamientos médicos*, Tirant lo blanch, Valencia, 2002, pág. 316.

privación de información no es un daño en sí, sino por el efecto lesivo que produce: que, tal privación pueda determinar»[1308.] Sobre esta cuestión, GALÁN CORTÉS, recuerda que en el sistema jurídico *«no tiene cabida una especie de "multa civil" (punitive damages) y el derecho a obtener una indemnización nace cuando, infringiéndose un deber, se causa un daño, pero no, simplemente, por la infracción del deber»*[1309.] MARTÍNEZ DOALLO, también aborda este asunto, señalando que la vulneración de la integridad personal no constituye un daño moral «per se». Para que exista indemnización se requiere de un medio probatorio diferente a la sola infracción de la normatividad, porque de lo contrario se estaría dando paso a la función punitiva y no a la resarcitoria propia del derecho de daños[1310].

Por su parte, también, la jurisprudencia indica que la omisión del consentimiento médico en el ámbito del derecho privado no constituye un fundamento para declarar la responsabilidad médica, sino una infracción de los deberes del facultativo, a manera de ejemplo, se menciona la sentencia del Tribunal Supremo de 21 de diciembre de 2006, (RJ 2006/1367) en los siguientes términos:

> «siendo el daño presupuesto fundamental para la indemnización, sin él la omisión del deber de informar al paciente sobre las consecuencias y riesgos que pudieran derivarse de la intervención, no pasa de ser una mera infracción de los deberes profesionales, sin otras consecuencias en el ámbito de la responsabilidad civil».

Apoyan este criterio, autores como MONTERROSO CASADO al señalar que la falta del consentimiento, sin daño físico, se debe examinar como infracción a la responsabilidad deontológica[1311]. En idéntico sentido, HURTADO DÍAZ-GUERRA, expresa que, la responsabilidad tiene como finalidad reparar el daño y no castigar la conducta inadecuada del médico, por lo que se debe acudir a la responsabilidad disciplinaria[1312]. De este modo sólo cabría una sanción disciplinaria frente a infracción de consentimiento médico. Agrega, MATE SATUÉ que en el ordenamiento jurídico español la vulneración de derechos

---

1308 Andrea MACÍA MORILLO, *La responsabilidad médica por los diagnósticos preconceptivos y prenatales (las llamadas acciones de wrongful birth y wrongful life)*, Tirant lo blanch, Valencia, 2005, págs. 368-376.

1309 Julio César GALÁN CORTÉS, *Responsabilidad civil médica*, *op. cit.*, pág. 850.

1310 Noelia MARTÍNEZ DOALLO, «El consentimiento informado del paciente en los Estados Unidos de América. Génesis, Evolución, Fundamentos y Breve comparación crítica con el modelo español», *op.cit*, pág. 76.

1311 Esther MONTERROSO CASADO, *La cuantificación del daño por la falta del consentimiento informado: La determinación y la reparación del daño*, ponencia presentada al «Premio Magistrado Ruiz Vadillo», 2005, pág. 4. Accesible en: https://www.asociacionabogados-rcs.org/doctrina/Esther%20Moterroso.pdf.

1312 María Isabel HURTADO DÍAZ-GUERRA, *El daño moral en la responsabilidad patrimonial sanitaria*, Tirant lo Blanch, Valencia, 2018, pág. 341.

fundamentales y el reconocimiento del daño moral no se da de manera automática, por lo que para indemnizar los daños morales cuando se vulnere un derecho fundamental (como en este caso el consentimiento informado adscrito al derecho fundamental de la integridad personal), por parte de los particulares, debe existir *«una norma de Derecho público (penal o sancionadora administrativa), o de Derecho privado que repruebe esta conducta- y se genere en la víctima un perjuicio en su esfera extrapatrimonial»*[1313].

A mi juicio, hay argumentos suficientes para señalar que el quebranto del consentimiento sanitario vulnera la integridad personal como un derecho personalísimo vinculado con su dignidad, porque se priva al paciente de la posibilidad de conocer los riesgos y posibles secuelas del procedimiento médico al que se somete y pueda tomar una decisión informada. De este modo, la carencia del consentimiento informado genera un daño autónomo, que no puede quedar condicionado a que se produzca un daño corporal, ya que son dos derechos que si bien están relacionados y protegidos por el ordenamiento jurídico, corresponden a bienes jurídicos diferentes, habida cuenta que por un lado está la voluntad decisoria del paciente y por el otro la salud. Lo que conlleva a concluir que cabe resarcir el daño moral por lesionar el derecho a la autodeterminación y dignidad, así la actuación médica se realice con absoluta corrección técnica, por cuanto el médico ha infringido el deber de informar al paciente y obtener su consentimiento previo que es una obligación de la *lex artis*[1314].

Adicionalmente, comparto el criterio de XIOL RÍOS teniendo en cuenta que en los casos de procedimientos graves que generan riesgos y secuelas sin la información y el consentimiento debido, se genera un daño moral grave porque la lesión de la autonomía de la voluntad comporta al menos tres consecuencias: la primera de ellas la posibilidad de rechazar el tratamiento ejecutado, como segunda la eventualidad de adoptar decisiones de prevención para afrontar situaciones derivadas de las secuelas cristalizadas y, como tercera, la posibilidad de adoptar tratamientos alternativos, realizar nuevas consultas, optar por otros médicos, retrasar la intervención o incluso someterse a ella en circunstancias distintas de las inicialmente consideradas[1315].

1313 Loreto Carmen MATE SATUÉ, «La delimitación del concepto de daño moral: un estudio de la cuestión en el ordenamiento jurídico Español», *op. cit.*, pág. 307.

1314 GONZÁLEZ MORÁN en esta misma línea señala que: *«la omisión de la información y del consentimiento en sí mismos son un daño que el paciente no tiene el deber jurídico de soportar, porque, forman parte de las actuaciones exigidas por la lex artis»*. Luis GONZÁLEZ MORÁN, «La falta de información y consentimiento informado ¿genera indemnización?», en *Los avances del Derecho ante los avances de la Medicina*, edit. Thomson-Aranzadi, Navarra, 2008, pág. 668.

1315 Juan Antonio XIOL RÍOS, «Derecho sanitario en la jurisprudencia de la Sala Primera del Tribunal Supremo», *ponencia presentada en el XIX Congreso Nacional de Derecho*, Madrid, 2012, pág. 22. Accesible en: http://www.aeds.org/XIXCongreso/docs/Juan%20Antonio%20Xiol%20Rios.pdf

Además, considero que reducir la infracción del consentimiento médico a un proceso disciplinario conllevaría a desconocer su naturaleza jurídica y esencial que va atada a los bienes personales del individuo.

En contraste con la línea expuesta, otra tendencia jurisprudencial del Tribunal Supremo establece que, para declarar la responsabilidad médica por la carencia del consentimiento informado, se requiere que el paciente haya sufrido, como consecuencia de la intervención médica, la materialización de un riesgo que no se le informó. Para este criterio resulta evidente que la ausencia del consentimiento no es indemnizable, si no concurre el daño físico ocasionado. De esta manera, la omisión del consentimiento informado constituye un daño indemnizable, solo cuando del acto médico no consentido se deriva un resultado negativo, que debía haber sido informado de manera previa.

Se inicia el análisis de la segunda línea jurisprudencial, ya enunciada, con la sentencia del Tribunal Supremo, de 27 de septiembre de 2001, (RJ 1996/1859) en la cual se resalta que la insuficiencia de la información es irrelevante y difícilmente, cabe sostener la existencia de daño alguno, cuando el resultado de la intervención médica es de significativa mejoría del estado de salud del paciente[1316]. Así, cuando la intervención es satisfactoria y realizada con la técnica correcta, no es posible admitir que exista una relación de causalidad entre la falta del consentimiento informado y el resultado de dicha intervención. De ahí que, por no existir una lesión física, aunque el consentimiento informado se hubiera practicado de forma irregular, no hay responsabilidad por daño moral. Posteriormente, la sentencia del Tribunal Supremo, Sala de lo Contencioso Administrativo para unificación de doctrina de 26 de marzo del año 2002 (RJ 2001/890) afirma que: *«para que exista responsabilidad es imprescindible que del acto médico se derive un daño antijurídico»*. Explica esta resolución que, independientemente de que se haya informado correctamente o no al paciente, al no haberse acreditado ni siquiera la existencia de una lesión, que sea consecuencia de la intervención quirúrgica practicada, no puede imputarse la producción del resultado dañoso a la omisión de consentimiento informado; por lo tanto, cuando no se acredita la causalidad, no puede constituir la carencia del consentimiento, como un hipotético daño producido. Esta sentencia conduce necesariamente a descartar la declaración de responsabilidad médica y, por lo tanto, no es constitutiva de indemnización, ya que como lo establece la misma providencia se requiere la producción de una lesión física. Es también interesante la sentencia de la Audiencia Nacional de 3 de diciembre de 2003 (RJ 2003/444), la cual argumenta que: *«aun cuando la falta de consentimiento informado constituye una mala praxis ad hoc, no puede per se dar lugar a responsabilidad si del*

1316 En el mismo sentido las SSTS (Sala de lo Civil) 30.6.2009 (RJ 2009/478) y (Sala de lo Civil) 10.5.2006 (RJ 1999/3476).

acto médico no se deriva daño alguno»[1317]. En este fallo, aunque admite que la carencia del consentimiento médico se configura en una mala praxis, el solo quebrantamiento de la voluntad del paciente, no genera responsabilidad. Criterio que se confirma en posteriores resoluciones en similares términos:

«aun cuando la falta de consentimiento informado constituye una mala praxis ad hoc, no lo es menos que tal mala praxis no puede per se dar lugar a responsabilidad si del acto médico no se deriva daño alguno para el reclamante»[1318].

En esta postura, se reitera en el fallo del Tribunal Supremo de 4 de abril de 2006, de la Sala de lo Contencioso Administrativo (RJ 2002/3409), donde se señala que, para que se indemnice la violación de la autonomía del paciente, debe darse un daño físico que pueda vincularse al acto médico, por lo que, la falta de información que consta en el expediente, no tuvo que ver con el daño ocasionado, sino corresponde a la evolución natural de la enfermedad.

Igualmente, a partir del año 2007 con la sentencia de 10 de octubre, la sala contenciosa administrativa del Tribunal Supremo (RJ 2003/1106) con mayor contundencia establece que la ausencia de un resultado lesivo, impide que pueda apreciarse una infracción de la *lex artis* por deficiencia del consentimiento médico y aborda el asunto de la siguiente manera:

«el defecto del consentimiento informado ha de considerarse como incumplimiento de la lex artis revelando una manifestación de funcionamiento anormal del servicio público, siempre que se haya ocasionado un resultado lesivo». En el mismo año confirma la misma sala que: «la falta de consentimiento informado no puede per se dar lugar a responsabilidad patrimonial si del acto médico no se deriva daño alguno para el recurrente»[1319].

En igual sentido, declara el Tribunal Supremo que se desestima la alegación de la falta de consentimiento, cuando no existe un daño vinculado a su omisión[1320] Es decir, a pesar de que la carencia de la información se constituya un incumplimiento de la *lex artis,* cuando no hay una secuela física que se materialice, no puede haber responsabilidad por vulneración de la voluntad del paciente.

1317 En la misma línea, la STS (Sala de lo Contencioso Administrativo) 20.4.2005 (RJ 2001/3831) determina que *«la inexistencia de tal consentimiento, constituye de por sí una mala praxis ad hoc, que no puede por sí misma dar lugar a la responsabilidad patrimonial si del acto médico no se deriva daño alguno para el recurrente».*

1318 STSS (Audiencia Nacional, Sala de lo Contencioso Administrativo) 3.12.2003 (RJ 2003/444) y TS (Sala de lo Contencioso Administrativo) 14.12.2005 (RJ 2005/91).

1319 STS (Sala de lo Contencioso Administrativo) 23.2.2007 (RJ 2002/3551).

1320 STS (Sala de lo Contencioso Civil) 14.5.2008 (RJ 2001/747), En el mismo sentido, las SSTS (Sala de lo Contencioso Administrativo) 23.2.2007 (RJ 2002/3551) y STS (Sala de lo Contencioso Administrativo) 22.6.2010 (RJ 2006/728).

De lo recogido en este conjunto de sentencias, aunque se reconoce que la omisión del consentimiento es un incumplimiento de la *lex artis* o constituye una mala praxis ad hoc, no puede *«per se»* dar lugar a responsabilidad cuando del acto médico no se derivan daños físicos. Debido a que, si bien existe una vulneración a la libertad de decisión del paciente y su derecho de autonomía, en principio indemnizable, el hecho de que dicha información ni siquiera se materialice en un daño determinado, ya sea porque el resultado ha sido favorable para la salud del paciente, o porque no existe lesión alguna del actuar médico, no se considera como satisfactorio, o no se deriva ninguna lesión física, debe soportar el ser privado de su autonomía decisoria. Además, esta postura deja de lado el fundamento de la sentencia del Tribunal Constitucional ya analizada, de 28 de marzo de 2011, que es la que mayor trascendencia ha tenido para la actual jurisprudencia, debido a que el consentimiento informado, es inherente al derecho fundamental a la integridad personal; y desde esta premisa, la infracción del consentimiento puede causar un daño moral al vulnerar la autonomía del paciente.

Considero, que, aunque en el paciente no se materialice un riesgo no informado, el simple hecho de que el profesional haya obrado en su organismo sin recabar su consentimiento, da lugar a un daño autónomo e independiente, que debe ser indemnizado, ya que la autonomía decisoria, es un bien o interés personal de protección constitucional y, si bien está relacionado con la salud, son derechos diferentes.

Al respecto, señala DOMÍNGUEZ LUELMO que una reclamación que se base en la omisión del deber de informar al paciente y que no se indemnice porque la actuación del médico fue correcta *«debe ponerse en entredicho»*[1321]. De este modo, cuando el Tribunal Supremo tiene como criterio que la indemnización de la vulneración al consentimiento informado es imprescindible que del acto médico se derive un daño corporal no informado, al paciente, olvida considerar que el consentimiento es un derecho personalísimo protegido por el ordenamiento jurídico y entiende que, si el paciente tuvo un resultado satisfactorio, no hay responsabilidad médica.

En mi opinión, bajo esta posición se produce un retroceso en materia de derechos del paciente, retornando a la situación donde primaba el paternalismo frente a la autonomía personal, porque no se tiene en cuenta el derecho del paciente a elegir o rehusar el acto médico, sino lo que prevalece para declarar la responsabilidad, es el resultado lesivo del acto médico desconociendo uno de los bienes más personales del paciente, como su dignidad humana.

Se aprecia que, hasta aquí se mencionan los polos opuestos que configuran el daño en los casos de ausencia de consentimiento y posibilitan la indemnización[1322]. Las posturas del Tribunal Supremo se evidencian a través

---

1321 Andrés DOMÍNGUEZ LUELMO, *Derecho sanitario y responsabilidad médica: comentarios a la Ley 41/2002, de 14 de noviembre, sobre derechos del paciente, información y documentación clínica* (2 ED.), *op. cit.*, pág. 312.

1322 SARDINERO GARCÍA, establece diferentes formas de reparar el daño ante la carencia de infor-

de ese recorrido jurisprudencial llegando a concluir que no existe una línea jurisprudencial uniforme, respecto al daño o cuantificación del daño por la infracción del C.I., es una cuestión que genera controversia, lo que evidencia la complejidad de esta temática. De una parte, se ha establecido que la falta del consentimiento médico constituye, en sí mismo, un daño moral grave por quebrantamiento de la autonomía decisoria del paciente, distinto y ajeno al daño corporal derivado de la intervención médica y, por lo tanto, indemnizable. Aunque es el criterio de algunas sentencias del Tribunal Supremo, es el que considero más acertado para declarar la responsabilidad por vulneración de la autonomía y la dignidad humana, por lo que la esfera indemnizatoria debe comprender el daño moral.

De otra parte, también los órganos judiciales han establecido de manera mayoritaria, que para que el paciente reciba la indemnización por infracción al consentimiento, se exige la materialización del riesgo, como ya se dijo; frente a este último criterio considero que, debido a la trascendencia del consentimiento médico, por ser un derecho personalísimo, el bien vulnerado es la autodeterminación y no se requiere la cristalización del riesgo no advertido, en el que se afecta la salud para ser objeto de indemnización. Finalmente, es posible decir que, cuando se establece que la falta de información se considera como mera infracción administrativa, olvida la naturaleza misma del consentimiento informado, al estar adscrito al derecho fundamental a la integridad personal.

7.3. La configuración del daño causado por infracción de normas sobre consentimiento informado en la jurisprudencia colombiana

En el sistema colombiano tampoco hay unidad de criterios en las jurisdicciones ordinaria y contenciosa para indemnizar el daño cuando existe infracción del consentimiento médico. De un lado, el Consejo de Estado de Colombia[1323] considera que el incumplimiento del deber de informar al paciente

---

mación, entre ellas: «*improcedencia de responsabilidad por infracción del deber de informar, si no concurre con daños físicos o materiales derivados del tratamiento; procedencia de la responsabilidad por infracción del deber de informar, por daños morales, aunque no concurra con daños físicos; procedencia de la responsabilidad por inadecuada información únicamente si hay resultado lesivo y, además, es derivado de mala praxis; improcedencia de responsabilidad civil por infracción del deber de informar, como daño moral autónomo, aunque se aprecie mala praxis en el tratamiento médico; procedencia de responsabilidad por inadecuada información, por generar un daño moral autónomo que no depende de que el acto médico en sí mismo considerado, se acomodó o no a la praxis médica; procedencia de la responsabilidad por inadecuada información por aplicación de la teoría de la pérdida de oportunidad; moderación de la indemnización por falta de información en el supuesto que no exista mala praxis en el desarrollo del tratamiento y si no hay consentimiento, el profesional de la medicina debe responder de todas las consecuencias derivadas de la intervención, con independencia de que el tratamiento se aplique con corrección*». Carlos SARDINERO GARCÍA, *Responsabilidad administrativa, civil y penal por falta de información en el ámbito clínico. Criterios indemnizatorios*, págs. 128-130.

1323 La responsabilidad del Estado por la prestación del servicio médico asistencial, por regla

los riesgos inherentes a un procedimiento, para que decida si se somete a este o no constituye una falla en la prestación del servicio. En los eventos en los que el Tribunal de cierre de la jurisdicción de lo contencioso administrativo, considera demostrado el incumplimiento del deber de informar por no existir prueba de otorgamiento previo por el paciente del consentimiento informado, y no ha encontrado prueba de que el daño sea el producto de un error médico, ha condenado el pago del perjuicio moral. (Precedente que se explica por la Corte Constitucional en sentencia T-018/2023, de 7 de febrero de 2023). Aunque no hay uniformidad de criterios para su indemnización, debido a que en providencia del 22 de junio de 2017, explicó el Consejo de Estado que los perjuicios en estos casos no podían tasarse de acuerdo con las sentencias de unificación de perjuicios inmateriales, y deben ser determinados mediante el arbitrio judicial.

Mientras que la Corte Suprema de Justicia de Colombia actualmente establece la posibilidad de ligar causalmente un específico resultado dañino con la ausencia de consentimiento informado, en tanto sea la manifestación de un riesgo previsible que no fue comunicado al paciente.

En razón a estos criterios, se presentan de manera seguida, las líneas jurisprudenciales correspondientes a la jurisdicción ordinaria, sala civil y a la contencioso administrativa.

Así, el Consejo de Estado de Colombia, en el año 1993 estudia un caso en que durante una cesárea se practica a la vez una *«tubectomia»* (ligadura de las trompas de Falopio) sin el consentimiento de la paciente[1324]. Este tribunal dio como pauta jurisprudencial que cuando es posible aplazar la intervención médica, sin consecuencias graves, se impone obtener el consentimiento expreso del paciente y condena por perjuicio fisiológico la suma de 2.000 gramos oro ya que es un procedimiento irreversible que no le permite tener más hijos y como daño moral 1.000 gramos a la víctima directa y para el cónyuge, mientras que para el hijo otorga 500 gramos (Consejo de Estado de Colombia, Sección Tercera, 9 de julio de 1993 (Sentencia 7795/1993))[1325].

---

general, es de naturaleza subjetiva.

1324 Un caso similar de actuación médica arbitraria lo analiza la profesora ALONSO PÉREZ, en el cual determina que, aunque una situación de urgencia debe legitimar cualquier actuación que evite el inminente peligro para la vida del paciente, el caso concreto no es relativo a una situación de urgencia por lo que se debía solicitar el consentimiento para practicar esta cirugía. *Vid.* María Teresa ALONSO PÉREZ, «Responsabilidad civil derivada de una actuación médica arbitraria en el seno de una relación trilateral (a propósito de la Sentencia de la Sala de lo Civil del Tribunal Supremo de 24 de mayo de 1995)», *op. cit.,* pág .934.

1325 En igual sentido la sentencia del Consejo de Estado de Colombia, Sección Tercera, 13.12.2004 (Sentencia 14722/2004) cuando expresó que: *«la cirugía consistente de la ligadura de la trompa de Falopio se realizó sin su consentimiento, privándole de decidir si era de su interés o no someterse a esta cirugía. Tampoco se evidenciaba que esta intervención quirúrgica fuese necesaria para salvar la vida de la paciente, o para recuperar su salud, por lo que los facultativos debieron obtener su consentimiento para practicar esa cirugía previa*

Posteriormente, la Sección Tercera de Consejo de Estado de Colombia en sentencia de 15 de noviembre, expediente 10301/1995 consideró que, al no obtener el consentimiento informado del paciente, se compromete la responsabilidad del centro asistencial, así la intervención médica se hubiere efectuado en forma adecuada. En sentido similar, el Consejo de Estado de Colombia con sentencia de 29 de enero de 1998 de radicado 10807/1998, decidió un caso donde señaló que el facultativo desbordó el consentimiento dado para un fin concreto porque el paciente consintió ser operado de una hernia en el lado izquierdo y el médico operó el lado contrario, lo que llevó a la condena solo por el daño moral, por valor de 250 gramos oro. Como resultado de este planteamiento, en 1999 el Consejo de Estado de Colombia se pronunció acerca de un caso en el que los padres de un menor firman un formato para exonerar a la entidad demandada, pero la sala deja sin efecto el formato, por carecer de la información y aceptación del procedimiento propio del consentimiento médico en estos términos:

«dicho documento no reúne las características del consentimiento informado pues no sólo no contiene una aceptación por parte de los representantes legales de la paciente del procedimiento terapéutico específico que se le va a practicar sino que también carece de información sobre las consecuencias, secuelas o riesgos del mismo».

Por lo que se condena a 1.000 gramos oro por perjuicio moral y por concepto de perjuicio fisiológico el equivalente a 4.000 gramos oro (Consejo de Estado de Colombia, Sección Tercera, 3 de mayo de 1999, (Sentencia 11169/1999)).

Este criterio se mantiene en el 2002, al resolver un caso donde al paciente no se advirtió de los peligros de la cirugía y padeció parálisis del lado derecho de su cara y como secuela presentó dificultad para hablar. En este fallo, aunque se demostró la diligencia y cuidado en la intervención técnica, se evidenció la falta de información debida al paciente. Al respecto, afirma el Consejo de Estado de Colombia, en sentencia de 24 de enero 2002, con radicado 12706/2002 que:

«en los actos posteriores de ejecución cuando se requiere una intervención quirúrgica ampliatoria, no vale el consentimiento dado para la primera intervención, lo que resulta claro es que necesita una nueva declaración legitimante del paciente».

Y, condena por daño moral para la víctima directa 28.85 salarios mínimos mensuales vigentes y 14.42 salarios mínimos mensuales vigentes para la cón-

---

ilustración de las consecuencias que se derivarán con la realización de este procedimiento quirúrgico». Del mismo modo, la Sentencia del Consejo de Estado de Colombia, 28.4.2011 (Sentencia 20027/2011) se pronunció declarando la responsabilidad en el caso de una señora a la cual le practicaron un legrado que implicó la perforación de las trompas de falopio, por lo que le fueron extraídas sin su consentimiento.

yuge y cada uno de los hijos. Adicionalmente, en este fallo se condena por daño a la vida de relación y perjuicios materiales. Se recuerda que como se advirtió, a partir del año 2001, el daño moral en la jurisdicción contenciosa cambia de gramos oro a salarios mínimos mensuales legales vigentes o SMLMV.

La misma sección del Consejo de Estado de Colombia expresa en sentencia de 3 de mayo de 2007, con radicado 16098/2007, que en el campo médico se parte del supuesto del desconocimiento del paciente en la materia, por lo que:

«el consentimiento informado puede ser acreditado por diversos medios de prueba, no solo mediante un documento que contenga la voluntad expresa del paciente y se considera que en el caso materia de análisis no se otorgó el consentimiento por parte de la actora».

Además, en el caso analizado no se presenta ninguna circunstancia de urgencia que excusara la prestación del consentimiento, por lo que se condena el perjuicio moral y daño a la vida de relación, con la suma de a doscientos cincuenta 250 salarios mínimos legales mensuales. Esta cuestión se plantea nuevamente en el año 2008, por la sección tercera del Consejo de Estado de Colombia, en sentencia de 23 de mayo con radicado 16095/2008, cuando una paciente, fue intervenida para reemplazar la cadera, sin advertirle que podría resultar inválida, riesgo que en efecto se materializó. En esta providencia considera la sala que hay lugar a indemnizar el perjuicio moral causado a los demandantes en tanto que se acreditó en el expediente, que la omisión del consentimiento al no haber informado los riesgos previsibles del acto médico.

En el mismo sentido, en sentencia de octubre 15 del mismo año, con fallo radicado 16350/2008, el Consejo de Estado de Colombia resolvió otro caso donde un niño que cayó de un tercer piso y se fracturó el brazo. Los médicos intervinieron de inmediato sin el consentimiento de los padres y lo anestesiaron, sin darse cuenta de un trauma craneoencefálico que padecía el menor, que le dejó en estado vegetal durante dos meses y posteriormente le causó la muerte. Se condena así, la responsabilidad médica debido a que el documento presentado como consentimiento no advierte sobre las particularidades del procedimiento clínico, los riesgos, y las posibles secuelas que podrían sobrevenir. Por ello, el órgano judicial condena como daño moral 160 salarios mínimos mensuales vigentes a cada uno de los padres, mientras que para la abuela y cada uno de los hermanos del menor 80 salarios mínimos mensuales vigentes (esta sentencia sobrepasa el tope indemnizatorio de 100 s.m.m.v para los padres). También en esta providencia se condena al pago del 45 % del daño emergente por gastos clínicos. En el año 2012, el Consejo de Estado de Colombia, en sentencia de 22 de agosto de 2012 con radicado 26025/2012, resolvió el caso de un paciente a quién le fue amputada una pierna por encima de la rodilla cuando había autorizado la amputación a la altura del antepie. El fundamento de la responsabilidad para condenar el daño moral, se basa en que no se encuentra probado que el paciente haya autorizado la cirugía y, tampoco, que se hubiese informado claramente acerca de dicha intervención, a pesar de que el procedimiento fue técnicamente correcto. Un año después, la Sección Tercera del Consejo de Estado de Colombia resolvió un caso en el que un paciente fue sometido a varias intervenciones por sufrir de colitis ulcerativa, resultando con perforación de la vejiga y disfunción eréctil, en el caso de autos, aunque se había firmado un consentimiento médico, no se habían advertido de todos los riesgos de los procedimientos médicos que, en efecto, se materializaron. La sentencia se apoya en pronunciamientos anteriores resaltando que:

«este deber de indemnización, se reitera, hay que predicarlo de todos los casos en los que la autonomía humana es desconocida, ya sea por la simple y llana ausencia de autorización del paciente o por la sustitución del auténtico consentimiento informado por una mera formalidad»;

Por lo que condena por daño moral, a la víctima directa la suma equivalente a 100 SMLMV, al cónyuge la suma de 50 SMLMV y para cada hijo la suma de 35 SMLMV[1326]. Adicionalmente, se condena el daño a la salud y los perjuicios materiales. (Consejo de Estado de Colombia, Sección Tercera, 12 de diciembre de 2013 (Sentencia 24493/2013))[1327]. A continuación, un fallo de la misma sala, en el año 2014, resuelve un caso donde el paciente tenía cáncer de piel en un lunar localizado debajo del ojo derecho. Fue intervenido quirúrgicamente dejando como secuela la caída del párpado inferior. Como consecuencia, se realizó otra cirugía reconstructiva sin lograr la recuperación del párpado. Las intervenciones quirúrgicas se realizaron sin brindar la información sobre riesgos y secuelas inherentes al riesgo. Señala la sala que:

«se compensa por daño moral no es el daño corporal consistente en las secuelas físicas del paciente, ni el daño a la salud, sino aquel sufrimiento padecido por él, al haber sido privado de conocer las consecuencias de la intervención realizada

---

1326 En salvamento de voto, el magistrado Ramiro Pazos Guerrero, determina la necesidad de diferenciar la ausencia del consentimiento de los casos en el que el paciente otorga el consentimiento pero no se le informa de los riesgos lo que conlleva diferente condena de perjuicios: «La ausencia de consentimiento informado podría consistir, por un lado, en que se lleve a cabo un tratamiento o procedimiento quirúrgico sin la autorización del paciente, en cuyo caso el galeno y, la entidad prestadora del servicio, asumen todos los riesgos inherentes al mismo y comprometen su responsabilidad en la medida en que se materialicen, por lo que se deberá indemnizar los daños materiales e inmateriales que se causen, al haber privado al enfermo de la oportunidad de explorar alternativas médicas, con posibilidades y resultados más satisfactorios, frente a su condición clínica y, por otro lado, los eventos en los cuales sí hay un consentimiento respecto de los tratamientos o procedimientos médicos a realizar, pero el paciente no es informado de los riesgos que pueden derivarse de los mismos lo que se causa es un daño moral que se genera al no haber podido decidir libremente si aceptaba o no tales riesgos, por lo que en el caso concreto debió indemnizarse el daño moral por él padecido».(Consejo de Estado de Colombia, Sección Tercera, 12 de diciembre de 2013 (Sentencia 24493/2013)).

1327 En el mismo sentido, la Sentencia del Consejo de Estado de Colombia (Sección Tercera) 6.3.2013 (Sentencia 25715/2013).

para poder decidir informadamente acerca de si se sometía o no a la cirugía, lo cual constituyó una vulneración a su intimidad y a su dignidad como ser humano, capaz de autodeterminarse y de decidir en coherencia con su proyecto de vida, si quería o no que se adelantara el aludido procedimiento irreversible»;

Por lo que se declara la responsabilidad solo por el daño moral padecido por el actor en un monto de 20 salarios mínimos mensuales legales vigentes y 10 salarios mínimos mensuales legales vigentes a favor de los demás demandantes (Consejo de Estado de Colombia, Sección Tercera, 27 de marzo de 2014 (Sentencia 26660/2014)). En la misma línea, el Consejo de Estado de Colombia en sentencia de 30 de noviembre de 2017 con radicado 43378/2017, expresa que:

«aunque, el organismo del paciente no sufra daño alguno, el simple hecho de que el médico haya obrado en su organismo, sin su autorización, da lugar a un daño extrapatrimonial autónomo e independiente, que debe ser indemnizado».

El fallo enfatiza algunos aspectos importantes a evaluar y diferenciar en el consentimiento informado,

«de un lado las lesiones o secuelas son consecuencia del procedimiento no consentido dan posibilidad de daño moral, y, de otra parte, cuando las consecuencias adversas se originan en patologías previamente padecidas por el paciente no se condena el perjuicio moral».

En el mismo año se examina un caso donde una paciente se somete a una cirugía para la extracción de un tumor, durante el procedimiento se presentó una complicación, de manera posterior una embolia cerebral, y finalmente la paraplejia como secuela irreversible. La sala observa que:

«la demandante fue informada del procedimiento de manera general, sin que haya quedado demostrado en la historia clínica que hubiera consentido los riesgos concretos de la cirugía a la que se sometería, porque la única anotación al respecto sólo señala que a esta se le informó sobre la intervención, por lo que no podría tomarse esto como un consentimiento informado»;

Por lo que condena por daño moral la suma de 25 SMLMV para la víctima directa, cónyuge e hijos y para cada uno de los 8 hermanos la suma de 12,5 SMLMV. También, se indemniza el lucro cesante como perjuicio material (Consejo de Estado de Colombia, Sección Tercera, 22 de junio de 2017 (Sentencia 33874/2017)).

En el mismo sentido, la sentencia de 26 de abril con radicado 41390/2018, estudia un caso muy controversial, que corresponde a una niña de dos meses que fue llevada para que le aplicaran la vacuna contra la poliomielitis, a los pocos días su estado de salud se complica. Se le diagnostica *«infección de polio posvacunal»*, causada por la aplicación de la vacuna. En expediente no obra prueba del consentimiento informado de la madre de la menor y se indemniza como daño moral, equivalente 100 SMLMV, por daño a la salud la suma de 200 SMLMV y finalmente, se reconoce el lucro cesante de la menor a partir que cumpla la mayoría de edad. La sentencia más reciente del Consejo de Estado de Colombia, corresponde al 03 de abril de 2020, con radicado 19001-23-31-000-2005-00998-01, y se relaciona con una cirugía practicada a un niño, que se realizó de manera correcta, pero queda con pérdida de visión, la historia clínica revela omisiones respecto del consentimiento médico. Se condena para la menor y para los padres como daño moral la suma equivalente a 10 SMLMV, para la hermana 5 SMLMV, del mismo modo, se indemniza el daño a la salud por falta de agudeza visual, así como el lucro cesante, ya que según el caudal probatorio la pérdida de capacidad laboral del menor es superior al 50 %[1328].

La tesis aquí expuesta, se ha visto confirmada en la sentencia del Tribunal Administrativo de Boyacá en segunda instancia, de fecha 25 de septiembre de 2019, providencia aclarada el 27 de noviembre del mismo año, expediente 15001-33-33-004-2014-00093-91 que concedió de oficio, por la falta de consentimiento informado a una paciente que fallece en el procedimiento médico, la suma de 100 salario mínimos mensuales vigentes y lo otorga, de manera excepcional y complementaria, dentro de la tipología de medida no pecuniaria por vulneración a los bienes constitucionalmente y convencionalmente protegidos. Esta sentencia es un antecedente para el ordenamiento jurídico colombiano, ya que su decisión se fundamenta en que la falla del servicio consistió en la falta de consentimiento informado antes de efectuar un procedimiento, el cual genera un daño autónomo que no se puede confundir con el resultado concreto de una intervención o el deceso de la paciente y por lo tanto, se indemniza el perjuicio, porque el consentimiento informado es un derecho personal y directo que recae en quien le fue practicado el procedimiento.

De las sentencias estudiadas en la jurisdicción contenciosa se establece como una regla jurisprudencial que, en los casos de infracción del consentimiento médico, el daño no lo constituye la materialización de los riesgos no consentidos, *«sino el dolor moral causado por el desconocimiento de su derecho a decidir de manera autónoma lo que considera mejor para su vida»*[1329]. De donde se desprenden las siguientes subreglas: cuando el procedimiento se realiza de manera correcta, pero con falencias en el consentimiento del paciente, el daño atribuible por lesionar el derecho a la autodeterminación, es el moral. Asimismo, no existe responsabilidad cuando las consecuencias adversas en la salud del paciente se originan en la patología previamente padecida por el paciente y no de la intervención no consentida y solo podría declararse la responsabilidad si se prueba que se adelantó un resultado fatal,

---

1328 Consejo de Estado de Colombia, Sección Tercera, 3.4.2020 (Sentencia 19001-23-31-000-2005-00998-01).

1329 Consejo de Estado de Colombia, Sección Tercera, 23.4.2008 (Sentencia 15737/2008).

en cuyo caso se indemniza tanto el perjuicio moral, como el patrimonial. De otra parte, cuando la falta de consentimiento médico se acompaña de una falla médica se atribuye la responsabilidad por el daño derivado de dicha falla y, además, se indemniza el perjuicio moral derivado de la falta de consentimiento informado.

Se aprecia que, la sentencia del Tribunal Administrativo de Boyacá no puede considerarse como precedente jurisprudencial, ni corresponde a una sentencia unificadora del Consejo de Estado, pero su decisión confirma la posición asumida en este trabajo, en cuanto la salud y la autonomía del paciente son dos derechos que si bien están relacionados y protegidos por el ordenamiento jurídico corresponden a bienes jurídicos diferentes, por lo que la falta del consentimiento informado vulnera un derecho de orden constitucional. Adicionalmente, la sentencia ordena de oficio la indemnización que no fue solicitada por el demandante, al indemnizarse como una medida de reparación excepcional y complementaria a la *«medida de reparación no pecuniaria por la vulneración a los bienes constitucional o convencionalmente protegidos»* planteada en la sentencia de unificación del Consejo de Estado, de 28 de agosto de 2014.

En cuanto a la sala de casación civil, de la Corte Suprema de Justicia de Colombia, a diferencia del Consejo de Estado, no se encuentran sentencias que indemnicen la vulneración a la autodeterminación del paciente como un daño autónomo, por irregularidades en el consentimiento informado.

En la línea jurisprudencial de la Corte Suprema de Justicia se distinguen varios grupos de sentencias: en el primero, se enuncian el pronunciamiento que establece la indemnización por infracción al consentimiento unida a un riesgo materializado no informado, con independencia de que la actuación médica se efectuara de manera correcta; en el segundo y en tercer grupo no se estima el recurso de casación por considerar que el consentimiento informado cumple los requisitos exigidos o no existe nexo causal entre el daño y la negligencia médica, pero es importante mencionarlas porque estudian el tema y dan sus aportaciones al instituto jurídico; en cuanto al cuarto grupo, se exige el cumplimiento de dos requisitos concurrentes: el primero que el daño no se hubiera producido si no se hubiera realizado el acto médico no consentido y, que se debe materializar un riesgo previsible y, finalmente, una sentencia que determina que el daño causado por quebrantar el consentimiento médico no tiene el carácter de indemnizable, cuando se materializa un riesgo que es propio, natural o inherente al procedimiento ofrecido, que no fue informado.

En el primer grupo de sentencias se encuentra la sentencia de 17 de noviembre de 2011, con radicado 11001-3103-018-1999-00533-01 considerada un hito jurisprudencial por su importancia, y porque es mencionada de manera reiterativa en posteriores sentencias. Se examina un caso donde el paciente es intervenido y posteriormente fallece. Los demandantes alegan el quebranto de la relación médica al incumplirse el deber legal de informar y obtener el consentimiento para someterse al tratamiento terapéutico. En el fallo precisa la Corte Suprema de Justicia de Colombia que cuando se omite el consentimiento se quebrantan derechos fundamentales por lo se deben indemnizar los daños patrimoniales y extrapatrimoniales que se causen. De donde:

«la omisión de la obligación de informar y obtener el consentimiento informado, hace responsable al médico, no sólo del quebranto a los derechos fundamentales del libre desarrollo de la personalidad, dignidad y libertad, sino de los daños patrimoniales y extrapatrimoniales causados a la persona en su vida, salud e integridad sicofísica a consecuencia del tratamiento o intervención no autorizada ni consentida»;

Por lo que concede la suma de 53 millones de pesos como daño moral para cada uno de los reclamantes, además de los daños materiales ocasionados. La importancia de esta providencia es que es una de las pocas sentencias que declaran la responsabilidad médica frente a la omisión del consentimiento cuando se materializa un riesgo no informado. Adicionalmente la precitada providencia establece en el argumento de la Corte Suprema, que:

«la medular trascendencia del consentimiento informado, obligación legal del profesional de la salud, cuya omisión no sólo vulnera los derechos fundamentales del libre desarrollo de la personalidad, dignidad humana, igualdad y libertad, sino la relación jurídica médico-paciente».

Continua su análisis la Corte Suprema y describe tres tendencias en torno a la vulneración de los derechos para disponer de su propio cuerpo, en los casos de un consentimiento inadecuado. De un lado se limita la reparación al daño moral, porque el daño causado a la vida o salud de la persona es diferente y carece de relación causal con el incumplimiento de la obligación. Otra tendencia limita la responsabilidad a los riesgos típicos y permite la exoneración del médico con la demostración que, a pesar del cumplimiento de la prestación de informar y obtener el consentimiento informado, el daño se habría generado de igual manera y finalmente, algún criterio, extiende la responsabilidad a los riesgos imprevistos, todos los cuales, asume el médico.

Se recogen también en el segundo grupo, algunos pronunciamientos de la Corte Suprema de Justicia que desestiman el recurso de casación por considerar que hay eficacia probatoria en el otorgamiento del consentimiento médico. A manera de ejemplo se mencionan, la sentencia de 19 de diciembre de 2005 de radicado SC-385/2005, donde una paciente se somete a un tratamiento encaminado a reducir la acumulación de grasa en su abdomen y el tamaño de sus senos y se materializan algunas secuelas no informadas. La sala reconoce que la falta de consentimiento informado vulnera la libertad de elección del paciente en estos términos:

«adviértase la importancia del consentimiento informado, como obligación legal del profesional de la salud, cuya omisión vulnera los derechos fundamentales del libre desarrollo de la personalidad, dignidad humana, igualdad y libertad».

Adicionalmente expresa el fallo que, la obtención del consentimiento para la práctica de un acto médico se exige que el paciente conozca todas las circunstancias relevantes que puedan rodear la actuación del médico, sin embargo, en el caso concreto, las sentencias de instancia no declaran la responsabilidad médica y se desestima el recurso de casación por la ausencia de pruebas del incumplimiento contractual.

Así también, la sentencia de 15 de septiembre, con radicado SC-12994/2014, estudia el caso de una parálisis facial posterior a una cirugía maxilofacial, donde se alega el quebranto del consentimiento sanitario, considera la sala civil que en el caso de autos se cumple la eficacia probatoria del consentimiento informado, por consiguiente, desestima el recurso de casación y confirma la sentencia del Tribunal que niega las pretensiones. Siguiendo este criterio, en el 2014, el mencionado Tribunal en sentencia de 14 de noviembre con radicado SC-15746/2014, también exonera de responsabilidad al personal médico cuando encuentra que existe autorización para la intervención quirúrgica y el consentimiento informado cumple con su eficacia probatoria.

En sentido similar, se profiere la sentencia de 27 de julio de radicado SC-9721/2015, cuando una paciente fue internada para tratamiento quirúrgico de urología y fallece. Los familiares de la víctima demandan al considerar que se dio un consentimiento médico inadecuado. La sala civil de la Corte Suprema de Justicia de Colombia considera que:

> «es derecho de quien va a ser sometido a una intervención de saber cuáles son los peligros a los que se verá enfrentado. Aunque no puede llegar al extremo de exigir que se consignen en el "consentimiento informado" situaciones extraordinarias que, a pesar de ser previsibles, tengan un margen muy bajo de probabilidad de ocurrir».

Sin embargo, en el caso concreto se desestima el recurso de casación y se confirma la sentencia del Tribunal que niega las pretensiones de la demanda, porque no se encuentra probado que el centro de atención o los facultativos desconocieran los protocolos para el ejercicio médico, ni incurrieran en actos de negligencia, imprudencia o impericia constitutivos de responsabilidad.

En el siguiente grupo, es decir, el tercero, se encuentran dos sentencias en las que se rompe el nexo de causalidad entre la negligencia médica y el daño. La primera de ellas es del año 2018, de 14 de diciembre, con radicado SC-5641/2018, que expresa que el daño a la salud es diferente al daño a la autonomía decisoria del paciente así:

> «el incumplimiento total o defectuoso del deber de información, per se, no es causa inexorable de un daño a la salud, no obstante que se encuentre, enlazado con la ausencia de libertad de elección lo que puede acarrear consecuencias en el plano de la responsabilidad, por la afección de otros intereses tutelados».

En el caso concreto, en la primera instancia prosperan las pretensiones y se declara la responsabilidad médica por perjuicios morales por omisión del consentimiento, así como los perjuicios materiales. No obstante, la segunda instancia revoca la decisión por considerar que el fallecimiento de la víctima no se da por descuido en el posoperatorio y no se evidencia la ausencia de información sobre el riesgo inherente al acto médico. El tribunal de cierre de la jurisdicción ordinaria desestima el recurso de casación y considera que no está probado el nexo de causalidad entre el fallecimiento del paciente y la ausencia de la información relativa al riesgo de la intervención quirúrgica. Hace parte de esta clasificación, la sentencia del 7 de diciembre de 2020, con radicado SC-4786/2020 en la cual, la paciente fallece por una liposucción, donde se determina que se rompió el nexo de causalidad entre el actuar médico y el daño, porque se está frente a un riesgo de difícil previsión e irresistible, dentro del campo de la práctica médica, lo cual constituye una causa extraña no imputable al personal de salud.

En el cuarto grupo, se encuentran providencias en las que la Corte Suprema de Justicia de Colombia, sala de casación civil, establecen como criterio para la indemnización de perjuicios, por la ausencia de la voluntad del paciente, el cumplimiento de dos requisitos concurrentes: el primero que el daño no se hubiera producido, si no se hubiera realizado el acto médico no consentido y que se debe materializar un riesgo previsible. Con fundamento en este criterio encontramos la sentencia de 26 de julio de 2019 con radicado SC-2804/2019, en la que no se declara la responsabilidad médica porque se realiza de manera correcta la intervención quirúrgica, por lo que argumenta la sala que estudiar la omisión del consentimiento es irrelevante.

Sin embargo, en salvamento de voto del magistrado Ariel Salazar en el fallo de 26 de julio de 2019 con radicado SC-2804/2019 determina que, en el caso, existió carencia del consentimiento y recuerda que dicha omisión:

«lesiona bienes jurídicos de superior raigambre que también están protegidos por el derecho de la responsabilidad civil porque son categorías autónomas constitutivas de daños a los bienes personalísimos de carácter constitucional. De ahí que la falta de consentimiento informado genera per se un daño a un bien jurídico tutelado por el ordenamiento civil, por lo que constituye un daño autónomo que debe ser indemnizado».

Criterio que apoya mis valoraciones, ya que, no ha de depender la obtención del consentimiento del paciente, con del cumplimiento adecuado del oficio técnico del médico.

Encontramos también, en esta grupo, la sentencia del 25 de agosto de 2021, con radicado SC-3604/2021, que afirma que cuando no se materializa un riesgo no informado la ausencia de la manifestación de voluntad se tornará inútil, *«al menos en cuanto tiene que ver con la reparación de los perjuicios patrimoniales y extrapatrimoniales derivados de la lesión a la salud o la vida del paciente»*. En el análisis de la precitada sentencia del año 2021 se postula que el consentimiento informado, de manera general, tiene un protagonismo residual:

«porque su existencia (o inexistencia) no suele ofrecer información relevante para el derecho de daños. Si la lesión corporal del paciente deriva de la negligencia, su asentimiento previo (o la falta de este) carecerá de utilidad para definir lo atinente a la responsabilidad civil del profesional sanitario; asimismo, si se produce un daño totalmente inesperado (imposible de prever ex ante), no surgirá para el médico la obligación de reparar, aunque el procedimiento o tratamiento en cuyo curso se generó ese daño no viniera precedido del consentimiento del interesado».

Por lo que la actual tendencia del Máximo Tribunal de Cierre de la Justicia Ordinaria, Sala civil, corresponde a que: *«la ausencia de consentimiento informado, solo resulta trascendente cuando acaece, sin culpa del galeno, un riesgo previsible, no informado ni asumido por el paciente, ya que, bajo ese supuesto, sí es posible asignar, total o parcialmente, el gravamen de reparación de las secuelas producidas».*

Se encuentra finalmente, un pronunciamiento de la Corte Suprema de Justicia que determina que ante la existencia de ciertos riesgos inherentes[1330] a la realización de un procedimiento médico, éstos no configuran ninguna modalidad de culpa en los casos en que la atención médica fue adecuada, diligente y cuidadosa. La sentencia de 24 de mayo de 2017 con radicado SC-7110/2017, en un caso de perforación de intestino delgado a paciente, durante la práctica cirugía de extracción de vesícula expresa que, aunque la información médica debe ser la necesaria, incluyendo las alternativas existentes, para que el paciente entienda su situación y pueda decidir libre y voluntariamente, resulta cuestionable que:

«haya lugar a responsabilidad civil derivada del acto médico, cuando se materializa un riesgo que es propio, natural o inherente al procedimiento ofrecido que no fue informado. En estos casos, el daño causado no tiene el carácter de indemnizable, por no estar precedido de un comportamiento culposo» [1331].

De los anteriores pronunciamientos de la Corte Suprema de Justicia de Colombia, sala de casación civil, se puede establecer que no existe un único criterio para indemnizar los daños causalmente vinculados a las irregularidades en el consentimiento informado, solo una sentencia ha declarado la responsabilidad cuando no se informa un riesgo materializado, con indepen-

---

1330 Según el fallo, riesgos inherentes son *las complicaciones, contingencias o peligros que se pueden presentar en la ejecución de un acto médico e íntimamente ligados con éste, sea por causa de las condiciones especiales del paciente, de la naturaleza del procedimiento, la técnicas o instrumentos utilizados en su realización, del medio o de las circunstancias externas, que eventualmente pueden generar daños somáticos o a la persona, no provenientes propiamente de la ineptitud, negligencia, descuido o de la violación de los deberes legales o reglamentarios tocantes con la lex artis».Vid.* (SC-7110-2017; 24/05/2017).

1331 Se observa en similar sentido, la STS (Sala de lo Civil) 30.11.2021 (RJ 2021/4355), la cual determina que: «es necesario que en las operaciones de cirugía estética se exija un mayor rigor en la formación del consentimiento informado, pero la materialización de un riesgo típico informado y consentido no es fuente de responsabilidad civil, salvo concurrencia de culpa o negligencia».

dencia de que la actuación médica se realizara de manera correcta, criterio que, aunque no corresponde al daño moral autónomo por infracción del consentimiento informado, considero de gran importancia, teniendo en cuenta que el consentimiento es un bien jurídico de protección superior que también debe ser protegido por la jurisdicción civil.

Del mismo modo, es para este trabajo relevante el salvamento de voto del magistrado Ariel Salazar en la sentencia de 26 de julio de 2019, con radicado SC-2804/2019, al considerar que cuando se omite el consentimiento informado se lesiona el poder de la persona de autodeterminarse, sin vincularlo al resultado lesivo del procedimiento médico.

Sin embargo, los actuales criterios del alto Tribunal de la jurisdicción Ordinaria establecen de manera mayoritaria que, en la realización de un procedimiento médico, éstos no configuran ninguna modalidad de culpa por infracción del consentimiento, en los casos en que la atención médica fue adecuada, diligente y cuidadosa, es decir, para indemnizar la ausencia de la voluntad del paciente como un daño moral, se deben cumplir dos requisitos concurrentes: el primero que el daño no se hubiera producido si no se hubiera realizado el acto médico, no consentido y que se debe materializar un riesgo previsible.

Al respecto, el exmagistrado de la Corte Suprema de Justicia de Colombia, TAMAYO JARAMILLO señala que, debido a la complejidad para establecer criterios uniformes sobre la falta de consentimiento informado, existen varias posturas: de un lado, la responsabilidad en su «estado puro» conlleva a pensar que se ocasiona un daño extrapatrimonial autónomo al vulnerar el derecho a la integridad personal como se establece en las sentencias del Consejo de Estado. No obstante, también se encuentran fallos donde no se declara la responsabilidad médica porque se entiende que, a pesar de la falta de consentimiento, el daño se produce por la evolución en la patología del paciente y solo podría declararse la responsabilidad si se prueba que se adelantó el resultado fatal, en cuyo caso se indemnizaría la totalidad de los perjuicios reclamados. Adicionalmente, se encuentran pronunciamientos jurisprudenciales que condenan solo el daño físico, pese a que no se prueba la culpa médica, y, sin embargo, no se condena el daño moral que es el que debe proceder, frente a la carencia del consentimiento informado[1332], por lo que es evidente que en el la jurisdicción civil hay contradicción y poca evolución en cuanto al bien lesionado cuando se quebrantan las normas relativas al consentimiento informado.

1332 Javier TAMAYO JARAMILLO, «Nexo causal en la responsabilidad médica por ausencia de consentimiento», en *ámbito jurídico*, 2019. Accesible en: https://www.ambitojuridico.com/noticias/columnista-impreso/civil-y-familia/nexo-causal-en-la-responsabilidad-medica-por-ausencia

De lo aquí expuesto se aprecia que, la sala civil de la Corte Suprema de Justicia, para declarar la responsabilidad médica e indemnizar la falta de consentimiento informado, exige que se materialice un daño físico que afecte la salud del paciente. Criterio que no compartimos ya que la falta de consentimiento informado constituye un daño a la autonomía y dignidad del paciente, y desde luego, no puede vincularse a la exigencia de un daño físico, para poder indemnizarse.

7.4. Ausencia de consentimiento y pérdida de oportunidad como daño

Como ya se evidenció, no hay unanimidad de criterios en la doctrina ni en la jurisprudencia para determinar el daño indemnizable en los casos en los que el facultativo vulnera la autodeterminación y la dignidad del paciente por la infracción del consentimiento informado. De ahí que se adopten varias posturas para indemnizar el daño, algunas sentencias indemnizan el daño corporal en aquellos supuestos en los que existe certeza de que el paciente, de haber conocido los riesgos del acto médico, no se hubiera sometido a éste, o finalmente, se reconocen perjuicios en función de la oportunidad pérdida[1333] porque existe incertidumbre sobre la decisión que tomaría el paciente si hubiere sido informado de manera adecuada y de forma previa a la intervención médica[1334].

En términos de GALÁN CORTÉS *«cuando no existe incertidumbre causal lo que se otorga es una indemnización íntegra del perjuicio físico materializado»*[1335] y no un porcentaje del mismo. A manera de ejemplo se mencionan las siguientes providencias: las sentencias del Tribunal Supremo de 26 de septiembre de 2000 con (RJ 2000/849)[1336], la Sala de lo Civil de 2 de julio de 2002 (RJ 2002/667), Sala de lo Contencioso Administrativo, de 9 de marzo de 2005 (RJ 2005/4306), 5 de abril de 2016 (RJ 2014/1648)[1337], que reconocen la indem-

---

1333 Clara Isabel ASÚA GONZÁLEZ, *Pérdida de oportunidad en la Responsabilidad Sanitaria*, *op. cit.*, pág. 55.

1334 Julio César GALÁN CORTÉS, *Responsabilidad civil médica*, *op. cit.*, pág. 904.

1335 *Ibidem.*, pág. 901.

1336 Se estudia un caso donde a la paciente se le realiza una cirugía, provocando la pérdida total de audición del oído izquierdo, así como la existencia de secuelas que no fueron informadas por el médico. Razona la sala en los siguientes términos: *«no se transmitió información previa y en todo caso sería insuficiente sobre las alternativas, riesgos de la operación y ventajas e inconvenientes del tratamiento; es decir se privó al recurrente de conocer el verdadero alcance y consecuencias de dichos métodos, por lo que se le despojó de la libertad de elección de una técnica u otra, e incluso de poder desistir de la intervención, al no presentarse la misma como urgencia quirúrgica».*

1337 Estimó la totalidad del recurso interpuesto por la actora y declaró la responsabilidad del médico, condenando a los demandados (médico y compañía aseguradora) a pagar la suma de 220.175 euros.

nización completa de los reclamantes al quedar acreditado que los pacientes, no se hubieran sometido a los actos médicos de conocer los riesgos que conllevaban para su salud. Al mismo tiempo, otras resoluciones aceptan la procedencia de la responsabilidad por la defectuosa información a partir de la teoría de la pérdida de oportunidad por la incertidumbre causal debido a que se busca una solución equitativa y más justa[1338] ante *«la dificultad de establecer una relación de causalidad entre la acción negligente y el perjuicio ocasionado donde influye la posibilidad del paciente de no someterse al tratamiento o intervención propuesta por el sanitario»*[1339]. En este supuesto, el médico responde en proporción a la probabilidad de que fuera autor del menoscabo, mientras que la víctima obtiene una reparación basada en la probabilidad de no haber padecido el daño, de no ocurrir el hecho lesivo[1340]. Pues bien, la teoría de la pérdida de oportunidad ha sido objeto de controversia en la doctrina española y colombiana. Algunos autores la rechazan de plano como sucede con los seguidores de la tradicional causalidad física, real, natural, indivisible y cierta donde prevalece la regla del *«todo o nada»*[1341], que implica que si no se puede probar el nexo causal entre la acción o la omisión y el daño producido no se puede exigir responsabilidad ni indemnización alguna[1342]. Por su parte, quienes admiten la teoría de la pérdida de oportunidad consideran que su aplicación oscila entre dos posturas: bien como un fundamento de daño autónomo *«cuya reparación se efectúa en función de la frustración de la expectativa legítima»*[1343], o como criterio de reducción de las exigencias del nexo de causalidad[1344]

1338 Luis, MEDINA ALCOZ, *La teoría de la pérdida de oportunidad. Estudio doctrinal y jurisprudencial de derecho de daños público y privado*, Thomson – Civitas, Cizur Menor 2007, pág. 55.

1339 Loreto Carmen MATE SATUÉ, *La configuración del daño y su relación con el nexo causal en la responsabilidad civil del abogado*, Prólogo María Teresa Alonso Pérez, Primera edición, Aranzadi, Navarra, 2021, pág. 180.

1340 Marina GASCÓN ABELLÁN y Luis MEDINA ALCOZ, «¿Pueden declararse responsabilidades por daños sin la prueba del nexo causal?» (debate en torno a la teoría de la pérdida de oportunidad), en *Teoría & Derecho*, 2009, vol. 6, pág. 190.

1341 Samuel YONG y Camilo A. RODRÍGUEZ YONG, «Pérdida de Oportunidad», en *Revista Virtual Via Inveniendi Et Iudicandi*, vol. 6, núm. 2, 2011, pág. 4.

1342 '*«More probable than not»* o reglas de «todo o nada». Impone la exclusión de la responsabilidad civil del profesional sanitario, ante la imposibilidad de acreditar que su actuar es causa de la lesión. Frente a la clásica tendencia de que únicamente es indemnizable el daño si se puede probar sin ningún género de duda el nexo de causalidad entre la acción u omisión del profesional médico y el resultado dañoso (el llamado «todo o nada») donde se desestiman reclamaciones de daños y perjuicios por la falta de prueba del nexo causal. André Luiz CORDEIRO SOARES DA COSTA, «O dano e perda de chance e sua perspectiva no Direito Portugúes», Dissertaçao do 2.º ciclo de Estudos em Direito, em *Ciencias Jurídico-Civilísticas, Direito Civil, apresentada a Faculdade de Direito da Universidade de Coimbra, orientaçao de Filipe Miguel Cruz de Albuquerque Matos*, Coimbra, 2010, pág. 21.

1343 Consejo de Estado de Colombia, Sección Tercera, 5.4.2017 (Sentencia 25706/2017).

1344 María Luisa ARCOS VIEIRA, *Responsabilidad sanitaria por incumplimiento del deber de información al paciente, op. cit.*, pág. 73.

«donde la responsabilidad se imputa al actor en un porcentaje del perjuicio final, en virtud de la posibilidad de que con su conducta haya incidido en la producción del daño»[1345].

La pérdida de oportunidad es una figura originaria de la jurisprudencia francesa *(perte d'une chance)* e inglesa *(loss of a chance of recovery)* también llamada pérdida de oportunidades u oportunidad perdida, puede definirse como *«el daño que sufre quien ve comprometida una posibilidad real de obtener un beneficio o evitar un menoscabo»*[1346].

En palabras de MEDINA ALCOZ la aplicación de esta teoría presupone *«una incertidumbre causal en cuya virtud resulta imposible afirmar que el hecho ilícito causó el perjuicio. Por lo que se pretende asegurar la indemnización en supuestos en donde se desconoce si el agente dañoso causó el daño»*[1347]. De esta manera, en la pérdida de *«una chance»*, coexisten dos elementos en apariencia contradictorios[1348]: el primero de *certidumbre* que corresponde al evento que hace perder la oportunidad de obtener la ventaja esperada[1349], es decir, *«que si no se hubiese producido el hecho dañoso, la victima habría conservado la expectativa de obtener una ganancia o evitar una pérdida»*[1350]; y otro, de *incertidumbre* frente a la situación esperada, pues no se puede determinar con certeza *«si el beneficio, de todas formas, se hubiese obtenido al no haberse producido el evento dañoso»*[1351]. La figura de la pérdida de oportunidad se reconoce en mayor medida en casos de responsabilidad civil del abogado, así como en el ámbito médico, debido a que en ambos casos se configura por parte del profesional una obligación de medios[1352]. En este sentido, la jurisprudencia española, puntualiza en sentencia del Tribunal Supremo de 19 de febrero de 2019 (RJ 2019/613), que la pérdida de oportunidad se aplica *«a las responsabilidades civiles que tienen un origen*

1345 Christophe QUEZEL-AMBRUNAZ, *Essai sur la causalité en droit de la responsabilité civile*, Dalloz, Paris, 2010, núm. 191, pág. 45.

1346 Luis MEDINA ALCOZ, *La teoría de la pérdida de oportunidad. Estudio doctrinal y jurisprudencial de derecho de daños público y privado*, *op.cit*, pág. 57.

1347 Ibídem., p.96.

1348 Félix TRIGO, *Pérdida de Chance*, Astrea, Buenos Aires, 2008 pág. 29.

1349 Samuel YONG y Camilo A. RODRÍGUEZ YONG, «Pérdida de Oportunidad», *op. cit.*, pág. 4.

1350 Eduardo ZANNONI, *El daño en la responsabilidad civil*, *op. cit.*, pág. 50

1351 Mariano YZQUIERDO, *Sistema de Responsabilidad Civil Contractual y Extracontractual*, *op. cit.*, pág. 153.

1352 *Vid.* María Teresa ALONSO PÉREZ, «El paralelismo entre obligaciones de medios\resultado y los contratos de servicios\obra en las propuestas oficiales de modernización del Derecho español», en *Revista de Derecho Civil,* 2019, vol. 6, núm. 2, 2019, págs. 169-205. Accesible en: https://www.nreg.es/ojs/index.php/RDC/article/view/418 MATE SATUÉ, Loreto Carmen, *La configuración del daño y su relación con el nexo causal en la responsabilidad civil del abogado, op.cit.,* pág. 181.

médico-sanitario, en los supuestos de errores[1353] *o retrasos en el diagnóstico y tratamiento de dolencias, así como de aquellas de falta de información o consentimiento informado». De ahí que, en los retrasos en el diagnóstico el daño: «se constituye por la oportunidad de curación o supervivencia pérdida a consecuencia de la actividad médico-sanitaria»*[1354], mientras que en los casos de omisión del consentimiento informado la oportunidad pérdida corresponde *«a la privación de poder rechazar el acto médico»*[1355]. En estas situaciones no se trata de indemnizar un daño concreto, sino la posibilidad que pierde el paciente para evitar[1356] la producción del daño corporal derivado del acto médico[1357]. La complejidad de la noción de pérdida de oportunidad resulta evidente en los procesos de responsabilidad médica, ya que ni el facultativo ni el centro de salud han causado el daño final al paciente[1358], por lo que contradice las características de que el daño debe ser directo e inmediato.

Dicho de otra manera, *«no se puede establecer con certeza o con un grado de probabilidad cualificado cuál hubiera sido la hipotética decisión del paciente en caso de haberse obtenido su consentimiento informado»*[1359], por lo que se generan supuestos de incertidumbre que permiten flexibilizar el nexo causal. Bajo esta perspectiva, se carece de los elementos suficientes para enlazar el daño corporal con el actuar del galeno, lo que se puede afirmar es que el paciente perdió la oportunidad de sustraerse al perjuicio desencadenado, por la falta de información adecuada y razonable que debió dar el facultativo.

1353 Se mencionan a manera ilustrativa, que la sala contenciosa administrativa del Tribunal Supremo de 23 de febrero (RJ 2004/145), reseña un caso relacionado con el nacimiento de un hijo posterior a la ligadura de trompas en la cual considera que la falta de información por la posibilidad de la recuperación espontanea de la capacidad procreadora es un incumplimiento de la *lex artis* y establece la una indemnización por 84.141,69 euros teniendo en cuenta que no solo la vulneración a la autonomía sino *«el quebranto que pueda conllevar el cuidado y sustento de un hijo no deseado; difícilmente cuantificable en el aspecto económico, ya que los perjuicios o costos derivados del nacimiento del niño serán distintos según la situación familiar, el status patrimonial y laboral de cada familia e inversamente proporcional a su capacidad económica; por lo que en el presente caso, la cuantificación se establece en atención a los ingresos que percibía el marido de la recurrente y el número de hijos»*.

1354 LUNA YERGA, «Oportunidades perdidas: La doctrina de la pérdida de oportunidad en la responsabilidad civil médico-sanitaria», en *Revista para el Análisis del Derecho*, núm. 2, 2005, pág. 5.

1355 Davinia CADENAS OSUNA, *El consentimiento informado y la responsabilidad médica*, *op. cit.*, pág. 359.

1356 Luis MEDINA ALCOZ, *La teoría de la pérdida de oportunidad: estudio doctrinal y jurisprudencial de derecho de daños público y privado*, *op. cit.*, pág. 534.

1357 Audiencia Provincial de Zaragoza, de 23 de enero de 2009 (JUR 2009\276751).

1358 Arantzazu VICANDI MARTÍNEZ, «La pérdida de oportunidad en la responsabilidad civil sanitaria, ¿se puede cuantificar lo incuantificable?», en *ESTUDIOS,* vol. 25, núm. 2, 2015, pág. 14.

1359 Davinia CADENAS OSUNA, *El consentimiento informado y la responsabilidad médica*, BOE, Colección de derecho privado 2018, pág. 360.

Es decir, ante la falta de información, además, es posible que el paciente hubiera rechazado el acto médico y esos riesgos se materializan, procedería reparar las lesiones físicas efectivamente producidas aplicando la teoría de pérdida de oportunidad. Al margen del daño moral producido por la vulneración a la autodeterminación del paciente que no se encauza a través de esta teoría[1360]. Sin embargo, aunque la teoría de la pérdida de oportunidad,

> «nació vinculada al presupuesto de la relación de causalidad para favorecer que se estime la concurrencia de responsabilidad civil cuando existe incertidumbre sobre la incidencia que la actuación del agente dañoso ha tenido en la producción del daño»[1361];

Los órganos judiciales también la aplican como daño indemnizable, según se evidencia.

Para MEDINA ALCOZ dentro de la categoría de daño existen dos posibilidades: la primera conocida como la teoría ontológica del perjuicio patrimonial, donde la privación de la oportunidad recae sobre el patrimonio económico; y la segunda, llamada teoría ontológica del perjuicio extrapatrimonial, en la cual la privación de la oportunidad recae sobre un bien personal donde el daño es el menoscabo de ese bien[1362]. Respecto a la teoría ontológica del perjuicio patrimonial el menoscabo ocasionado supone: *«una lesión al patrimonio porque privan a la víctima de la posibilidad de obtener una determinada utilidad»*[1363]. Es por ello, que para algunos autores la pérdida de oportunidad es un daño emergente justificándolo de la siguiente manera: *«cuando se ocasiona una lesión a una entidad que el perjudicado tenía ya en su esfera patrimonial se entiende que se ha verificado un daño emergente»*[1364]. Es decir, los bienes se encuentran en el patrimonio de la víctima, antes de la ocurrencia del hecho dañoso, *«bajo la posibilidad de conseguir un resultado favorable»*[1365]. En otros términos, la pérdida de oportunidad se podría considerar un daño emergente actual, en tanto constituye,

> «un activo que se incorpora al patrimonio del agraviado y que es destruido por el evento dañoso. En este sentido, se requiere que se ignore el resultado que habría

1360 Marina GASCÓN ABELLÁN y Luis MEDINA ALCOZ, «¿Pueden declarase responsabilidades por daños sin la prueba del nexo causal?», *op.cit.*, pág. 193.

1361 Loreto Carmen MATE SATUÉ, *La configuración del daño y su relación con el nexo causal en la responsabilidad civil del abogado*, *op.cit.*, pág. 183.

1362 Luis MEDINA ALCOZ, *La teoría de la pérdida de oportunidad. Estudio doctrinal y jurisprudencial de derecho de daños público y privado*, *op. cit.*, pág. 380.

1363 Loreto Carmen MATE SATUÉ, *La configuración del daño y su relación con el nexo causal en la responsabilidad civil del abogado*, *op.cit.*, pág. 184.

1364 Adela SERRA RODRÍGUEZ, *La Responsabilidad Civil del Abogado* (2 ED.),.Aranzadi, 2002, pág. 215.

1365 Samuel YONG y Camilo A. RODRÍGUEZ YONG, «Pérdida de Oportunidad», *op.cit.*, pág .6.

tenido la chance de no haberse frustrado su realización; sin embargo, la existencia de la chance debe ser cierta a efectos de que resulte susceptible de ser indemnizada»[1366].

Otros autores identifican la pérdida de oportunidad como lucro cesante, discusión que se ha planteado en relación a los dos ordenamientos estudiados y radica en la similitud que pueden presentar estos conceptos[1367].

Al respecto, comparto la posición de GALLARDO CASTILLO cuando determina que:

«el lucro cesante no busca indemnizar la pérdida de una mera expectativa o probabilidad de beneficios económicos futuros, sino el daño que supone privar al patrimonio damnificado de la obtención de lucros a los cuales su titular tenía derecho al tiempo en que acaece el evento dañoso. En la pérdida de la chance, en cambio, el sujeto no tenía aún la certeza de estar en la situación jurídica idónea para lograr beneficios o ganancias que esperaba obtener en el futuro, esperanza que el evento dañoso frustra definitivamente»[1368].

Conforme a la anterior postura, YZQUIERDO TOLSADA entiende que la pérdida de oportunidad es diferente al lucro cesante ya que cuando se hace referencia al lucro cesante corresponde a una situación de certeza que permite esperar ganancias a futuro mientras que, en la pérdida de oportunidad, no existe esa certeza[1369]. No obstante, las anteriores reflexiones, MEDINA ALCOZ considera que, desde la óptica de la pérdida de oportunidad, la probabilidad de conseguir una ventaja o de evitar un daño no está integrada al patrimonio

---

1366 Felipe OSTERLING PARODI y Alfonso REBAZA GONZÁLEZ, «Indemnizando la probabilidad: acerca de la llamada pérdida de la chance o pérdida de la oportunidad», en *Revista jurídica del Perú*, 2002, núm. 39, pág. 5166.

1367 Por su parte, la jurisprudencia de Corte Suprema de Justicia de Colombia ha precisado en varias de sus providencias que la pérdida de la oportunidad y el lucro cesante futuro atienden a fuentes obligacionales y a grados de certidumbre diferentes. En este sentido, el fallo afirma que: *«en punto de las ganancias frustradas o ventajas dejadas de obtener, una cosa es la pérdida de una utilidad que se devengaba realmente cuando el acontecimiento nefasto sobrevino, la pérdida de un bien con comprobada actividad lucrativa en un determinado contexto histórico o, incluso, la privación de una ganancia que con una alta probabilidad objetiva se iba a obtener circunstancias en las cuales no hay lugar a especular en torno a eventuales utilidades porque las mismas son concretas, es decir, que en verdad se obtenían o podían llegar a conseguirse con evidente cercanía a la realidad; y, otra muy distinta es la frustración de la chance, de una apariencia real de provecho, caso en el cual, en el momento que nace el perjuicio, no se extingue una utilidad entonces existente, sino, simplemente, la posibilidad de obtenerla».* Corte Suprema de Justicia de Colombia, Sala de Casación Civil, 24.6.2008 (rad. 11001-31-03-038- 2000-01141-01).

1368 María Jesús GALLARDO CASTILLO, «Causalidad probabilística, incertidumbre causal y responsabilidad sanitaria: la doctrina de la pérdida de oportunidad», en *Revista Aragonesa de Administración Pública*, 2015, núm. 45-46, pág. 61.

1369 M. YZQUIERDO TOLSADA, *Sistema de responsabilidad civil contractual y extracontractual, op. cit.*, pág. 190.

económico de la víctima ya que no corresponde a un bien patrimonial que pueda ser objeto de negocio jurídico[1370].

Volviendo a la teoría ontológica del perjuicio extrapatrimonial, si bien el consentimiento informado corresponde a un derecho personalísimo nos aclara MEDINA ALCOZ que: la reparación del atentado al derecho de autodeterminación del paciente genera un daño moral que: *«no se encauza a través de la teoría de la pérdida de oportunidad ni implica la validez parcial de las teorías ontológicas»*[1371]. De ahí que la teoría de la pérdida de oportunidad se aplica en aquellos casos en los que además, existe incertidumbre sobre la decisión que tomaría el paciente si hubiera conocido la información sobre los riesgos relativos a un procedimiento o tratamiento médico, en los que se procedería también a reparar de manera parcial las lesiones físicas *«cuando, se supere el umbral mínimo de seriedad»*[1372].

En este marco, en un primer momento la jurisprudencia del Tribunal Supremo Español estableció que ante la falta del consentimiento médico la pérdida de oportunidad constituía un daño autónomo; por lo que la incertidumbre sobre la hipotética decisión del paciente al haber sido debidamente informado se configura como un daño en sí mismo[1373]. Así, por ejemplo, la sala tercera del Tribunal Supremo de 22 de junio de 2005, (RJ 2005/5323), considera que la ausencia del consentimiento informado origina un daño que consiste en la situación de grave riesgo a que se somete el paciente, por las patologías que padece. Por lo tanto, el daño es indemnizable con independencia de que no se estime acreditado el nexo causal[1374] entre el examen médico (TAC) y su fallecimiento.

Posteriormente, en pronunciamiento del Tribunal Supremo, Sala Civil, (RJ 2006/488), de 10 de mayo de 2006 se afirma que:

> «el daño que fundamenta la responsabilidad del facultativo no es el que deriva de la intervención practicada, conforme a la lex artis ad hoc, sino el que resulta de haberse omitido la información previa al consentimiento y haberse materializado un riesgo previsible, porque se impidió a la madre del menor tener el debido conocimiento y actuar en consecuencia antes de autorizarla».

1370 MEDINA ALCOZ, «Hacia una nueva teoría general de la causalidad en la responsabilidad civil contractual (y extracontractual): La doctrina de la pérdida de oportunidades», en *Revista de responsabilidad civil y seguro (Doctrina),* Asociación Española de Abogados Especializados en Responsabilidad Civil y Seguro, núm. 30, 2009, pág. 360.

1371 Marina GASCÓN ABELLÁN y Luis MEDINA ALCOZ, «¿Pueden declararse responsabilidades por daños sin la prueba del nexo causal?», *op.cit.*, pág. 193.

1372 *Ibidem.*

1373 Davinia CADENAS OSUNA, *El consentimiento informado y la responsabilidad médica, op. cit.*, pág. 360.

1374 En este caso no se invoca la teoría de la pérdida de oportunidad de manera explícita. *Vid.* Luis MEDINA ALCOZ, *La teoría de la pérdida de oportunidad: estudio doctrinal y jurisprudencial de derecho de daños público y privado, op. cit.*, pág. 214.

Esta sentencia analiza las circunstancias concurrentes, y concluye de manera explícita que la indemnización *«deriva de la pérdida de oportunidad, no de la reparación íntegra del daño en función de las secuelas que le quedaron al paciente»*. Este mismo Tribunal cambia su criterio en pronunciamiento de 16 de enero de 2012 (RJ 2011/948), en esta resolución se determina que la pérdida de oportunidad, corresponde a un régimen especial pero inclinado más a la imputación probabilística, que se da en supuestos de incertidumbre causal, donde desde una teoría etiológica[1375], la pérdida de oportunidad busca resolver los problemas vinculados a la falta de certeza del resultado final, en los siguientes términos:

«es posible hacer efectivo un régimen especial de imputación probabilística que permite reparar en parte el daño, como es la pérdida de oportunidad, que toma como referencia, de un lado, el daño a la salud sufrido a resultas de la intervención y, de otro, la capacidad de decisión de un paciente que valora su situación personal y decide libremente sustraerse o no a la intervención quirúrgica sin el beneficio de conocer las consecuencias para su salud una vez que estas ya se han producido».

Tendencia que sigue en construcción en la actualidad, que busca flexibilizar el nexo causal para moderar la indemnización después de realizar un juicio de verosimilitud[1376], teniendo en cuenta circunstancias concurrentes como:

«la patología preexistente, los medios mejora, las consecuencias de la no aplicación de los mismos y las posibilidades de evitar el daño final»[1377].

Sin embargo, no es una cuestión pacifica, lo que se evidencia cuando la AP de Madrid, en sentencia de 29 de abril de 2004[1378] expresa que: *«nuestra jurisprudencia no ha recibido con carácter general [...] la denominada doctrina de la "pérdida de oportunidad" en el ámbito de la responsabilidad médica».*

Sobre esta cuestión se volverá nuevamente en el análisis del elemento de causalidad.

Por otra parte, en la práctica judicial colombiana algunos fallos también declaran la responsabilidad cuando existe: *«una probabilidad, seria, cierta y razonable de que el daño no se hubiera concretado de haberse presentado la conducta correspondiente»*[1379]. No obstante, subsisten dificultades respecto

---

1375 María Jesús GALLARDO CASTILLO, «Causalidad probilística, incertumbre causal y responsabilidad sanitaria: a doctrina de la pérdida de oportunidad», *op.cit.*, pág. 37.

1376 Julio César GALÁN CORTÉS, «Cuestiones actuales en responsabilidad civil médico-sanitaria: Daño desproporcionado, aplicación de la normativa de consumo, consentimiento informado y responsabilidad de las aseguradoras de asistencia sanitaria», en Mariano José HERRADOR GUARDIA (dir.), *Derecho de daños*, Aranzadi Thomson Reuters, España, 2013, pág. 623..

1377 AA.VV.: *Manual sobre responsabilidad sanitaria*, Thomson – Reuters, Cizur Menor 2009, pág. 395.

1378 SAP Madrid, Sección 20ª, 29.4.2004 (JUR 2004/228347).

1379 Consejo de Estado de Colombia, Sección Tercera, 5.4.2017 (Sentencia 25706/2017).

a los criterios para su cuantificación, por lo que, la pérdida de oportunidad se indemniza como,

«un rubro independiente pero acompañado del reconocimiento de perjuicio moral; en otras, únicamente con el perjuicio moral, o finalmente, se reconoce proporcionalmente respecto del daño final, incluyendo daño emergente, lucro cesante y perjuicio moral»[1380].

Es así como inicialmente los órganos judiciales consideraron la pérdida de oportunidad como un instrumento que facilita la acreditación de la concurrencia del nexo causal[1381] aplicada a los casos donde no se podría establecer la certeza del vínculo causal. Posteriormente, el Consejo de Estado de Colombia, Sala de lo Contencioso Administrativo, Sección Tercera, en sentencia de 15 de agosto de 2002, con radicado 11605, expresa que

«la presunción de la causalidad será siempre improcedente; aceptarla implicaría incurrir en una contradicción, en la medida en que supondría la aplicación, tratándose de la responsabilidad por la prestación del servicio médico asistencial, de un régimen más gravoso para el demandado inclusive que el objetivo, dado que si bien en éste la falla del servicio no constituye un elemento estructural de la obligación de indemnizar, el nexo causal está siempre presente y la carga de su demostración corresponde al demandante, en todos los casos».

En este sentido, la sala del Consejo de Estado de Colombia cambia su criterio y determina que el alcance adecuado de la pérdida de oportunidad es aquel que la concibe como fundamento de daño, proveniente de la violación a una expectativa legítima y aunque reconoce que es natural que en muchos casos se susciten eventos de incertidumbre causal, esto no justifica que se acuda a la pérdida de oportunidad como una herramienta para resolver este dilema[1382]. De este modo, reflexiona el Consejo de Estado de Colombia y determina que al considerar que el fundamento de la pérdida de oportunidad como daño autónomo, cuenta con dos componentes, uno de certeza y otro de incertidumbre: el primero, corresponde a la existencia de la expectativa, toda vez que esta debe ser cierta y razonable, al igual que la privación de la misma, pues en caso de no haber intervenido el hecho dañino infligido por el tercero, la víctima habría conservado la esperanza de obtener en el futuro una ganancia o de evitar un menoscabo; y, el segundo, se relaciona con la ganancia esperada o el perjuicio que se busca evitar, pues no se tiene la certeza de si se hubiera alcanzado o evitado ante la oportunidad perdida. En sentencia 9 de octubre de

---

1380 Consejo de Estado de Colombia, Sección Tercera, 5.4.2017 (Sentencia 25706/2017).

1381 Consejo de Estado de Colombia, Sección Tercera, 26.4.1999 (Sentencia 10755/1999) y Sección Tercera, 26.4.2008 (Sentencia 15725/2008).

1382 Consejo de Estado de Colombia, Sección Tercera, 5.4.2017 (Sentencia 25706/2017).

2014 con radicado 29720/2014, el Consejo de Estado de Colombia establece que la certeza tiene las siguientes características:

«de una parte el bien lesionado no es propiamente un derecho subjetivo sino un interés jurídico representado en una expectativa legítima, la cual debe ser cierta, razonable y debidamente fundada, sobre la que se afirme claramente la certeza del daño; además, lo perdido o frustrado es la oportunidad en sí misma y no el beneficio que se esperaba lograr o el perjuicio que se pretendía evitar». Agrega la sentencia que respecto a la cuantificación del daño en estos casos «será proporcional al grado de probabilidad que se tenía de alcanzar el beneficio pretendido o de evitar el perjuicio final».

Finalmente, aclara esta sentecia que no se aplica la pérdida de oportunidad, en las situaciones que dependen de una condición futura, donde el perjuicio aún puede ser logrado o evitado, porque corresponde a un daño eventual: *«cuando se comprueba que la posibilidad de ganancia esperada se encuentra condicionada a la ocurrencia de situaciones futuras, se traduciría en un perjuicio hipotético, ajeno al daño autónomo de pérdida de oportunidad»*[1383].

A partir de estos componentes, se establecen como requisitos para estructurar la pérdida de oportunidad como daño autónomo indemnizable: *«la certeza de la oportunidad que se pierde; la imposibilidad definitiva de obtener el provecho o de evitar el detrimento; y la víctima debe encontrarse en una situación potencialmente apta para pretender la obtención del resultado esperado, es decir que debe analizarse si el afectado se encontraba en condiciones fácticas y jurídicas idóneas para alcanzar el provecho por el cual propugnaba o evitar el mal del cual buscaba escapar»*[1384].

En consecuencia, para aplicar la teoría de la pérdida de oportunidad como daño autónomo indemnizable se requiere certeza respecto de la existencia de una oportunidad que se pierde, la víctima debe encontrarse en una situación potencialmente apta, para pretender la consecución del resultado esperado y debe haber imposibilidad definitiva de obtener el provecho.

En sentencia del Consejo de Estado, Sección Tercera, de 5 de abril de 2017, de radicado 25706/2017, se reordenan los elementos de la pérdida de oportunidad como daño autónomo y se establecen de la siguiente manera: el primero corresponde a la falta de certeza o aleatoriedad del resultado esperado, es decir, la incertidumbre respecto a si el beneficio o perjuicio se iba a recibir o evitar; el segundo a la certeza de la existencia de una oportunidad; y finalmente, la certeza de que la posibilidad de adquirir el beneficio o evitar el perjuicio se extinguió de manera irreversible del patrimonio de la víctima. El anterior fallo, también precisa que los supuestos del daño por pérdida de oportunidad, pueden presentarse de dos maneras, uno positivo —*chance de*

1383 Consejo de Estado de Colombia, Sección Tercera, 9.10.2014 (Sentencia 29720/2014).

1384 Consejo de Estado de Colombia, Sección Tercera, 11.8.2010 (Sentencia 18593/2010).

363

gain— cuando la víctima tiene la expectativa legítima de *recibir* un beneficio o *adquirir* un derecho, pero por la conducta de un tercero se frustra definitivamente la esperanza de concreción y otro negativo —*chance d´éviter une perte*— que corresponde a los casos cuando la víctima está sumergida en un curso causal desfavorable y tiene la expectativa que por la intervención de un tercero se evite o eluda un perjuicio, pero que en razón de la omisión o de la intervención defectuosa de dicho tercero, el resultado dañoso se produce y la víctima padece el perjuicio indeseado[1385]. Desde esta óptica, en el ámbito médico, los supuestos de daño por pérdida de oportunidad, en su perspectiva negativa se suelen presentar, tanto por la privación de las expectativas de sobrevivir como por la privación de la esperanza de curarse, restablecerse o mejorar el estado de salud[1386]. De igual manera, la Corte Suprema de Justicia de Colombia, desde el año 2010 señala que la pérdida de oportunidad tiene categoría de daño autónomo:

«la oportunidad perdida es fuente de responsabilidad civil. (...) La pérdida de una oportunidad constituye daño reparable en el ámbito de la responsabilidad contractual o en la extracontractual, los daños patrimoniales, extrapatrimoniales a la persona en su integridad psicofísica o en los bienes de la personalidad por concernir a la destrucción de un interés tutelado por el ordenamiento jurídico, consistente en la oportunidad seria, verídica, legítima y de razonable probabilidad de concreción ulterior de no presentarse la conducta dañina, causa de su extinción»[1387].

GIRALDO GÓMEZ, tratadista colombiano defiende el criterio de que la pérdida de oportunidad constituya un daño autónomo por considerar que se refiere, exclusivamente, a la naturaleza y extensión del daño ya que la falta de oportunidad no fue creada para resolver el problema de la incertidumbre causal[1388].

Es necesario agregar, que la sección tercera del Consejo de Estado de Colombia aclaró que la pérdida de oportunidad no siempre comporta la vulneración de un derecho subjetivo[1389], toda vez que la esperanza de obtener un beneficio o de evitar una pérdida mayor, forma un bien jurídicamente protegido, cuya afección debe limitarse a la oportunidad en sí misma, con exclusión del resultado final incierto, esto es, al beneficio que se esperaba

---

1385 Maryse DEGUERGUE, «La perte de chance en droit administratif», in *L´égalité des chances. Analyses, évolutions, perspectives*, dir. G. Koubi y G-J Guglielmi, La Découverte, 2000, pág.198.

1386 CONSEJO DE ESTADO DE COLOMBIA, Sección Tercera, 3.5.1999 (Sentencia 11943/1999).

1387 Corte Suprema de Justicia de Colombia, Sala de Casación Civil, 9.9.2010 (Rad. 17042-3103-001-2005- 00103-01).

1388 Luis Felipe GIRALDO GÓMEZ, *La pérdida de la oportunidad en la responsabilidad civil.Su aplicación en el campo de la responsabilidad civil médica,* edit. Universidad Externado de Colombia, Bogotá, 2011, pág. 143.

1389 Consejo de Estado de Colombia, Sección Tercera, 31.5.2016 (Sentencia 38267/2016).

o a la pérdida que se pretendía eludir, los cuales constituyen otros tipos de daño. Por esta razón, el mismo GIRALDO GÓMEZ argumenta que, la aplicación de la figura de pérdida de oportunidad ante la infracción del consentimiento médico es equivocada[1390], por cuanto

«no se cumple con los requisitos para configurar este prototipo de daño y tratándose de eventos donde no se solicita el consentimiento informado, lo que está en juego es la facultad del paciente de optar por someterse o no a una intervención, y esta decisión es un derecho en sí mismo, y su ejercicio depende claramente de la propia voluntad de la persona y no de un evento de incertidumbre».

Ante este panorama comparto el criterio de GIRALDO, al igual que el CÁRDENAS[1391], ya que no se debe aplicar la doctrina de la pérdida de oportunidad para indemnizar el daño moral autónomo por la privación del derecho a decidir, pues la vulneración del derecho a la información y al consentimiento del paciente genera una lesión a su derecho a la autonomía decisoria, a su integridad personal y a su dignidad, donde no tiene cabida la pérdida de oportunidad.

En criterio de MEDINA ALCOZ solo sería posible aplicar la pérdida de oportunidad si resulta que, además de la falta de información, se produce una lesión física, caso en el cual procedería además, la reparación de la lesión física cristalizada[1392].

En suma, considero que, la pérdida de oportunidad no constituye un daño en sí mismo, sino que debe considerarse como aligeramiento probatorio. Los argumentos para esta afirmación son los siguientes: la pérdida de oportunidad es incierta porque existe un elemento de certeza y otro de incertidumbre, mientras que el daño debe ser cierto, directo y personal para que se declare la responsabilidad médica. La pérdida de oportunidad es un interés jurídico para cuya aplicación se requiere certeza, respecto de la existencia de una oportunidad que se pierde y una imposibilidad definitiva de obtener el provecho, mientras que el daño es considerado de manera general como la lesión a un interés legítimo.

De los temas analizados hasta aquí, se puede concluir que el postulado de la reparación integral del sistema de responsabilidad impide que queden sin resarcimiento los bienes jurídicos tutelados por el ordenamiento constitucional y legal imperante de los sistemas jurídicos analizados, donde la determinación y cuantificación de los perjuicios extrapatrimoniales corresponden al

---

1390 Luis Felipe GIRALDO GÓMEZ, *La pérdida de la oportunidad en la responsabilidad civil. Su aplicación en el campo de la responsabilidad civil médica, op. cit.*, págs. 76; 152.

1391 Davinia CADENAS OSUNA, *El consentimiento informado y la responsabilidad médica, op. cit.*, pág. 366.

1392 Marina GASCÓN ABELLÁN y Luis MEDINA ALCOZ, «¿Pueden declarase responsabilidades por daños sin la prueba del nexo causal?», *op.cit.*, pág. 190.

«arbitrium judicis». Con referencia al daño moral, aunque sigue arraigado al tradicional *pretium doloris*, la doctrina y la jurisprudencia en ambos países han desarrollado un concepto más amplio, en el que se incluyen otras categorías como la lesión de bienes de la personalidad.

El daño patrimonial tiene la misma clasificación en los ordenamientos estudiados, mientras que se observan diferencias frente al daño extrapatrimonial. De una parte, en el sistema español se habla de daño a la persona en dos categorías los daños corporales y los daños morales, aunque la valoración puede darse de manera unitaria por lo que no resulta necesario, que la sentencia determine cada uno de los conceptos que se indemnizan. Por su parte en Colombia, la jurisdicción civil y administrativa determinan por vía jurisprudencial los tipos de perjuicios extrapatrimoniales o inmateriales que considera indemnizables y se establecen de manera separada en la condena, por lo que la jurisdicción contenciosa comprende tres tipologías: el daño moral, (compuesto por el dolor, la aflicción y los sentimientos de congoja, desasosiego, temor, que invaden a la víctima directa o indirecta de un daño individual o colectivo), también el daño a la salud (incluye el perjuicio fisiológico o biológico, daño a la vida de relación y la alteración a las condiciones de existencia) y finalmente, la afectación a los bienes constitucional y convencionalmente protegidos. Por su parte, en la jurisdicción civil el daño extrapatrimonial corresponde a tres tipologías: daño moral, daño a la vida en relación o fisiológico y la vulneración a los derechos humanos fundamentales que gozan de especial protección[1393].

Por otro lado, la cuantificación de los daños morales es una cuestión relativamente compleja, porque son daños personales, que no pueden ser traducidos en contenido económico y, por lo tanto, se realiza sobre criterios subjetivos, a diferencia de los daños materiales que tienen una reparación de contenido económico para restablecer los derechos. En Colombia para indemnizar el perjuicio moral existen topes indemnizatorios de 100 salarios mínimos mensuales vigentes, para la jurisdicción contenciosa, mientras que en la jurisdicción ordinaria no existe unificación jurisprudencial para determinar cuáles son los parámetros que determinan su existencia y cuantificación máxima. Por su parte en España no existen topes máximos para cuantificar la responsabilidad civil; en el caso de daños corporales causados por hechos ajenos a la circulación pueden aplicarse, de manera orientativa en la responsabilidad sanitaria, el sistema de valoración de los daños corporales derivados de accidentes de circulación de la Ley 35/2015. Según las jurisprudencias analizadas no existe un criterio uniforme del Tribunal Supremo

---

1393 Se destaca que existe la posibilidad de que en Colombia conforme a la evolución jurisprudencial de la jurisdicción civil en relación a los perjuicios extrapatrimoniales se pueda condenar la omisión del consentimiento informado no por daño moral autónomo, sino por el daño a los intereses personalísimos de especial relevancia constitucional que se configura con la sola vulneración del mencionado derecho.

Español para indemnizar el daño que se produce por las irregularidades en el consentimiento informado, de una parte se exige la materialización del riesgo que ha sido omitido en la información proporcionada, sin embargo, el criterio más acertado aunque minoritario, es el de reparar el daño moral como perjuicio autónomo, cuando se quebranta el derecho del paciente a su autonomía decisora e integridad personal, ya que se lesionan bienes jurídicos constitucionales que del mismo modo, deben ser protegidos por vía civil. A partir de esta posición, se indemnizaría el daño moral al no permitir al paciente tomar decisiones relacionadas con su cuerpo y vulnerar su derecho personalísimo. Esta indemnización sería independiente y autónoma de que el procedimiento médico se realice con la técnica correcta. Ya que puede darse también, un supuesto donde además de la falta del consentimiento se realice el procedimiento con la concurrencia de negligencia en el desarrollo de la prestación médica, en este caso se resarce a la víctima por el daño moral autónomo por infracción a la voluntad del paciente y todos los daños que se configuren como resultado de la negligencia médica distinta a la vulneración de las normas sobre consentimiento informado.

Según, LÓPEZ y GARCÍA DE LA SERRANA, para *«atenuar la disparidad indemnizatoria se encuentra en elaboración un anteproyecto de ley de baremación de daños médicos, atendiendo a criterios médicos-periciales, análogo al afamado baremo para los accidentes de circulación»*[1394].

Se aprecia también, que no hay una línea jurisprudencial uniforme en la jurisprudencia colombiana. La sala civil de la jurisdicción ordinaria indemniza el quebranto del consentimiento informado unido a la materialización de un riesgo, a diferencia de la jurisdicción contenciosa administrativa que ha indemnizado en diversas oportunidades el perjuicio moral autónomo por la vulneración al consentimiento sanitario. Por lo que resulta contradictorio que la Corte Constitucional de Colombia en exuberante jurisprudencia proteja la libertad decisoria del paciente, pero que su infracción obtenga tan poca resonancia en las acciones resarcitorias propuestas ante la justicia ordinaria. Mientras que, la jurisdicción contenciosa se ha preocupado en mayor medida por resarcir el daño, que se produce por no recabar el consentimiento informado, por considerar que el bien vulnerado es la dignidad y autodeterminación del paciente, otorgando perjuicios morales para la víctima directa y demás demandantes.

Finalmente, la jurisprudencia de ambos países no ha sido unánime en determinar si la pérdida de oportunidad es un daño indemnizable directamente o es un concepto que va vinculado al nexo causal. Por lo que considero que la pérdida de oportunidad, no es un daño por su misma natura-

---

1394 Javier LÓPEZ Y GARCÍA DE LA SERRANA, «El daño por falta de consentimiento informado en el ámbito sanitario» *op, cit.,* pág. 4.

leza incierta, ya que el daño debe ser cierto, directo y personal para que se declare la responsabilidad médica.

Además, para indemnizar la infracción al consentimiento médico como un daño, no procede aplicar la pérdida de oportunidad, porque es una violación a la autodeterminación del paciente y solo sería posible aplicarla si resulta, además, que se produce una lesión física.

7.5. La indemnizabilidad del daño

Para que el daño por falta de consentimiento informado sea indemnizado debe ir acompañado de negligencia y de nexo causal.

7.5.1. La culpa médica

Para declarar la responsabilidad por el indebido consentimiento, la culpa corresponde al incumplimiento sobre las normas del consentimiento médico, que ya se han explicado en el capítulo dos. La noción de culpa o negligencia aparece en el art. 1104 del Código Civil español y en art 2347 y siguientes del Código Civil colombiano. La doctrina coincide en identificar la noción de culpa o negligencia con aquella actuación consistente en falta de cuidado[1395].

En materia civil, la culpa se ha definido de manera general, como la violación de un deber pre-existente que no cometería una persona prudente en la misma situación del autor del daño[1396]. Para LLAMAS POMBO, puede hablarse de culpa cuando «*se produce una violación de los deberes de diligencia previamente establecidos*»[1397.] Por su parte, estima DÍEZ-PICAZO, que: «*la culpa se sustituye el elemento intelectivo por la previsibilidad del resultado y el elemento volitivo por la omisión de la diligencia debida*»[1398.] Por su parte, YEPES

1395 Darío PARRA SEPÚLVEDA, «Los daños corporales y su valoración, una mirada desde el derecho español», *op, cit.*, pág. 83.

1396 Luis Guillermo SERRANO ESCOBAR, *El régimen probatorio en la responsabilidad médica*, Ediciones Doctrina y Ley, Bogotá, 2012, pág. 4

1397 Eugenio LLAMAS POMBO, «Culpa médica y responsabilidad civil. Especialidades médicas», en *Estudios Jurídicos*, n.º 5, 2005, pág. 20.

1398 Luis DÍEZ PICAZO, *Fundamentos del derecho civil patrimonial. La responsabilidad civil extracontractual*, Civitas-Thomson Reuters, Pamplona, 2011, pág. 278.

RESTREPO[1399] clasifica la culpa médica[1400] en: impericia[1401], imprudencia[1402], negligencia[1403] y violación de reglamentos[1404].

La culpa requiere a su vez, la presencia de un elemento de comparación, de un modelo de comportamiento o nivel de diligencia preestablecido que, en definitiva, es el que marca donde comienza esa previsibilidad del daño y, por ende, dónde surgen los deberes de prevención y evitación[1405]. Este elemento de comparación permite imputar a un sujeto una falta de precaución o cuidado, implícitamente se alude a un nivel de diligencia preestablecido[1406]. Se afirma por la doctrina, que el concepto de culpa, comporta un defecto de conducta concreto respecto a un modelo de conducta abstracto. Por lo que basta señalar la desviación que separa cierta conducta concreta del modelo de conducta que la ley asume como regla general[1407]. En mi opinión la culpa

---

1399 Sergio YEPES RESTREPO, *La responsabilidad civil médica* (6 ED.), Dike, Medellín, 2004, págs. 72-75.

1400 En relación con la culpa médica, consideró la Corte Suprema de Justicia de Colombia que era necesario un carácter de gravedad de la culpa así: *«más la responsabilidad del médico exige no sólo la certidumbre de la culpa del médico sino también la gravedad. En materia de culpa la jurisprudencia y la doctrina no la admiten cuando el acto que se le imputa al médico es científicamente discutible y en materia de gravedad de aquella es proceso que la culpa sea grave, dándole en este caso al vocablo el sentido de cierta gravedad»*. Corte Suprema de Justicia de Colombia, Sala de Casación Civil, 5.3.1940 (GJ-XLIX) pp. 115-122. Tribual Supremo determina que: *«habrá culpa no sólo cuando ésta se acredita fehacientemente, sino también si se demuestra que entre el proceder del médico y el resultado dañoso no concurre ninguna circunstancia ajena al curso natural de los acontecimientos»*. STS (Sala de lo Civil) 7.5.2014 (RJ 2014/1769).

1401 Es la falta de pericia o habilidad en una ciencia o arte. Aplicado al campo de los servicios de salud, consiste en la falta de conocimiento o capacidad profesional para realizar un acto médico.

1402 Consiste en la falta de templanza, cautela, prudencia y buen juicio Existe cuando se somete a un paciente a un riesgo injustificado que no corresponda a sus condiciones clínico - patológicos.

1403 Es un descuido, o falta de cuidado, o una omisión, como cuando no se emplean medios conocidos y disponibles en la prestación de un servicio de salud. Si el profesional, no acatando medidas de cuidado, higiene o seguridad que tiene a su disposición, atenta contra la salud del paciente, estaría actuando de manera negligente; igualmente, si el profesional no revisa la historia clínica, las instrucciones de un equipo, las indicaciones de otro colega.

1404 Está constituido por la infracción de los principios científicos y las normas legales. Además de ella, en el campo médico, se daría cuando el profesional se aparta de la *lex artis*, en la realización de una técnica o un procedimiento. Abarcaría además la violación de normas legales que consagran reglas precisas y de obligatorio cumplimiento, así como normas de ética médica, estudios profesionales y escuelas científicas.

1405 Mónica Lucía FERNÁNDEZ MUÑOZ, *Responsabilidad médica en la especialidad civil, op. cit.*, pág. 85.

1406 EUGENIO LLAMAS POMBO, *La responsabilidad civil del médico: aspectos tradicionales y modernos, op. cit.*, pág. 215.

1407 Mónica Lucia FERNÁNDEZ MUÑOZ, *Responsabilidad médica en la especialidad civil, op.cit.*, pág. 83.

se debe determinar respecto a una situación concreta y no en relación a un comportamiento ideal.

Se considera mayoritariamente por la doctrina, que la responsabilidad civil médica, se fundamenta sobre el concepto clásico de falta, es decir se precisa la demostración de dicha falta como un factor de atribución para declarar dicha responsabilidad (STS (Sala de lo Civil) 6 de febrero de 2020 (RJ 2020/378)). Agrega la Corte Suprema de Justicia de Colombia, en sentencia SC4425/202, que el fundamento de la responsabilidad civil del médico es la culpa, por infracción a la *lex artis* por lo que: «*se debe demostrar la culpa del profesional, pues no basta con un resultado indeseado luego de una intervención, así como no es suficiente un agravamiento o falta de curación*». En la misma línea, el Tribunal Supremo, Sala de lo Civil, en sentencia de 20 de enero de 2011 (RJ 2011/1), considera la responsabilidad por la prestación del servicio médico como subjetiva, donde

> «en la conducta de profesionales sanitarios queda, en general, descartada en su actuación personal toda idea de responsabilidad más o menos objetiva, para situarnos en el concepto clásico de la culpa en sentido subjetivo, como omisión de la diligencia exigible en cada caso, sin que se les pueda atribuir cualquier consecuencia, por nociva que sea, que caiga fuera de su campo de imputación, máxime cuando en los tratamientos u operaciones quirúrgicas aunque se persigue el resultado de la curación del paciente, el médico no se obliga a obtener en todo caso esa curación sino a poner en su actuación toda la atención y diligencia que deriva de su específica preparación científica y práctica».

Se ha propuesto como definición de culpa médica: «*aquella que el profesional de la medicina comete infringiendo las reglas que regulan el funcionamiento de la misma, de la llamada lex artis o lex artis ad hoc*»[1408]. Es decir, la culpa es relativa al comportamiento que en las mismas circunstancias de modo, tiempo y lugar habría o no tenido un profesional de la salud de la misma especialidad y ante el mismo caso clínico[1409]. Así, «*toda diferencia entre la conducta que habría tenido el estándar de referencia y aquella que ha sido efectivamente realizada hace aparecer la culpa*»[1410]. Añade FERNÁNDEZ HIERRO que la culpa médica consiste en «*la falta de diligencia o previsión que acarree la infracción de algunos de los deberes médicos*»[1411]. En este marco, la

---

1408 José FERNÁNDEZ, «Sistema de responsabilidad médica», edit. Comares, Granada, 2002, pág. 96, en Clara ASÚA, Responsabilidad civil médica. Fernando REGLERO (Coord.), *Tratado de responsabilidad civil, Tomo II*, Aranzadi, Navarra, 2002, pág. 984.

1409 Mónica Lucia FERNÁNDEZ MUÑOZ, *Responsabilidad médica en la especialidad civil, op. cit.*, pág. 83.

1410 Jean PENNEAU, «La responsabilité du médecin: responsabilité ou assurance», en *Revue internationale de droit comparé*, vol. 42, núm .2, 1990, págs. 525-544.

1411 José Manuel FERNÁNDEZ HIERRO, *Sistema de responsabilidad médica* (3 ED.), *op. cit.*, pág. 106.

sentencia del Tribunal Supremo, Sala Primera de lo Civil, de 11 de marzo de 1991, (RJ 245/1987), determina que la culpa médica equivale:

«al incumplimiento o defectuoso cumplimiento de la lex artis, concebida como criterio valorativo de la corrección del acto médico ejecutado por el profesional de la medicina, que tiene en cuenta las especiales características de su autor, de la profesión, de la complejidad y trascendencia vital del acto y, en su caso, de la influencia de otros factores endógenos y exógenos, para calificar dicho acto como conforme o no con la técnica normal requerida».

A su vez, la Sala de Casación Civil de la Corte Suprema de Justicia de Colombia en sentencia 5 marzo 1940 señaló sobre esta cuestión que:

«fuera de la negligencia o imprudencia que todo hombre puede cometer; el médico no responde sino cuando, en consonancia con el estado de la ciencia o de acuerdo con las reglas consagradas por la práctica de su arte, tuvo la imprudencia, la falta de atención o la negligencia que le son imputables y que revelan un desconocimiento cierto de sus deberes».

Se aprecia como en el campo médico la culpa corresponde a la violación de los deberes definidos por el sistema jurídico y en la *lex artis*.

La «*lex artis*» tiene dos elementos: por un lado, el tradicional vinculado en la destreza para manejar los instrumentos quirúrgicos y demás elementos relacionados con la práctica médica en sí y con la técnica empleada según el estado de la ciencia y, por otro, el relacionado con los deberes que impone la Ley 41/2002[1412], en el caso Español y la Ley 23/1989, en el caso Colombiano, que ya se han analizado. La omisión del deber de informar «*plantea un problema de delimitación*»[1413], es decir, si la deficiencia de la información genera una culpa autónoma, o se requiere la infracción de una pericia médica para que se indemnice al paciente. En otras palabras: puede haber responsabilidad civil por infracción del consentimiento informado al margen de la infracción por una indebida pericia médica. Tal y como se aprecia, se genera el mismo debate que se planteó cuando se analizó el daño, ya que son problemas jurídicos relativos a la responsabilidad civil médica.

Para dar respuesta a este cuestionamiento la jurisprudencia ha determinado dos supuestos, considerados extremos.

De una parte, se estima que cuando concurre la falta del consentimiento informado, con una inadecuada técnica médica, existe una negligencia que permite indemnizar los daños causados por la defectuosa información y la mala técnica quirúrgica. A modo de ejemplo, se menciona la sentencia del

---

1412 MANUEL ORTIZ FERNANDEZ, *El consentimiento informado en el ámbito sanitario Responsabilidad Civil y Derechos constitucionales*, Dykinson, pág. 433.

1413 Loreto Carmen MATE SATUÉ, *La configuración del daño y su relación con el nexo causal en la responsabilidad civil del abogado*, *op.cit.*, pág. 180.

Tribunal Supremo de 26 de marzo de 2012 (RJ 2010/3531), con ocasión de la demanda formulada por los familiares de una mujer que falleció al no informarse de manera adecuada sobre los posibles riesgos derivados del parto y, se produce un shock cardiogénico después de la práctica de una cesárea, sin técnica adecuada. En este supuesto se pueden dar, por tanto, dos culpas diferentes y autónomas, en cuyo caso, procede el resarcimiento de forma independiente: por una parte, la lesión irrogada por la mala técnica del cirujano y, por otra parte, la culpa por la falta de información, sin que ello suponga una duplicidad de resarcimientos[1414].

En el sistema colombiano, en el mismo sentido, la sentencia 36136/2016 del Consejo de Estado, del 5 de julio de 2016, determina que, cuando ocurre la violación al consentimiento informado de un paciente donde adicionalmente se causan daños físicos por falta de técnica médica, se indemniza por la negligencia relativa a la carencia del consentimiento y, adicionalmente, la culpa médica por la mala técnica quirúrgica, tienen la fuerza causal suficiente para configurar la responsabilidad[1415]. Sobre esta cuestión, el magistrado Colombiano SALAZAR RAMÍREZ en salvamento de voto de la sentencia de la Corte Suprema de Justicia de Colombia de 26 de julio de 2019, con radicado SC-2804/2019 expresa que:

«si se demuestra que la conducta culposa fue el factor jurídicamente determinante del resultado adverso, con independencia de cualquier consideración sobre el consentimiento brindado por el paciente. Se trata, de dos relaciones jurídicas diferentes, ya que los procesos de imputación no tienen causalidad ni son condicionantes»[1416].

Es así que, cuando se vulnera el consentimiento informado, el médico incurre en negligencia, por el incumplimiento de las normas y se indemniza la vulneración de un derecho personalísimo con el daño moral, pero también la inadecuada técnica médica se constituye en negligencia y conlleva el pago de perjuicios, ya que se lesionan bienes o intereses jurídicos distintos. Sobre esta base, la vulneración del consentimiento informado constituye un supuesto de culpa médica[1417] que puede dar lugar a responsabilidad civil,

---

1414 Julio César GALÁN CORTÉS, *Responsabilidad civil médica (7 ED),op.cit.,* pág. 622.

1415 Javier TAMAYO JARAMILLO, «Nexo causal en la responsabilidad médica por ausencia de consentimiento», en *ámbito jurídico,* 2019. Accesible en: https://www.ambitojuridico. com/noticias/columnista-impreso/civil-y-familia/nexo-causal-en-la-responsabilidad-medica-por-ausencia

1416 Salvamento de voto de Ariel Salazar Ramírez.

1417 *«Aunque la medicina tiene un carácter técnico, el criterio de diligencia del "buen padre de familia" se concreta en el del "buen profesional", y se toman parámetros de esta específica actividad para que el juez pueda acercarse a la realidad social y así exigir al médico una competencia mínima presunta». Vid,* Eugenio LLAMAS POMBO, «La Responsabilidad Civil del Médico: aspectos tradicionales y modernos», *op, cit.,* pág. 214.

por incumplimiento de la «*lex artis*», con independencia de que la actuación técnica del galeno, sea correcta.

Criterio con el que estoy de acuerdo ya que el consentimiento médico que se obtiene del paciente, es una obligación que debe cumplir el facultativo y, por tanto, su omisión corresponde a un factor de culpa, respecto de la lesión a la libertad y autonomía de la voluntad del paciente; por lo que su sola vulneración generaría indemnización.

El otro extremo de la jurisprudencia, supone que se declara responsabilidad civil, frente al defecto del consentimiento informado, por un incumplimiento de la «*lex artis*», solo cuando se ocasione un resultado lesivo como resultado del acto médico. En este supuesto, señala el Tribunal Superior de Justicia de Navarra, Sala de lo Civil en sentencia de 27.10.2001 (RJ 2001/22) que, el incumplimiento de las normas sobre el consentimiento informado es objeto de sanciones disciplinarias pero «*carente de consecuencias en la responsabilidad civil, contractual o extracontractual*». Por lo que la culpa que se debe indemnizar corresponde a la mala praxis en el procedimiento médico practicado. A su vez la Corte Suprema de Justicia de Colombia, en sentencia SC-2804 de 26/07/2019, no encontró acreditada la culpa médica, pues el galeno había procedido de conformidad con la *lex artis* en el acto médico, a pesar que no se informó de manera adecuada al paciente y, por lo tanto, consideró intrascendente realizar este análisis. En este sentido, la jurisprudencia de los Tribunales nos indica que para que se configure la responsabilidad civil, es necesario determinar la existencia de un actuar que no sea adecuado o diligente, en la ejecución del acto médico, de conformidad con la *lex artis ad hoc.* (Tribunal Superior del Distrito Judicial de Pasto, Sala Civil Familia, 3 de abril de 2019 (rad. 2015-00036 (055-01)). De conformidad con el segundo supuesto, para que exista la indemnización por negligencia, la culpa corresponde a la indebida actuación del facultativo, durante la intervención médica y la infracción al consentimiento, se considera solo una sanción administrativa. No comparto este criterio, ya que el incumplimiento de las normas sobre consentimiento informado corresponde a una infracción de la *lex artis* y también se considera culpa o negligencia.

7.5.1.1. La omisión del consentimiento médico como infracción de la *lex artis*

Como ya se analizó en los primeros capítulos de este documento, la obligación de proporcionar la información y obtener el consentimiento del paciente es una exigencia legal contenida en los arts. 2.6, 3 y 4 de la Ley 41/2002 del sistema español y en el art. 15 de la Ley 23/1989 del ordenamiento jurídico colombiano. Si bien el criterio de la denominada *lex artis,* en principio, opera respecto de cualquier actividad profesional, encuentra su campo de aplicación en las actividades científicas realizadas bajo el amparo de la medicina, puesto que el médico, como científico, es también un técnico que se proyecta al exterior, a través de su paciente[1418]. Exigir que la actuación de los médicos deba regirse por la *lex artis ad hoc*, significa que el facultativo debe actuar en consideración al caso concreto, en que se produce la intervención médica y a las circunstancias en que se desarrollen[1419]. Por tanto, el médico, *«está obligado a conocer concienzudamente todo lo que el arte médico es capaz de enseñarle en el correspondiente medio científico»*[1420]. Como ya se dijo, la obtención del consentimiento médico, es parte integrante del acto clínico. La jurisprudencia del Tribunal Supremo estima que: *«la vulneración del deber de obtener el consentimiento informado constituye una infracción de la lex artis, constituyendo una exigencia ética y legal»*[1421]. En igual sentido, la Corte Constitucional de Colombia en sentencia T-1131/2004 de 10 de noviembre de 2004, argumenta que la información es una obligación asumida por el médico y requisito previo a las intervenciones terapéuticas, considerado como un elemento integrante de la *lex artis*.

En esta línea, la sentencia del Tribunal Supremo, Sala de lo Civil, de 12 de abril de 2016, (RJ 2016/1624), expresa que el deber de información es un elemento esencial de la *lex artis* y aclara que una cosa es que la actuación médica se realice con absoluta corrección y otra distinta es el derecho de información que le asiste al paciente, con carácter previo a la intervención. A partir de esta sentencia, se entiende que la culpa producida por la vulneración de la autodeterminación del paciente, es diferente a la culpa por la técnica utilizada por el facultativo en la ejecución del acto médico. Frente al deber de información como parte de la *lex artis,* la doctrina tiene posiciones encontradas, por una parte, autores como GUERRERO ZAPLANA[1422] señala que:

1418 Concepción RODRÍGUEZ MARÍN, «Medicina Satisfactiva», en María del Carmen GARCÍA GAR-NICA y Antonio ORTIL VALLEJO (Coord.), *La responsabilidad civil por daños causados por servicios defectuosos: estudio de la responsabilidad civil por servicios susceptibles de provocar daños a la salud y seguridad de las personas*, edit. Aranzadi Thomson Reuters, España, 2006, pág. 309.

1419 J. FERNANDEZ ENTRALGO, «Responsabilidad Civil de los profesionales sanitarios. La lex artis. Criterios Jurisprudenciales», en *Revista Jurídica Castilla y León*, núm. 3, 2004, pág. 45

1420 Álvaro PÉREZ, *Teoría General de las obligaciones,* Temis, Bogotá, 1954, pág. 201.

1421 STSS (Sala de lo Contencioso Administrativo) 9.10.12 (RJ 2012/6519) y (Sala de lo Civil) 10.5.2006. (RJ 2006/488).

1422 José GUERRERO ZAPLANA, *El consentimiento informado. Su valoración en la jurisprudencia, op. cit.,* p. 179. En el mismo sentido va GALÁN CORTÉS al señalar que: *«la observancia del deber de información es más rigurosa en la medicina optativa. Dado que se actúa sobre un cuerpo sano, la presunción sería que nadie consentiría empeorar su situación de salud a no ser que conste expresamente la asunción del riesgo por el paciente».* Julio César GALÁN CORTÉS, *Responsabilidad médica y consentimiento informado, op. cit.,* p. 267. De la misma manera ALONSO PÉREZ, Mariano, expresa que: *«se ha insistido a menudo en la necesidad de diferenciar la obligación de informar, derivada de la buena fe y considerada como obligación de protección o corrección, de las actuaciones conforme a la lex artis. Pero no es posible, a mi entender, separar ambas figuras. Se reduce peligrosamente la lex artis ad hoc si le restamos la obligación de informar al enfermo. La pericia médica, tiene que proyectarse íntegra-*

374

«el concepto relativo a la técnica médica y a la exigencia de la información y del consentimiento previo del paciente; son elementos que se encuentran cada vez más cercanos y que exigen una valoración conjunta». A partir de este criterio el deber de información y la ejecución del acto médico, se valoran de manera conjunta. A su vez, SÁNCHEZ GÓMEZ, plantea que la obligación de informar al paciente y la actuación médica, deben considerarse de manera separada, porque

> «no está justificada la calificación jurisprudencial de la obligación de información como elemento esencial de la lex artis, ni como un deber incluido en la prestación de asistencia. Con tal proceder, se cae en una conceptuación muy amplia de dicha obligación»[1423].

Considero que, en el ámbito médico es posible separar ambas figuras, la *lex artis* corresponde tanto al empleo de las técnicas correctas en la práctica médica, como a proporcionar la información comprensible y adecuada a las necesidades del paciente. En este camino, la obligación médica comprende tanto la aplicación de técnicas apropiadas por parte del profesional en la ejecución de la intervención médica, según el estado actual de la ciencia, así como el deber de proporcionar la información adecuada al paciente y recabar su consentimiento de manera previa al acto médico[1424]. Se entiende que la *lex artis,* es la norma de conducta que exige el buen comportamiento profesional.[1425] En consecuencia, esta *lex artis*, aunque tenga un sentido general, cuando responde a las peculiaridades de cada caso recibe el nombre de *lex artis ad hoc.*

El Tribunal Supremo Español, en sentencia de 26 de marzo de 2004, (RJ 2004/267), se ha encargado de determinar los componentes de la *lex artis* en

---

mente sobre el paciente no sólo en el empleo de las técnicas correctas y actuales, sino en la necesaria valoración de aquél como persona madura y responsable, que precisa conocer su estado de salud y los medios curativos que se van a emplear con él». Mariano ALONSO PÉREZ, «La relación médico-enfermo, presupuesto de responsabilidad civil (en torno a la *lex artis*)», en Juan Antonio MORENO MARTÍNEZ (coord.), *Perfiles de la responsabilidad civil en el nuevo milenio*, Dykinson, Madrid, 2000, pág. 43.

1423 Amelia SÁNCHEZ GÓMEZ, «La información al paciente y el consentimiento informado en el Derecho español. Referencia legal y jurisprudencial. La praxis médica», en *Aranzadi Civil-Mercantil*, 2014, núm. 8, pág. 112. En el mismo sentido Carlos María ROMEO CASABONA, argumenta que: *«el consentimiento es la condición o presupuesto que confiere licitud a las intervenciones que, estando indicadas, pretenda realizar el profesional. Por tal motivo, esta clase de información en sí misma no forma parte de la lex artis profesional, es decir, de los deberes, de cuidado médico».* Calos María ROMEO CASABONA, «El consentimiento informado en la relación entre el médico y el paciente», *op. cit.*, pág. 83-84.

1424 Fernando PANTALEÓN PRIETO, «El sistema de responsabilidad contractual» en *Anuario de Derecho Civil*, 1991, núm. 3, pág. 1026.

1425 Mónica Lucia FERNÁNDEZ MUÑOZ, *Responsabilidad médica en la especialidad civil, op.cit.*, pág. 83.

la ejecución del acto médico como la técnica, el objeto y el grado de diligencia profesional, se hace la transcripción literal de la sentencia, en la parte que nos interesa:

«1) como tal "lex" implica una regla de medición, a tenor de unos baremos, que valoran la citada conducta;

2) objetivo: valorar la corrección o no del resultado de dicha conducta, o su conformidad con la técnica normal requerida, o sea que esa actuación médica sea adecuada o se corresponda con la generalidad de conductas profesionales ante casos análogos;

3) técnica: los principios o normas de la profesión médica en cuanto a ciencia se proyectan al exterior a través de una técnica y según el arte personal de su autor o profesionalidad: el autor o afectado por la "lex" es un profesional de la medicina;

4) el objeto sobre el que recae: especie de acto (clase de intervención, medios asistenciales, estado del enfermo, gravedad o no, dificultad de ejecución); y

5) corrección de cada acto médico o presupuesto «ad hoc»: tal vez sea éste el aporte que individualiza a dicha "lex artis"; así como en toda profesión rige una «lex artis» que condiciona la corrección de su ejercicio, en la médica esa "lex", aunque tenga un sentido general, responde a las peculiaridades de cada acto, en donde influirán, en un sentido o en otro, los factores antes vistos» (STS (Sala de lo Civil) 11 de marzo de 1991 (RJ 1987/245)).

A manera de conclusión, la información que se da al paciente de manera previa al acto médico y la correlativa autorización se constituyen en un presupuesto y elemento esencial de la *«lex artis»*. Lo que deja ver, que la ausencia de informar adecuadamente al paciente de los riesgos típicos que tiene un procedimiento clínico, así como las consecuencias que se podían derivar del mismo, constituyen una infracción de la *lex artis.*

Ahora bien, de manera seguida, haré una breve referencia, relativa a la carga de la prueba en los casos en los que el paciente recibe la información incompleta o de manera inadecuada, para así obtener el consentimiento informado. Según el criterio jurisprudencial más aceptado, no parece correcto imponer al paciente la carga para demostrar el hecho negativo[1426], como la inexistencia de la información previa. En ese sentido, se aplica el principio de facilidad y disponibilidad probatoria, teniendo en cuenta que es el médico quien se encuentra en poder de las fuentes de prueba[1427], por lo tanto, recae en él la carga de probar el cumplimiento del deber de información y de recabar el consentimiento médico[1428]. Agrega DE MONTALVO, que: *«cuando no*

1426 SSTS (Sala de lo Civil) 25.4.1994 (RJ 1994/3073); (Sala de lo Civil) 31.7.1996 (RJ 1996/6084); (Sala de lo Civil) 16.10.1998 (RJ 1998/7867); (Sala de lo Civil) 10.11.1998 (RJ 1998/8819); (Sala de lo Civil) 26.6.2006 (RJ 2006/5554); (Sala de lo Civil) 29.6.2007 (RJ 2007/3871) y (Sala de lo Civil) 19.7.2007 (RJ 2007/3885).

1427 STS 16.10.1998 RJ 1998/7565.

1428 Amelia SÁNCHEZ GÓMEZ, «Comentario a la STS de 2 de diciembre de 1996», en *CCJC*, 1997, núm. 43, pág. 349.

exista protocolo escrito del consentimiento informado podemos encontrarnos ante tres situaciones diferentes con sus propios efectos en la determinación de la parte sobre la que habrá de recaer la carga de la prueba»[1429].

El primer supuesto ocurre cuando el acto médico rige el principio de oralidad, y queda la correspondiente anotación en la historia clínica, la carga de la prueba habrá de recaer sobre el paciente o familiar reclamante, en función de la presunción, de que sí hubo consentimiento informado, para que sea desvirtuada[1430]. El segundo supuesto, corresponde a cuando el acto médico se rige el principio de oralidad, pero no hay constancia en la historia clínica. En estos casos, el deber de probar el consentimiento sanitario, se traslada al médico para desvirtuar la presunción de que no se ha cumplido con el deber. Y como último supuesto, encontramos el caso en que se exige la forma escrita y no se ha formalizado ningún protocolo. Ante esta situación, se invierte la carga de la prueba, y recae sobre el médico, de tal manera que, si no aporta ningún elemento probatorio, habrá de declararse judicialmente la antijuridicidad del daño sufrido por el paciente[1431]. Así, lo que el médico debe probar es que el contenido de la información fue adecuado, correcto y suficiente[1432], que se ha suministrado de manera completa y comprensible la información, que se ha referido a todos los aspectos que involucra optar por la práctica de un procedimiento, como la naturaleza y descripción del mismo, sus objetivos, riesgos, efectos, beneficios y posibilidades de rehabilitación. Considero que, aunque no exista la firma escrita y expresa en un documento, no necesariamente significa que el paciente no haya otorgado el consentimiento, ya que los indicios y medios probatorios permiten inferir su existencia y, por tanto, su validez.

A su vez, en el sistema Colombiano con referencia a la carga prueba de la omisión de consentimiento, la Corte Suprema de Justicia de Colombia ha establecido que: *«el consentimiento informado que se obtiene del paciente es un requisito que debe cumplir el médico y, por tanto, es quien debe probar que efectivamente fue otorgado por el paciente»*[1433]. Del mismo modo, el Consejo de Estado, Sección Tercera, en sentencia 19347/2011 de 10 de marzo de 2011, advierte que cuando se alegan falencias en el consentimiento médico, se configura una negación indefinida, que le traslada al demandado la carga probatoria que puede quedar satisfecha a través de cualquier medio de prueba legalmente admitido[1434].

1429 DE MONTALVO JÄÄSKELÄINEN Federico, «Consentimiento informado y prueba de la *lex artis*. La relevancia de la prueba de presunciones», *op.cit.,* pág. 84.

1430 SAP Valladolid, Sección 3.a 27.11.2008.

1431 STS (Sala de lo Contencioso Administrativo) 26.10.2006 (RJ 2006/6248).

1432 SAP Barcelona, Sección n.º 16, 19.12.2017 (Sentencia 2017/660).

1433 Corte Suprema de Justicia de Colombia, Sala de Casación Civil, 26.7.2019 (SC 2804-2019).

1434 *Vid.* Iván SANTOS BALLESTEROS, Emma ORTIZ ARCINIEGAS y Ruth RUIZ ALARCÓN, «Las cargas probatorias en la responsabilidad civil médica a partir de la doctrina y la jurisprudencia de la Corte Suprema de Justicia», en *REVISTA DIXI,* 2016, vol. 18, núm. 23, pág. 61.

Hasta aquí, se encuentra que el consentimiento sanitario es el relativo a la información de los riesgos inherentes o relativos al procedimiento médico a practicar, que a su vez se constituye en un presupuesto y elemento esencial de la «*lex artis*» cuyo daño corresponde a despojar al paciente de su libertad de elección. Por lo que, es el profesional sanitario, quien debe demostrar que advirtió personal y directamente al paciente y recabó el consentimiento.

No obstante, de una parte, se plantea el siguiente cuestionamiento: siempre se ha entendido que el hecho de que existan las normas sobre consentimiento informado provoca la inversión de la carga de la prueba, de tal manera que, quien debe demostrar que ha informado al paciente es el médico. De otra parte, se considera que, la ausencia del consentimiento determina que la intervención clínica es abusiva, ilícita o ilegal, lo que corresponde al ámbito penal. Ahora bien, en concreto la inquietud corresponde a que si desde el momento en que hay una actuación médica, se presume que hay consentimiento, por lo que la mera realidad de la prestación médica debe ser un indicio de la existencia de dicho consentimiento. Sin embargo, al no existir dicho consentimiento, se presume que el facultativo ha realizado el acto médico sin informar y sin obtenerlo; en este sentido, se imputa al profesional una conducta tipificada penalmente, pero en el ámbito penal la negligencia no se puede presumir, al contrario, se presume la inocencia, por lo tanto, no le correspondería al médico la carga de la prueba. Esta situación no se ha planteado abiertamente en la doctrina y genera inquietudes, es una cuestión importante e interesante y considero que es un asunto sobre el que la doctrina debe discutir.

Finalmente, el elemento más difícil de determinar y el más polémico en los casos de responsabilidad civil médica por infracción al consentimiento informado, es el nexo de causalidad, que se revisa a continuación.

7.5.2. La relación de causalidad

Antes de entrar a desarrollar el nexo causal, como elemento de la responsabilidad civil, se reitera en este trabajo que la falta de consentimiento informado, ocasiona un daño por la vulneración de un derecho personalísimo. La negligencia corresponde a la infracción del galeno sobre las normas relativas al consentimiento y, finalmente, el nexo causal se puede atribuir de manera automática, al confirmar el daño producido por la falta de voluntad del paciente para la ejecución del acto médico. Por lo que la teoría de la pérdida de oportunidad podría tener aplicación cuando, además del daño por privación del derecho a la autodeterminación, se pretende indemnizar el daño corporal ocasionado. Por esta razón, en este apartado, haré referencia a la teoría de la pérdida de oportunidad que se aplica cuando este daño va acompañado de una lesión física o de un daño a la salud, con independencia de la corrección con la que se realizó el procedimiento médico.

En materia civil, el requisito causal constituye una condición general de la responsabilidad, por lo que el daño es indemnizable solo en la medida en que responde al hecho generador como consecuencia jurídicamente atribuible al responsable[1435]. Así pues, el nexo de causalidad es un elemento autónomo y una condición de la responsabilidad[1436] donde debe existir una causa efecto entre el perjuicio y el hecho dañoso. Al respecto, VELÁSQUEZ expresa que para la configuración de responsabilidad civil, además del daño y la culpa, *«se necesita una relación causa-efecto entre el acto humano y el daño que se produce»*[1437]. Así mismo, el Tribunal Supremo en sentencia de 3 de marzo de 2010 (RJ 2010/127), haciendo alusión a la indemnización afirmó que: *«el deber de indemnizar presupone un nexo causal entre el daño y el hecho que lo origina»*. En este punto, es necesario distinguir entre causalidad e imputación, en la medida que se trata de dos conceptos que usualmente son confundidos. En el ámbito de la responsabilidad civil, la imputación, proveniente del latín «imputare», se usa para referirse al hecho de hacer soportar las consecuencias del daño ocasionado a una persona, así: *«imputarle una acción a alguien equivale a atribuírsela a él como a su verdadero autor, poniéndosela, por así decirlo, a su cuenta y haciéndolo responsable»*[1438]. Mientras que, la causalidad es la relación entre el hecho dañoso y el menoscabo de la víctima[1439]. Así pues, existen dos condiciones de la responsabilidad que son diferentes: la causalidad, que sería, el vínculo entre el hecho dañoso y el perjuicio y, la imputación, que sería el vínculo entre el hecho generador y el responsable[1440].

MARTÍNEZ DE AGUIRRE distingue entre causalidad de hecho y causalidad jurídica o imputación objetiva. Este autor expone que causalidad de hecho hace alusión a la existencia de una relación de causalidad física o natural, en cambio, la causalidad jurídica como paso posterior, hace referencia a *«un juicio de valor mediante el cual se determina si el resultado dañoso producido es objetivamente atribuible al sujeto»*[1441]. Sobre esta cuestión, la sentencia del Tribunal Supremo de 30 de marzo de 2006 (RJ 2006/293), coincidiendo con la posición doctrinaria, estipuló que, para apreciar el nexo de causalidad, no

1435 Mónica Lucía FERNÁNDEZ MUÑOZ, *Responsabilidad médica en la especialidad civil*, op. cit., pág. 130.

1436 PHILIPPE LE TOURNEAU, *Responsabilité (en génerel). Rep. Civ*, Dalloz, núm. 35, 2017.

1437 Obdulio VELÁSQUEZ POSADA, *Responsabilidad civil extracontractual*, Temis, Bogotá, 2009, pág. 461.

1438 Francesco REALMONTE, *Il problema del rapporto di causalità nel risarcimento del danno*, Milano, Giuffrè editare, 1967, pág. 154.

1439 Catherine THIBIERGE, «Libres propos sur l'evolution du Droit de la responsabilità (vers un élargissement de la fonction de la responsabilité civile?)», en *dans RTD civ.*, núm. 3, 1999, pág. 561.

1440 Henri MAZEAUD, Jean LEON y François CHABAS, *Leçons de Droit Civil. Obligations*, Montchrestien, París, 1998, pág. 657.

1441 Carlos MARTÍNEZ DE AGUIRRE ALDAZ, Pedro DE PABLO CONTRERAS, Miguel Ángel PÉREZ ÁLVAREZ y María Ángeles PARRA LUCÁN, *Curso de Derecho Civil, vol. 2, Derecho de obligaciones*, op. cit., pág. 381.

sólo se debe tener en cuenta la *causalidad física* sino que se debe también acudir *«en el terreno de la llamada imputación objetiva, que consiste en un proceso de valoración jurídica para determinar si, producida la negligencia, puede atribuirse a ésta el daño o perjuicio producido con arreglo a los criterios de imputabilidad derivados de las circunstancias»*.

Por lo que respecta a la definición de **causa**, el Tribunal Supremo a través de la sentencia de 4 de octubre de 2006, (RJ 2006/993), establece que: *«es el conjunto de condiciones empíricas antecedentes que proporciona la explicación, conforme con las leyes de la experiencia científica, de que el resultado haya sucedido»*. Mientras que respecto al nexo de causalidad, la misma sala en sentencia de 22 de febrero de 2010 (RJ 2010/83), considera que:

> «para proceder a su valoración se exige ponderar que el resultado dañoso sea una consecuencia natural, adecuada y suficiente, valorada conforme a las circunstancias que el buen sentido impone en cada caso, lo que permite eliminar todas aquellas hipótesis lejanas o muy lejanas al nexo causal so pena de conducir a un resultado incomprensible o absurdo, haciendo imposible la prueba de la exclusividad de la culpa de la víctima».

En España, la relación causal se exige para establecer la responsabilidad civil y se encuentra regulada en los arts. 1101 y 1902 del Código Civil, puesto que en él se afirma que el daño ha de ser causado por determinados comportamientos humanos, así mismo se dice que el que: «causa» daño a otro *está obligado a reparar el daño causado»*. De igual manera, para el ordenamiento colombiano, este elemento también es indispensable para determinar la responsabilidad y tiene como fundamento legal los arts. 2341 y 1616 del Código Civil. Como ya se dijo, la ausencia de consentimiento causa, *per se*, un daño moral, pero también puede ir acompañado de un daño a la salud, a la integridad física o a la vida; en este último caso se plantea la siguiente inquietud: ¿en qué medida la ausencia de consentimiento está causalmente vinculada al daño en la integridad física del paciente?

En este supuesto, la teoría de la pérdida de oportunidad es relevante debido a la dificultad que existe para establecer el nexo causal, así como determinar en qué medida la omisión del consentimiento informado ha contribuido a la causación del daño a la integridad física del paciente. Nos recuerda MEDINA ALCOZ que: la carencia de información sobre los riesgos que conlleva un acto médico genera un daño moral al lesionar el derecho del paciente a autodeterminarse, cuya indemnización no corresponde a la teoría de la pérdida de oportunidad. No obstante, si, además, los riesgos se materializaron, procedería a reparar las lesiones físicas ocasionadas, utilizando la doctrina causal clásica *del todo o nada* o parcialmente, según se supere el umbral máximo de certeza o el mínimo de seriedad aplicando la doctrina de la pérdida de oportunidad, conocida como *«ni todo ni nada»*[1442]. Ahora bien, con referencia a aquellas

---

1442 Marina GASCÓN ABELLÁN y Luis MEDINA ALCOZ, «¿Pueden declararse responsabilidades por daños sin la prueba del nexo causal?», *op.cit.*, pág. 190.

situaciones de incertidumbre, la dificultad para probar el nexo causal conduce, en rigor, a determinar que no hay responsabilidad del agente y a negar toda indemnización para el reclamante, a pesar de que, en algunos procesos se acredite una probabilidad significativa de la existencia de la relación causal, lo que conlleva una sensación de injusticia[1443].

De donde, la pérdida de la *chance* se constituye en un instrumento de «equidad» que le permite al juez *«tener un gesto en favor de la víctima, todas las veces que la incertidumbre sobre la relación de causalidad prohíba una reparación integral»*[1444]. En este caso,

> «concurriría una incertidumbre causal sobre si el paciente conocedor de los posibles efectos adversos de la actuación médica los hubiera asumido, y el resarcimiento del daño se graduaría atendiendo a la probabilidad de que el paciente informado hubiera decidido someterse voluntariamente a la actuación médica y asumir los riesgos derivados de ella»[1445].

Según este panorama, indica GALÁN CORTÉS que la relación de causalidad debe buscarse, *«de modo figurado, entre la omisión de la información y la posibilidad de haber eludido, rehusado o demorado la intervención médica cuyos riesgos han cristalizado»*[1446]. Por lo anterior, la construcción doctrinal de origen jurisprudencial como la pérdida de oportunidad nace como un *remedio resarcitorio* que se articula a través de una *técnica o instrumento de facilitación probatoria*, que permite declarar responsabilidad por daños y reconocer una indemnización, en aquellas situaciones que no existe suficiente certeza de la relación de causalidad pero está acreditado que existía una oportunidad de evitar el daño ocasionado por el agente[1447]. De ahí que su objetivo sea *«salvar las dificultades de la prueba del nexo causal»*[1448].

En este sentido, la oportunidad pérdida debe enmarcarse desde la causalidad material, y no, desde la causalidad jurídica, porque se pretende mitigar la situación en la que queda el reclamante que padeció la privación de una posibilidad, sin que pueda acreditar un vínculo causal material[1449]. Como afirma MEDINA ALCOZ, la oportunidad pérdida es:

> «una chance inexorablemente sacrificada, una ocasión irremediablemente frustrada, una posibilidad que el agente dañoso con su actuación, ha mutilado defini-

---

1443 *Ibidem.*, p. 190.

1444 Starck BORIS, Henri ROLAND y Laurent BOYER, *Droit Obligations*, Litec, París, 1996, pág. 64.

1445 Loreto Carmen MATE SATUÉ, *La configuración del daño y su relación con el nexo causal en la responsabilidad civil del abogado, op.cit.,* pág. 162.

1446 Julio César GALÁN CORTÉS, *Responsabilidad civil médica, op cit*, pág. 904.

1447 Marina GASCÓN ABELLÁN y Luis MEDINA ALCOZ, «¿Pueden declarase responsabilidades por daños sin la prueba del nexo causal?», *op.cit.*, pág. 190.

1448 L. MEDINA ALCOZ, «Hacia una nueva teoría general de la causalidad en la responsabilidad civil contractual (y extracontractual): La doctrina de la pérdida de oportunidades», *op. cit,* pág. 32.

1449 Loreto Carmen MATE SATUÉ, *La configuración del daño y su relación con el nexo causal en la responsabilidad civil del abogado, op.cit.,* pág. 185.

tivamente, una oportunidad de la que la víctima gozaba inicialmente y que resulta cerrada irreversiblemente»[1450]. De donde «la causalidad acreditada es, no la absolutamente cierta, sino la razonablemente probable»[1451].

Reconoce la Sala de lo Civil, el 19 de febrero de 2019 (RJ 2019/ 613) del Tribunal Supremo que en la teoría de la pérdida de oportunidad *«existen supuestos en los que la certeza absoluta no es posible y su exigencia dejaría a las víctimas sin resarcimiento, por lo que se hace preciso moverse en términos de probabilidad»*. Agrega la jurisprudencia Colombiana, que si bien la teoría de la pérdida de la oportunidad ayuda a solucionar los problemas relativos a la dificultad para delimitar la amplitud o estrechez del nexo causal, *«debe existir al menos prueba del vínculo existente entre la conducta activa u omisiva y el resultado, así como la acreditación de que se privó a la víctima de una oportunidad de recuperación»*[1452]. Ahora bien, cuando se aplica la oportunidad perdida, el *quantum* de la indemnización, es inferior al valor final que le hubiere correspondido a la víctima, en caso de haberse demostrado el nexo causal entre la pérdida de la ventaja de la cual fue privada y el hecho de aquel a quien se imputa la responsabilidad resarcitoria[1453]. Es decir, *«en los supuestos en los que la condena del médico viene dada por la omisión o deficiencia del consentimiento informado, la teoría de la pérdida de oportunidad permite modular, moderar o mitigar la cuantía indemnizatoria»*[1454]. De ahí, la complejidad para determinar su cuantificación, ya que depende del arbitrio judicial[1455]. En palabras de MEDINA ALCOZ:

> «para concretar la indemnización, la inmensa mayoría de los especialistas que se han ocupado del tema señalan que hay que proyectar el nivel de probabilidad de que la víctima hubiera obtenido la ventaja apetecida sobre el valor del daño final. Así pues, indemnizar la oportunidad perdida no es más que restar de la estimación pecuniaria del daño final el margen de incertidumbre respecto a su enlace causal con la conducta del agente dañoso. Por eso se dice que la incertidumbre del resultado se refleja en el valor económico de la posibilidad pérdida»[1456].

1450 L. MEDINA ALCOZ, «Hacia una nueva teoría general de la causalidad en la responsabilidad civil contractual (y extracontractual): La doctrina de la pérdida de oportunidades», *op. cit.*, pág. 42.

1451 *Ibídem.*, pág. 40.

1452 CONSEJO DE ESTADO DE COLOMBIA, Sección Tercera, 5.4.2017, Sentencia 25706/2017.

1453 MEDINA ALCOZ, «Hacia una nueva teoría general de la causalidad en la responsabilidad civil contractual (y extracontractual): La doctrina de la pérdida de oportunidades», *op. cit.*, pág. 413.

1454 Julio César GALÁN CORTÉS, *Responsabilidad civil médica, op. cit*, pág. 904.

1455 Carlos SARDINERO GARCÍA, *Responsabilidad administrativa, civil y penal por falta de información en el ámbito clínico. Criterios indemnizatorios, op. cit.*, pág. 267.

1456 MEDINA ALCOZ, «Hacia una nueva teoría general de la causalidad en la responsabilidad civil contractual (y extracontractual): La doctrina de la pérdida de oportunidades», *op. cit.*, pág. 414.

Añade MATE SATUÉ que la indemnización se calculará:

«atendiendo al porcentaje de probabilidad de haber obtenido la materialización de la pretensión si no hubiera mediado el hecho ilícito. La aplicación de estos criterios en el ámbito sanitario supone que cuando el daño se identifique con la pérdida de oportunidad, el profesional será condenado a indemnizar no el perjuicio final sufrido por el paciente —daño corporal y en último término, la muerte—, sino por el valor de las expectativas o probabilidades de curación o supervivencia»[1457].

En efecto, en los supuestos de la pérdida de la oportunidad, el monto de la indemnización, se realiza proporcionalmente respecto del provecho que finalmente anhelaba el reclamante, en función de las probabilidades que tuviere de haber alcanzado ese resultado de no haber mediado el hecho ilícito. Se trata de analizar el grado de probabilidad causal, que, de haberse llevado a cabo la conducta debida, se hubiese evitado el daño[1458], es decir, cuando existe una incertidumbre causal respecto al daño que hubiera ocurrido, de haber sido informado el paciente, se requiere un juicio de imputación probabilística, tomando en consideración las diferentes circunstancias del caso. La aplicación de esta teoría reduce las exigencias del nexo de causalidad, donde el cálculo de la indemnización se efectúa atendiendo al porcentaje estadístico de probabilidades de curación, así como a las condiciones específicas de cada reclamante[1459]. De este modo, el profesional debe indemnizar no el perjuicio final sufrido bien sea el daño corporal o la muerte, sino el valor de las expectativas o probabilidades de curación o supervivencia[1460]. Según GALÁN CORTÉS no parece lógico,

«que un médico sea condenado a indemnizar al paciente en la misma cantidad económica si su culpa fue la de no haberle advertido de los riesgos típicos, posteriormente materializados, en una intervención quirúrgica correctamente realizada, que si su culpa hubiere consistido en una impericia técnica al practicar la intervención clínica»[1461].

De lo anterior se deduce que la doctrina de la pérdida de oportunidad permite moderar o mitigar el quantum indemnizatorio, teniendo en cuenta la gravedad del riesgo, las probabilidades de curación y las demás circunstancias personales del paciente.

1457 Loreto Carmen MATE SATUÉ, *La configuración del daño y su relación con el nexo causal en la responsabilidad civil del abogado*, *op.cit.*, pág. 183.

1458 Manuel ORTIZ FERNANDEZ, *El consentimiento informado en el ámbito sanitario Responsabilidad Civil y Derechos constitucionales*, *op.cit.*, pág. 410.

1459 Eduardo ASENSI PALLARÉS, «La evolución de la doctrina de la pérdida de oportunidad en responsabilidad médica», *op. cit.*, pág. 228.

1460 Loreto Carmen MATE SATUÉ, *La configuración del daño y su relación con el nexo causal en la responsabilidad civil del abogado*, *op.cit.*, pág. 187.

1461 Julio César GALÁN CORTÉS, *Responsabilidad civil médica, op. cit*, pág. 904

En concreto, la pérdida de oportunidad se aplica cuando existe incertidumbre para establecer la causalidad entre la actuación médica y el daño, teniendo en cuenta que el paciente, ya tiene una patología previa, por lo que resulta complejo determinar si el resultado lesivo que sufre es consecuencia de la actividad médica o se ha derivado de otras causas externas o endógenas[1462], por lo que:

> «a pesar de que no puede establecerse con certeza que una determinada actuación médica ha provocado un daño al paciente, lo que sí se puede saber es que, de haberse actuado de forma distinta, habría existido la posibilidad cierta y real de obtener un beneficio. Por tanto, existe certeza en cuanto a que un paciente ha perdido una oportunidad de sobrevivir o curarse por causa ajena, pero incertidumbre en cuanto al éxito de aquella oportunidad»[1463].

Debido a lo expuesto, en los casos de ausencia o defecto en la entrega de información previa al consentimiento sanitario, se indemniza la oportunidad que pierde el paciente, de haberse negado a la actuación médica, si hubiere conocido los riesgos antes que ésta se hubiera llevado a cabo. La teoría de la pérdida de oportunidad, se aplica en el ámbito sanitario, para flexibilizar las reglas probatorias ordinarias y permite declarar responsabilidad médica cuando se materializa un riesgo no informado y existe una probabilidad altamente fundada de un resultado determinado, aunque no suficiente, para dar por cierta la relación causal. Se recuerda que cuando se analizó el daño se expuso que algunos autores y sentencias consideran la pérdida de oportunidad como un daño indemnizable. En la práctica judicial española, la jurisprudencia ha ido admitiendo paulatinamente la pérdida de oportunidad. Por lo que se encuentra que la primera sentencia corresponde a la sala primera Civil, de 10 de octubre de 1998, (RJ 1998/ 837), en la que el Tribunal Supremo determina que:

> «a la demandada no se le puede más que imputar la pérdida de oportunidad para efectuar en condiciones una operación de reimplante de la mano, que no se sabe si al final hubiera dado resultado. Dicho de otra manera, se le puede imputar la pérdida de unas expectativas».

La doctrina de la pérdida de oportunidad ha sido aceptada por la Audiencia Nacional, y, posteriormente, en los Juzgados y Tribunales de Justicia del contencioso administrativo, así como en las Comunidades Autónomas[1464]. Ade-

---

1462 Álvaro LUNA YERGA, «Oportunidades perdidas: La doctrina de la pérdida de oportunidad en la responsabilidad civil médico-sanitaria», *op.cit.*, pág. 6.

1463 Carolina González ALLOZA BARRACA, «Análisis Jurisprudencial: La Teoría de la Pérdida de Oportunidad en el ámbito de la Responsabilidad Civil Sanitaria», en *Universidad pontificia Comillas*, Madrid, 2019, pág. 53.

1464 Eduardo ASENSI PALLARÉS, «La evolución de la doctrina de la pérdida de oportunidad en responsabilidad médica», en *revista CESCO de Derecho de Consumo*, núm. 8, 2013, pág. 231.

más, cabe anotar que, en la jurisdicción contenciosa, la pérdida de la chance se ha reconocido de oficio cuando no se menciona de manera explícita por el reclamante[1465]. En específico, en los casos de falencias con el consentimiento informado, la relación de causalidad se debe establecer *«entre la omisión de la información y la posibilidad de haberse sustraído a la intervención médica y no entre la negligencia del médico y el daño a la salud de la paciente».* (STS (Sala de lo Civil) 8 de abril de 2016 (RJ 2016/1427)). A este respecto ASÚA GONZÁLEZ señala que, ante la omisión de la información previa, se debe realizar un juicio hipotético, para determinar si el paciente se habría sometido a la intervención clínica después de haber recibido la información completa y adecuada sobre los riesgos donde: *«hay que hacer un ejercicio de reconstrucción mental de qué hubiera ocurrido si el médico hubiera cumplido su deber de informar y de obtener el consentimiento del paciente»*[1466].

En suma, en el supuesto donde concurre la falta de consentimiento con el daño a la salud e integridad del paciente, por haberse materializado un riesgo no informado, la relación causal se puede establecer, de modo indirecto, a partir de la teoría de la pérdida de oportunidad y, corresponde al déficit de información y la posibilidad del paciente de haber eludido o rehusado el acto médico. El quantum indemnizatorio se modera en razón a las probabilidades de curación, a la gravedad del riesgo, y demás circunstancias del paciente. En los casos donde se aplica la pérdida de oportunidad, la ejecución de la intervención médica se realiza utilizando una técnica adecuada. Supuesto diferente corresponde a los casos donde se somete el paciente a una intervención quirúrgica que ha sido ejecutada con impericia médica y el daño físico se relaciona de manera directa con la culpa del galeno, por lo que la indemnización atañe, en este último supuesto, al daño final.

7.5.2.1 Ausencia del consentimiento y pérdida de oportunidad como aligeramiento probatorio

Se expone a continuación la línea jurisprudencial del Tribunal Supremo relacionada con la aplicación de la teoría de la pérdida de oportunidad en los casos donde, además de la omisión del consentimiento informado, se lesiona la integridad física del paciente y no existe una razonable certeza de que la información médica que debió prestarse, habría evitado el resultado lesivo desencadenado.

Se inicia la línea indicando que el Tribunal Supremo, en un primer momento, reseña que entre la deficiencia de no informar y el resultado dañoso no hay

---

1465 Alberto Javier TAPIA HERMIDA, «La responsabilidad civil sanitaria y su aseguramiento. Novedades en la Jurisprudencia de la Sala Primera de lo Civil del Tribunal Supremo. Acción Directa y Pérdida de oportunidad», en *Revista de Responsabilidad Civil y Seguro*, núm. 71, 2019, págs. 31-50.

1466 Clara Isabel ASÚA GONZÁLEZ, *Pérdida de oportunidad en responsabilidad sanitaria, op.cit.*, pág. 26.

ninguna relación de causalidad. (STS 294/1997, 10 de abril de 1997, Sala Primera, de lo Civil). Así también en el mismo año, el Supremo señala la falta de la relación causal entre la omisión de información y el daño que se produjo al paciente. (STS 1140/1997, 16 de diciembre de 1997, Sala Primera, de lo Civil). Posteriormente, en el año 2006, la sala de lo civil de 10 de mayo del Tribunal Supremo (RJ 2006/488), cambia su criterio cuando analiza el caso de un procedimiento necesario, pero sin carácter urgente, para el que no se dio el consentimiento informado. La sentencia establece una indemnización, pero no en función de la reparación integral del daño por las secuelas físicas sufridas, sino en razón a la pérdida de oportunidad al no poder pronunciarse el paciente sobre el procedimiento médico realizado, por lo que la suma indemnizatoria otorgada representa una fracción del daño corporal que se materializó. En palabras del Tribunal Supremo, si la intervención médica iba destinada a contrarrestar la evolución de la enfermad, *es razonable que, en principio, se asumiese el riesgo, pero también lo es, no informar de ello al paciente*. Por lo tanto, continua el Tribunal: *nos encontramos en esa franja intermedia de incertidumbre causal que debe ser merecedora de indemnización por privar al lesionado de autonomía de voluntad para decidir*. Es decir, el daño corresponde a que faltó voluntad del paciente para someterse al procedimiento médico.

En el año 2009, el Supremo en un caso donde examina la responsabilidad del cirujano, de la sociedad titular de la clínica y la compañía de seguros, por el estado en que quedó la reclamante, tras someterse a una implantación de prótesis de la cadera izquierda. El Tribunal Supremo condena el pago de 20 millones de pesetas, por no haber dado a la paciente la oportunidad de evitar esa lesión, no consintiendo la cirugía, de privarse de consultar otras opiniones o de, sopesando el riesgo, confiar la intervención a determinado especialista o decidir que se hiciera en un centro hospitalario diferente en el que fue practicada la intervención médica (STS (Sala de lo Civil) 28 de junio de 2012 (RJ 2012/437)). Tres años después, se profieren varias resoluciones sobre esta cuestión, la primera de ellas se relaciona con la posibilidad de declarar de oficio la pérdida de oportunidad: señala la sala contenciosa del Tribunal Supremo que a pesar de que no se menciona esta figura de forma expresa en la demanda no implica que no pueda aplicarse:

> «puesto que se deduce claramente que el fundamento de su pretensión iba dirigida a un diagnóstico más temprano de la verdadera patología que le afectaba y, consecuentemente a un tratamiento adecuado a la misma. (...) En el presente caso, la privación de expectativas no puede reputarse total, sino que evidentemente existió un lapso temporal inicial en el que el diagnóstico renal era adecuado a la sintomatología de dolor lumbar que presentaba, pero que al no mejorar debió haberse contrastado y sometido a consideración, por lo que procede reconocer la cantidad global de 50.000 euros» (STS (Sala de lo Contencioso Administrativo) 2 de enero de 2012 (RJ 2011/4229)).

Posteriormente, en un caso donde el paciente quedó tetrapléjico tras ser intervenido, sin haber sido informado de manera previa de tan relevante riesgo, se aplica la teoría de pérdida de oportunidad en los siguientes términos:

«existe una evidente incertidumbre causal en torno a la secuencia que hubieran tomado los hechos de haber sido informado el paciente, en base a lo cual y dentro del ámbito de la causalidad material o física que resulta de la sentencia, es posible hacer efectivo un régimen especial de imputación probabilística que permite reparar en parte el daño, como es la pérdida de oportunidad, que toma como referencia, de un lado, el daño a la salud sufrido a resultas de la intervención y, de otro, la capacidad de decisión de un paciente razonable que valora su situación personal y decide libremente sustraerse o no a la intervención quirúrgica sin el beneficio de conocer las consecuencias para su salud una vez que estas ya se han producido» (STS (Sala de lo Civil) 16 de enero de 2012 (RJ 2011/948)).

Reconoce el fallo que el documento de consentimiento informado que se proporcionó al paciente estaba sin firmar y, además, resulta insuficiente pues no menciona la grave consecuencia de la intervención, por lo que la condena 254.977,45 euros a favor del demandante y 9.586,49 euros a favor de cada uno de los codemandantes, lo que corresponde a un 50 % de lo que hubiera correspondido por una mala praxis médica acreditada, tomando como referencia, la aplicación del baremo, que no fue cuestionado en el proceso. También, el Supremo, en sentencia de 9 de junio de 2015 (RJ 2015/336), aplica la teoría de la pérdida de oportunidad, como criterio determinante para reconocer la indemnización ante la inexistencia de consentimiento informado y se estima parcialmente la demanda, con reducción de la indemnización solicitada, otorgando la suma de 79.521,67 euros. Más adelante, el Tribunal Supremo en la sentencia de 8 de septiembre, (RJ 2015/483), insiste en que la relación de causalidad se debe establecer entre la falta de información y la posibilidad de haberse negado al acto médico y no entre la negligencia del médico y el daño a la salud:

«el daño que fundamenta la responsabilidad resulta de haber haberse omitido una información adecuada y suficiente sobre las consecuencias de la intervención y de la materialización de un riesgo y la relación de causalidad se debe establecer entre la omisión de la información y la posibilidad de haberse sustraído a la intervención médica y no entre la negligencia del médico y el daño a la salud de la paciente».

Ahora bien, por considerarse de importancia para este estudio, se analiza a continuación, de manera detallada la sentencia del Tribunal Supremo, Sala de lo Civil, de 8 de abril de 2016 (RJ 2016/1427), donde los hechos pueden resumirse así: el actor queda tetrapléjico al lanzarse al mar en el año 1990, sufriendo traumatismo craneal. Esta lesión le generó una incapacidad que le obligaría a vivir permanentemente en una silla de ruedas. Lo más probable era que paulatinamente perdiera capacidades motrices y sensitivas. El facultativo le realiza una intervención médica donde no informa la gravedad del procedimiento ni de sus riesgos, ni de las posibilidades alternativas, lo que hace que el paciente empeore en su tetraplejia. En este caso, entiende el alto Tribunal que existe infracción de la *lex artis* ad hoc, por el hecho de no haber facilitado la adecuada información al paciente a fin de que pudiese valorar someterse o no a la intervención quirúrgica. El análisis de la sentencia de instancia, partió de la adecuada *praxis* del acto médico quirúrgico y declaró la responsabilidad del facultativo, por la ausencia de información para conseguir del paciente el consentimiento informado. Además, en su decisión se tiene en cuenta que, la operación provocó que el paciente se agravara, debido al riesgo inherente a la intervención o la técnica médica empleada. Para determinar el daño indemnizable, recuerda la sala que tanto la jurisdicción civil como la contencioso-administrativa *«se han ocupado de la omisión o deficiencia del consentimiento informado como una mala praxis formal del facultativo, en la que la relación de causalidad se establece entre la omisión de la información y la posibilidad de haber eludido, rehusado o demorado el paciente la intervención médica cuyos riesgos se han materializado»*. Esta resolución tiene especial relevancia, ya que analiza de manera profunda la omisión del consentimiento informado y en el caso concreto, determina el Tribunal Supremo que, *«el daño indemnizable, se da en relación con la mencionada ausencia de autonomía de la voluntad y consiste en que la evolución de la lesión, que se quiso minimizar, a causa de la operación quirúrgica se aceleró de forma casi inmediata»*. Por lo tanto, acreditado el daño (corporal y moral), resulta aplicable la teoría de la pérdida de oportunidad (de haberse sustraído a la actuación médica, una vez conocidos sus riesgos) para modular, moderar o mitigar la cuantía indemnizatoria. En este contexto, lo realmente complejo en el caso estudiado, es determinar el quantum de la indemnización, pues su valoración depende del arbitrio judicial, que se ve acentuada cuando se lesionan los derechos de la personalidad. En este caso, se evalúa la gravedad de la enfermedad, la evolución natural de la enfermedad, la necesidad de la intervención y su novedad en la técnica utilizada, los riesgos que se han materializado, así como el estado previo del paciente. En consecuencia, se determinan los perjuicios de la siguiente manera:

«un daño corporal, que se ha materializado inmediatamente a raíz de la intervención médica y, por lo tanto, se evidencia la agravación de la invalidez del paciente que presumiblemente se alcanzaría más adelante y que dicha operación pretendía precisamente retrasar y aminorar. Adicionalmente un daño moral sufrido por el paciente a causa de la carencia de información y finalmente, una pérdida de oportunidad en esa franja intermedia de incertidumbre causal ante la verosimilitud de que hubiese consentido la intervención si se evalúan todas las circunstancias concurrentes».

Finalmente, el Tribunal Supremo confirma el importe de la indemnización que había sido concedido por el Juzgado 4 de Primera Instancia de Barcelona y confirmado por la Audiencia Provincial. Como se observa, la aplicación de la teoría de la pérdida de oportunidad, implica una modulación en la sentencia para la valoración de los daños, que consiste en la reducción del quantum indemnizatorio. En una sentencia más reciente, el Tribunal Superior de Justicia de Granada, determina que es evidente que el déficit del consentimiento informado donde se privó al paciente de algunas expectativas de curación, debe ser indemnizado, pero reduciendo el monto en razón de la probabilidad de que el daño se hubiera producido, y, estima parcialmente el recurso con una indemnización de 62.485.65 euros, que corresponde al 50 % de los daños solicitados (STSJ Granada, Sección 1.ª, 28.3.2019 (Sentencia 2019/4406)).

Con referencia al derecho colombiano, como ya se estableció, la jurisprudencia entiende que la pérdida de oportunidad tiene mayor aplicación como daño autónomo,

«habida cuenta de que no será dable, desde un punto de vista jurídico, acceder a declarar la responsabilidad sin que exista certeza del vínculo entre el daño sufrido por la víctima -ej. muerte- y el hecho dañino, ni tampoco es viable construir una presunción artificial y parcial de responsabilidad, y condenar -haciendo uso de esta técnica de facilitación probatoria- a reparar una fracción de la totalidad del daño final sin tener ni siquiera certeza de que el demandado es en realidad el autor del daño final»[1467].

Por ello, en el ordenamiento colombiano cuestiona que la pérdida de oportunidad sea una técnica alternativa y flexible, para resolver casos de incertidumbre causal entre la intervención del tercero y el beneficio perdido o el detrimento no evitado de la víctima, pues se incurriría en una contradicción de los cimientos del sistema de responsabilidad. No obstante, se encuentran algunos pronunciamientos que establecen que la pérdida de oportunidad sirve «*como un instrumento de imputación con el que resulta posible demostrar que se ha causado el cercenamiento de obtener un resultado favorable o evitar un perjuicio*»[1468].

GIRALDO GÓMEZ, afirma que aceptar la pérdida de oportunidad como un aligeramiento probatorio en los casos de incertidumbre causal

«implicaría ir en contravía de los presupuestos tradicionales establecidos por la institución de la responsabilidad civil, buscando una nueva forma de hacerle frente a los problemas que se generan en la sociedad, y así, en vez de hacer justicia, se generaría una inseguridad jurídica que produciría un daño más grave para la convivencia en comunidad, en cuanto daría lugar a resultados tan injustos como sería el hecho de que una de las partes en conflicto se viera indemnizada, pero de manera parcial, a pesar de tener derecho a una reparación integral de su daño»[1469].

1467 Consejo de Estado, Sección Tercera, 31.8.2015 (Sentencia 22637/2015).

1468 Consejo de Estado, Sección Tercera, 6.11.2014 (Sentencia 29595/2014).

1469 Luis Felipe GIRALDO GÓMEZ, *La pérdida de la oportunidad en la responsabilidad civil. Su aplicación en el campo de la responsabilidad civil médica*, *op.cit.*, pág. 143.

Se cuestiona la anterior posición, y como ya se dijo considero que, en Colombia, la pérdida de oportunidad debe ubicarse más en el aligeramiento del nexo causal y no como un daño autónomo, ya que no lo constituye en sí mismo, sino es una probabilidad de su causación. Los argumentos para avalar esta posición consisten en que la pérdida de oportunidad es incierta porque existe un elemento de certeza y otro de incertidumbre, mientras que el daño debe ser cierto, directo y personal para que se declare la responsabilidad médica.

En efecto, la pérdida de oportunidad, es un interés jurídico donde para su aplicación, se requiere certeza respecto de la existencia de una oportunidad que se pierde y una imposibilidad definitiva de obtener el provecho, mientras que el daño es considerado de manera general como la lesión a un interés legítimo. Adicionalmente, la reparación que se hace respecto a la pérdida de la oportunidad, debe hacerse a partir del nexo de causalidad sobre un cálculo de probabilidades, donde el valor que se reconoce es menor al valor total de la ventaja que no recibió la víctima. Por todo lo anterior, considero que la jurisprudencia colombiana debe retomar las primeras posiciones del Consejo de Estado sobre la concepción de pérdida de oportunidad como aligeramiento probatorio del nexo causal, para aplicarla en los casos relativos a la infracción de la información previa, donde se ocasiona un daño a la salud y existe incertidumbre causal. De ahí que, mientras la jurisprudencia mayoritaria española, aplica la pérdida de oportunidad como un mecanismo que resuelve el problema de incertidumbre causal respecto al daño que se hubiera evitado de haber sido informado el paciente, la jurisprudencia colombiana, considera en mayor medida que la pérdida de oportunidad es un daño autónomo indemnizable en sí mismo cuando se cumplan los siguientes requisitos: falta de certeza o aleatoriedad del resultado esperado, es decir, la incertidumbre respecto a si el beneficio o perjuicio se iba a recibir o evitar; certeza de la existencia de una oportunidad y certeza de que la posibilidad de adquirir el beneficio o evitar el perjuicio se extinguió de manera irreversible del patrimonio de la víctima. Cuestión que se explicó en el elemento daño.

Después de realizar este análisis, pueden determinarse que para declarar la responsabilidad civil médica cuando se omite el consentimiento sanitario y se ocasiona un daño físico, se aplica la teoría de la pérdida de oportunidad, en los casos de incertidumbre causal, donde el daño resulta de la omisión de la información y la posibilidad de haberse sustraído al acto médico. Se aprecia además, que, la aplicación de la teoría de la pérdida de oportunidad, facilita la declaración de responsabilidad, por carencia de la información y lo que en este tipo de procesos busca, es indemnizar al reclamante, al vulnerar su derecho a la autodeterminación y dignidad humana, además de ocasionarse un daño a la salud, con independencia de la certeza de la decisión que hubiese tomado el paciente de haber conocido previamente la información relativa a los riesgos que asumía, al practicar el acto médico. Este escenario, plantea a su vez un doble problema: de un lado identificar el daño en el caso concreto, bien sea corporal, moral y patrimonial y de otro la cuantificación indemnizatoria, teniendo cuenta estos criterios: por el daño moral, al vulnerar el derecho de autodeterminación, integridad personal y dignidad del paciente y por la pérdida de oportunidades o de expectativas en la que se otorga una fracción del daño corporal en razón a la evidente incertidumbre causal sobre el resultado final.

En definitiva, la teoría de la pérdida de oportunidad, permite la declaración de la responsabilidad médica, cuando existe incertidumbre sobre las repercusiones que el agente dañoso ha tenido en la producción del daño, es decir, la relación de causalidad se da entre la omisión de la información y la posibilidad de haberse sustraído al acto médico y no corresponde a la negligencia del médico y el daño a la salud de la paciente, por lo que no es relevante hacer el análisis de la técnica correcta empleada en el procedimiento médico. Asimismo, la relación de causalidad cuando se aplica la pérdida de oportunidad debe establecerse, de modo figurado, y no de forma directa entre la omisión de la información y el daño materializado tras la práctica del acto médico. Por otra parte, cuando se aplica la teoría de la pérdida de oportunidad, el *quantum* de la indemnización, es inferior al valor final que le hubiere correspondido al reclamante, en caso de haberse demostrado el nexo causal. Finalmente, la omisión del consentimiento causa una lesión al derecho a la autonomía del paciente, con independencia de la hipotética decisión que éste hubiese adoptado.

En mi opinión considero trasladable al ordenamiento colombiano la aplicación de la figura de la pérdida de oportunidad, en los casos de omisión del consentimiento informado y de incertidumbre causal, donde se produce un daño a la salud, lo que implica modificar la actual posición mayoritaria de la jurisprudencia civil y administrativa, al considerar la teoría de la pérdida de oportunidad como un daño autónomo.

CONCLUSIONES

En el desarrollo de este trabajo sobre «El Consentimiento Informado en el ámbito médico. (Un enfoque comparado España y Colombia)», se valoran dos sistemas, con realidades diferentes, pero similares en la búsqueda por el reconocimiento de la autonomía decisoria del paciente. Sus conclusiones son las siguientes:

1. El progreso tecnológico y el avance biomédico, ha provocado la aparición de nuevos dilemas relativos a los derechos y libertades de las personas; De este modo, la bioética da sus aportes a la teoría del consentimiento informado como expresión de la autonomía, tanto desde la perspectiva de los derechos del paciente como desde las correlativas obligaciones del facultativo.

2. El núcleo esencial del consentimiento informado se fundamenta en la autodeterminación del paciente y su dignidad humana, por ello se considera que es el elemento indispensable que legitima el acto médico, y su ausencia bien sea la omisión completa o el déficit de la información determinan que la intervención clínica es abusiva, ilícita o ilegal.

3. Al revisar los Sistemas Regionales de Derechos Humanos, que han tenido influencia en los ordenamientos jurídicos que se analizaron, se aprecia que, el consentimiento informado es un derecho de configuración jurisprudencial que se basa en la interpretación que hacen el Tribunal Europeo y la Corte Interamericana de Derechos Humanos de las Convenciones de Derechos Humanos. En este sentido, considera el Tribunal de Estrasburgo que el art. 8.1 de la Convención Europea de Derechos Humanos, garantiza el consentimiento informado porque el respeto por la vida privada y familiar está relacionado con la integridad física y psíquica de la persona. Del mismo modo, para la Corte Interamericana de Derechos Humanos, el consentimiento médico se garantiza con un catálogo de derechos de la Convención Americana de Derechos Humanos como la integridad personal, la libertad, la honra, la dignidad, la vida privada, la libertad de pensamiento y expresión. Por lo tanto, los dos sistemas regionales coinciden en vincular el consentimiento informado con el derecho a la vida privada.

4. La relación médico-paciente como piedra angular del servicio asistencial ha evolucionado, se ha transformado y así lo ha reconocido la jurisprudencia y la doctrina española y colombiana. Es indudable que el proceso de obtención del consentimiento informado es un requisito de la *lex artis* y una garantía de los derechos del paciente, quien decide sobre su salud, de acuerdo con sus valores, creencias y principios. Existen tres modelos de relación médico-sanitaria, desde un modelo paternalista, uno autonomista y desde una perspectiva filosófica y ética se ha estructurado la propuesta denominada modelo *iusfundamental*. Este modelo resulta muy interesante para el sistema colombiano ya que sería muy útil para los casos clínicos de mayor complejidad, porque nace del respeto a los derechos del paciente, retoma la confianza entre el facultativo y el paciente para llegar a una decisión intersubjetiva y compartida que sería la *«más adecuada»*, atendiendo a las circunstancias de cada caso clínico.

5. El Tribunal Constitucional Español y la Corte Constitucional de Colombia con fundamento en el modelo *«iusfundamental»* coinciden en admitir, que el consentimiento informado tiene una protección constitucional como una garantía adicional para el paciente, en su derecho a la integridad personal y el libre desarrollo de la personalidad, por lo que se refuerza su protección por medio del recurso de amparo o la acción de tutela.

6. Al valorar los factores objetivos del contenido de la información que se debe proporcionar al paciente en los sistemas jurídicos que nos convocan, se encuentra que son similares. Como diferencia, se observa que la jurisprudencia española establece que el contenido de la información comprende los riesgos excepcionales para los casos de medicina voluntaria, mientras que las sentencias colombianas incluyen la afectación de derechos e intereses personales para aquellos casos de reasignación sexual. Con referencia a la amplitud de la información que debe darse al paciente en función de si la intervención médica es curativa o satisfactiva como lo establece el sistema español, en el sistema colombiano no se encuentra fundamento normativo para establecer dicha distinción, sin embargo, la jurisprudencia constitucional determina que cuanto más invasivo sea el procedimiento clínico, más cualificada debe ser la información que reciba el paciente, es decir, ante procedimientos clínicos de alto riesgo y/o complejidad, bien sea por su carácter invasivo, o por las consecuencias esperadas del mismo, se exige mayor rigurosidad e intensidad en el tipo de información suministrada al paciente.

7. Existe un vínculo indisoluble de la autonomía decisoria con el consentimiento informado, y el desarrollo de este instituto jurídico se determina en el anclaje de los derechos del paciente en la constitución, la ley y la jurisprudencia en los sistemas jurídicos que se comparan,

sin embargo, la autonomía del paciente tiene mayor consolidación y desarrollo en el derecho español, especialmente con la expedición de la Ley 41/2002; lo que no sucede en el derecho colombiano y, para llenar los vacíos normativos de la Ley 23/81, la Corte Constitucional ha establecido los precedentes y líneas jurisprudenciales para garantizar el libre desarrollo de la personalidad, la libertad individual y la integridad personal.

8. Respecto a la naturaleza jurídica del consentimiento informado, la jurisprudencia de ambos países es la que ha definido su evolución, Por su parte, el Tribunal Constitucional Español en sentencia 37/2011, de 28 de marzo, consideró que el consentimiento informado está vinculado al derecho de la integridad personal, art. 15 CE, (integridad física y moral); A su vez, la Corte Constitucional de Colombia ha precisado que el consentimiento informado tiene un carácter de principio autónomo, que, además, materializa otros principios como el libre desarrollo de la personalidad, la libertad individual y la dignidad humana; así lo determinan las sentencias T- 401/1994 y T- 303/2016. Agrega, la sentencia T-059 de 2018, que el consentimiento informado constituye un elemento determinante para la protección del derecho a la integridad personal. De esta manera se encuentra similitud en ambos ordenamientos en cuanto a la naturaleza jurídica del consentimiento informado ya que los derechos fundamentales, constituyen principios y, a diferencia de las reglas, requieren de un juicio de ponderación.

9. La jurisprudencia española y colombiana coinciden en establecer que la información previa a los actos médicos debe ser adecuada. Lo que significa que la información debe ser completa clara y comprensible, el consentimiento no es aquel que se otorga en abstracto, sino el referido a los riesgos concretos de cada procedimiento clínico; sin que sea suficiente la manifestación por parte del facultativo en términos científicos y complejos de los procedimientos a que deberá someterse el paciente, por el contrario, el profesional de la salud debe realizar una labor pedagógica y utilizar términos de fácil comprensión, según el nivel educativo del paciente, para que entienda el diagnóstico de su patología, el pronóstico de su estado de salud, los beneficios esperados, la finalidad del tratamiento propuesto, las alternativas terapéuticas disponibles y las posibilidades de fracaso del procedimiento sanitario.

10. En general, la obtención del consentimiento informado debe ser un proceso de comunicación en el que debe darse al paciente la información completa y comprensible, lo cual incluye posibles alternativas, riesgos típicos, complicaciones, duración del tratamiento, así como el pronóstico sobre las consecuencias al no practicarse ninguna medida terapéutica. De esta manera, el enfermo, después de haber compren-

dido la información y valorado su proyecto de vida, de modo libre y en ejercicio de su autonomía acepta o rechaza los procedimientos preventivos, diagnósticos o terapéuticos sugeridos.

11. En los ordenamientos jurídicos estudiados se garantiza que los niños, niñas y adolescentes sean oídos y escuchados y participen en la toma de decisiones sanitarias. Sobre la capacidad de los menores para otorgar el consentimiento informado, en España, la Ley 41/2002, de 14 de noviembre, básica reguladora de la autonomía del paciente y de derechos y obligaciones en materia de información y documentación clínica, establece la presunción de madurez sanitaria a los 16 años. Sin embargo, la Ley 26/2015 que la reforma, excepciona los casos de grave riesgo para la vida o la salud del menor; y, con carácter proteccionista o con autonomismo moderado, ante esta circunstancia prima la decisión de los representantes legales en ejercicio de su función de custodia y cuidado, aunque se trate de un adolescente mayor de 16 años. Situación distinta se presenta en el derecho colombiano no existe la edad sanitaria de los 16 años establecida en la LBAP, por lo que la Corte Constitucional, determinó que, los niños niñas y adolescentes tienen el derecho a desarrollar sus proyectos de vida de acuerdo con la evolución de sus facultades y su autonomía progresiva.

12. Es así que, en el ordenamiento jurídico colombiano, de conformidad con la Resolución 825 de 2018, de 9 de marzo de 2018, del Ministerio de Salud y Protección Social, un adolescente de 14 años en fase terminal y que presente un sufrimiento constante e insoportable puede solicitar la eutanasia, sin el consentimiento de los padres. Sin embargo, en razón a la sentencia C-233 de 2021, la eutanasia también se puede solicitar cuando el paciente padece una enfermedad incurable, esta condición también podría, aplicarse a los adolescentes de 14 años. En mi opinión, cada caso debe analizarse en concreto para garantizar el interés superior del niño, niña y adolescente. Se trata de una situación complicada, debido a que, por una parte, entender el concepto de la muerte es un proceso complejo que requiere de mayor abstracción, y de otra se encuentran en una situación que los hace más vulnerables.

13. En relación con las cirugías estéticas para los adolescentes colombianos se permite su realización a los 14 años, pero se condiciona a la autorización de los padres, debido a que el alto Tribunal Constitucional declara la exequibilidad condicionada del artículo 3 de la Ley 1799 de 2016, que prohibía la realización de procedimientos médicos y quirúrgicos estéticos en pacientes menores de 18 años

14. En el sistema colombiano, una adolescente de 14 años puede solicitar la interrupción voluntaria del embarazo hasta la semana 24 según la última decisión de la Corte Constitucional, sentencia C-055 de 2022

de 9 de marzo, en la cual cambia el precedente jurisprudencial que mantuvo durante 16 años al despenalizar el aborto hasta la semana veinte cuatro. Después de esta semana, se permite sin límite de semanas, cuando se invoquen las causales estipuladas en la sentencia C- 355/06 como son (i) embarazo peligroso para la vida o salud de la mujer; (ii) grave malformación del feto que lo haga inviable, o (iii) que el embarazo se produzca por acceso carnal abusivo o inseminación artificial o transferencia de óvulo fecundado, no consentidos, o de incesto. Por su parte, en España la Ley Orgánica 1/2023, de 28 de febrero, especifica que las mujeres podrán interrumpir voluntariamente su embarazo a partir de los 16 años, sin necesidad de consentimiento de sus representantes legales, dentro de las primeras catorce semanas de gestación; en el caso de procederse a la interrupción voluntaria del embarazo después del límite permitido, por causas médicas, deberá facilitarse toda la información sobre los diferentes procedimientos posibles para permitir que la mujer escoja la opción más adecuada. Adicionalmente, esta norma contempla sanciones cuando el aborto se practique a partir de la vigésimo segunda semana de gestación. Este es un tema trascendental, sensible e irreconciliable para la sociedad, por ello el Estado debe garantizar el acompañamiento médico y psicológico permanente para las adolescentes.

15. La jurisprudencia de la Corte Constitucional de Colombia también aborda la transexualidad de los niños, niñas y adolescentes desde una perspectiva garantista privilegiando su libertad y autodeterminación para tomar decisiones sobre su identidad sexual y de género en asuntos como cirugías de reasignación de sexo, aunque sean procedimientos irreversibles. En los casos de reasignación sexual se debe estudiar la urgencia de la intervención, por lo que, si la actuación del médico se realiza antes del umbral de 5 años que corresponde a la edad de conciencia de género, se aplica el consentimiento sustituto de los padres. Después de los 5 años se elimina la posibilidad del consentimiento sustituto y empieza el denominado consentimiento asistido del menor (se toma la decisión con apoyo de un equipo médico interdisciplinario). Considero que en estos casos es donde más atención debe prestar el estado colombiano para que prevalezca el interés superior del niño en las decisiones que se tomen. A su vez, en España, la Ley 4/2023 posibilita la modificación genital a los menores entre 12 y 16 años, previa a su solicitud, siempre que, por su edad y madurez, puedan consentir de manera informada la realización de estas prácticas. Para los menores de 12 años se prohíben las prácticas de modificación genital, salvo en los casos en que las indicaciones médicas exijan lo contrario, en aras de proteger la salud del menor.

16. Con referencia al consentimiento informado de las personas en situación de discapacidad cognitiva en los ordenamientos jurídicos estudiados se les reconoce el ejercicio de su capacidad jurídica conforme con el modelo de derechos, que se fundamenta en las formas modernas de protección establecidas en la Convención *sobre los Derechos de las Personas con Discapacidad. Así en* el sistema colombiano, la Ley 1996/2019, establece el régimen para el ejercicio de la capacidad legal de las personas mayores de edad en situación de discapacidad. A su vez, en el derecho español, la Ley 8/2021 establece los apoyos para las personas mayores y los menores emancipados con discapacidad. En ambas regulaciones se determina que la persona en situación de discapacidad *debe tomar decisiones utilizando medidas de apoyo* que deben obedecer a criterios de necesidad y proporcionalidad en cada caso concreto. Se aprecia que, estas normas responden a las necesidades de una sociedad más inclusiva y aseguran que la voluntad y las preferencias de las personas en situación de discapacidad se respeten en todos los ámbitos y se ajusten a su contexto familiar y social. Sin embargo, considero que en el sistema español se requiere una interpretación sistemática de la Ley 8/2021 para determinar el alcance y la forma en que se aplicarán las medidas de apoyo en las decisiones relacionadas con la salud y el consentimiento previo a los actos médicos, o pensar en una reforma legislativa en el mismo sentido, para evitar la inseguridad jurídica en relación con la Ley 41/2002 que no se ha adaptado, a las personas en situación de discapacidad.

17. La posición asumida en esta investigación es que el consentimiento informado protege la inviolabilidad del cuerpo; es un derecho personalísimo, relativo a la dignidad y autodeterminación, distinto al derecho a la salud. Si existe alguna infracción en la información que debe recibir el paciente, se vulnera su derecho a la integridad personal porque se priva al paciente de la posibilidad de conocer los riesgos y posibles secuelas del procedimiento médico al que se somete y pueda tomar una decisión informada y, por lo tanto, la carencia del consentimiento informado genera un daño autónomo que no puede quedar condicionado a que se produzca un daño corporal ya que son dos derechos que si bien están relacionados y protegidos por el ordenamiento jurídico corresponden a bienes jurídicos diferentes, habida cuenta que por un lado está la voluntad decisoria del paciente y por el otro la salud y la integridad física de la persona. De tal modo que si en la intervención médica, además, se ocasiona una lesión física se deben indemnizar tanto el quebrantamiento a la voluntad del paciente como el daño a la salud.

18. De conformidad con lo anterior, el daño causado por la infracción de las normas aplicables a la obtención del consentimiento informado es autónomo del daño que a la salud del paciente se pueda producir

como consecuencia de la intervención médica; esta doctrina puede apreciarse en algunas sentencias del Tribunal Supremo español que permiten la indemnización como un perjuicio moral autónomo al vulnerar el derecho del paciente a su autonomía decisora e integridad personal; En igual sentido, el Consejo de Estado de Colombia considera que falta de consentimiento genera un daño autónomo que no se puede confundir con el resultado concreto de una intervención y se condena el pago de indemnización moral. Sin embargo, los actuales criterios de la sala civil de la Corte Suprema de Justicia colombiana establecen que no se puede entender que se produce un daño por infracción del consentimiento en los casos en que la atención médica fue adecuada, diligente y cuidadosa, de manera que, para indemnizar los daños derivados de la ausencia de la voluntad del paciente, se exige que se debe materializar un riesgo previsible. Al respecto, considero que omitir el consentimiento informado vulnera el derecho a la integridad personal lo que permite afirmar que se produce un daño autónomo que debe ser indemnizado. Además, si se tiene en cuenta que el consentimiento informado es un bien jurídico de protección constitucional de igual manera debe ser protegido por las jurisdicciones ordinaria y administrativa.

19. En Colombia, en virtud de la tipología denominada *«daño a los bienes personalísimos de especial protección constitucional»*, establecida por la Sala de Casación Civil de la Corte Suprema de Justicia en sentencia de 5 de agosto de 2014, podría haber lugar a la indemnización de perjuicios por la vulneración de los requisitos establecidos para el otorgamiento del consentimiento informado, debido a que su ejercicio se vincula con los derechos fundamentales a la información, la autonomía, la dignidad y la integridad personal. De igual manera, en la jurisdicción contencioso administrativa el incumplimiento del deber de informar al paciente los riesgos inherentes a un procedimiento clínico constituye una falla en la prestación del servicio, por lo que podría indemnizarse como una medida de reparación integral excepcional y complementaria a la *«medida de reparación no pecuniaria por la vulneración a los bienes constitucional o convencionalmente protegidos»* planteada en la sentencia de unificación del Consejo de Estado, de 28 de agosto de 2014, en este último caso cabe la posibilidad de ser otorgada de oficio por el juez.

20. Ante las dificultades de probar el nexo causal para determinar la responsabilidad médica cuando el consentimiento informado se obtiene en forma indebida y se produce, además, una lesión física, procedería su reparación con fundamento en la teoría de la pérdida de oportunidad. En ese sentido, considero trasladable al ordenamiento colombiano la aplicación de la figura de la pérdida de oportunidad en los casos de omisión del consentimiento informado y de incertidumbre causal

cuando se produce un daño a la salud. No obstante, reitero que la omisión del consentimiento lesiona el derecho a la autonomía, con independencia de la hipotética decisión que hubiese adoptado el paciente de haber conocido las consecuencias del procedimiento médico.

Ahora bien, con fundamento en las valoraciones que se han realizado en este trabajo, se aprecia que, en el derecho colombiano urge modificar y actualizar la Ley 23/1981 definiendo los principios y obligaciones del acto médico e implantar un Código de Ética acorde con la evolución normativa y con el ejercicio de la medicina.

De otra parte, considero de suma importancia que en Colombia se profiera una ley estatutaria que esté separada del Código de Ética Médica, que recoja todas las reglas y subreglas de la Corte Constitucional encaminadas a garantizar el respeto por la toma de decisiones en salud para dar mayor relevancia y desarrollo a los derechos del paciente y a su autonomía decisoria, tal como en España lo hace la Ley 41/2002 que consolida el consentimiento informado.

Además de lo anterior, sería conveniente que la autonomía, y el consentimiento informado de los niñas, niños y adolescentes se garantice por el Congreso de la República mediante una ley estatutaria, la que sería congruente con la Convención sobre los Derechos del Niño, aprobada mediante la Ley 12/1991, que recoge el principio de interés superior de los niños y niñas, y de este modo se estructure e integre un sistema armónico y efectivo, a partir de la evolución de las facultades y su autonomía progresiva desde un enfoque de derechos humanos , de género, diferencial e inclusivo.

Finalmente, considero que el Congreso de la República debe llenar los vacíos en asuntos tan controversiales y sensibles para el sistema colombiano como la interrupción voluntaria del embarazo, que no se pueden seguir reglamentando por resoluciones del Ministerio de Salud y Protección Social, por el contrario, se debe formular e implementar una política pública integral, que garantice la protección de la dignidad y los derechos de las mujeres gestantes y, a su vez, se proteja el bien jurídico de la vida en gestación, así como también, se deben hacer campañas de prevención relativas a la educación afectivo-sexual de las adolescentes desde las instituciones educativas.

BIBLIOGRAFÍA

AA.VV.: *Manual sobre responsabilidad sanitaria*, Thomson – Reuters, Cizur Menor, 2009.

ABELLÁN, Fernando, en «Menor Maduro y salud. Informe del experto», núm. 15, en *fundación Merk salud*, 2016, pág. 4.

ACEVEDO PRADA, Rubén D., «Una mirada a la responsabilidad civil española: el régimen subjetivo», en *Revista Guillermo de Ockham*, vol. 11, núm. 2, 2013, págs. 79-88.

ACOSTA FONSECA, Valentina «Lo que debe saber sobre el carácter obligatorio del programa de vacunación nacional contra covid-19», en *Asuntos legales*, 2021.

AGÓN LÓPEZ, Juan Guillermo, *Consentimiento Informado y Responsabilidad Médica,* La ley, Madrid, 2017.

ALARCÓN PALACIO, Yadira, «Una mirada al enfoque de derechos en la protección de las personas con o en situación de discapacidad en Colombia», en *Vniversitas*, núm. 128: 11-15, 2014, pág. 3.

ALBALADEJO, Manuel, *Derecho Civil I. Introducción y Parte General (17 ED.)*, Edisofer, Madrid, 2006.

ALEMANY, Macario, *El Paternalismo Médico,* Tirant lo Blanch, Alicante, 2011.

ALESSANDRI, Arturo y **SOMARRIVA**, Manuel, *Curso de Derecho Civil. Fuentes de las Obligaciones. Tomo IV*, Nascimiento, Santiago de Chile, 1998.

ALEXY, Robert:

- *Teoría de los derechos fundamentales*, traducción de Carlos Bernal Pulido, Centro de Estudios Constitucionales y Políticos, Madrid, 2012, pág. 52.

- *Derecho y razón práctica,* Fontamara, México, 2010.

ALLOZA BARRACA, Carolina González, «Análisis Jurisprudencial: La Teoría de la Pérdida de Oportunidad en el ámbito de la Responsabilidad Civil Sanitaria», en *Universidad pontificia Comillas* (trabajo de grado dirigida por NAVARRO MENDIZÁBAL, Iñigo Alfonso), Madrid, 2019, pág. 53. Accesible en: https://repositorio.comillas.edu/xmlui/bitstream/handle/11531/29454/TFG%20GonzAlez-Alloza%20Barraca%2c%20Carolina.pdf?sequence=1&isAllowed=y

ALONSO ÁLAMO, Mercedes, «El consentimiento informado del paciente en el tratamiento médico. Bases jurídicas e implicaciones penales», en MENDOZA BUERGO, Blanca (coord.), *Autonomía personal y decisiones médicas. Cuestiones éticas y jurídicas,* Civitas, España, 2010.

ÁLVAREZ MEDINA, Silvina, *La autonomía de las personas. Una capacidad relacional*, edit. Centro de Estudios Políticos y Constitucionales, Madrid, 2018.

ÁLVAREZ PÉREZ, Andrés Orión, «Teoría del daño» Convenio Universidad de la Sabana, Instituto Colombiano de Responsabilidad Civil y del Estado-*IARCE*, 2012, pág. 22.

ÁLVAREZ VIGARAY, Rafael, «La responsabilidad por daño moral», en *Anuario de Derecho civil*, vol. 19, núm. 1, 1996, pág. 82.

ALONSO PÉREZ, María Teresa:

- *Los contratos de servicios de los abogados, médicos y arquitectos*, JM Bosch Barcelona, 1997.

- «La obligación del médico como obligación de resultado y sus consecuencias en el ámbito de la responsabilidad civil (a propósito de la sentencia de la Sala de lo Civil del Tribunal Supremo de 2 de diciembre de 1997)», en *Anuario de Derecho Civil*, 1998, pág. 897.

- «Responsabilidad civil derivada de una actuación médica arbitraria en el seno de una relación trilateral (a propósito de la Sentencia de la Sala de lo Civil del Tribunal Supremo de 24 de mayo de 1995)», en *Anuario de Derecho Civil*, 1997, núm. L-2, pág. 934.

- «El paralelismo entre obligaciones de medios\resultado y los contratos de servicios\obra en las propuestas oficiales de modernización del Derecho español», en *Revista de Derecho Civil*, 2019, vol. 6, núm. 2, 2019, págs. 169-205. Accesible en: https://www.nreg.es/ojs/index.php/RDC/article/view/418

ALONSO PÉREZ, Mariano «La relación médico-enfermo, presupuesto de responsabilidad civil (en torno a la *lex artis*)», en MORENO MARTÍNEZ, Juan Antonio (coord.), *Perfiles de la responsabilidad civil en el nuevo milenio*, Dykinson, Madrid, 2000.

ÁLVAREZ DEL RÍO, Asunción, «Rodolfo Vázquez, Del aborto a la clonación. Principios de una bioética liberal», en *Revista Hispanoamericana De Filosofía Crítica*, vol. 37, núm. 109, 2005, pág. 117.

ALVENTOSA DEL RÍO, Josefina:

- «Consentimiento informado del menor en el ámbito de la sanidad y la biomedicina en España», en *Revista Boliviana de Derecho*, núm. 20, 2015, págs. 142-547.

- «El derecho a la autonomía de los pacientes», en CABANILLAS SÁNCHEZ, Antonio (coord.), *Estudios jurídicos en homenaje al Profesor Luis Díez-Picazo*, Civitas, Madrid, 2003.

- «Consentimiento informado del menor en España: Reformas recientes», en: *Actualidad jurídica iberoamericana*, núm. Extra 10, vol. 2, 2019, págs. 514-547.

APARISI MIRALLES, Ángela, «Bioética, bioderecho y biojurídica. Reflexiones desde la filosofía del derecho», en *Anuario de filosofía del derecho*, núm. 24, 2007, pág. 80.

ARBESÚ GONZÁLEZ, Vanesa:

- «El consentimiento del menor en medicina voluntaria. A propósito de la reforma operada por la Disposición final segunda de la Ley 26/2015, de 28 de julio, de protección a la infancia y a la adolescencia, sobre el artículo 9 de la Ley 41/2002, de 14 de noviembre, sobre autonomía del paciente y derechos de información y documentación clínica», en *Derecho y salud*, vol. 26, núm. 1, 2016, págs. 142-149.

- *La responsabilidad civil en el ámbito de la cirugía estética*, Dykinson, Madrid, 2016, pág. 289.

ARCOS VIEIRA, María Luisa, *Responsabilidad Sanitaria por Incumplimiento del deber de información al paciente*, Aranzadi, 2007.

ARROYO, María Castellano, «La obtención del consentimiento informado en España: la asistencia urgente, excepción, doctrina del tribunal constitucional», en *Ciencia Forense: Revista aragonesa de medicina legal*, núm. 9-10, 2009-2010, pág. 10.

ARRUEGO RODRÍGUEZ, Gonzalo:

- «La naturaleza constitucional de la asistencia sanitaria no consentida y los denominados supuestos de urgencia vital», en *Revista Española de Derecho Constitucional*, núm. 82, 2008, págs. 53-82.

- «Sobre el marco constitucional de la asistencia sanitaria no consentida en el ordenamiento jurídico español», en *Derecho y Salud*, vol. 15, núm. 1, 2007, pág. 125.

- «Las coordenadas de la Ley Orgánica de regulación de la eutanasia», en *Revista Española de Derecho Constitucional*, 2001, núm. 122, págs. 89-115.

ASENSI PALLARÉS, Eduardo, «La evolución de la doctrina de la pérdida de oportunidad en responsabilidad médica», en *revista CESCO de Derecho de Consumo*, núm. 8, 2013, págs. 228-234.

ASÚA GONZÁLEZ, Clara Isabel:

- *Pérdida de oportunidad en responsabilidad sanitaria,* Thomson-Aranzadi, Civil, 2008.

- «Responsabilidad civil médica», en REGLERO CAMPOS, Luis Fernando (coord.). *Tratado de Responsabilidad Civil. Tomo II. Parte especial primera*, Aranzadi, Cizur Menor, 2008, pág. 715.

ATELA BILBAO, Alfonso y GARAY ISASI, Josu, «Ley 41/2002 de derechos del paciente. Avances, deficiencias y problemática», en GONZÁLEZ, P, LIZARRA, E (dir.), *Autonomía del paciente, información e historia clínica,* Thomson-Civitas, Madrid, 2004.

ATIENZA RODRÍGUEZ, Manuel:

- «Juridificar la bioética», en *Isonomía*, núm. 8, 1998, págs. 75-94.

- «Juridificar la bioética» en Rodolfo Vásquez (comp.) *Bioética y Derecho*. Fondo de Cultura Económica, Madrid, 1999, pág. 80.

- *Tras la justicia*, Ariel, Barcelona, 1993.

- *Bioética, derecho y argumentación (2 ED.)*, Palestra, Perú, 2010.

- «Discutamos sobre paternalismo», en *Doxa,* vol. 5, Alicante, 1988, págs. 209-210.

- «Dignidad Humana y Derechos de las Personas con Discapacidad», en *Revista IUS ET VERITAS*, núm. 53, 2016, pág. 264.

ATIENZA RODRÍGUEZ, Manuel y RUIZ MANERO, Juan, «Sobre principios y reglas», *en Doxa, Cuadernos de Filosofía del Derecho*, núm. 10, 1991, págs. 116-117.

BARCELÓ DOMÉNECH, Javier, «Consentimiento informado y responsabilidad médica», *en Actualidad Jurídica Iberoamericana*, núm. 8, 2018, pág. 280.

BARREIRO, Agustín Jorge, «Derecho a la información y el consentimiento», en *Los derechos de los usuarios de los servicios sanitarios*, en el IV Congreso Derecho y Salud. San Sebastián, 1995 y Vitoria, 1996, págs. 145- 171.

BARRIENTOS ZAMORANO, Marcelo, «Del daño moral al daño extrapatrimonial: la superación del *pretium doloris*», en *Revista chilena de Derecho*, vol. 35, núm. 1, 2008, págs. 85-100.

BARRÓN DE BENITO, José Luis, *El baremo de daños corporales, Materiales para la valoración de su cuestionada constitucionalidad,* Dykinson, 1998.

BARROS BOURIE, Enrique, *Tratado de responsabilidad extracontractual,* edit. Editorial Jurídica de Chile, Santiago de Chile, 2007.

BASTIDA, Francisco José y XIOL, Juan Antonio, *Autonomía del paciente, responsabilidad patrimonial y derechos fundamentales,* Fundación Coloquio Jurídico Europeo, Madrid, 2012.

BEAUCHAMP TL, MCCULLOUGH, LB, «Ética Médica. Las responsabilidades morales de los médicos», en *Revista Veritas*, núm. 138, 1987, págs. 61-83.

BEAUCHAMP, Tom y CHILDRESS, James, *Principios de ética biomédica*, edit. Masson, Barcelona, 1999.

BECA INFANTE, Juan Pablo, «La relación médico-paciente en el siglo XXI», en *Revista Chilena de Enfermedades Respiratorias*, vol. 34, núm. 4, 2018, págs. 209-210.

BELTRÁN AGUIRRE, Juan Luis:

- «La capacidad del menor de edad en el ámbito de la salud: dimensión jurídica», en *Congreso Derecho y salud*, vol. 15, núm. 1, 2007, págs. 10-16.

- «Bioética y Derecho biomédico: principios informantes. Su reflejo en la normativa y en la práctica asistencial. Enfrentamientos, prevalencias y transgresiones», en *Derecho y salud,* vol. 24, núm. 1, 2014, págs. 34-40.

BERMÚDEZ, Lluis, AYUSO, Mercedes y SANTOLINO, Miguel, *Perspectivas y análisis económico de la futura reforma del sistema español de valoración del daño corporal*, Mapfre, Madrid, 2009.

BERRO ROVIRA, Guido, «Consentimiento informado», en *Revista Uruguaya de Cardiología,* vol. 28, 2013, págs. 18-31.

BLANCO PÉREZ-RUBIO, Lourdes, «El deber de información en la medicina voluntaria o satisfactiva» en LLAMAS POMBO, Eugenio (Coord.), *Estudio de derecho de obligaciones: Homenaje al Profesor Mariano Alonso, en* La Ley, Madrid, 2006, pág. 188.

BLASCO IGUAL, María Clara:

- «Consentimiento informado, madurez del menor de edad y derechos humanos», en *Universitat de Valéncia,* (tesis doctoral dirigida por AÑÓN ROIG, María José), 2015, pág. 91. Accesible en: https://scielo.isciii.es/pdf/bioetica/n35/articulo3.pdf

- «La información sanitaria como elemento necesario para la autodeterminación personal», en *Revista de Bioética Latinoamericana*, 2015, vol. 16 pág. 100.

- «El consentimiento informado del menor de edad en materia sanitaria», en *Revista de Bioética y Derecho*, núm. 35, 2015, pág. 38.

BOLADERAS, Margarita, *Bioética*, Síntesis, Madrid, 1998.

BOLADERAS, Margarita y CUCURELLA, Jaime, *Bioética y calidad de vida*, Ediciones el Bosque, Bogotá, 2000.

BORIS, Starck, ROLAND, Henri y BOYER, Laurent, *Droit Obligations*, Litec, París, 1996.

BOWER, Thomas Gillie Russell, *Psicología del desarrollo*, Siglo XXI Editores S.A., Madrid, 1983.

BRAVO ESCUDERO, Enrique:

- «La capacidad de decidir del menor. Un acercamiento desde el derecho», en *Revista de la Sociedad Andaluza de Bioética*, núm. 1, 2012, págs. 2-52.

- «Los límites de la autonomía del paciente. Autonomía o paternalismo», en *Debática*, vol. 1, núm. 2, 2012, pág. 1.

BRAZIER, Margaret, «Exploitation and enrichment: The paradox of medical experimentation», en *Journal of Medical Ethics*, vol. 34, núm. 3, 2008, pág. 182.

BROGGI, Marc-Antoni, «¿Consentimiento informado o desinformado? El peligro de la medicina defensiva», en *Revista Medicina Clínica*, vol. 112, núm. 3, 1999, págs. 95-96.

BURBISKI, Beatriz y NASER, Miguel, «Reflexiones acerca de la relación médico-paciente», en *Archivos Argentinos de Pediatría,* vol. 97, núm. 1, 1999, pág. 45.

BURGOS GARCÍA, Olga, «EL derecho a la identidad de género como derecho fundamental en interés del menor», en GARCÍA GIL, Carmen, FLECHA GARCÍA, Carmen, CALA CARRILLO, María Jesús, NÚÑEZ GIL, Marina y

GUIL BOZAL, Ana (eds.), Mujeres e investigación. Aportaciones interdisciplinares: VI Congreso Universitario Internacional Investigación y Género, Área digital 2.0, Sevilla, 2016.

BURT, Robert A., «The end of autonomy», en Hastings Cent Rep. 2005, págs. 9-13.

BUSQUETS ALIBÉS, Ester, en «Principio de Autonomía y Beneficiencia. Dos principios en tensión», en bioética, 2008, pág. 3.

BUSTOS PUECHE, José Enrique, Manual sobre bienes y derechos de la personalidad (2 ED.), Dykinson, Madrid, 2008.

CABEZUELO ARENAS, Ana Laura, «El Consentimiento presunto o autorización de la paciente inferida de otras intervenciones anteriores», en Derecho Privado y Constitución, núm. 27, 2013, págs. 128-133.

CADENAS OSUNA, Davinia:

- «El estándar de información sanitaria sobre riesgos de los tratamientos e intervenciones médicas en España y el common law: una visión panorámica», en Revista para el Análisis del Derecho, núm. 4, 2016, págs. 7-9. Accesible en: https://raco.cat/index.php/InDret/article/view/314490/404643

- El consentimiento informado y la responsabilidad médica, Agencia Estatal Boletín Oficial del estado, Madrid, 2018.

- «El consentimiento informado y el rechazo a la intervención o tratamiento médico por el menor de edad tras la reforma de 2015: estudio comparado con el common law», en Anuario de Derecho Civil, tomo LXXI, 2018, págs. 790-852.

CALABUIG, Gisbert, Medicina Legal y Toxicología, edit. Masson S.A., Barcelona, 2004.

CALLAHAN, Daniel, «Individual Good and Common Good. A Communitarian Approach to Bioethics», en Perspectives in Biology and Medicine, vol. 46, núm. 4, 2003, págs. 497-500.

CAMPS, Victoria, La voluntad de vivir. Las preguntas de la bioética, Ariel, Barcelona, 2005.

CANALS MIRET, Ramón y BUISÁN ESPELETA, Lydia, «El secreto médico» en Bioética, derecho y sociedad, Trotta, Madrid, 2015, pág. 200.

CANTERO MARTÍNEZ, Josefa, «El consentimiento informado del paciente menor de edad: problemas derivados de un reconocimiento de su capacidad de obrar con distintas intensidades», en Derecho y salud, vol. 18, núm. 2, 2009, págs. 1-19.

CAÑADAS VILLANUEVA, Eduardo, «El límite del deber de curar», en *Jornadas Nacionales sobre los Derechos del enfermo,* Universidad de Murcia, 1987, p. 5.

CÁRDENAS VILLARREAL, Hugo A.; GONZÁLEZ VERGARA, Paulina V, «Notas en torno a la prueba del daño moral: Un intento de sistematización», en *Revista Facultad de Derecho y Ciencias Políticas*, Universidad Pontificia Bolivariana Medellín, Colombia, vol. 37, núm. 106, 2007, págs. 222-223.

CARDONA ARIAS, José, «De la Bioética a la Biopolítica Sus desafíos de cerca al Siglo XXI», en *Revista de la Academia Nacional de Medicina*, vol. 30, núm. 3, 2008, pág. 148.

CASADO BLANCO, Mariano, «04 El rechazo al tratamiento», en *Título de Experto en Ética Médica*, Fundación José Ortega y Gasset y Gregorio Marañón, 2004, pág. 11.

CASADO DA ROCHA, Antonio, *Bioética para legos. Una introducción a la ética asistencial*, Plaza y Valdés, Madrid, 2008.

CASADO GONZÁLEZ, María:

- «¿Por qué bioética y Derecho?», en *Acta Bioethica*, núm. 2, 2002, pág. 192.

- «Los derechos humanos como marco para el Bioderecho y la Bioética», en ROMEO CASABONA, Carlos María (coord.), *Derecho biomédico y bioética*, Comares, Granada, 1998.

CASASOLA RIVERA, Wilmer, «Más allá del principialismo: hacia una reconceptualización de la bioética», en *Revista de Filosofía Praxis*, núm. 73, 2016, pág. 74.

CASTAÑO DE RESTREPO, María Patricia, *El consentimiento informado del paciente en la responsabilidad médica*, Temis, Bogotá D.C., 1997.

CAVANILLAS MÚGICA, Santiago, «La motivación judicial de la indemnización por daño moral» en *Derecho privado y Constitución*, núm. 20, 2006, pág. 153-172.

CERÓN CARBONELL, Omar Julián, «Alcance del consentimiento informado como limitante de la responsabilidad civil del médico», en *Universidad de San Buenaventura*, Cali, 2014, pág. 10.

CHABAS, François, «La pérdida de la oportunidad ("chance") en el derecho francés de la responsabilidad civil», en *Revista del Instituto Antioqueño de Responsabilidad Civil y del Estado,* núm. 8, 2000, pág. 70.

CHARLES WORTH, Max, *La bioética en una sociedad liberal (1 ED.)*, Cambridge University Press, 1996.

CHIRONI, Gianpietro, *La culpa en el derecho civil moderno*, Reus, Barcelona, 1978, (Traducción de Adolfo Posada).

CHUAIRE, Liliany y SÁNCHEZ, Magda Carolina, «Plato and the contemporary informed consent» en *Colombia médica*, 2007, págs. 297-300.

CIPPITANI, Roberto, «Consentimiento informado en el Derecho Europeo», en Martínez Bullé Goyri, Víctor Manuel (coord.), *Consentimiento informado. Fundamentos y problemas de su aplicación práctica*, Universidad Autónoma de México, Instituto de Investigaciones Jurídicas, México, 2017, pág. 239.

CLOUSER, Danner y Gert, BERNARD, «A Critique of Principalism», en *The Journal of Medicine and Philosophy*, vol. 15, núm. 2, 1990, págs. 225-228.

COBREROS MENDAZONA, Edorta, «¿Decir la verdad al enfermo? Aspectos jurídicos», en ASTUDILLO, CASADO, CLAVÉ y MORALES (Eds.), *Dilemas éticos en el final de la vida*, San Sebastián, Sociedad Vasca de Cuidados Paliativos, 2004, pág. 121.

CORBELLA, I DUCH, Josep:

- *Manual de Derecho Sanitario,* Atelier, Barcelona, 2012, págs. 161-162.

- «¿Es válida la expresión consentimiento informado?», IV Congreso Nacional de Derecho Sanitario, Madrid, 1997, *Asociación Española de Derecho Sanitario-Fundación Mapfre*, 1998, pág. 5.

CORCHETE MARTIN, María José, «El consentimiento informado algunas apreciaciones conceptuales desde la perspectiva constitucional», en LLAMAS POMBO, Eugenio (dir.), Estudios sobre la responsabilidad s*anitaria. Un análisis interdisciplinar*, La Ley, España, 2014.

CORDEIRO SOARES DA COSTA, André Luiz, «O dano e perda de chance e sua perspectiva no Direito Portugúes», Dissertaçao do 2.º ciclo de Estudos em Direito, en *Ciencias Jurídico-Civilísticas, Direito Civil, apresentada a Faculdade de Direito da Universidade de Coimbra, orientaçao de Filipe Miguel Cruz de Albuquerque Matos,* Coimbra, 2010, pág. 21.

CORNEJO RODRÍGUEZ, Arnulfo, *Fundamentos de la Bioética*, UNAB, Bucaramanga, 2009, pág. 76.

CORREA MARTÍNEZ, César Alberto:

- «Límites al derecho de acceso a la información clínica en los casos de estado necesidad terapéutica y anotaciones subjetivas. Especial referencia al Sistema Español», en *Revista Via Inveniendi Et Iudicandi*, vol. 8, núm. 2, 2013, pág. 8.

- «El derecho a no ser informado en el ámbito médico», en *Facultad de Derecho de la Universidad Carlos III de Madrid*, (tesis doctoral dirigida por FONSECA, FERRANDIS, FERNANDO), Madrid, 2020, págs. 1-7:143-225. Accesible en: https://e-archivo.uc3m.es/handle/10016/29694

CORREA MONTOYA, Lucas y BAUTISTA QUINTERO, Adriana:

- *Valorar apoyos para tomar decisiones. Lineamientos y protocolo nacional para la valoración de apoyos en el marco de la Ley 1996 de 2019*, PuntoAparte Editores, 2020.

- «Adjudicar desde el lente de la Convención sobre los derechos de las personas con discapacidad: algunos retos de la jurisprudencia constitucional colombiana», en *DescLAB*, Bogotá, 2017, pág. 43.

CORTINA ORTS, Adela:

- «Ética de las biotecnologías (Genética) ¿Un mundo justo y feliz?», en *Taula, quaderns de pensament*, núm. 40, 2006, pág. 1.

- «Bioética para el siglo XXI: construyendo esperanza», en *Revista Iberoamericana de Bioética*, núm. 1, 2016, pág. 3.

- *Ética aplicada y democracia radical* (4 ED.), Tecnos Madrid, 2007.

- «Universalizar la aristocracia. Por una ética de las profesiones», en *Claves de razón práctica*, núm. 75, 1997, págs. 46-52.

- «La Bioética en Europa. El convenio sobre los derechos humanos y la biomedicina», en Consejo de Europa y Asociación de Bioética Fundamental y Clínica, *Convenio para la protección de los derechos humanos y la dignidad del ser humano con respecto a las aplicaciones de la biología y la medicina,* Asociación de Bioética Fundamental y Clínica, Madrid, 1997.

- *Bioética para clínicos*, Triacastela, Madrid, 1999.

CRIADO DEL RÍO, María Teresa, *Valoración médico legal del daño a la persona: Valoración del daño corporal,* Colex, Madrid, 2010.

CUELLAR MONTOYA, Zoilo, «El consentimiento informado» en *Revista Medicina*, vol. 29, núm. 2, 2007, pág. 9.

CURBELO PÉREZ, David, «Principio de Autonomía, Menores y Práctica Clínica», en *Facultad de Derecho de la Universidad Nacional de Educación a Distancia*, (tesis doctoral dirigida por JUNQUERA DE ESTÉFANI, Rafael), Madrid, 2003, pp. 14-24. Accesible en: https://www.researchgate.net/publication/282852721_PRINCIPIO_DE_AUTONOMIA_MENORES_Y_PRACTICA_CLINICA

DAHL RENDTORFF, Jacob, «Diferentes abordajes al bioderecho y a los Derechos humanos en Europa y Latinoamérica», en VALDÉS, Erick y BRENA SESMA, Ingrid (ed.), Bioderecho y Derechos Humanos. *Perspectivas biojurídicas contemporáneas*, edit. Universidad Nacional Autónoma de México, Instituto de Investigaciones Jurídicas International, México, 2020.

DÁVILA MARCOS, Fernando, «El consentimiento médico informado del menor de edad», en *Universidad de Salamanca*, (tesis doctoral dirigida por GONZÁLEZ LEÓN, Carmen), 2017, pág. 35. Accesible en: https://gredos.usal.es/bitstream/handle/10366/135636/TG_DavilaMarcos_Consentimiento.pdf;jsessionid=6015E4C808E0A6B1AC814ECB8F8B997C?sequence=1

DE AMUNÁTEGUI RODRÍGUEZ, Cristina, Sentencia de Pleno de 8 de septiembre de 2021, sobre adopción de medidas de apoyo en aplicación de la Ley 8/2021. ¿Van a cambiar mucho las cosas? 27 de septiembre de 2021, en *Hay Derecho*. Accesible en: https://www.hayderecho.com/2021/09/27/sentencia-de-pleno-de-8-de-septiembre-de-2021-sobre-adopcion-de-medidas-de-apoyo-en-aplicacion-de-la-ley-8-2021-van-a-cambiar-mucho-las-cosas/

DE ÁNGEL YAGÜEZ, Ricardo:

- *Tratado de Responsabilidad Civil* (3 ED.), Civitas, Madrid, 1993.

- *Algunas previsiones sobre el futuro de la responsabilidad civil, (con especial atención a la reparación del daño)*, Cuadernos Civitas, Madrid, 1995.

DE BRIGARD, Ana María, «Consentimiento informado del paciente», en *Revista Colombiana de Gastroenterología*, vol. 19, núm. 4, 2004, págs. 7:227-280.

DE CASTRO Y BRAVO, Federico, *Derecho Civil de España (2 ED.)*, Instituto de Estudios Políticos, Madrid, 1952.

DE CUPIS, Adriano, *El daño: Teoría general de la responsabilidad civil,* Bosch, Barcelona, 1996.

DEGUERGUE, Maryse, «La perte de chance en droit administratif», in *L´égalité des chances. Analyses, évolutions, perspectives*, dir. G. Koubi y G-J Guglielmi, La Découverte, 2000, pág. 198.

DE LA CRUZ MARTÍNEZ, Antonio Javier, «Responsabilidad Civil Por Daños Personales. Baremos de valoración y sus principales problemas en Derecho español», en *Universidad Carlos III de Madrid,* (tesis doctoral dirigida por DEL OLMO GARCÍA, Pedro), 2017, págs. 20-22. Accesible en: https://e-archivo.uc3m.es/bitstream/handle/10016/25427/tesis-antoniojavier-delacruz-martinez-2017.pdf?sequence=1&isAllowed=y

DE LAMA AYMÁ, Alejandra, «La protección de los derechos de la personalidad del menor», en *Universidad Autónoma de Barcerlona*, (tesis doctoral dirigida por GETE-ALONSO CALERA, María del Carmen), 2005, pág. 74. Accesible en: https://www.tdx.cat/bitstream/handle/10803/5207/ala1de1.pdf?sequence=1&isAllowed=y

DEL CAMPO ÁLVAREZ, Borja, «El consentimiento informado de los menores. Situaciones problemáticas y el menor maduro: especial referencia a la STC 154/2002», en *Actualidad Jurídica Iberoamericana*, núm. 8, 2018 págs. 222-223.

DE LORA DELTORO, Pablo, «Autonomía personal, intervención médica y sujetos incapaces», en *Enrahonar: Quaderns de filosofía*, núm. 40/41, 2008, pág. 135.

DE LORA DELTORO, Pablo y Gascón Abellán, Marina, *Bioética, principios, desafío, debates*, Alianza, Madrid, 2008.

DE LORA DELTORO, Pablo y ZÚÑIGA FAJURI, Alejandra, *El derecho a la asistencia sanitaria Un análisis desde las teorías de la justicia distributiva*, Iustel Publicaciones, Madrid.

DE LORENZO Y MONTERO, Ricardo y SÁNCHEZ CARO, Javier:

- «Consentimiento Informado», en SANZ LARRUGA, Javier, GÓMEZ, José María y DÍAZ-CASTROVERDE (dir. congr.) y SÁNCHEZ, Miguel (coord.):

- *Lecciones de derecho sanitario*, edit. Universidade da Coruña, Coruña, 1999.

- *El consentimiento informado en Anestesia*, Ediciones Doyma, Madrid, 1998.

DE MONTALVO JÄÄSKELÄINEN, Federico:

- «Consentimiento informado y prueba de la *lex artis*. La relevancia de la prueba de presunciones», en *Estudios*, vol. 21, núm. 1, 2011, págs. 78-84.

- «El menor: un paciente complicado (al menos, desde la perspectiva legal)», en *Revista CESCO de Derecho de Consumo* núm. 8, 2013, págs. 289-305.

- *Menores de Edad y Consentimiento Informado*, Tirant lo Blanch, España, 2019.

DE MONTALVO JÄÄSKELÄINEN, Federico y BELLVER CAPELLA, Vicente, «Estrategia para la vacunación frente a la covid-19: naturaleza jurídica, eficacia y aspectos ético-legales», en *El Cronista del Estado Social y Democrático de Derecho*, 2021, núm. 93-94, págs. 52-67.

DE PABLO CONTRERAS, Pedro, PÉREZ ÁLVAREZ, Miguel Ángel y PARRA LU-CÁN, María Ángeles, *Curso de Derecho Civil (I). Teoría General de la Obligación y el Contrato,* (coord. Carlos Martínez de Aguirre Aldaz), Edisofer, Madrid, 2018.

DELGADO RODRÍGUEZ, Janet, *Autonomía relacional: un nuevo enfoque para la bioética,* Universidad Nacional de Educación a Distancia, España, 2012.

DÍEZ-PICAZO, Luis:

- *Familia y Derecho,* Civitas, Madrid, 1984.

- *Derecho de daños,* Civitas, Madrid, 1999.

- *Fundamentos del derecho civil patrimonial. La responsabilidad civil extracontractual,* edit. Civitas-Thomson Reuters, Pamplona, 2011.

- *La representación en el derecho privado,* Civitas, Madrid, 1979, imp. 1992.

- *Sistema de Derecho Civil* (12 ED.) Tecnos, vol. 2, Madrid, 2018.

DÍEZ-PICAZO, Luis y PONCE DE LEÓN, L., *Fundamentos del Derecho Civil Patrimonial* (6 ED.), Civitas, Navarra, 2008.

DÍAZ MARTÍNEZ, Ana, «El consentimiento informado como garantía del derecho fundamental de la integridad física y moral», en *Revista Aranzadi CivilMercantil,* vol. 1, núm. 5, 2011, pág. 3.

DICKENS, Bernard y COOK, Rebecca, «Dimensions of informed consent to treatment, Ethical and legal issues in reproductive health», en *International Journal of Gynecology & Obstetrics,* 2004, pág. 14.

DOMÍNGUEZ ÁGUILA, Ramón, «Los Límites al Principio de Reparación Integral», en *Revista Chilena de Derecho Privado,* Universidad Diego Portales Santiago, Chile, núm. 15, 2010, págs. 9-28.

DOMÍNGUEZ LUELMO, Andrés, *Derecho sanitario y responsabilidad médica: comentarios a la Ley 41/2002, se 14 de noviembre, sobre derechos del paciente, información y documentación clínica* (2 ED.), Lex Nova, 2002.

DOPICO GÓMEZ ALLER, Jacobo, «Problemas del consentimiento informado por representación», en CORCOY, Mirentxu (coord.), *Consentimiento por Representación,* Fundació Víctor Grífols i Lucas, Barcelona, núm. 22, 2010.

DRANE, James, «The Many Faces of Competency», en The Hastings Center Report, 1985, vol. 15, núm. 2, págs. 17-21. Y por BUCHANAN, Allen y BROCK, Dan, *Deciding for Others: The Ethics of Surrogate Decision Making,* edit. Cambridge University Press, Cambridge, 1989.

DUQUE, José, *El consentimiento informado en la práctica médica*, edit. Hospital Universitario San Vicente de Paúl, Colombia, 2001.

DWORKIN, Gerald, «Paternalism», en R. A. Wasserstrom (ed.), *Morality and the! Aw*, Belmont, Wadsworth Publishing Co., 1971.

ELIZARI URTASUN, Leyre, «Las personas mayores y con discapacidad intelectual ante el rechazo de tratamientos médicos Especial atención a los usuarios de centros residenciales», en ARCOS VIEIRA, María Luisa (coord.), *Autonomía del paciente e intereses de terceros: límites*, Dykinson, 2016.

EMANUEL J. Ezequiel y EMANUEL L. Linda, «Cuatro modelos de la relación médico paciente», en COUCEIRO, Azucena (ed.), *Bioética para clínicos*, Madrid, Triacastela, 1999.

ESCOBAR TRIANA, Jaime y ARISTIZÁBAL TOBLER, Chantal, «Los principios en la bioética: fuentes, propuestas y prácticas múltiples», en *Revista Colombiana de Bioética*, núm. 6, 2011, págs. 88-91.

ESQUERDA ARESTÉ, Montse, MIQUEL FERNÁNDEZ, Eva y PIFARRÉ PARADERO, Josep, «La capacidad de decisión en el menor. Aspectos particulares de la información en el niño y en el joven», en *Anales de Pediatra Continuada*, vol. 11, núm. 4, 2013, págs. 204-211.

FABRE, Francesc Abel:

- *Bioética: orígenes, presente y futuro, Instituto Borja de Bioética*, en Fundación Mapfre de Medicina, Madrid, 2001, pág. 5.

- «De Cambridge a Harvard y Georgetown, pasando por V.R. Potter», en *Bioética & Debat: Tribuna abierta del institut borja de bioética*, 2007, núm. 50, pág. 1.

FADEN, Ruth y BEAUCHAMP, Tom, In collaboration with Nancy M. P. King, *A History and Theory of Informed Consent*, Oxford University Press, Oxford, 1986.

FEITO GRANDE, Lydia, «Fundamentos de Bioética, de Diego Gracia», en *Bioética & Debat*, vol. 17, núm. 64, 2011, págs. 9-11.

FERNANDEZ ENTRALGO, Jesús, «Responsabilidad Civil de los profesionales sanitarios. La lex artis. Criterios Jurisprudenciales», en *Revista Jurídica Castilla y León*, núm. 3, 2004, pág. 45

FERNÁNDEZ HIERRO, José Manuel, *Sistema de responsabilidad médica* (3 ED.), Comares, Granada, 2000.

FERNÁNDEZ, José, «Sistema de responsabilidad médica», Comares, Granada, 2002, en ASÚA, Clara, Responsabilidad civil médica. REGLERO, Fernando (Coord.), *Tratado de responsabilidad civil*, Tomo II, Aranzadi, Navarra, 2002.

FERNÁNDEZ MARTÍNEZ, Juan Manuel, «Protección a la infancia: una visión desde el Consejo General del Poder Judicial respecto de las últimas reformas» en MAYOR DEL HOYO, María Victoria (dir.), *El nuevo régimen jurídico del menor la reforma legislativa de 2015*, Aranzadi Thomson Reuters, 2017.

FERNÁNDEZ MUÑOZ, Mónica Lucía:

- *La responsabilidad médica: problemas actuales*, Grupo Editorial Ibáñez, Bogotá D.C., 2008.

- *Responsabilidad médica en la especialidad civil*, Escuela judicial Rodrigo Lara Bonilla, 2019, págs. 83-113.

FERNÁNDEZ PASCUAL, Carlos, CHICO ORTEGA, Paloma, CAZORLA RUIZ, María Luisa y GONZALEZ ÁLVAREZ Luisa, «La esterilización de personas con discapacidad. Perspectivas bioéticas y jurídicas» en *Actualidad del derecho sanitario*, 2021, núm. 290, pág. 295.

FERREIRÓS MARCOS, Carlos, «Capacidad para decidir por sí mismo y consentimiento informado» en *Revista Estudios jurídicos. Ministerio Fiscal*, núm. 5, 2002, pág. 663.

FERRER, Jorge José y ÁLVAREZ PÉREZ, Juan Carlos:

- *Para fundamentar la bioética, teorías y paradigmas teóricos en la bioética contemporánea*, Universidad Pontificia Comillas-Ed. Desclée De Brouwer, Madrid, 2005.

Para fundamentar la Bioética. Teorías y paradigmas teóricos en la bioética contemporánea, Universidad Pontificia Comillas, Bilbao, 2003.

FRANCESC, José María, «Fundamentos legales y éticos de la vacunación obligatoria contra la COVID-19», en *Juristas de la Salud*. Accesible en: https://www.ajs.es/index.php/es/sesiones-clinico-juridicas/fundamentos-legales-y-eticos-la-vacunacion-obligatoria-la-covid-19

FRANCO PELÁEZ, Zoila Rosa, «El consentimiento informado como ejercicio de la autonomía en promoción de la salud», en *Revista hacia la promoción de la salud*, núm. 10, 2005, págs. 50-52.

GAFO, Javier, «Historia de una nueva disciplina: la Bioética», en ROMEO CASABONA, Carlos María (coord.), *Derecho médico y bioética*, Comares, Granada, 1998.

GALÁN CORTÉS, Juan Carlos, *El consentimiento informado del usuario de los servicios sanitarios*, Colex, Madrid, 1997.

GALÁN CORTÉS, Julio César:

- «Responsabilidad Médica y Consentimiento informado», en *Revista de Médica de Uruguay*, vol. 15, 1999, págs. 2-12.

- *Responsabilidad Médica y Consentimiento informado*, Civitas, Madrid, 2001.

- *Aspectos legales de la relación clínica*, Jarpyo, Madrid, 2000.

- *Responsabilidad civil médica* (7 ED), Thomson Reuters, Madrid 2020.

GALLARDO CASTILLO, María Jesús, «Causalidad probabilística, incertidumbre causal y responsabilidad sanitaria: la doctrina de la pérdida de oportunidad», en *Revista Aragonesa de Administración Pública*, 2015, núm. 45-46, págs. 37-120.

GALLARDO MIRANDA, Alonso y COLLARDO TORRES, Francisco, «Ética en la investigación médica», en *Revista de la Sociedad Andaluza de Traumatología y Ortopedia*, vol. 26, núm. 2, 2008, pág. 120.

GALLEGO RIESTRA, Sergio, *El derecho del paciente a la autonomía personal y las instrucciones previas: Una nueva realidad legal*, Aranzadi S.A., Thomson Reuters, Pamplona, 2009.

GARCÍA AMEZ, Javier:

- «Rechazo al tratamiento y riesgos para la vida del paciente», en *Estudios*, vol. 21, núm. 1, 2011, págs. 47-86.

- «Autonomía del paciente y rechazo al tratamiento. El Derecho a decir "no"», en *ESTUDIOS*, vol. 23, núm. 1, 2013, págs. 29-47.

GARCÍA CONDE, Javier, *Oncología clínica básica*, Arán, Madrid, 2002, págs. 315-316.

GARCÍA-BLÁZQUEZ PÉREZ, Manuel, *Nuevo manual de valoración y baremación del daño corporal:(especialmente concebido para jueces, fiscales y abogados)*, Comares, Granada, 2009.

GARCÍA GARNICA, María del Carmen, *El ejercicio de los derechos de la personalidad del menor de edad no emancipado. Especial consideración al consentimiento a los actos médicos y a las intromisiones en el honor, la intimidad y la propia imagen*, Aranzadi Thomson Reuters, España, 2004.

GARCÍA HUERTA, Margarita, «Conocimientos, actitudes y práctica clínica del consentimiento informado en el bloque quirúrgico en el área de salud de Soria», en *Universidad de Valladolid*, (tesis doctoral dirigida por DEL VILLAR SORDO, Valentín), España, 2015, págs. 17-28. Accesible en: https://www.educacion.gob.es/teseo/imprimirFicheroTesis.do?idFichero=RpCdVQejax0%3D

GARCÍA JARAMILLO, Leonardo, «Análisis de "Teoría de los derechos fundamentales, de Robert Alexy"», en *Ámbito jurídico*, Departamento de Gobierno y Ciencias Políticas, Universidad EAFIT (Con la colaboración de Robert Alexy), 2015, pág. 2. Accesible en: https://www.ambito-juridico.com/noticias/administrativo-y-contratacion/analisis-de-teoria-de-los-derechos-fundamentales-de-robert

GARCÍA LERENA, Viviana, *Una concepción iusfundamental del consentimiento informado: la integridad física en investigación y medicina*, Sociedad Internacional de Bioética (SIBI), Gijón, 2012.

GARCÍA MARZA, Domingo, *La apuesta ética en las organizaciones sanitarias*, Universitat Jaume I, España, 2005.

GARCÍA ORTEGA, Cesáreo y ALMENARA BARRIOS, José, «Nuevos escenarios para el sistema nacional de salud: transferencias y novedades legislativas», en *Revista Medicina Clínica*, vol. 123, núm. 2, 2004, pág. 17.

GARCÍA PÉREZ, Miguel Ángel, «Los principios de la bioética y la inserción social de la práctica médica», en *Revista de Administración Sanitaria Siglo XXI*, vol. 4, núm. 2, 2006, pág. 342. Accesible en: https://www.elsevier.es/es-revista-revista-administracion-sanitaria-siglo-xxi-261-pdf-13091842

GARCÍA ROCHA, María Pilar, «El reconocimiento efectivo del derecho del menor a decidir sobre su salud», en *Revista Bioderecho.es*, núm. 1, 2015, págs. 28-33.

GARCÍA RUBIO, María Paz, «Incumplimiento del deber de información, relación de causalidad y daño en la responsabilidad civil médica», en LLAMAS POMBO, Eugenio (Coord.), *Estudios de derecho de obligaciones. Homenaje al profesor Mariano Alonso Pérez*, Tomo I, La Ley, Madrid, 2006.

GASCÓN ABELLÁN, Marina, GONZÁLEZ CARRASCO, Carmen y CANTERO MARTÍNEZ, Josefa, *Derecho sanitario y bioética Cuestiones actuales*, (coords), Tirant lo Blanch, 2011.

GASCÓN ABELLÁN, Marina y MEDINA ALCOZ, Luis, «¿Pueden declarase responsabilidades por daños sin la prueba del nexo causal?» (debate en torno a la teoría de la pérdida de oportunidad), en *Teoría & Derecho*, 2009, vol. 6, págs. 190 y 193.

GERALD DWORKIN, «Paternalism», en R. A. WASSERSTROM (ed.), *Morality and the! Aw*, Belmont, Wadsworth Publishing Co., 1971, págs. 107-126.

GESINSKA, Marta Joanna, *El consentimiento informado como garantía del principio de la autonomía del paciente: estudio comparativo de los ordenamientos jurídicos español y polaco*, Colex, A coruña 2021, págs. 43-235.

GHERSI, Carlos, *Derecho de los Pacientes al Servicio de Salud*, Ediciones Jurídicas Cuyo, Mendoza, 1998.

GILLIGAN, Carol, *In a different voice*, Harvard University Press, 1982.

GILLON, Raanan y LLOYD, Ann, *Principles of Health Care Ethics* (1 ED), Wiley, 1994.

GIORGI, Jorge, *Teoría de las obligaciones en el Derecho moderno* (vol. 5), Hijos de Reus, editores, Madrid, 1911, pág. 252.

GIRALDO GÓMEZ, Johanna:

- «Intersexualidad y reasignación sexual, ¿qué dice la justicia sobre identidad de género?», en *ámbito jurídico*, 2018. Accesible en: https://www.ambitojuridico.com/noticias/informe/constitucional-y-derechos-humanos/intersexualidad-y-reasignacion-sexual-que-dice

- *La pérdida de la oportunidad en la responsabilidad civil. Su aplicación en el campo de la responsabilidad civil médica*, Universidad Externado de Colombia, Bogotá, 2011.

GÓMEZ CÓRDOBA, Ana Isabel y SUAREZ ACEVEDO, Daniel, «Consentimiento informado en pediatría. Aplicaciones en psiquiatría», en *Revista Colombiana de Psiquiatría*, vol. 39, núm. 4, 2010, págs. 758-770.

GONZÁLEZ AGUDELO, Gloria, «Los derechos sexuales y de salud sexual y reproductiva de los menores de edad y la validez de su consentimiento después de las últimas modificaciones legislativas», en *Derecho y Salud*, 2016, vol. 26, núm. 1, pág. 34.

GONZÁLEZ CARRASCO, María del Carmen:

- «Sentencia 8 septiembre 2015. La infracción del deber de información asistencial genera responsabilidad médica por traslado de los riesgos al facultativo, aunque la causa del fracaso del tratamiento se deba a otras patologías del paciente», en *Cuadernos Civitas de jurisprudencia civil*, núm. 101, 2016, págs. 231-244.

- «La prestación del consentimiento informado en materia de salud en el nuevo sistema de apoyos al ejercicio de la capacidad», en *Derecho Privado y Constitución*, núm. 39, 2021, págs. 213-247.

- «LO 3/2021, reguladora de la eutanasia: seis cuestiones acerca de la prestación de la ayuda para morir», *Publicaciones Jurídicas*, 2021, págs. 1-14 Accesible en: https://bit.ly/3C5C8Sx

GONZÁLEZ, Daniel, RODRIGUEZ ALMADA, Hugo y RUSO, Luis, «Cantidad y calidad de la información conocida por pacientes que consintieron cirugías de coordinación», en *Revista Médica de Uruguay*, vol. 26, núm. 1, 2010, págs. 25-31.

GONZÁLEZ HERNÁNDEZ, María Encarnación, CASTELLANO ARROYO, María, «El Consentimiento en las actuaciones médicas en las Comunidades Autónomas españolas», en *Revista española de medicina legal: órgano de la Asociación Nacional de Médicos Forenses*, vol. 38, núm. 3, 2012, pág. 100.

GONZÁLEZ LEÓN, Carmen, «La protección del paciente y el consentimiento informado», en *Lex Medicinae Revista Portuguesa de Direito da Saúde*, núm. 12, 2009, pág. 15.

GONZÁLEZ MIRASOL, Pablo:

- «Autonomía sanitaria del menor y responsabilidad médica», en *Diario La Ley*, núm. 6326, 2005, pág. 1613.

«La falta de información y consentimiento informado ¿genera indemnización?», en *Los avances del Derecho ante los avances de la Medicina*, Thomson-Aranzadi, Navarra, 2008.

GONZÁLEZ SALINAS, Pedro, «El alcance del carácter básico de la Ley Reguladora de la Autonomía del Paciente y su influencia en las leyes autonómicas sobre la misma materia», en GONZÁLEZ SALINAS, Pedro y LIZARRAGA BONELLI, Emilio (coord.), *Autonomía del Paciente, Información e Historia Clínica* (Estudios sobre la Ley 41/2002, de 14 de noviembre), Civitas, Madrid, 2004.

GONZÁLEZ TORRES, Ángel Pelayo:

- *El derecho a la autonomía del paciente en la relación médica. Tratamiento jurisprudencial del consentimiento informado*, edit. Comares, Granada, 2009.

- «Bioética, Bioderecho y Biopolítica, una aproximación desde España», en *Criterio Jurídico garantista*, núm. 6, 2012, págs. 13-14.

GONZALO, Gianella, «Los derechos humanos y el consentimiento informado en la práctica clínica: Más allá del derecho a la salud», en *Revista Peruana de Medicina Experimental y Salud Pública*, vol. 30, núm. 2, 2013, pág. 316.

GRACIA GUILLÉN, Diego:

- «Evolución histórica y situación legal», en Ponencia presentada en las II Jornadas jurídico-sanitarias de Navarra, *El menor y su protección en el ámbito sociosanitario*, Pamplona, 2004, pág. 12.

- *Fundamentos de Bioética* (2 ED.), Triacastela, Madrid, 2007.

- «Aspectos bioéticos de la medicina», en GRACIA D. *Bioética Clínica*, El Buho, 1998.

- «La deliberación moral: el método de la ética clínica», en *Medicina Clínica*, núm. 117, 2001, págs. 18-23.

- «Philosophy: ancient and contemporary approaches», en Jeremy SUGARMAN and Daniel P. SULMASY (ed.), *Methods in medical ethics*, 2nd edition, Washington D. C., Georgetown University Press, 2010, pág. 68.

- «Teoría y práctica de la deliberación moral», en Lydia FEITO, Diego GRACIA, Miguel SÁNCHEZ (editores), *Bioética: el estado de la cuestión*, Triacastela, Madrid, 2011.

- «Toma de decisiones con el paciente menor de edad», en AA. VV., *Ética en la práctica clínica*, GRACIA GUILLÉN, Diego y JÚDEZ GUTIÉRREZ, Francisco Javier (eds.),Triacastela, Madrid, 2004.

- «Bioética», en ROMEO CASABONA, Carlos María (dir.), *Enciclopedia de bioderecho y bioética*,T. 1.°. Cátedra Interuniversitaria Fundación BBVA– Diputación Foral de Bizkaia de Derecho y Genoma Humano, Comares, Granada, 2011, págs. 209-227.

GRACIA GUILLÉN, Diego y JÚDEZ, Javier, *Ética en la Práctica Clínica*, Tricastella, Madrid, 2004.

GRISSO, Thomas y APPELBAUM, Paul, en «Herramienta de Evaluación de la Capacidad para Tratamiento (MacCATT)», en *Editorial médica panamericana S.A.,* 2014, pág. 12. Accesible en: https://biadmin.cibersam.es/Intranet/Ficheros/GetFichero.aspx?FileName=389_004a894f-2ae8-4770-901a-5095ac1009b7.pdf

GUILLÉN, Francisca, «Jurisprudencia del Tribunal Europeo de derechos humanos sobre violencia obstétrica», *en Observatorio de Violencia obstétrica, Asociación El Parto es Nuestro*, 2016. Accesible en: https://lagarbanci-taecologica.org/ecofeminismo/observatorio-de-violencia-obstetrica-ju-risprudencia-del-tribunal-europeo-de-derechos-humanos/

GUERRERO ZAPLANA, José, *El consentimiento informado. Su valoración en la jurisprudencia,* Lex Nova, Valladolid, 2000.

GUZMÁN MORA, Fernando, «El acto médico: consideraciones básicas», en *Revista MEDICINA*, 2001, vol. 23, núm. 1, pág. 8.

GUZMÁN, Fernando, FRANCO DELGADILLO, Eduardo, MORALES DE BARRIOS, María Cristina, y MENDOZA VEGA, Juan, «El acto médico - Implicaciones éticas y legales», en *Acta Médica Colombiana*, 2009, vol. 34, núm. 2, pág. 264.

HARRIS, J., y KEYWOOD, K., «Ignorance, information and autonomy», en *Theoretical Medicine and Bioethics*, 2001, págs. 1-43.

HATTENHAUER, Hans, *Conceptos fundamentales del Derecho Civil*, Ariel, Barcelona, 1987.

HAZARD, Sprague, ALLEN, Robert y otros, «A Model act providing for consent of minors for health services», en *American Academy of Pediatrics,* vol. 51, núm. 2, 1973, pág. 293.

HENAO, Juan Carlos:

- «Las formas de reparación en la responsabilidad del Estado: hacia su unificación sustancial en todas las acciones contra el Estado», en *Revista de Derecho Privado*, Universidad Externado de Colombia, núm. 28, 2015, págs. 277-366.

- *El daño. Análisis comparativo de la responsabilidad extracontractual del Estado en Derecho colombiano y francés*, Universidad Externado de Colombia, 2007.

HERAZO ACUÑA, Benjamín, *Consentimiento informado: procedimientos, intervenciones y tratamientos en salud*, Ecoe, 2007.

HERNÁNDEZ RUIZ, Paula Andrea, «La eutanasia en menores de edad en el régimen jurídico en Colombia: ¿Prevalece el derecho médico o el consentimiento de los padres?», en *Universidad La Gran Colombia* (Trabajo de grado dirigido por TRUJILLO, Sergio), Bogotá, 2020, pág. 22. Accesible en: https://repository.ugc.edu.co/bitstream/handle/11396/6529/Hernandez_Paula_2020.pdf?sequence=1&isAllowed=y

HERRERA MORENO, Jorge Iván, «Formalismo y consentimiento informado», en *Boletín DERECHO & VIDA*, núm. 67, 2007 pág. 1-6.

HIGHTON, Elena y WIERZBA, Sandra, *La relación médico paciente: el consentimiento informado*, Ad-Hoc, Buenos Aires, 2003.

HINESTROSA, Fernando:

- *Derecho de obligaciones*, Universidad Externado de Colombia, Bogotá, 1967.

- *Escritos varios*, Universidad Externado de Colombia, Bogotá, 1983.

HOHFELD, Wesley Newcomb, «Some Fundamental Legal Conceptions as Applied in Judicial Reasoning», en *Faculty ScholarshipSeries*, 1917. Accesible en: https://digitalcommons.law.yale.edu/fss_papers/4378

HODKINSON, Kate, «The Need to Know-Therapeutic Privilege: A Way Forward». *Health Care Analysis*, vol. 21 núm. 2, 2013, págs.105-129.

HOYOS SUÁREZ, Sara y GARCÍA BETANCUR, Jorge Mauricio, «La esterilización en las personas con discapacidad cognitiva y psicosocial: una perspectiva crítica a la jurisprudencia constitucional», en *Revista de derecho público*, Universidad de los Andes Facultad de Derecho, núm. 38, 2017, pág. 32.

HULT, Paul, en «Informe del Relator Especial sobre el derecho de toda persona al disfrute del más alto nivel posible de salud física y mental», en *Oficina del Alto Comisionado de las Naciones Unidas para los Derechos Humanos*, 2009, (nota 6), párr. 19. Accesible en: https://www.ohchr.org/SP/Issues/Health/Pages/SRRightHealthIndex.aspx

HURTADO DÍAZ-GUERRA, María Isabel, *El daño moral en la responsabilidad patrimonial sanitaria*, Tirant lo Blanch, Valencia, 2018.

JARAMILLO, Carlos Ignacio, *Responsabilidad civil médica. La relación médico-paciente*, edit. Pontificia Universidad Javeriana, Bogotá, 2011.

JIMÉNEZ MARTÍNEZ, María Victoria, *La valoración de los daños patrimoniales en los supuestos de responsabilidad civil médica*, edit. Universidad de Alcalá de Henares, 2003.

JOHNSTON, Carolyn y HOLT, Genevieve, «The legal and ethical implications of therapeutic privilege-is it ever justified to withhold treatment information from a competent patient?», en *Clinical Ethics*, vol. 1, núm. 3, 2006, pág. 146.

JONSEN, Albert y TOULMIN, Stephen, *The Abuse of Casuistry: A History of Moral Reasoning*, University of California Press, Berkeley, 1990, págs. 132-200.

JORDANO FRAGA, Francisco, «La capacidad general del menor», en *Revista de Derecho Privado*, 1983, pág. 900; GARCÍA GARNICA, María del Carmen, *El ejercicio de los derechos de la personalidad del menor de edad no emancipado. Especial consideración al consentimiento a los actos médicos y a las intromisiones en el honor, la intimidad y la propia imagen*, Aranzadi, Navarra, 2004.

JOURDAIN, Patrice, *Les príncipes de la responsabilité civile*, Dalloz, París, 2003.

KANT, Immanuel, *Fundamentación de la Metafísica de las costumbres*, Espasa-Calpe, Madrid, 1973.

KFOURI NETO, Miguel, *Responsabilidade civil do medico* (5 ED.), Revista dos Tribunais, Sao Paulo, 2003.

KVITKO, Luis Alberto, *El Consentimiento informado*, Dosyuna, Argentina, 2009.

LACRUZ BERDEJO, José Luis, *Elementos de derecho civil*, Bosch, Barcelona, 1994.

LACRUZ BERDEJO, José Luis.; SANCHO REBUDILLA, Francisco de Asís; LUNA SERRANO, Agustín, DELGADO ECHEVERRÍA, Jesús, RIVERO HERNÁNDEZ, Francisco y RAMS ALBESA, Joaquín, *Elementos de Derecho civil (t. 2): Derecho de obligaciones (vol. 2): Contratos y cuasicontratos. Delito y cuasidelito (2da. ed.) revisada y puesta al día por* F. RIVERO HERNÁNDEZ, Dykinson, Madrid, 2002.

LACRUZ MARTÍNEZ DE AGUIRRE, Carlos, «La protección jurídico civil de la persona por la razón de ser menor de edad, (Una aproximación teleológica a las instituciones de asistencia y protección de menores en nuestro Derecho civil)», en *anuario de derecho civil*, 1992, vol. 45, núm. 4, pág. 1395.

LAÍN ENTRALGO, Pedro, *Historia de la medicina*, Masson, España, 2006.

LALOU, Henri, *Traité pratique de la responsabilité civile*, Dalloz, Paris, 1962.

LAPORTA SAN MIGUEL, Francisco, «Algunas incógnitas del principio de autonomía personal en tratamientos médicos», en MENDOZA BUERGO, Blanca (Ed.), *Autonomía personal y decisiones médicas. Cuestiones éticas y jurídicas*, Aranzadi, Navarra.

LARRACILLA ALEGRE, Jorge, CRUZ TOLEDANO, María del Carmen y CASAS MARTÍNEZ, María de la Luz, *Bioética para estudiantes y profesionales de la salud*, Alfil, México.

LASARTE ÁLVAREZ, Carlos:

- *Contratos: principios del Derecho civil* Tomo III, Marcial Pons, Madrid, 2008.

- *Principios de Derecho civil* (3 ED.), Epigrafos, Madrid, 1995.

LEIVA RODRÍGUEZ, Beatriz y GARCÍA GARNICA, María del Carmen, «Análisis de las instituciones del sistema de protección de menores y su reforma por la Ley Orgánica 8/2015 y la Ley 26/2015», en *El Genio Maligno: revista de humanidades y ciencias sociales*, núm. 19, 2016, págs. 96-124.

LE TOURNEAU, Philippe, *Responsabilité (en général). Rep. Civ*, Dalloz, núm. 35, 2017.

LLAMAS POMBO, Eugenio, «Doctrina general de la culpa médica», en LLAMAS POMBO, Eugenio (dir.), *Estudios sobre la responsabilidad sanitaria. Un análisis interdisciplinar*, La Ley, Madrid, 2014.

- *La responsabilidad civil del médico: aspectos tradicionales y modernos*, Trivium, España, 1988.

- «Culpa médica y responsabilidad civil. Especialidades médicas», en *Estudios Jurídicos*, núm. 5, 2005, pág. 20

LOIS SNYDER, en «Manual de Ética del American College of Physicians», en *Indret,* 2012, pág. 2. Accesible en: https://www.acponline.org/system/files/documents/running_practice/ethics/manual/spanish-ethics-manual-6th-edition.pdf

LOCKE, Jhon, *Dos ensayos sobre el Gobierno Civil*, Espasa Calpe, Madrid, 1991.

LOLAS STEPKE, Fernando, «Enciclopedia de Derecho y bioética», en ROMEO CASABONA, Carlos María (Dir)., *Catedra de Derecho y Genoma Humano*, Universidad de Deusto.

LÓPEZ ALMANSA BEAUS, Laura, *Finalidad, alcance y legibilidad de la información en el consentimiento informado*, Universidad Católica de Valencia San Vicente Mártir, España, 2015.

LOPEZ CHAPA, Sara, *Autonomía del paciente y libertad terapéutica*, Bosch, Barcelona, 2007.

LÓPEZ JACOISTE, José Javier, *La responsabilidad civil extracontractual. Una exploración jurisprudencial y de filosofía jurídica*, Centro de Estudios Ramón Areces, 2010.

LÓPEZ, Rodrigo y VEGA, Patricio, «Consentimiento informado en Medicina Práctica clínica e investigación biomédica», en *Revista chilena de cardiología*, vol. 36, núm. 1, 2017, págs. 57-66.

LÓPEZ ROLDÁN, María Belén, en «¿Qué problemas plantea la ley de autonomía respecto al menor de edad?», en *Facultad de Medicina, Universidad de Zaragoza*, 2015-2016, pág. 7. Accesible en: https://core.ac.uk/download/pdf/289985100.pdf

LÓPEZ SÁNCHEZ, Cristina, *Testamento vital y voluntad del paciente*, Dykinson, Madrid, 2003.

LÓPEZ-VEIGA BREA, Jorge, *Pasado y presente del marco normativo global de la discapacidad*, Grupo Editorial Cinca, Madrid, 2016.

LORENZETTI, Ricardo, *Responsabilidad civil de los médicos*, Editora Jurídica Grijley, Lima, 2005.

LUNA YERGA, Álvaro, «Oportunidades perdidas. La doctrina de la pérdida de oportunidad en la responsabilidad civil médico – sanitaria», en *Revista para el Análisis del Derecho*, 2005, núm. 2, págs. 4-6.

LUNA YERGA, Álvaro, PIÑEIRO SALGUERO, José, RAMOS GONZÁLEZ, Sonia y RUBÍ I PUIG, Antoni, «Reparación in natura y por equivalente: opciones de la víctima en el derecho español» en *InDret*, Barcelona, 2002, pág. 5.

MADRIGAL MARTÍNEZ-PEREDA, Consuelo, «Menores y tratamientos médicos», en *Derecho y Salud*, Ponencia Congreso Extraordinario XXV, vol. 26, 2016, págs. 12-21.

MAGDALENO ALEGRÍA, Antonio, «Algunas consideraciones constitucionales en torno a la autonomía del paciente. Sobre la necesidad de adaptar el ordenamiento jurídico español a las garantías de los derechos fundamentales», en ARCOS VIERIA, María Lucia (Dir.), *Autonomía del Paciente e Intereses de Terceros*, Thompson- Aranzadi, Pamplona, 2016.

MAINETTI, José Alberto, Ética médica, edit. Quirón, La Plata, 1989. Transcrita del «Boletín de la Oficina Sanitaria Panamericana», en *Bioética Número Especial, Juramento Hipocrático*, 1990, vol. 108, núm. 5 y 6, pág. 619.

MCCABE, R.D., «Children who should not be heard: Protecting mature minorsfrom parental wiretaps», en *The Georgetown Law Journal*, 2015, vol. 104, pág. 447.

MEDINA ALCOZ, L.:

- «Hacia una nueva teoría general de la causalidad en la responsabilidad civil contractual (y extracontractual): La doctrina de la pérdida de oportunidades», en *Revista de responsabilidad civil y seguro (Doctrina), Asociación Española de Abogados Especializados en Responsabilidad Civil y Seguro,* núm. 30, 2009, págs. 32-42 y 413-414.

- *La teoría de la pérdida de oportunidad. Estudio doctrinal y jurisprudencial de derecho de daños público y privado*, Thomson – Civitas, 2007.

MARÍN GÁMEZ, José, «A vueltas con la constitucionalidad del artículo 10.6 de la Ley General de Sanidad: la relevancia jurídica del consentimiento informado», en *Revista General de Derecho,* núm. 610/611, 1996, pág. 8240.

MARÍN VELARDE, Asunción, «La falta de información del médico como causa originadora de daño moral: comentario a la sentencia del TS de 13 de mayo de 2011 (RJ 2011/3279)», en *Revista Aranzadi de Derecho Patrimonial,* 2011, núm. 27, pág. 300.

MARKOVA IVANOVA, Angelina Slavcheva, «El derecho de autodeterminación del menor maduro en el ámbito de la salud», en: *Revista internacional de investigación en Bioderecho,* (Ejemplar dedicado a: Estudios: derecho, salud y ciencias de la vida) núm. 6, 2017, pág. 2.

MARRERO ALIÑO, Mayela y CARRALERO IBARGOLL, Gina, *Ética médica: comentarios y reflexiones*, El Cid Editor, Argentina, 2009.

MARTÍN CASALS, Miguel, *Notas sobre la indemnización del daño moral en las acciones por difamación de la LO 1/1982,* Centenario del Código Civil (1889-1989), Centro de Estudios Ramón Areces, vol. 2, 1990.

MARTÍNEZ BENAVIDES, Nicolás Enrique, «Análisis de la presunción de daño moral que beneficia a ciertas víctimas indirectas en la jurisdicción contencioso administrativa colombiana», en *Revista Derecho del Estado*, Universidad Externado de Colombia, núm. 42, 2019, págs. 181-210.

MARTÍNEZ DE AGUIRRE, Carlos, «La protección jurídico-civil de la persona por razón de la menor edad (Una aproximación teleológica a las instituciones de asistencia y protección de menores en nuestro Derecho civil)», en *Anuario de Derecho Civil*, vol. 45, núm. 4, 1992, pág. 1440.

MARTÍNEZ DE AGUIRRE ALDAZ, Carlos; DE PABLO CONTRERAS, Pedro; PÉREZ ÁLVAREZ, Miguel Ángel y PARRA LUCÁN, María Ángeles, *Curso de Derecho Civil,* vol. 2. *Derecho de obligaciones*, Colex, Zaragoza, 2014.

MARTÍNEZ DOALLO, Noelia:

- *El derecho al consentimiento informado del paciente. Una perspectiva iusfundamental*, COMARES, España, 2021.

- «El consentimiento informado del paciente como derecho fundamental y como derecho subjetivo», en *Universidad da Coruña*, (tesis doctoral dirigida por SEOANE RODRÍGUEZ, José Antonio), 2019, págs. 362-370. Accesible en: https://ruc.udc.es/dspace/handle/2183/26425

- «El consentimiento informado del paciente en los Estados Unidos de América. Génesis, Evolución, Fundamentos y Breve comparación crítica con el modelo español», en *Derecho y Salud*, 2020, vol. 30, núm. 2, págs. 58-78.

- «El derecho al consentimiento informado a partir de la teoría del estatus de Georg Jellinek», *en IUS ET SCIENTIA: Revista electrónica de Derecho y Ciencia*, 2017, vol. 3, núm. 1, pág. 211.

MARTÍNEZ GALLEGO, Eva María,

- «Contenido y requisitos del Consentimiento Informado», en SANZ MULAS, Nieves (coord.), *Relevancia jurídica del consentimiento informado en la práctica sanitaria. Responsabilidades civiles y penales*, Comares, 2012.

- «Análisis Jurídico del consentimiento Informado», en LLAMAS POMBO, Eugenio (dir.), *Estudios sobre la responsabilidad sanitaria: un análisis interdisciplinar,* La Ley, España, 2014.

MARTÍNEZ, María de la Luz, *Bioética para estudiantes y profesionales de Ciencias de la Salud*, Alfil, 2012.

MARTÍNEZ PUJALTE, Luis y FERNÁNDEZ ORRICO, Francisco Javier, *El concepto de discapacidad a partir de la convención de naciones unidas,* Cinca, 1.ª Edición, Madrid, 2016.

MARTÍNEZ URIONABARRENETXEA, Koldo, «La capacidad del menor en el ámbito de la salud: "dimensión sociosanitaria"», en *Derecho y Salud*, vol. 15, núm. 1, 2007, pág. 28.

MARTÍNEZ-PEREDA RODRÍGUEZ, José Manuel, *La responsabilidad penal del médico y del sanitario*, Colex, Madrid, 1994.

MARTÍNEZ-PEREDA, MARTÍNEZ CALCERRADA y DE LORENZO Y MONTERO, «La Falta de Consentimiento Informado, un Daño Moral que debe ser Indemnizado», *en Diario Médico, sección de Normativa,* 2004, pág. 11.

MARTORELL, Victoria y SÁNCHEZ URRUTIA, Ana, *Documento sobre el rechazo a las transfusiones de sangre por parte de los testigos de Jehová*, Signo, Barcelona, 2005.

MASTROPAOLO, Fulvio. «Danno. III) Risarcimento del danno», en *Enciclopedia Giuridica*, T. VIII., Treccani, Roma, 1988, pág. 1.

MATE SATUÉ, Loreto Carmen:

- *La configuración del daño y su relación con el nexo causal en la responsabilidad civil del abogado, Prólogo María Teresa Alonso Pérez*, Primera edición, Aranzadi, Navarra, 2021.

- «La delimitación del Concepto de daño moral: un estudio de la cuestión en el ordenamiento jurídico Español», en *Revista Boliviana del Derecho*, núm. 32, 2021, págs. 282-307.

MAZEAUD, Henri, LEON, Jean y CHABAS, François, *Leçons de Droit Civil. Obligations*, Montchrestien, París, 1998.

MAZEAUD, Henri y MAZEAUD, Jean, *Lecciones de Derecho Civil, Parte 2da. Vol. I*, edit. Jurídicas Europa- América, Buenos Aires, 1960.

MEISEL SEE, Alan:

- «The "exceptions" to the informed consent doctrine: striking a balance between competing values in medical decision making», en *Wisconsin Law Review*, vol. 2, núm. 413, 1979, pág. 67.

- «The role of litigation in end of life care: a reappraisal», en *The Hastings Center Report*, 2005 pág. 48. Disponible en: Project MUSE - The Role of Litigation in End of Life Care: A Reappraisal (jhu.edu).

MENDOZA F, Alfonso, «La relación médico paciente: consideraciones bioéticas», en *Revista Peruana de Ginecología y Obstetricia*, vol. 63, núm. 4, págs. 555-564.

MENDOZA, Héctor, «Bioderecho y derechos humanos. Principios fundamentales», en VALDÉS, Erick y BRENA SESMA, Ingrid (ed.), *Bioderecho y Derechos Humanos. Perspectivas biojurídicas contemporáneas,* Universidad Nacional Autónoma de México, Instituto de Investigaciones Jurídicas International, México, 2020.

MENDOZA VILLA, Juliana y HERRERA MORALES, Luis, «El consentimiento informado en Colombia. Un análisis comparativo del proyecto de ley 24 de 2015 con el código vigente y otros códigos de ética», en *Revistas CES*, vol. 8, núm. 1, 2017, pág. 8.

MERCIO CACHAPUZ, María Claudia, «Configuración y restricción de los derechos subjetivos a partir de un análisis de las posiciones jurídicas fundamentales en juego», en *Revista de Derecho Privado,* Universidad Externado de Colombia, 2017, núm. 33, pág. 72.

MOLINA RAMÍREZ, Nelson, «La bioética: sus principios y propósitos, para un mundo tecnocientífico, multicultural y diverso», en *Revista Colombiana de Bioética*, 2013, vol. 8, núm. 2, pág. 35.

MONDRAGON BARRIOS, Liliana, «Consentimiento Informado: una praxis dialógica para la investigación», en *Revista de Investigación Clínica*, núm. 1, 2009, pág. 75.

MONSALVE CABALLERO, Vladimir y NAVARRO REYES, Daniela, *El consentimiento informado en la praxis médica,* Temis, Coordinador, Pontifica Universidad Javeriana, Colección ensayos, núm. 25, Bogotá, 2014.

MONTERROSO CASADO, Esther:

- «La cuantificación del daño por la falta de consentimiento informado: la determinación y la reparación del daño», en *Revista de la Asociación española de abogados especializados en responsabilidad civil y seguro*, núm. 17, 2006, pág. 12.

«La cuantificación del daño por la falta del consentimiento informado: La determinación y la reparación del daño, ponencia presentada al "Premio Magistrado Ruiz Vadillo"», 2005, pág. 4. Accesible en: https://www.asociacionabogadosrcs.org/doctrina/Esther%20Moterroso.pdf

MORELL JIMÉNEZ, María Isabel, «La cuantificación del daño por falta de información en el consentimiento informado» en *Revista de la Asociación Española de Abogados Especializados en Responsabilidad Civil y Seguro*, núm. 74, 2020, págs. 37-64.

MORENTE PARRA, Vanesa, *Nuevos retos biotecnológicos para los derechos fundamentales*, Comares, Madrid, 2014.

MORILLAS, Lorenzo y SUÁREZ, José, *Estudios jurídicos sobre responsabilidad penal, civil y administrativa del médico y otros agentes sanitarios*, Dykinson, Madrid, 2014.

MURILLO DE LA CUEVA, Pablo Lucas, «El Derecho Fundamental a la Protección de los Datos relativos a la Salud», en RIPOLL CARULLA, Santiago (ed.) y BACARIA MARTRUS, Jordi (coord.), *Estudios de protección de datos de carácter personal en el ámbito de la salud*, Marcial Pons y Agencia Catalana Protección de Datos, Madrid, 2006.

NAVARRO MENDIZÁBAL, Iñigo Alfonso y VEIGA COPO, Abel B., *Derecho de daños*, Thomson Reuters-Aranzadi, Cizur Menor, Navarra, 2013.

NAVARRO REYES, Daniela y MONSALVE CABALLERO, Vladimir, *El consentimiento informado en la praxis médica*, Temis y Universidad Javeriana, Bogotá, 2014.

NAVAS HERRERA, Alejandra, «La interrupción voluntaria del embarazo hasta las 19 semanas de gestación», *Universidad Católica de Colombia*, 2011, pág. 4.

NAVIA ARROYO, Felipe, «Daño moral, daño fisiológico y daño a la vida de relación en Colombia», en *Revista de Derecho Privado, Editorial Universidad Externado de Colombia*, núm. 12-13, 2007, págs. 289-305.

NEGRI, Stefania, «El Consentimiento Informado en la Jurisprudencia del Tribunal Europeo», en *JULGAR Número Especial Coimbra editora*, 2014, pág. 102. Accesible en: http://julgar.pt/wp-content/uploads/2019/02/JULGAR-ESPECIAL-CONSENTIMENTO-INFORMADO-05-O CONSENTIMENTO-SN.pdf

NEVADO CATALÁN, Verónica, «El interés superior del menor maduro en situación de grave riesgo: entre la autonomía del paciente y el derecho a la vida», en *Revista Anuario de Derecho Civil, tomo LXX*, vol. 4, 2017, pág. 389.

NORERO V., Colomba, «La maduración cerebral en el niño. El caso de la adquisición del concepto de muerte y su evolución», en *Revista chilena de pediatría*, Santiago de Chile, vol. 89, núm. 1, 2018, págs. 137-142.

OGANDO DÍAZ, Beatriz y GARCÍA PÉREZ, César «Consentimiento informado y capacidad para decidir del menor maduro», en *Pediatría Integral*, vol. 11, núm. 10, 2007, págs. 25-888.

OJEDA RIVERO, Rafael, «El rechazo del tratamiento médico por los menores de edad en grave riesgo», en *InDret. Revista para el análisis del Derecho*, Barcelona, 2015, págs. 8-30.

OLIVA BLÁZQUEZ, Francisco, Catedrático de Derecho Civil Sevilla, Prólogo del Libro *El consentimiento informado y la responsabilidad médica*, CADENAS OSUNA Davinia, *El consentimiento informado y la responsabilidad médica*, Agencia Estatal Boletín Oficial del estado, Madrid, 2018.

ORELLANA ROBALINO, Claudia Patricia, «Consentimiento informado en la prestación de servicios de salud», en *Derecho glob. Estud. sobre derecho justicia*, Guadalajara, vol. 3, núm. 9, 2018, págs. 57-80.

OROZCO GADEA, German, «Concepto de daño moral», en *Revista de Derecho, Universidad Centroamericana, Nicaragua*, núm. 28, 2020, págs. 16-31.

ORTIZ FERNANDEZ, Manuel, *El consentimiento informado en el ámbito sanitario Responsabilidad Civil y Derechos constitucionales*, Dykinson.

ORTIZ MONSALVE, Álvaro:

- «Consentimiento», en MANTILLA ESPINOSA, Fabricio y TERNERA BARRIOS, Francisco (dirs.), *Los contratos en el derecho privado,* Legis, Bogotá D.C., 2017.

- *Manual de Obligaciones*, Temis, Bogotá D.C., 2016.

- *Capacidad Plena de los mayores en situación de discapacidad mental y guardas de menores emancipados. Leyes 1306 de 2009 y 1996 de 2019*, Temis, Bogotá, 2021.

OSPINA FERNÁNDEZ, Guillermo y OSPINA ACOSTA, Eduardo, *Teoría general del negocio jurídico*, Temis, Bogotá D.C., 2005.

OSTERLING PARODI, Felipe y REBAZA GONZÁLEZ, Alfonso, «Indemnizando la probabilidad: acerca de la llamada pérdida de la chance o pérdida de la oportunidad» en *Revista jurídica del Perú*, 2002, núm. 39, pág. 5166.

OVALLE GÓMEZ, C., ESCOBAR TRIANA, J., ARISTIZÁBAL TOBLER, C, «Educación en bioética: experiencia de un programa», en *Revista Colombiana De Bioética*, vol. 5, núm. 2, 2015, pág. 91.

PALACIOS, Agustina, *El modelo social de discapacidad: orígenes, caracterización y plasmación en la Convención Internacional sobre los Derechos de las Personas con Discapacidad,* Grupo editorial Cinca, Madrid, 2008.

PALACIOS, Gregorio, HERREROS Benjamín, y PACHO, Eloy, «Rechazo a las actuaciones médicas», *Revista Clínica Española*, vol. 214, núm. 7, 2014, pág. 391.

PALAZZANI, Laura, «Biolaw and Biopolicies, en *11th Global Summit of National Ethics/Bioethics Committees. Global Health, Global Ethics, Global Justice,* edit. 11th Global Summit of National Ethics/Bioethics Committees, Berlin, 2016.

PANTALEÓN PRIETO, Fernando, «El sistema de responsabilidad contractual» en *Anuario de Derecho Civil,* 1991, núm. 3, pág. 1026.

PANTOJA ZARZA, Lucía, «El consentimiento informado: ¿sólo un requisito legal?», en *Revista Española de Reumatología*, vol. 31, núm. 8, 2004, págs. 476-477.

PARDO SÁENZ, José María, *Bioética práctica al alcance de todos*, Rialp, Madrid, 2004.

PARRA DUSSAN, Carlos y HERRERA NOSSA, Carolina, *Desarrollo normativo de la convención sobre los derechos de las personas con discapacidad en Colombia* (1 ED.), Universidad Sergio Arboleda, Bogotá, 2013, pág. 15.

PARRA LUCÁN, María Ángeles, «La capacidad del paciente para prestar válido consentimiento informado. El confuso panorama legislativo español», en *Aranzadi Civil revista quincenal*, núm. 2, 2003, pág. 1902.

PARRA SEPÚLVEDA, Darío,:

- «La responsabilidad civil del médico en la medicina curativa», en *Universidad Carlos III de Madrid,* (tesis doctoral dirigida por SANTOS MORÓN, María José), España, 2014, pág. 160. Accesible en: https://e-archivo.uc3m.es/bitstream/handle/10016/19232/dario_parra_tesis.pdf?sequence=1&isAllowed=y

«Los daños corporales y su valoración, una mirada desde el derecho español»*, en *revista chilena de derecho y ciencia política*, vol. 2, núm. 2, 2011, pág. 83.

PARVIZI, Javard, CHAKRAVARTY, Rajit, OG, Bora y RODRIGUEZ PAEZ, Adriana, «Informed consent: is it always necessary?», en *Injury*, vol. 39, núm. 6, 2008, págs. 651 y 652.

PEIRÓ PEIRÓ, Ana, «El menor maduro ante las decisiones sanitarias», en *Medicina Clínica,* Barcelona, vol. 137, núm. 3, 2011, pág. 140.

PELAYO GONZÁLEZ, Ángel:

- *La intervención jurídica de la actividad médica: El consentimiento informado*, Dykinson, Madrid, 1997.

- «El consentimiento informado en sentencia del Tribunal Constitucional Español 37/2011 de 28 de marzo», en *Cadernos Iberoamericanos de Direito Sanitário,* Brasília, vol. 2, núm. 2, 2013, págs. 755-776.

PELLEGRINO, Edmun Daniel, «The four principles and the doctor-patient relationship:the need for a better linkage», en GILLON, R. (edit.), *Principles of health careethics, Principles of health care ethics*, John Wiley & sons, West Sussex, 1996.

PEMÁN GAVÍN, Juan, «Hacia un Estatuto Del Enfermo Hospitalizado», en *Revista de Administración Pública,* núm. 103, 1984, pág. 95.

PENNEAU, Jean:

- *La responsabilité du médecin*, Dalloz, París, 1996.

- *La responsabilité du médecin*, 3eme édition, Dalloz, París, 2004.

- La responsabilité du médecin, «La responsabilité du médecin: responsabilité ou assurance» en *Revue internationale de droit comparé*, vol. 42, núm. 2, 1990, págs. 525-544.

PENTÓN GARCIA, Virginia, VÉLIZ ÁGUILA, Zhenia, PRADO LEMUS, Bárbara y MARY HERRERA, Ledys, «La ética y la bioética. Bases del consentimiento informado en Ortodoncia: modelos de diagnóstico y evaluación», en *MediSur*, vol. 7, núm. 6, 2009, págs. 42-54.

PEÑA LÓPEZ, «Límites constitucionales y sistemáticos de los "baremos" para la valoración de daños a los bienes de la personalidad en los regímenes de responsabilidad civil (a partir de la doctrina del TC y del TS sobre el baremo de la LRCSCVM)», en *Derecho Privado y Constitución*, núm. 25, 2011, pág. 66.

PÉREZ, Álvaro, *Teoría General de las obligaciones,* Temis, Bogotá, 1954.

PÉREZ DELGADO, Esteban, *Psicología, ética, religión*, Siglo XXI Editores S.A., Madrid, 1995.

PÉREZ DELGADO, Esteban, GARCÍA MARTÍNEZ, Rafael y GARCÍA ROS Rafael, «La psicología sociocognitiva del desarrollo moral: de Jean Piaget a Lawrence Kohlberg», en *La Psicología del desarrollo moral: historia, teoría e investigación actual* / Rafael García Ros (comp.), Esteban Pérez Delgado (comp.), 1991, págs. 51-72.

PÉREZ FLÓREZ, Manuel, «Bioética: Consentimiento Informado», *Presidente Comité de Ética, Clínica Las Condes*, vol. 13, núm. 4, 2002, págs. 2-4.

PÉTROVICH, Aleksandar, «Una historia jurisprudencial angloamericana: derecho al consentimiento informado», *en Revista del Foro*, núm. 4, 1997 pág. 52.

PICONTÓ NOVALES, Teresa:

- «Los derechos de las víctimas de violencia de género: Las relaciones de los agresores con sus hijos», en *Derechos y Libertades*, Instituto de Derechos Humanos Bartolomé de las casas Universidad Carlos III de Madrid, núm. 39, 2018, págs. 137-145.

- «Religious Freedom and Protection of the Right to Life in Minors: A Case Study», en M. MACLEAN y J. EEKELAAR (Eds.), *Managing Family Justice in Diverse Societies*, Oxford, Hart Publishing, 2013, págs. 137-151.

PINTO BUSTAMANTE, Boris Julián, GULFO DÍAZ, Raisa, «Asentimiento y consentimiento informado en pediatría: aspectos bioéticos y jurídicos en el contexto colombiano» en *Revista Colombiana de Bioética*, Universidad El Bosque Bogotá, vol. 8, núm. 1, 2013, págs. 144-165.

PINZÓN PERRILLA, Giovanny Moisés, *Consentimiento informado. Institucionalización de la autonomía*, Aula de Humanidades, Universidad de San Buenaventura, 2015.

PRESSEL, David, «Nuremberg and Tuskegee: lessons for contemporary American medicine», en *National Medical Association*, vol. 95, núm. 12, 2003, pág. 1217.

QUEZEL-AMBRUNAZ, Christophe, *Essai sur la causalité en droit de la responsabilité civile*, Dalloz, Paris, 2010, núm. 191, pág. 45.

QUINTANA, Tino, en «Bioética y Bioderecho», en *Bioética desde Asturias*, 2012, pág. 3. Accesible en: https://www.bioeticadesdeasturias.com/bioetica-y-bioderecho/

QUINTERO ROA, Eliana Maribel:

- «Consentimiento informado en el área clínica ¿Cómo, dónde y cuándo?», en *Revista MedUNAB*, vol. 12, núm. 2, 2009, págs. 29-100. Accesible en: https://revistas.unab.edu.co/index.php/medunab/article/view/37

- «Consentimiento informado: evolución histórica en la jurisprudencia norteamericana», en *Revista Temas Socio Jurídicos*, vol. 32, núm. 65, 2013, págs. 137-154.

- «El consentimiento informado en el área clínica: ¿qué es?», en *Revista MedUNAB*, vol. 12, núm. 1, 2009, págs. 28-30.

RAMÓN MARTÍN, Mateo, *Bioética y derecho*, Ariel, Barcelona, 1987.

RAWLS, John:

- *A Theory of Justice*, Harvard University Press, Belknap Press, Cambridge, 1999.

- «Anales de la cátedra Francisco Suárez», núm. 55, *Monográfico: 50 años de la Teoría de la Justicia*, 2021, págs. 233-254.

REALMONTE, Francesco, *Il problema del rapporto di causalità nel risarcimento del danno,* Milano, Giuffrè editare, 1967, pág. 154.

RENDÓN LÓPEZ, Alicia, «El Bioderecho como Investigación Interdisciplinaria: Respuesta Jurídica», en *Amicus Curiae*, 2006, núm. 6, 2006, pág. 1.

REYES, Dayron y SUÁREZ, Gabriela, «Eutanasia para menores de edad en Colombia, dilemas éticos y jurídicos de la muerte digna en niños, niñas y adolescentes», en *bioderecho*, 2019, núm. 10, pág. 1.

REVETLLAT BALLESTÉ, Isaac, VIVAS TESÓN, Inma y CABEDO MALLOL, Vicente, «La realidad de la infancia y la adolescencia trans* en España a propósito de la Sentencia del Tribunal Constitucional español 99/2019, de 18 de julio: avances y retrocesos», en *Revista Ius et Praxis*, núm. 1, 2020, págs. 310-325. Accesible en: https://scielo.conicyt.cl/pdf/iusetp/v26n1/0718-0012-iusetp-26-01-310.pdf

REVILLA LAZARTE, Diana E, y FUENTES DELGADO, Duilio J., «La realidad del consentimiento informado en la práctica médica peruana», en *Acta Médica Peruana*, vol. 24, núm. 3, 2007, págs. 223-228.

RIBOT IGUALADA, Jordi:

- «Comentario de la sentencia de 2 de julio de 2002», en *Cuadernos Civitas de Jurisprudencia Civil*, vol. 60, 2002, pág. 1170.

- «La responsabilidad civil por falta de consentimiento informado», en *Revista de Derecho Privado*, núm. 6, 2007, pág. 51.

RIVERO HERNÁNDEZ, Francisco, *El interés del menor (2 ED.)*, Dykinson, Madrid, 2007.

RODRÍGUEZ ALMADA, Hugo:

- «Seudoconsentimiento informado en Uruguay», en *Revista Médica del Uruguay*, vol. 18, núm. 1, 2002, pág. 89.

- «Consentimiento informado en la práctica clínica», en *Anales de la Facultad de Medicina* (Universidad de la República de Uruguay), 2017, págs. 22-30.

- «Los aspectos críticos de la responsabilidad médica y su prevención», en *Revista Médica Uruguay*, vol. 17, núm. 1, 2001, pág. 22.

RODRIGUEZ BERZOSA Y MARTINEZ-CALZERRADA, «El médico en el Derecho Penal. Estudio Doctrinal», en *Derecho Médico*, vol. 1, 1986, pág. 199.

RODRÍGUEZ DOMÍNGUEZ, Francisco Javier, GARCÍA CALVO, Teresa, PÉREZ CÁRCELES, María Dolores y OSUNA, Eduardo, «El menor de edad y el proceso de toma de decisiones en el ámbito sanitario», en *COMUNI-CACIONES,* Vol. 26, 2016, págs. 229-236.

RODRÍGUEZ DOMÍNGUEZ, Francisco Javier, GARCÍA CALVO, Teresa, PÉREZ CÁRCELES, María Dolores y OSUNA CARRILLO-ALBORNOZ, Eduardo Javier, «El menor de edad y el proceso de toma de decisiones en el ámbito sanitario», en *Derecho y salud,* vol. 26, núm. 1, 2016, (Ejemplar dedicado a: XXV Congreso 2016: El avance de las Ciencias de la Salud y las incertidumbres del Derecho), págs. 229-236.

RODRÍGUEZ MARÍN, Concepción, «Medicina Satisfactiva», en GARCÍA GARNICA, María del Carmen y ORTIL VALLEJO, Antonio (Coord.), *La responsabilidad civil por daños causados por servicios defectuosos: estudio de la responsabilidad civil por servicios susceptibles de provocar daños a la salud y seguridad de las personas*, Aranzadi Thomson Reuters, España, 2006.

RODRIGUEZ MERINO, José María, *Bioética y Derechos emergentes (2 ED)*, Dykinson, Madrid, pág. 33.

RODRÍGUEZ SILVA, Héctor, «La relación médico-paciente», en *Revista Cubana de Salud Pública*, vol. 32, núm. 4, 2006, pág. 2.

ROJAS QUIÑONES, Sergio:

- *El daño a la persona y su reparación. Sobre la teoría general, los sistemas de cuantificación, la prueba y los casos difíciles*, Ibáñez, Bogotá, 2015.

- «¿Hacia una nueva responsabilidad civil?», en *ámbito jurídico*, 2017. Accesible en: https://www.ambitojuridico.com/noticias/analisis-jurisprudencial/civil-y-familia/hacia-una-nueva-responsabilidad-civil

ROMEO CASABONA, Carlos María:

- «El consentimiento informado y la relación entre el médico y el paciente: aspectos jurídicos», en *Problemas Prácticos del Consentimiento Informado. Cuadernos de la Fundación Víctor Grifols y Lucas,* Barcelona, núm. 5, 2002, págs. 64-116.

- «El Bioderecho y la Bioética, un largo camino en común», en *Revista Iberoamericana de Bioética*, núm. 3, 2017, págs. 3-5.

«Bioética», en ROMEO CASABONA, Carlos María (dir.), *Enciclopedia de Bioderecho y Bioética*, T. 1.º. Cátedra Interuniversitaria Fundación BBVA– Diputación Foral de Bizkaia de Derecho y Genoma Humano, Comares, Granada, 2011.

ROMEO MALANDA, Sergio:

- «Algunas cuestiones de Derecho Médico en España en los albores del siglo XXI», en *Opinión Jurídica*, vol. 2, núm. 3, 2003, págs. 25-52.

- «El valor jurídico del consentimiento prestado por los menores de edad en el ámbito sanitario», en *Diario La Ley*, 2000, pág. 6.

ROMERO COLOMA, Aurelia María:

- «Los internamientos forzosos o no voluntarios: evolución legislativa y problemática actual», en *Diario La Ley*, núm. 8241, 2014, pág. 300.

- *El resultado desproporcionado en medicina: problemática jurídica, teoría y práctica*, Reus, Madrid, 2007.

ROVIRA VIÑAS, Antonio, *Autonomía personal y tratamiento médico. Una aproximación constitucional al consentimiento informado*, Thomson-Aranzadi, Pamplona, 2007.

ROY, David, BAUDOUIN, Jean-Louis, DICKENS, Bernard y WILLIAMS, John, *La Bioéthique. Ses fondements et ses controverses*, ERPI - Le Renouveau Pédagogique Editions,1995.

RUBIO TORRANO, Enrique, «Derechos fundamentales y consentimiento informado», en *Revista Doctrinal Aranzadi Civil Mercantil*, núm. 19, 2001, pág. 7.

RUEDA PRADA, Diana, «La indeminización de los perjuicios extrapatrimoniales en la jurisdicción de locontencioso administrativo de Colombia», en *Facultad de Jurisprudencia Universidad del Rosario Maestría en Derecho,* Bogotá, D. C., 2014, págs. 120-125.

RUÍZ LÓPEZ, Justo, NAVARRO-ZARAGOZA, Javier, CARRILLO NAVARRO, Francisco y LUNA, Aurelio, «Dilemas éticos en la práctica de la medicina infantil», en *Cuadernos de Bioética, XXIII*, núm. 1, 2017, pág. 33.

RUIZ-RICO RUIZ-MORÓN, Julia, «Últimas reformas de las instituciones privadas de protección de menores y la filiación por la Ley 26/2015, de modificación del sistema de protección a la infancia y la adolescencia», en *Aranzadi civil-mercantil, Revista doctrinal*, núm. 3, 2016, pág. 56.

SAAVEDRA ROJAS, Édgar, «El concepto del debido proceso en el juicio disciplinario médico», en *Gaceta de Jurisprudencia del Tribunal Nacional de Ética Médica*, vol. 4, núm. 1, 2000, pág. 20.

SALAZAR BENÍTEZ, Octavio, «El derecho a la identidad sexual de las personas menores de edad. comentario a la STC 99/2019, de 18 de julio de 2019», en *Revista de Derecho Constitucional Europeo*, 2019, núm. 32, pág. 2.

SALINAS, Rodrigo R. y GRUPO DE ESTUDIOS DE ÉTICA CLÍNICA DE LA SOCIEDAD MEDICA DE SANTIAGO. «¿Tiene cabida, hoy, el "privilegio terapéutico"?», en *Revista médica de Chile*, Santiago, vol. 145, núm. 9, 2017, págs. 1198-1202.

SÁNCHEZ CARO, Javier:

- «El consentimiento informado ante el derecho: una nueva cultura», en *Revista de Calidad Asistencial*, vol. 14, núm. 2, 1999, pág. 19.

- «El derecho a la información en la relación sanitaria, aspectos civiles», en *La ley*, núm. 3, 1993, pág. 943.

- «La ley de autonomía del paciente y su repercusión en la Comunidades Autónomas», en *Revista de Administración Sanitaria Siglo XXI*, vol. 1, núm. 2, 2003, pág. 40.

- *Información y Documentación Clínica (Actas del Seminario Conjunto Sobre Información y Documentación Clínica celebrado en Madrid los días 22 y 23 de septiembre de 1997)*, vol. 1, Consejo General del Poder Judicial y Ministerio de Sanidad y Consumo, Madrid, 1998, pág. 262.

SANCHEZ CARO, Jesús y SANCHEZ CARO, Javier:

- *Consentimiento informado y psiquiatría*, Mapfre, Madrid, 1998.

- «Comentario a la STS de 2 de diciembre de 1996», en *CCJC*, 1997, núm. 43, pág. 349.

- «La información al paciente y el consentimiento informado en el Derecho español. Referencia legal y jurisprudencial. La praxis médica», en *Aranzadi Civil-Mercantil*, 2014, núm. 8, pág. 112

- *La impropiamente llamada objeción de conciencia a los tratamientos médicos,* Tirant lo blanch, Valencia, 2002.

SÁNCHEZ HERNÁNDEZ, Carmen, «Responsabilidad parental versus autonomía sanitaria del menor de edad», en *Revista de Derecho Privado*, núm. 105, 2021, págs. 3-39.

SÁNCHEZ JACOB, Martha, «El menor maduro», en *Boletín de Pediatría,* núm. 45, 2005, pág. 157.

SANCHO GARGALLO, Ignacio, «Tratamiento legal y jurisprudencial del consentimiento informado», en *Working Paper*, núm. 209, 2004, págs. 10-20.

SANDOVAL GARRIDO, Diego Alejandro, «Reparación integral y responsabilidad civil: el concepto de reparación integral y su vigencia en los daños extrapatrimoniales a la persona como garantía de los derechos de las víctimas», en *Revista De Derecho Privado,* núm. 25, 2013, págs. 50-273.

SANTIAGO SÁEZ, Andrés, ALBARRÁN, María Elena y PEREA, Bernardo, «La doctrina del menor maduro», en *Anales de Pediatría Continuada*, vol. 7, núm. 3., 2009, págs. 182-185.

SANTOS BALLESTEROS, Iván, ORTIZ ARCINIEGAS, Emma Elvira y RUIZ ALARCÓN, Ruth, «Las cargas probatorias en la responsabilidad civil médica a partir de la doctrina y la jurisprudencia de la Corte Suprema de Justicia», en *REVISTA DIXI,* 2016, vol. 18, núm. 23, pág. 61.

SANTOS BRIZ, Jaime, *La responsabilidad civil. Derecho sustantivo y Derecho procesal (7 ED.)*, Montecorvo, Madrid, 1993.

SARDINERO GARCÍA, Carlos, *Responsabilidad administrativa, civil y penal por falta de información en el ámbito clínico. Criterios indemnizatorios*, Tirant lo Blanch, Valencia, 2016.

SARMIENTO, Pedro, «Los problemas bioéticos de la epidemia del VIH/SIDA. Aproximación preliminar», en *Revista Persona y Bioética*, núm. 5, 2002, pág. 21.

SAVATIER, René, *Traité de responsabilité civile en droit François*, edit. L.G.D.J, París, 1951. Traducción de YEPES RESTREPO, Sergio, *La Responsabilidad Civil Médica*, Biblioteca jurídica DIKÉ, Medellín, 2002.

SCALA, Jorge, «Bioética y Derecho», en *Persona y bioética*, vol. 8, núm. 21, 2004, pág. 36.

SCATOLINI, Julio César, «Dignidad y Autonomía de la Persona. Concepto y Fundamento de los Derechos Humanos», en *Revista Perspectiva de las Ciencias Económicas y Jurídicas*, vol. 2, núm. 1, 2012, págs. 147-151.

SCHENKER, Yael, FERNÁNDEZ, Alicia, SUDORE, Rebecca y SCHILLINGER, Dean, «Interventions to Improve Patient Comprehension in Informed Consent for Medical and Surgical Procedures: A Systematic Review» en *Med Decis Making OnlineFirst*, núm. 1, 2010, pág. 4.

SCOGNAMIGLIO, Renato, «El daño moral. Contribución a la teoría del daño extracontractual», en *Revista de la Universidad el externado de Colombia*, 1962, pág. 15.

SEIJAS QUINTANA, José Antonio, «Responsabilidad médica: nueva visión del tribunal supremo ante la medicina curativa y satisfactiva y la obligación de medios y de resultados», en HERRADOR GUARDIA, Mariano José (Coord.), *Derecho de Daños*, Sepín, Madrid.

SEOANE RODRÍGUEZ, José Antonio, «El significado de la Ley Básica de Autonomía del Paciente (Ley 41/2002 de 14 de noviembre) en el sistema jurídico-sanitario español. Una propuesta de interpretación», en *Derecho y Salud*, vol. 12, núm. 1, 2004, págs. 41-345.

- «La construcción jurídica de la autonomía del paciente», en *EIDON*, vol. 39, núm. 39, 2013, págs. 13-34. Accesible en: http://www.acpgerontologia.com/documentacion/AutonomiaSeoane.pdf.pdf

- «Examen teórico del modelo deliberativo de Diego García» en *Anuario de Filosofía del Derecho*, núm. 32, 2016, pág. 492.

- «Las autonomías del paciente», en *Revista Dilemata,* núm. 3, 2010, págs. 61-75. Accesible en: https://dialnet.unirioja.es/servlet/articulo?-codigo=3986285

- «Argumentación jurídica y bioética. Examen teórico del modelo deliberativo de Diego Gracia», en *Anuario de Filosofía del Derecho*, 2016, págs. 491-508.

- «Del paternalismo al autonomismo: ¿Hay otros modelos de fundamentación ética?», en LÓPEZ, Manuel de los Reyes, RIVAS FLORES, Francisco Javier, BUISÁN PELAY, Raquel y GARCÍA FÉREZ, José (coord.), *La Bioética, mosaico de valores,* 2005, págs. 77-104.

SERRA RODRÍGUEZ, Adela, *La Responsabilidad Civil del Abogado* (2 ED.), Aranzadi, 2002.

SERRANO ESCOBAR, Luis Guillermo, *El régimen probatorio en la responsabilidad médica*, Ediciones Doctrina y Ley, Bogotá, 2012.

SIEGLER, Mark, *Las tres edades de la medicina y la relación médico-paciente*, Fundación Víctor Grífols i Lucas, 2011.

SIMÓN LORDA, Pablo, «Diez mitos en torno al consentimiento informado», en *Anales del Sistema Sanitario de Navarra,* vol. 29, 2006, págs. 29-40.

- «El consentimiento informado: abriendo nuevas brechas», en *Cuadernos de la Fundació Víctor Grífols i Lucas,* Problemas prácticos del Consentimiento Informado, Fundació Víctor Grífols i Lucas, Barcelona, 2002.

- *El consentimiento informado: historia, teoría y práctica*, Triacastela, Madrid, 2000.

- «La capacidad de los pacientes para tomar decisiones: una tarea todavía pendiente», en *Revista de la Asociación Española de Neuropsiquiatría,* Madrid, vol. 28, núm. 2, 2008, págs. 327-350.

- *Problemas Prácticos del Consentimiento Informado*, Fundació Víctor Grifols i Lucas, Barcelona, 2002.

SIMÓN LORDA, Pablo, BARRIO CANTALEJO, Inés María, ALARCOS MARTÍNEZ, Francisco J., BARBERO GUTIÉRREZ, Javier, COUCEIRO, Azucena y HERNANDO ROBLES, Pablo, «Ética y muerte digna: propuesta de consenso sobre un uso correcto de las palabras», en *Revista de Calidad Asistencial*, vol. 23, núm. 6, 2008, págs. 271-285.

SIMÓN LORDA, Pablo, BARRIO CANTALEJO IM, CONCHEIRO CARRO L, «Legibilidad de los formularios escritos de consentimiento informado», en *Med Clin*, 1996, págs. 527 y 528.

SIMÓN LORDA, Pablo y CONCHEIRO, Luis, «El consentimiento informado: teoría y práctica», en *Medicina Clínica*, núm. 100, 1993, págs. 659-661.

SIMÓN LORDA, Pablo y JUDEZ GUTIÉRREZ, Javier:

- «Consentimiento Informado», en *Revista de medicina clínica de Barcelona*, vol. 117, núm. 3, 2001, pág. 106.

- «Consentimiento Informado», para el *Proyecto de Bioética para Clínicos del Instituto de Bioética de la Fundación de Ciencias de la Salud*, vol. 117, núm. 3, 2001, págs. 102-117.

SIURANA APARISI, Juan Carlos, «Los principios de la bioética y el surgimiento de una bioética intercultural», en *Veritas*, núm. 22, 2010, págs.. 122-154.

SOLER PRESAS, Ana y OLMO GARCÍA, Pedro, *PRACTICUM DAÑOS* (1 ED.), Aranzadi, Navarra, España, 2019.

SOLÓRZANO QUINTERO, Juan Felipe, «Elementos estructurales del consentimiento informado», en *Facultad de Jurisprudencia, Universidad* del Rosario, *Serie Documentos*, 2012, núm. 64, pág. 14.

STAVRINIDES, Zenon, «Adolescent Patients' Consent and Refusal to Medical Treatment: an Ethical Quandary in English Law», *Humanicus*, 2012, núm. 8, pág. 9.

STUART MILL, John, *Sobre la libertad*, Centro de publicaciones Ministerio de Trabajo y Seguridad Social, Madrid, 1991.

TAPIA HERMIDA, Alberto Javier, «La responsabilidad civil sanitaria y su aseguramiento. Novedades en la Jurisprudencia de la Sala Primera de lo Civil del Tribunal Supremo. Acción Directa y Pérdida de oportunidad», en *Revista de Responsabilidad Civil y Seguro*, núm. 71, 2019, págs. 31-50.

TAYLOR, Charles, «Atomismo» (1985), traducción de Silvia Mendlewicz y Albert Calsamiglia, en Jerónimo BETEGÓN y Juan Ramón DE PÁRAMO (dir. y coord.), *Derecho y moral. Ensayos analíticos*, Ariel, Barcelona, 1990.

TAMAYO JARAMILLO, Javier:

- «La prescripción en el seguro de responsabilidad civil», en Revista Ámbito *jurídico*, núm. 157, 2004, pág. 2.

- *Tratado de responsabilidad Civil*, Legis, Bogotá, 2015.

- «Nexo causal en la responsabilidad médica por ausencia de consentimiento», en *ámbito jurídico,* 2019. Accesible en: https://www.ambitojuridico.com/noticias/columnista-impreso/civil-y-familia/nexo-causal-en-la-responsabilidad-medica-por-ausencia

- *De la responsabilidad civil*, Tomo IV, De los perjuicios y su indemnización, Segunda Edición, Temis, Bogotá, 1999.

- «El caso del "big bang" sobre la culpa y el nexo causal en la responsabilidad civil», en *ámbito jurídico*, 2017. Accesible en: https://www.ambitojuridico.com/noticias/analisis-jurisprudencial/civil-y-familia/hacia-una-nueva-responsabilidad-civil

TAMAYO NIETO, Richard, «RECREAR EL SEXO: Construcción discursiva del sexo en la jurisprudencia de la Corte Constitucional (1993-2019)», en *Universidad del Rosario, Facultad de Jurisprudencia*, (tesis doctoral dirigida por RINCÓN COVELLI, Tatiana) 2021, pág. 5. Accesible en: https://repository.urosario.edu.co/bitstream/handle/10336/30848/TESIS_RecrearSexo_FINAL_2021.pdf?sequence=1&isAllowed=y

TARODO SORIA, Salvador, «La doctrina del consentimiento informado en el ordenamiento jurídico norteamericano», en *Revista Derecho y Salud*, vol. 14, núm. 1, 2006, págs. 229-247.

TEALDI, Juan Carlos, «Historia y significado de las normas éticas internacionales sobre investigaciones biomédicas», en: KEYEUX, Genoveva, PENSCHASZADEH, Victor, y SAADA, Alya, (coords.), *Ética de la Investigación en seres humanos y políticas de salud pública*, UNESCO y Universidad Nacional de Colombia, Bogotá D.C., 2006.

TERNERA BARRIOS, Luís Fernando y TERNERA BARRIOS, Francisco, «Breves comentarios sobre el daño y su indemnización», en *Opinión Jurídica*, Medellín, vol. 7, núm. 13, 2008, pág. 105.

THIBIERGE, Catherine, «Libres propos sur l'evolution du Droit de la responsabilità (vers un élargissement de la fonction de la responsabilité civile?)», en *dans RTD civ.,* núm. 3, 1999, pág. 561.

TOMÁS, Josep y ALMENARA, Jaume, «Master en Paidopsiquiatría», en *Co legi oficial de psicòlegs de Catalunya, Universitat Autònoma de Barcelona.* Accesible en: http://www.paidopsiquiatria.cat/files/teorias_desarrollo_cognitivo_0.pdf

TORRALBA ROSSELLO, Francesc, «The Limits of the Autonomy Principle. Philosophical Considerations», en RENDTORFF, Jacob DAHL y KEMP, Peter (ed.), *Basic Ethical Principles in European Bioethics and Biolaw, Volume II: Partners' Research*, edit. Centre for Ethics and Law, Copenhague, 2000.

TRIBUNA ABIERTA DEL INSTITUT BORJA DE BIOÈTICA, «Principios de Ética Biomédica, de Tom L. Beauchamp y James F. Childress», en *Bioètica & Debat,* vol. 17, núm. 64, 2011, p. 2. Accesible en: http://www.ucv.ve/fileadmin/user_upload/facultad_agronomia/Producion_Animal/Produccion_Animal/Bioetica.pdf

TRIGO, Félix, *Pérdida del Chance*, Astrea, Buenos Aires, 2008.

UPRIMNY, Rodrigo, «El bloque de constitucionalidad en Colombia: un análisis jurisprudencial y un ensayo de sistematización doctrinal, en Daniel O'- DONNELL, Inés MARGARITA UPRIMNY y Alejandro VILLA (Comp) *Compilación de Jurisprudencia y doctrina nacional e internacional*, Oficina Alto Comisionado de la ONU para los derechos humanos, Bogotá, 2001, pág. 5.

URRUTIA, María Teresa, «Investigación en sujetos humanos: los derechos y el desarrollo de la investigación», en *Indret*, 2009, pág. 97. Accesible en: https://pdfs.semanticscholar.org/bf6a/6d7b4a60ad24a7391eb29f-dea177fdc1a0a3.pdf?_ga=2.173695843.1363981932.1605800844-1006730544.1605800844

VALDÉS, Erick:

- «Bioderecho, genética y derechos humanos. Análisis de los alcances jurídicos del bioderecho europeo y su posible aplicación en Estados Unidos como fuente de derechos humanos de cuarta generación», en *Universitas, Revista de filosofía, derecho y política*, núm. 17, 2013, págs. 159 y 160.

- «El nacimiento del bioderecho», en VALDÉS, Erick y BRENA SESMA, Ingrid (ed.), *Bioderecho y Derechos Humanos. Perspectivas biojurídicas contemporáneas,* Universidad Nacional Autónoma de México, Instituto de Investigaciones Jurídicas International, México, 2020.

- «Haciendo más práctico el principialismo. La importancia de la especificación en bioética», en *Revista de Bioética y Derecho*, vol. 35, 2015, págs. 65-78.

VALENCIA ZEA, Arturo y ORTIZ MONSALVE, Álvaro, *Derecho civil. Tomo III. De las obligaciones*, Temis, Bogotá D.C., 2015.

VARGAS VARGAS, Jorge Eduardo, «Formación de la conciencia moral: referentes conceptuales», en *Revista Educación y Desarrollo Social*, vol. 3, núm. 1, 2009, pág. 110.

VÁZQUEZ BARROS, Sergio, *Responsabilidad civil de los médicos*, Tirant lo Blanch, Valencia, 2009.

VÁZQUEZ, Rodolfo:

- «Bioética y derecho. Retos para una agenda de discusión en México», conferencia impartida el 26 de octubre de 2012, en la Universidad Autónoma del Estado de Hidalgo, pág. 3. Accesible en: https://www.uaeh.edu.mx/campus/icsa/noticias/2/docs/2013/2/bioetica_y_derecho.pdf

- *Bioética y Derecho. Fundamentos y problemas actuales* (2 ED), Fondo de Cultura Económica, 2004.

- *Bioética y Derecho. Fundamentos y problemas actuales*, Fontamara, 2013.

- «Privacidad y publicidad en torno a la información genética», en CASADO, María (Coord), *Nuevos materiales de bioética y derecho,* Fontamara, México, 2007.

- «Algo más sobre el aborto», en *Centro de Investigaciones y Estudios de Género (CIEG)*, vol. 34, 2006, pág. 30.

- «Teorías y principios normativos en bioética», en *DOXA, Cuadernos de Filosofía del Derecho,* núm. 23, Alicante, 2000, pág. 428.

VELÁSQUEZ POSADA, Obdulio, *Responsabilidad civil extracontractual,* Temis, Bogotá, 2009.

VICANDI MARTÍNEZ, Arantzazu, «La pérdida de oportunidad en la responsabilidad civil sanitaria, ¿se puede cuantificar lo incuantificable?», en *ESTUDIOS*, 2015, vol. 25, núm. 2, pág. 14.

VICENTE DOMINGO, Elena, *Los daños corporales: tipología y valoración*, Bosh, Barcelona, 1994.

VIDAL CASERO, María del Carmen, «La problemática del consentimiento informado», en *Cuadernos de Bioética,* vol. 1, 1998, pág. 12.

VIDAL GIL, Ernesto Jaime, «Bioética y Derecho: la positivización de los principios», en *Anales de la Cátedra Francisco Suárez*, 2018, núm. 52, págs. 24 y 25.

VIEITO VILLAR, Miguel, «Derecho a no saber y privilegio terapéutico de menores de edad en patología de base genética», en *Bioderecho.es*, núm. 7, 2018, pág. 5.

VIERA TORRES, Trilce, «El aprendizaje verbal significativo de Ausubel. Algunas consideraciones desde el enfoque histórico cultural», en *Universidades, 2003*, núm. 26, págs. 37-43. Accesible en: en: https://www.redalyc.org/articulo.oa?id=37302605

VINEY, Geneviève, «Tratado de derecho civil. Introducción a la responsabilidad», trad. de MONTOYA MATEUS, en Universidad Externado de Colombia, 2007, pág. 137.

VIVAS TESÓN, Inmaculada:

- «La dignidad de las personas con discapacidad. Logros y retos jurídicos», en *Difusión Jurídica*, vol. 23, núm. 2, 2010, pág. 15.

- «Una propuesta de reforma del sistema tuitivo español: proteger sin incapacitar», en *Revista de Derecho Privado*, vol. 96, núm. 5, 2012, págs. 3-40.

- «La convención ONU de 13 de diciembre de 2006: impulsando los derechos de las personas con discapacidad», en *Comunitania. Revista internacional de trabajo social y ciencias sociales*, núm. 1, 2011, págs. 113-128. Accesible en: http://revistas.uned.es/index.php/comunitania/article/view/7097/6773

- «La reforma civil y procesal para el apoyo de las personas con discapacidad: ¿A partir de septiembre, qué?», en *Hay Derecho*, 2021, Accesible en: https://www.hayderecho.com/2021/06/13/la-reforma-civil-y-procesal-para-el-apoyo-de-las-personas-con-discapacidad-a-partir-de-septiembre-que/

Vivir con discapacidad en el contexto de una pandemia: el derecho a tener derechos, Tecnos, Madrid, 2021.

XIOL RÍOS, Juan Antonio, «Derecho sanitario en la jurisprudencia de la Sala Primera del Tribunal Supremo», *ponencia presentada en el XIX Congreso Nacional de Derecho*, Madrid, 2012, págs. 19-22. Accesible en: http://www.aeds.org/XIXCongreso/docs/Juan%20Antonio%20Xiol%20Rios.pdf

YEPES RESTREPO, Sergio, *La responsabilidad civil médica (6 ED.)*, Dike, Medellín, 2004.

YONG, Samuel y RODRÍGUEZ YONG Camilo A., «Pérdida de Oportunidad», en *Revista Virtual Via Inveniendi Et Iudicandi*, 2011, vol. 6, núm. 2, págs. 4-6.

YZQUIERDO TOLSADA, Mariano, *Sistema de la responsabilidad civil contractual y extracontractual*, Dykinson, Madrid, 2001.

ZANNONI, Eduardo:

- *El daño en la responsabilidad civil*, Astrea de A. y R. Depalma, 1982.

- *El daño en la responsabilidad civil* (2 ED.), Astrea, Buenos Aires, 1987.

ZAYAS ALFONSO, Juan Bruno, «Aspectos generales sobre el consentimiento informado en Obstetricia y Ginecología», en *Medisan*, vol. 17, núm. 10, 2013, pág. 7013.

ZUNIGA FAJURI, Alejandra, Aborto y derechos humanos, en *Rev. derecho (Valdivia)*, vol. 24, núm. 2, 2011, págs. 163-177.

ANEXO DE JURISPRUDENCIA CITADA ORDENADA POR PAÍSES

1. Estados Unidos de América

Tribunal y año	Partes	Accesible en
U.S. Supreme Court of Nueva York, 1871	Carpenter v. Blake	https://casetext.com/case/carpenter-v-blake-1
U.S. Supreme Court, 1891	Union Pacific Railway Company v. Botsford	https://supreme.justia.com/cases/federal/us/141/250/
U.S. Supreme Court of Minnesota, 1905	Anna Mohr v. Williams.	https://cite.case.law/minn/95/261/
U.S. Court of Appeals of Illinois, 1906	Edwin Pratt v. Davis	https://www.ravellaw.com/opinions/967d63e3e4aceb0c7ccc62e78af2d543
U.S. Supreme Court of Oklahoma, 1913	Rolater v. Strain	https://law.justia.com/cases/oklahoma/supreme-court/1913/14030.html
U.S. Court of Appeals of New York, 1914	Mary E. Schloendorff v. The Society of the New York Hospital	https://biotech.law.lsu.edu/cases/consent/schoendorff.htm
U.S. Court of Appeals of California, 1957	Olga Salgo v. Leland Stanford Jr	https://law.justia.com/cases/california/court-of-appeal/2d/154/560.html
U.S. Supreme Court of Kansas, 1960	Natanson v. Kline	https://law.justia.com/cases/kansas/supreme-court/1960/41-476-2.html
U.S. Supreme Court of Pennsylvania, 1966	Gray v. Grunnagle	https://law.justia.com/cases/pennsylvania/supreme-court/1966/423-pa-144-0.html

U.S. Court of Appeals of California, 1969	Bernard Berkey v. Frank M. Anderson y otros	https://law.justia.com/cases/california/court-of-appeal/3d/1/790.html
U.S. Supreme Court of Pennsylvania, 1971	Cooper v. Roberts	https://supreme.justia.com/cases/federal/us/59/173/
District of Columbia Court of Appeals, 1972	Jerry W. Canterbury v. William Thornton Spence and the Washington Hospital Center	https://law.justia.com/cases/federal/appellate-courts/F2/464/772/38141/
U.S. Supreme Court of California, 1972	Ralph Cobbs and Respondent v. Dudley F.P. Grant	https://law.justia.com/cases/california/supreme-court/3d/8/229.html
U.S. Supreme Court, 1973	Roe v. Wade	https://jurisprudencia.mpd.gov.ar/Jurisprudencia/Roe%20v%20Wade.pdf
U.S. Appeals Court of Massachusetts, 1978	Grace R. Lane v. Rosaria Candura	https://law.justia.com/cases/massachusetts/court-of-appeals/1978/6-mass-app-ct-377-1.html
U.S. Supreme Court of Oklahoma, 1979	Norma Jo Scott and Dale M. Scott v. Vance A. Bradford	https://law.justia.com/cases/oklahoma/supreme-court/1979/48164.html
U.S. Supreme Court of Mississippi, 1980	Chester K Burnham v. City of Jackson Mississippi	https://law.justia.com/cases/mississippi/supreme-court/1980/51672-0.html
U.S. Court of Appeals, 1984	Bee v. Greaves	https://law.justia.com/cases/federal/district-courts/FSupp/669/372/2370232/
U.S. Court of Louisiana, 1989	Hondroulis v. Schumacher	https://www.casemine.com/judgement/us/59148a64add7b049345117ae
U.S. Supreme Court, 1990	Cruzan by Cruzan v. Director Missouri Department of Health	https://www.law.cornell.edu/supremecourt/text/497/261

U.S. Supreme Court of Nevada, 1990	Mckay v. Bergstedt	https://law.justia.com/cases/nevada/supreme-court/1990/21207-1.html
U.S. Supreme Court, 1990	Washington v. Harper	https://supreme.justia.com/cases/federal/us/494/210/
U.S. Supreme Court, 1992	Planned Parenthood of Southeasern Pennsylvania v. Casey	https://www.oyez.org/cases/1991/91-744
U.S. Supreme Court of California, 1993	Arato v. Avedon	https://law.justia.com/cases/california/supreme-court/4th/5/1172.html
U.S. Supreme Court of Louisiana, 1993	Nancy M. Bourgeois v. Marguerite B. Mcdonald	https://law.justia.com/cases/louisiana/supreme-court/1993/93-c-2581-2.html

2. Reino Unido

Tribunal y año	Partes
Supreme Court of the United Kingdom, 1767	Slater v. Baker y Stapleton

3. España

3.1. Tribunal Constitucional

Tribunal y fecha	Ref.	Magistrado Ponente
Tribunal Constitucional, Sala Primera, 23.4.1982	RJ 1982/15	Excma. Sra. Gloria Begué Cantón
Tribunal Constitucional, 13.5.1982	RJ 1982/24	Excmo. Sr. Luis Díez-Picazo
Tribunal Constitucional, Sala Segunda, 13.2.1985	RJ 1985/19	Excmo. Sr. Jerónimo Arozamena Sierra
Tribunal Constitucional, Sala Primera, 15.2.1990	RJ 1990/20	Excmo. Sr. Fernando García-Mon y Excmo. Sr. González-Regueral
Tribunal Constitucional, 27.6.1990	RJ 1990/120	Excmo. Sr. Fernando García-Mon y González-Regueral, Sr. Eugenio Díaz Eimil y Sr. José Vicente Gimeno Sendra
Tribunal Constitucional, 19.7.1990	RJ 1990/137	Excmo. Sr. Jesús Leguina Villa, Sr. José Luis de los Mozos y de los Mozos y Sr. Vicente Gimeno Sendra
Tribunal Constitucional, 14.7.1994	RJ 1994/215	Excmo. Sr. Fernando García-Mon y Sr. González-Regueral

Tribunal Constitucional,Sala Segunda, 28.10.1996	RJ 1996/166	Excmo. Sr. Fernando García-Mon y Sr. González-Regueral
Tribunal Constitucional, 19.12.1996	RJ 1996/212	Excmo. Sr. Pedro Cruz Villalón
Tribunal Constitucional, 17.6.1999	RJ 1999/116	Excmo. Sr. Pablo García Manzano
Tribunal Constitucional, 29.6.2000	RJ 2000/181	Excmo. Sr. Pablo García Manzano
Tribunal Constitucional, 30.11.2000	RJ 2000/290	Excmo. Sr. Julio Diego González Campos
Tribunal Constitucional, 7.8.2002	RJ 2002/154	Excmo. Sr. Pablo Cachón Villar
Tribunal Constitucional, Sala Segunda 28.3.2011	RJ 2011/37	Excma. Sra. Elisa Pérez Vera
Tribunal Constitucional, 28.4.2011	RJ 2011/37	Excma. Sra. Elisa Pérez Varela
Tribunal Constitucional, Sala Segunda, 28.4.2011	RJ 2002/221	Excmo. Sr. Tomás Salvador Vives Antón, Sr. Pablo Cachón Villar, Sr.Vicente Conde Martín de Hijas, Sr. Guillermo Jiménez Sánchez, Sra.Elisa Pérez Vera y Sr. Eugeni Gay Montalvo.

3.2. Tribunal Supremo- Sala Civil

Tribunal y fecha	Ref.	Magistrado Ponente
Tribunal Supremo, Sala de lo Civil, 6.12.1912	RJ 1912/95	Excmo. Sr. Rafael Bermejo
Tribunal Supremo, Sala de lo Civil, 22.6.1967	RJ 1967/ 2926	Excmo. Sr. José Beltrán de Heredia y Castaño
Tribunal Supremo, Sala de lo Civil, 29.4.1982	RJ 1982/2533	Excmo. Sr. Francisco Javier Arroyo Fiestas
Tribunal Supremo, Sala de lo Civil, 10.12.1982	RJ 1982/7955	Excmo. Sr. Francisco Javier Arroyo Fiestas
Tribunal Supremo, Sala de lo Civil, 25.6.1984	RJ 1984/1145	Excmo. Sr. Mariano Martín Granizo Fernández
Tribunal Supremo, Sala de lo Civil, 11.3.1991	RJ 1987/245	Excmo. Sr. Luis Martínez Calcerrada Gómez
Tribunal Supremo, Sala de lo Civil, 23.4.1992	RJ 1992/3323	Excmo. Sr. Jorge Rodríguez-Zapata Pérez
Tribunal Supremo, Sala de lo Civil, 25.4.1994	RJ 1994/349	Excmo. Sr. José Luis Albacar López
Tribunal Supremo, Sala de lo Civil, 25.4.1994	RJ 1994/349	Excmo. Sr. José Luis Albácar López
Tribunal Supremo, Sala de lo Civil, 15.2.1995	RJ 1995/90	Excmo. Sr. Alfonso Villagómez Rodil

Tribunal Supremo, Sala de lo Civil, 22.1.1996	RJ 1992/1950	Excmo. Sr. José Almagro Nosete
Tribunal Supremo, Sala de lo Civil, 18.7.1996	RJ 1996/604	Excmo. Sr. Benigno Varela Autran
Tribunal Supremo, Sala de lo Civil, 31.7.1996	RJ 1996/6084	Excmo. Sr. Gumersindo Burgos Pérez de Andrade
Tribunal Supremo, Sala de lo Civil, 10.4.1997	RJ 1997/294	Excmo. Sr. Román García Varela
Tribunal Supremo, Sala de lo Civil, 24.6.1997	RJ 1997/5208	Excmo. Sr. Pedro González Poveda
Tribunal Supremo, Sala de lo Civil, 16.12.1997	RJ 1997/8690	Excmo. Sr. Juan Antonio Xiol Ríos
Tribunal Supremo, Sala de lo Civil, 2.10.1997	RJ 1997/7405	Excmo. Sr. Xavier O´challaghan Muñoz
Tribunal Supremo, Sala de lo Civil, 2.10.1997	RJ 1997/917	Excmo. Sr. Xavier O´challaghan Muñoz
Tribunal Supremo, Sala de lo Civil, 10.11.1997	RJ 1997/985	Excmo. Sr. Román García Varela
Tribunal Supremo, Sala de lo Civil, 16.12.1997	RJ 1997/1140	Excmo. Sr. Luis Martínez-Calcerrada Gómez
Tribunal Supremo, Sala de lo Civil, 28.1.1998	RJ 1998/25	Excmo. Sr. Xavier O´challaghan Muñoz
Tribunal Supremo, Sala de lo Civil, 26.6.1998	RJ 1998/5019	Excmo. Sr. José María Botana López
Tribunal Supremo, Sala de lo Civil, 10.10.1998	RJ 1998/7565	Excmo. Sr. Alfonso Barcalá Trillo-Figueroa.
Tribunal Supremo, Sala de lo Civil, 10.10.1998	RJ 1994/1496	Excmo. Sr. Antonio Guillón Ballesteros
Tribunal Supremo, Sala de lo Civil, 16.10.1998	RJ 1998/956	Excmo. Sr. Alfonso Barcala Trillo-Figueroa
Tribunal Supremo, Sala de lo Civil, 16.10.1998	RJ 1998/956	Excmo. Sr. Alfonso Barcalla Trillo Figueroa
Tribunal Supremo, Sala de lo Civil, 16.10.1998	RJ 1998/7867	Excmo. Sr. Xavier O´challaghan Muñoz
Tribunal Supremo, Sala de lo Civil, 10.11.1998	RJ 1998/8819	Excmo. Sr. Xavier O´challaghan Muñoz
Tribunal Supremo, Sala de lo Civil, 29.12.1998	RJ 1998/1230	Excmo. Sr. Xavier O´challaghan Muñoz
Tribunal Supremo, Sala de lo Civil, 13.4.1999	RJ 1999/325	Excmo. Sr. Xavier O´challaghan Muñoz
Tribunal Supremo, Sala de lo Civil, 24.5.1999	RJ 1999/451	Excmo. Sr. José Almagro Nosete
Tribunal Supremo, Sala de lo Civil, 30.12.1999	RJ 1999/9496	Excmo. Sr. José Almagro Nosete
Tribunal Supremo, Sala de lo Civil, 7.3.2000	RJ 2000/1508	Excmo. Sr. José Almagro Nosete

Tribunal Supremo, Sala de lo Civil, 27.4.2000	RJ 2000/427	Excmo. Sr. Román García Varela
Tribunal Supremo, Sala de lo Civil, 26.9.2000	RJ 2000/849	Excmo. Sr. Alfonso Villagomez Rodil
Tribunal Supremo, Sala de lo Civil, 26.9.2000	RJ 2000/849	Excmo. Sr. Alfonso Villagomez Rodil
Tribunal Supremo, Sala de lo Civil, 2.11.2000	RJ 2000/1009	Excmo. Sr. Román García Varela
Tribunal Supremo, Sala de lo Civil, 2.11.2000	RJ 998/2000	Excmo. Sr. Román García Varela
Tribunal Supremo, Sala de lo Civil, 12.1.2001	RJ 1995/3688	Excmo. Sr. José Manuel Martínez- Pereda Rodríguez
Tribunal Supremo, Sala de lo Civil, 22.2.2001	RJ 2001/139	Excmo. Sr. Luis Martínez-Calcerrada Gómez
Tribunal Supremo, Sala de lo Civil, 27.4.2001	RJ 2001/6891	Excmo. Sr. Ignacio Sancho Gargallo.
Tribunal Supremo, Sala de lo Civil, 11.5.2001	RJ 1996/1044	Excmo. Sr. Luis Martínez-Calcerrada Gómez
Tribunal Supremo, Sala de lo Civil, 27.9.2001	RJ 2001/7253	Excmo. Sr. Jesús Corbal Fernández
Tribunal Supremo, Sala de lo Civil, 27.9.2001	RJ 2001/7523	Excmo. Sr. Jesús Corbal Fernández
Tribunal Supremo, Sala de lo Civil, 27.9.2001	RJ 1996/1859	Excmo. Sr. Jesús Corbal Fernández
Tribunal Supremo, Sala de lo Civil, 2.7.2002	RJ 2002/5514	Excmo. Sr. Jesús Corbal Fernández
Tribunal Supremo, Sala de lo Civil, 2.7.2002	RJ 2002/667	Excmo. Sr. Jesús Corbal Fernández
Tribunal Supremo, Sala de lo Civil, 2.7.2002	RJ 2002/666	Excmo. Sr. José Manuel Martínez-Pereda Rodríguez
Tribunal Supremo, Sala de lo Civil, 25.11.2002	RJ 2002/1116	Excmo. Sr. Antonio Gullón Ballesteros
Tribunal Supremo, Sala de lo Civil, 27.3.2003	RJ 2003/784	Excmo. Sr. Luis Martínez-Calcerrada Gómez
Tribunal Supremo, Sala de lo Civil, 29.5.2003	RJ 2003/3916	Excmo. Sr. Alfonso Villagómez Rodil
Tribunal Supremo, Sala de lo Civil, 29.5.2003	RJ 1997/511	Excmo. Sr. Alfonso Villagómez Rodil
Tribunal Supremo, Sala de lo Civil, 8.9.2003	RJ 2003/828	Excmo. Sr. José Almagro Nosete
Tribunal Supremo, Sala de lo Civil, 8.9.2003	RJ 2003/828	Excmo. Sr. José Almagro Nosete
Tribunal Supremo, Sala de lo Civil, 8.9.2003	RJ 2003/5424	Excmo. Sr. José Almagro Nosete
Tribunal Supremo, Sala de lo Civil, 10.2.2004	RJ 2004/456	Excmo. Sr. Jesús Corbal Fernández

Tribunal Supremo, Sala de lo Civil, 10.2.2004	RJ 2004/44	Excmo. Sr. Jesús Corbal Fernández
Tribunal Supremo, Sala de lo Civil, 26.3.2004	RJ 2004/267	Excmo. Sr. Clemente Auger Liñán
Tribunal Supremo, Sala de lo Civil, 22.6.2004	RJ 2004/3958	Excmo. Sr. Francisco Marín Castán
Tribunal Supremo, Sala de lo Civil, 24.3.2005	RJ 2005/186	Excmo. Sr. Román García Varela
Tribunal Supremo, Sala de lo Civil, 14.7.2005	RJ 2005/633	Excmo. Sr. Antonio Salas Carceller
Tribunal Supremo, Sala de lo Civil, 6.10.2005	RJ 2005/8763	Excmo. Sr. Román García Varela
Tribunal Supremo, Sala de lo Civil, 21.10.2005	RJ 2005/758	Excmo. Sr. Jesús Corbal Fernández
Tribunal Supremo, Sala de lo Civil, 21.10.2005	RJ 2005/6400	Excmo. Sr. Jesús Corbal Fernández
Tribunal Supremo, Sala de lo Civil, 21.12.2005	RJ 2005/1002	Excmo. Sr. José Antonio Seijas Quintana
Tribunal Supremo, Sala de lo Civil, 30.3.2006	RJ 2006/293	Excmo. Sr. Juan Antonio Xiol Rios
Tribunal Supremo, Sala de lo Civil, 10.5.2006	RJ 2006/488	Excmo. Sr. José Antonio Seijas Quintana
Tribunal Supremo, Sala de lo Civil, 10.5.2006	RJ 2006/488	Excmo. Sr. José Antonio Seijas Quintana
Tribunal Supremo, Sala de lo Civil, 10.5.2006	RJ 1999/3476	Excmo. Sr. José Antonio Seijas Quintana
Tribunal Supremo, Sala de lo Civil, 18.5.2006	RJ 2006/4724	Excmo. Sr. José Antonio Seijas Quintana
Tribunal Supremo, Sala de lo Civil, 26.6.2006	RJ 2006/5554	Excmo. Sr. Pedro González Poveda
Tribunal Supremo, Sala de lo Civil, 4.10.2006	RJ 2006/6428	Excmo. Sr. José Antonio Seijas Quintana
Tribunal Supremo, Sala de lo Civil, 4.10.2006	RJ 2006/993	Excmo. Sr. José Antonio Seijas Quintana
Tribunal Supremo, Sala de lo Civil, 18.12.2006	RJ 2006/1342	Excmo. Sr. José Antonio Seijas Quintana
Tribunal Supremo, Sala de lo Civil, 21.12.2006	RJ 2006/1367	Excmo. Sr. José Antonio Seijas Quintana
Tribunal Supremo, Sala de lo Civil, 6.2.2007	RJ 2007/149	Excmo. Sr. Juan Antonio Xiol Rios
Tribunal Supremo, Sala de lo Civil, 12.2.2007	RJ 2002/1234	Excmo. Sr. Antonio Salas Carceller
Tribunal Supremo, Sala de lo Civil, 17.4.2007	RJ 2007/3541	Excmo. Sr. Juan Antonio Xiol Rios
Tribunal Supremo, Sala de lo Civil, 23.5.2007	RJ 2006/546	Excmo. Sr. Vicente Luis Montes Penades

Tribunal Supremo, Sala de lo Civil, 29.6.2007	RJ 2007/3871	Excmo. Sr. José Antonio Seijas Quintana
Tribunal Supremo, Sala de lo Civil, 19.7.2007	RJ 2007/258	Excmo. Sr. Enrique Bacigalupo Zapater
Tribunal Supremo, Sala de lo Civil, 28.11.2007	RJ 2007/896	Excmo. Sr. Antonio Gullon Ballesteros
Tribunal Supremo, Sala de lo Civil, 28.11.2007	RJ 2007/1216	Excmo. Sr. Román García Varela
Tribunal Supremo, Sala de lo Civil, 14.5.2008	RJ 2001/747	Excmo. Sr. José Antonio Seijas Quintana
Tribunal Supremo, Sala de lo Civil, 15.5.2008	RJ 2008/1395	Excmo. Sr. Encarnación Roca Trias
Tribunal Supremo, Sala de lo Civil, 15.5.2008	RJ 2008/357	Excmo. Sr. Román García Varela
Tribunal Supremo, Sala de lo Civil, 29.7.2008	RJ 2008/743	Excmo. Sr. Juan Antonio Xiol Rios
Tribunal Supremo, Sala de lo Civil, 23.10.2008	RJ 2008/943	Excma. Sra. Encarnación Roca Trías
Tribunal Supremo, Sala de lo Civil, 23.10.2008	RJ 2008/943	Excmo. Sr. Jesús Corbal Fernández
Tribunal Supremo, Sala de lo Civil, 21.1.2009	RJ 2009/2	Excmo. Sr. Jose Antonio Seijas Quintana
Tribunal Supremo, Sala de lo Civil, 29.4.2009	RJ 2009/282	Excma. Sra. Encarnación Roca Trías
Tribunal Supremo, Sala de lo Civil, 30.6.2009	RJ 2009/4323	Excmo. Sr. D Francisco Marín Castán
Tribunal Supremo, Sala de lo Civil, 30.6.2009	RJ 2009/478	Excmo. Sr. Francisco Marín Castan
Tribunal Supremo, Sala de lo Civil, 30.6.2009	RJ 2009/478	Excmo. Sr. Francisco Marín Castán
Tribunal Supremo, Sala de lo Civil, 30.9.2009	RJ 2008/263	Excmo. Sr Xavier O'callaghan Muñoz
Tribunal Supremo, Sala de lo Civil, 13.10.2009	RJ 2009/674	Excmo. Sr. José Antonio Seijas Quintana
Tribunal Supremo, Sala de lo Civil, 22.2.2010	RJ 2010/83	Excmo. Sr. Juan Antonio Xiol Rios
Tribunal Supremo, Sala de lo Civil, 3.3.2010	RJ 2010/127	Excmo. Sr. José Antonio Seijas Quintana
Tribunal Supremo, Sala de lo Civil, 30.3.2010	RJ 2010/211	Excmo. Sr. Juan Antonio Xiol Rios
Tribunal Supremo, Sala de lo Civil, 22.9.2010	RJ 2010/567	Excmo. Sr. José Antonio Seijas Quintana
Tribunal Supremo, Sala de lo Civil, 20.1.2011	RJ 2011/1	Excmo. Sr. José Antonio Seijas Quintana
Tribunal Supremo, Sala de lo Civil, 13.5.2011	RJ 2011/323	Excmo. Sr. José Antonio Seijas Quintana

Tribunal Supremo, Sala de lo Civil, 31.5.2011	RJ 2011/344	Excmo. Sr. José Antonio Seijas Quintana
Tribunal Supremo, Sala de lo Civil, 30.11.2011	RJ 2011/906	Excmo. Sr. Juan Antonio Xiol Rios
Tribunal Supremo, Sala de lo Civil,16.1.2012	RJ 2012/1784	Excmo. Sr. José Antonio Seijas Quintana
Tribunal Supremo, Sala de lo Civil, 16.1.2012	RJ 2008/2243	Excmo. Sr. José Antonio Seijas Quintana
Tribunal Supremo, Sala de lo Civil, 16.1.2012	RJ 2011/948	Excmo. Sr. José Antonio Seijas Quintana
Tribunal Supremo, Sala de lo Civil, 13.4.2012	RJ 2012/217	Excmo. Sr. Francisco Javier Arroyo Fiestas
Tribunal Supremo, Sala de lo Civil, 28.6.2012	RJ 2012/437	Excmo. Sr. Juan Antonio Xiol Rios
Tribunal Supremo, Sala de lo Civil, 10.10.2012	RJ 2013/463	Excmo. Sr. Francisco Javier Orduña Moreno
Tribunal Supremo, Sala de lo Civil, 14.11.2012	RJ 2012/696	Excmo. Sr. José Antonio Seijas Quintana
Tribunal Supremo, Sala de lo Civil, 11.4.2013	RJ 2013/3384	Excmo. Sr. José Antonio Seijas Quintana
Tribunal Supremo, Sala de lo Civil, 18.6.2013	RJ 2013/403	Excmo. Sr. José Antonio Seijas Quintana
Tribunal Supremo, Sala de lo Civil, 24.6.2013	RJ 2013/421	Excmo. Sr. José Antonio Seijas Quintana
Tribunal Supremo, Sala de lo Civil, 16.12.2013	RJ 2013/776	Excmo. Sr. José Antonio Seijas Quintana
Tribunal Supremo, Sala de lo Civil, 7.5.2014	RJ 2014/1769	Excmo. Sr. José Antonio Seijas Quintana
Tribunal Supremo, Sala de lo Civil, 9.5.2014	RJ 2014/226	Excmo. Sr. José Antonio Seijas Quintana
Tribunal Supremo, Sala de lo Civil, 1.7.2014	RJ 2014/341	Excmo. Sr. Ignacio Sancho Gargallo
Tribunal Supremo, Sala de lo Civil, 7.7.2014	RJ 2014/372	Excmo. Sr. José Antonio Seijas Quintana
Tribunal Supremo, Sala de lo Civil, **13.1.2015**	**RJ 2015/261**	Excmo. Sr. Ignacio Sancho Gargallo
Tribunal Supremo, Sala de lo Civil, 3.2.2015	RJ 2015/18	Excmo. Sr. José Antonio Seijas Quintana
Tribunal Supremo, Sala de lo Civil, 13.5.2015	RJ 2015/244	Excmo. Sr. Ignacio Sancho Gallardo
Tribunal Supremo, Sala de lo Civil, 9.6.2015	RJ 2015/336	Excmo. Sr. Eduardo Baena Ruiz
Tribunal Supremo, Sala de lo Civil, 17.6.2015	RJ 2015/330	Excmo. Sr. José Antonio Seijas Quintana
Tribunal Supremo, Sala de lo Civil, 8.9.2015	RJ 2015/483	Excmo. Sr. José Antonio Seijas Quintana

Tribunal Supremo, Sala de lo Civil, 8.9.2015	RJ 2015/483	Excmo. Sr. José Antonio Seijas Quintana
Tribunal Supremo, Sala de lo Civil, 23.10.2015	RJ 2015/4290	Excmo. Sr. José Antonio Seijas Quintana
Tribunal Supremo, Sala de lo Civil, 5.4.2016	RJ 2014/1648	Excmo. Sr. Ángel Fernando Pantaleón Prieto
Tribunal Supremo, Sala de lo Civil, 8.4.2016	RJ 2016/227	Excmo. Sr. Eduardo Baena Ruiz
Tribunal Supremo, Sala de lo Civil, 12.4.2016	RJ 2016/240	Excmo. Sr. José Antonio Seijas Quintana
Tribunal Supremo, Sala de lo Civil, 24.11.2016	RJ 2016/698	Excmo. Sr. José Antonio Seijas Quintana
Tribunal Supremo, Sala de lo Civil, 21.12.2016	RJ 2016/746	Excmo. Sr. Francisco Marín Castan
Tribunal Supremo, Sala de lo Civil, 25.10.2017	RJ 2017/161	Excmo. Sr. Francisco Javier Arroyo Fiestas
Tribunal Supremo, Sala de lo Civil, 19.2.2019	RJ 2019/105	Excmo. Sr. Eduardo Baena Ruiz
Tribunal Supremo, Sala de lo Civil, 19.2.2019	RJ 2019/613	Excmo. Sr. Eduardo Baena Ruiz
Tribunal Supremo, Sala de lo Civil, 19.2.2019	RJ 2019/502	Excmo. Sr. Eduardo Baena Ruiz.
Tribunal Supremo, Sala de lo Civil, 19.2.2019	RJ 1962/672	Excmo. Sr. Francisco Bonet Ramón
Tribunal Supremo, Sala de lo Civil, 20.2.2019	RJ 2019/501	Excmo. Sr. Eduardo Baena Ruiz
Tribunal Supremo, Sala de lo Civil, 6.2.2020	RJ 2020/378	Excmo. Sr. José Luis Seoane Spiegelberg
Tribunal Supremo, Sala de lo Civil, 5.3.2020	RJ 2020/729	Excmo. Sr. Juan María Díaz Fraile
Tribunal Supremo, Sala de lo Civil, 27.3.2020	RJ 2020/655	Excmo. Sr. Eduardo Baena Ruiz.
Tribunal Supremo, Sala de lo Civil, 28.4.2021	RJ 2019/616	Excmo. Sr. Francisco Javier Arroyo Fiestas
Tribunal Supremo, Sala de lo Civil, 28.4.2021	RJ 2021/5148	Excmo. Sr. Francisco Javier Arroyo Fiestas
Tribunal Supremo, Sala de lo Civil, 8.9.2021	RJ 2021/589	Excmo. Sr. Ignacio Sancho Gargallo.
Tribunal Supremo, Sala de lo Civil, 30.11.2021	RJ 2021/4355	Excma. Sra. María De Los Ángeles Parra Lucan

3.3. Tribunal Supremo- Sala Administrativa

Tribunal y fecha	Ref.	Magistrado Ponente
Tribunal Supremo, Sala de lo Contencioso Administrativo, 14.10.1994	RJ 1990/7318	Excmo. Sr. Manuel Godem Miranda

Tribunal Supremo, Sala de lo Contencioso Administrativo, 28.2.1995	RJ 1995/1139	Excmo. Sr. Manuel Goded Miranda
Tribunal Supremo, Sala de lo Contencioso Administrativo, 26.4.1997	RJ 1997/2954	Excmo. Sr. Jesús Ernesto Peces Morate
Tribunal Supremo, Sala de lo Contencioso Administrativo, 10.11.1997	RJ 1997/985	Excmo. Sr. Jesús Ernesto Peces Morate.
Tribunal Supremo, Sala de lo Contencioso Administrativo, 28.12.1998	RJ 1997/2812	Excmo. Sr. Wenceslao Francisco Olea Godoy
Tribunal Supremo, Sala de lo Contencioso Administrativo, 20.2.1999	RJ 1999/122	Excm. Sr. Segundo Menéndez Pérez
Tribunal Supremo, Sala de lo Contencioso Administrativo, 29.3.1999	RJ 1999/2193	Excmo. Sr. Jesús Ernesto Peces Morate
Tribunal Supremo, Sala de lo Contencioso Administrativo, 19.4.1999	RJ 1997/549	Excmo. Sr. Juan Antonio Xiol Ríos
Tribunal Supremo, Sala de lo Contencioso Administrativo, 4.4.2000	RJ 2000/2750	Excmo. Sr. Juan Antonio Xiol Ríos
Tribunal Supremo, Sala de lo Contencioso Administrativo, 4.4.2000	RJ 2000/3258	Excmo. Sr. Juan Antonio Xiol Ríos
Tribunal Supremo, Sala de lo Contencioso Administrativo, 3.10.2000	RJ 1996/3905	Excmo. Sr. Juan Antonio Xiol Ríos
Tribunal Supremo, Sala de lo Contencioso Administrativo, 3.10.2000	RJ 1996/3905	Excmo. Sr. Juan Antonio Xiol Ríos
Tribunal Supremo, Sala de lo Contencioso Administrativo, 31.12.2001	RJ 1997/9446	Excmo. Sr. Jesús Ernesto Peces Morate
Tribunal Supremo, Sala de lo Contencioso Administrativo, 26.3.2002	RJ 2001/890	Excmo. Sr. José María Álvarez-Cifuentes Suarez
Tribunal Supremo, Sala de lo Contencioso Administrativo, 3.12.2003	RJ 2003/444	Excmo. Sr. José Guerrero Zaplana
Tribunal Supremo, Sala de lo Contencioso Administrativo, 26.2.2004	RJ 1999/8656	Excmo. Sr. José Manuel Sieira Míguez
Tribunal Supremo, Sala de lo Contencioso Administrativo, 26.2.2004	RJ 2004/1287	Excmo. Sr. José Manuel Sieira Míguez

Tribunal Supremo, Sala de lo Contencioso Administrativo, 18.1.2005	RJ 2005/107	Excma. Sra. Margarita Robles Fernández.
Tribunal Supremo, Sala de lo Contencioso Administrativo, 23.2.2005	RJ 2004/145	Excmo. Sr. Enrique Lecumberri Martí
Tribunal Supremo, Sala de lo Contencioso Administrativo, 20.4.2005	RJ 2001/3831	Excmo. Sr. Agustín Puente Prieto
Tribunal Supremo, Sala de lo Contencioso Administrativo, 25.4.2005	RJ 2005/2506	Excm. Sr. Francisco González Navarro.
Tribunal Supremo, Sala de lo Contencioso Administrativo, 9.5.2005	RJ 2002/5078	Excm. Sr. Santiago Martínez-Vares García
Tribunal Supremo, Sala de lo Contencioso Administrativo, 9.5.2005	RJ 2005/2928	Excma. Sra. Margarita Robles Fernández.
Tribunal Supremo, Sala de lo Contencioso Administrativo, 22.6.2005	RJ 2005/5323	Excmo. Sr. Agustín Puente Prieto
Tribunal Supremo, Sala de lo Contencioso Administrativo, 18.10.2005	RJ 2005/5139	Excmo. Sr. Santiago Martínez – Vares García
Tribunal Supremo, Sala de lo Contencioso Administrativo, 10.11.2005	RJ 2005/8242	Excmo. Sr. Agustín Puente Prieto.
Tribunal Supremo, Sala de lo Contencioso Administrativo, 14.12.2005	RJ 2005/91	Excmo. Sr. Santiago Martínez-Vares García
Tribunal Supremo, Sala de lo Contencioso Administrativo, 14.12.2005	RJ 2005/8258	Excmo. Sr. Santiago Martínez-Vares García.
Tribunal Supremo, Sala de lo Contencioso Administrativo, 26.10.2006	RJ 2006/6248	Excma. Sra. Margarita Robles Fernández.
Tribunal Supremo, Sala de lo Contencioso Administrativo, 16.1.2007	RJ 2007/83	Excma. Sra. Margarita Robles Fernández
Tribunal Supremo, Sala de lo Contencioso Administrativo, 23.2.2007	RJ 2002/3551	Excmo. Sr. Enrique Lecumberri Martí
Tribunal Supremo, Sala de lo Contencioso Administrativo, 28.2.2007	RJ 2003/6369	Excmo. Sr. Agustin Puente Prieto
Tribunal Supremo, Sala de lo Contencioso Administrativo, 10.10.2007	RJ 2003/1106	Excma. Sra. Margarita Robles Fernández

Tribunal Supremo, Sala de lo Contencioso Administrativo, 12.11.2007	RJ 2007/7418	Excma. Sra. Margarita Robles Fernández.
Tribunal Supremo, Sala de lo Contencioso Administrativo, 1.2.2008	RJ 2003/2033	Excma. Sra. Margarita Robles Fernández
Tribunal Supremo, Sala de lo Contencioso Administrativo, 5.5.2009	RJ 2009/2656	Excmo. Sr. Luis María Díez-Picazo
Tribunal Supremo, Sala de lo Contencioso Administrativo, 4.12.2009	RJ 2009/7734	Excmo. Sr. Juan Carlos Trillo Alonso
Tribunal Supremo, Sala de lo Contencioso Administrativo, 22.6.2010	RJ 2006/728	Excmo. Sr. Luis María Díez-Picazo Giménez
Tribunal Supremo, Sala de lo Contencioso Administrativo, 29.6.2010	RJ 2010/3498	Excma. Sra. Celsa Pico Lorenzo
Tribunal Supremo, Sala de lo Contencioso Administrativo, 20.9.2010	RJ 2010/4668	Excma. Sra. Celsa Pico Lorenzo
Tribunal Supremo, Sala de lo Contencioso Administrativo, 19.5.2011	RJ 2011/4464	Excmo. Sr. Santiago Martínez-Vares García
Tribunal Supremo, Sala de lo Contencioso Administrativo, 27.9.2011	RJ 2007/4149	Excma. Sra. Celsa Pico Lorenzo
Tribunal Supremo, Sala de lo Contencioso Administrativo, 2.11.2011	RJ 2009/3833	Excmo. Sr. Segundo Menéndez Pérez
Tribunal Supremo, Sala de lo Contencioso Administrativo, 2.1.2012	RJ 2011/4229	Excmo. Sr. Enrique Lecumberri Martí
Tribunal Supremo, Sala de lo Contencioso Administrativo, 3.1.2012	RJ 2010/7014	Excmo. Sr. Enrique Lecumberri Marti
Tribunal Supremo, Sala de lo Contencioso Administrativo, 26.3.2012	RJ 2010/3531	Excmo. Sra. Celsa Pico Lorenzo
Tribunal Supremo, Sala de lo Contencioso Administrativo, 26.3.2012	RJ 2012/2078	Excmo. Sra. Celsa Pico Lorenzo
Tribunal Supremo, Sala de lo Contencioso Administrativo, 24.4.2012	RJ 2011/354	Excmo. Sr. Enrique Lecumberri Marti
Tribunal Supremo, Sala de lo Contencioso Administrativo, 22.5.2012	RJ 2010/2755	Excm. Sr. Segundo Menéndez Pérez

Tribunal Supremo, Sala de lo Contencioso Administrativo, 22.6.2012	RJ 2011/2506	Excmo. Sra. Celsa Pico Lorenzo
Tribunal Supremo, Sala de lo Contencioso Administrativo, 9.10.2012	RJ 2010/6878	Excmo. Sr. Santiago Martínez-Vares García
Tribunal Supremo, Sala de lo Contencioso Administrativo, 21.12.2012	RJ 2011/4229	Excmo. Sr. Enrique Lecumberri Martí
Tribunal Supremo, Sala de lo Contencioso Administrativo, 30.4.2013	RJ 2013/1977	Excmo. Sr. Ricardo Enríquez Sancho
Tribunal Supremo, Sala de lo Contencioso Administrativo, 30.6.2014	RJ 2013/1939	Excmo. Sr. Segundo Menéndez Pérez
Tribunal Supremo, Sala de lo Contencioso Administrativo, 26.5.2015	RJ 2013/2322	Excmo. Sr. Jesús Cudero Blas
Tribunal Supremo, Sala de lo Contencioso Administrativo, 15.3.2016	RJ 2016/1083	Excmo. Sr. Luis María Díez-Picazo Giménez
Tribunal Supremo, Sala de lo Contencioso Administrativo, 27.6.2017	RJ 2017/2605	Excm. Sr. José Luis Requero Ibáñez.
Tribunal Supremo, Sala de lo Contencioso Administrativo, 9.4.2018	RJ 2018/1332	Excmo. Sr. Octavio Juan Herrero Pina
Tribunal Supremo, Sala de lo Contencioso Administrativo, 24.4.2018	RJ 2018/664	Excmo. Sr. Wenceslao Francisco Olea Godoy
Tribunal Supremo, Sala de lo Contencioso Administrativo, 12.7.2019	RJ 2019/1064	Excmo. Sr. Angel Ramón Arozamena Laso
Tribunal Supremo, Sala de lo Contencioso Administrativo, 30.9.2020	RJ 2020/3106	Excmo. Francisco Javier Borrego Borrego.
Tribunal Supremo, Sala de lo Contencioso Administrativo, 30.9.2020	RJ 2020/1226	Excmo. Sr. Francisco José Borrego Borrego
Tribunal Supremo, Sala de lo Contencioso Administrativo, 4.2.2021	RJ 2021/550	Excmo. Sr. Octavio Juan Herrero Pina.

3.4. Tribunal Supremo- Sala de lo Social

Tribunal y fecha	Ref.	Magistrado Ponente
Tribunal Supremo, Sala de lo Social, 26.9.2000	RJ 1999/1737	Excmo. Sr. Antonio Martín Valverdo

3.4. Tribunal Supremo- Sala de lo Penal

Tribunal y fecha	Ref.	Magistrado Ponente
Tribunal Supremo, Sala de lo Penal, 12.5.1990	RJ 1990/1691	Excmo. Sr. Ramón Montero Fernández
Tribunal Supremo, Sala de lo Penal, 6.6.2002	RJ 2002/1079	Excmo. Sr. José Ramón Solario Solario

3.6. Audiencias Provinciales

Tribunal y fecha	Ref.
Audiencia Provincial de Madrid, Sección 20.ª, 29.4.2004	JUR 2004/228347
Audiencia Provincial de Zaragoza, Sección 5.ª, 12.5.2004	JUR 2004/291
Audiencia Provincial de Alicante, Sección 1.ª, 8.11.2005	JUR 2006/303
Audiencia Provincial de Málaga, 10.7.2007	JUR 2007/397
Audiencia Provincial de Madrid, Sección 8.ª, 19.12.2007	JUR 2017/544
Audiencia Provincial de Salamanca, Sección 1.ª, 23.10.2009	JUR 2009/13
Audiencia Provincial de Burgos, Sección 1.ª, 14.7.2010	JUR 2010/218
Audiencia Provincial de Madrid, Sección 14, 4.3.2011	JUR 2011/294
Audiencia Provincial de Murcia, 4.5.2012	JUR 2012/995
Audiencia Provincial de Barcelona, 21.6.2013	JUR 6844/2013
Audiencia Provincial de Alicante, 16.9.2013	JUR 2013/349964
Audiencia Provincial de Madrid, 11.9.2015	JUR 2015/237338
Audiencia Provincial de Zaragoza, 17.5.2016	JUR 2016/189752
Audiencia Provincial de Madrid, Sección 3.ª, 16.3.2017	JUR 2017/3490
Audiencia Provincial de Madrid, Sección 10.ª, 28.06.2017	JUR 2017/299
Audiencia Provincial de Barcelona, Sección 16ª, 19.12.2017	JUR 2017/660
Audiencia Provincial de Valencia, 14.9.2018	JUR 2018/288858
Audiencia Provincial de Valencia, 16.11.2018	JUR 2019/40186
Audiencia Provincial de Badajoz, 3.6.2019	JUR 2019/114957
Audiencia Provincial de Valencia, 13.11.2019	JUR 2019/11046
Audiencia Provincial de Castellón, Sección 3.ª, 21.5.2020	JUR 2020/199

3.7. Tribunal Superior de Justicia

Tribunal y fecha	Ref.
Tribunal Superior de Justicia, 4.4.2000	Sentencia 2000/3258
Tribunal Superior de Justicia de Navarra, Sala de lo Civil, Sección 1.ª, 27.10.2001	Sentencia 2001/22
Tribunal Superior de Justicia de Asturias, Sección 1.ª 19.11.2001	Sentencia 2001/511
Tribunal Superior de Justicia, 4.11.2005	Sentencia 2005/1544
Tribunal Superior de Justicia de Cantabria,, 6.3.2012	Sentencia 2012/200
Tribunal Superior de Justicia de Granada, Sección 4.ª, 11.5.2012	Sentencia 2012/644

Tribunal Superior de Justicia de Catalunya, Sala de lo Contencioso Administrativo, 23.3.2017	Sentencia 2017/216
Tribunal Superior de Justicia de Castilla la Mancha, Sala de lo Contencioso Administrativo, 15.5.2017	Sentencia 2017/78
Tribunal Superior de Justicia de Valencia, 3.9.2018	Sentencia 2019/977
Tribunal Superior de Justicia de Granada, Sección 1.ª, 28.3.2019	Sentencia 2019/4406

1. Colombia

4.1. Corte Constitucional

Tribunal y fecha	Ref.	Magistrado Ponente
Corte Constitucional de Colombia, Sala de Revisión de tutelas, 1.8.1992	T-496/1992	Ponente. Simón Rodríguez Rodríguez.
Corte Constitucional de Colombia, Sala de Revisión de Tutelas, 25.9.1996	T-474/1996	Ponente. Fabio Morón Díaz.
Corte Constitucional de Colombia, Corte Sala Séptima de Revisión 28.8.2014	T-622/2014	Ponente. Jorge Ignacio Pretelt Chaljub.
Corte Constitucional de Colombia, Sala Sexta de Revisión, 6.5.2004	T-412/2004	Ponente. Marco Gerardo Monroy Cabra.
Corte Constitucional de Colombia, Sala Primera de Revisión, 5.6.1992	T-406/1992	Ponente. Ciro Angarita Barón.
Corte Constitucional de Colombia, Sala Plena, 28.10.1992	C-574/1992	Ponente. Ciro Angarita Barón.
Corte Constitucional de Colombia, Sala Plena, 5.5.1994	C-221/1994	Ponente. Carlos Gaviria Díaz.
Corte Constitucional de Colombia, Sala Plena, 6.5.1993	C-176-1993	Ponente. Alejandro Martínez Caballero.
Corte Constitucional de Colombia, Sala Plena, 19.8.1993	C-312-1993	Ponente. Vladimiro Naranjo Mesa.
Corte Constitucional de Colombia, Sala Plena, 19.8.1993	C-337/1993	Ponente. Vladimiro Naranjo Mesa.
Corte Constitucional de Colombia, Sala Séptima de Revisión, 15.6.2016	T-303/2016	Ponente. Jorge Ignacio Pretelt Chaljub.
Corte Constitucional de Colombia, Sala Plena, 20.5.1997	C-237/1997	Ponente. Carlos Gaviria Díaz.
Corte Constitucional de Colombia, Sala Plena, 25.6.1997	C-309/1997	Ponente. Alejandro Martínez Caballero.
Corte Constitucional de Colombia, Sala Plena, 20.5.1993	C- 197/1993	Ponente. Antonio Barrera Carbonell.
Corte Constitucional de Colombia, Sala Plena, 27.9.1997	C-616/1997	Ponente. Vladimiro Naranjo Mesa.

Corte Constitucional de Colombia, Sala Plena, 12.5.1999	SU-337/1999	Ponente. Alejandro Martínez Caballero.
Corte Constitucional de Colombia, Sala Séptima de Revisión, 2.8.1999	T-551/1999	Ponente. Alejandro Martínez Caballero.
Corte Constitucional de Colombia, Sala Cuarta de Revisión, 16.9.1999	T-692/1999	Ponente. Carlos Gaviria Díaz.
Corte Constitucional de Colombia, Sala Plena, 24.5.2017	C-344/2017	Ponente. Alejandro Linares Cantillo.
Corte Constitucional de Colombia, Sala Plena, 25.4.2001	C-410/2001	Ponente. Álvaro Tafur Galvis.
Corte Constitucional de Colombia, Sala Plena, 31.5.2001	C-559/2001	Ponente. Jaime Araujo Rentería.
Corte Constitucional de Colombia, Sala Plena, 8.11.2001	C-1174/2001	Ponente. Clara Inés Vargas Hernández.
Corte Constitucional de Colombia, Sala Plena, 24.4.2002	C-297/2002	Ponente. Eduardo Montealegre Lynett.
Corte Constitucional de Colombia, Sala Plena, 4.2.2003	C-065/2003	Ponente. Alfredo Beltrán Sierra
Corte Constitucional de Colombia, Sala Plena, 20.5.2003	C-401/2003	Ponente. Álvaro Tafur Galvis.
Corte Constitucional de Colombia, Sala Plena, 22.5.2003	C-402/2003	Ponente. Jaime Araujo Rentería.
Corte Constitucional de Colombia, Sala Quinta de Revisión, 15.12.2008	T-1258/2008	Ponente. Mauricio González Cuervo.
Corte Constitucional de Colombia, Sala Plena, 10.6.2003	C-478/2003	Ponente. Clara Inés Vargas Hernández.
Corte Constitucional de Colombia, Sala Plena, 8.4.2004	C-227/2004	Ponente. Manuel José Cepeda Espinosa.
Corte Constitucional de Colombia, Sala Segunda de Revisión, 2.2.2016	T-052/2010	Ponente. Mauricio González Cuervo.
Corte Constitucional de Colombia, Sala Plena, 3.10.2012	C-765/2012	Ponente. Nilson Pinilla Pinilla.
Corte Constitucional de Colombia, Sala Plena, 29.10.2002	C-916/2002	Ponente. Manuel José Cepeda Espinosa.
Corte Constitucional de Colombia, Sala Plena, 2.12.2015	C-741/2015	Ponente. Luis Ernesto Vargas Silva.
Corte Constitucional de Colombia, Sala Plena, 24.7.2019	C-327/2019	Ponente. Antonio José Lizarazo Ocampo.
Corte Constitucional de Colombia, Sala Quinta de Revisión, 22.2.2018	T-059/2018	Ponente. Antonio José Lizarazo Ocampo.
Corte Constitucional de Colombia, Sala Octava de Revisión, 23.2.2016	T-083/2016	Ponente. Alberto Rojas Ríos.
Corte Constitucional de Colombia, Sala Novena de Revisión, 28.2.2008	T-209/2008	Ponente. Clara Inés Vargas Hernández.
Corte Constitucional de Colombia, Sala Novena de Revisión, 27.4.2010	T-306/2010	Ponente. Luis Ernesto Vargas Silva.

Corte Constitucional de Colombia, Sala Octava de Revisión, 26.5.2011	T-452/2011	Ponente. Humberto Antonio Sierra Porto.
Corte Constitucional de Colombia, Sala Octava de Revisión, 28.5.2009	T-388/2009	Ponente. Humberto Antonio Sierra Porto.
Corte Constitucional del Colombia, Sala Quinta de Revisión, 7.6.2001	T-597/2001	Ponente. Rodrigo Escobar Gil.
Corte Constitucional de Colombia, Sala Octava de Revisión, 12.6.2008	T-586/2008	Ponente. Humberto Antonio Sierra Porto.
Corte Constitucional de Colombia, Sala Octava de Revisión, 15.6.2010	T-452/2010	Ponente. Humberto Antonio Sierra Porto.
Corte Constitucional de Colombia, Sala Novena de Revisión, 15.6.2002	T-659/2002	Ponente. Clara Inés Vargas Hernández.
Corte Constitucional de Colombia, Sala Octava de Revisión, 22.7.2010	T-585/2010	Ponente. Humberto Antonio Sierra Porto.
Corte Constitucional de Colombia, Sala Cuarta de Revisión, 27.7.2007	T-560 A/2007	Ponente. Rodrigo Escobar Gil.
Corte Constitucional de Colombia, Sala Cuarta de Revisión, 27.7.2007	T-560A/2007	Ponente. Rodrigo Escobar Gil.
Corte Constitucional de Colombia, Sala Octava de Revisión, 10.8.2012	T-627/2012	Ponente. Humberto Antonio Sierra Porto.
Corte Constitucional de Colombia, Sala Octava de Revisión, 23.8.2000	T-1104/2000	Ponente. Vladimiro Naranjo Mesa.
Corte Constitucional de Colombia, Sala Novena de Revisión, 25.8.2011	T-636/2011	Ponente. Luis Ernesto Vargas Silva.
Corte Constitucional de Colombia, Sala Quinta de Revisión, 25.8.2017	T-544/2017	Ponente. Gloria Stella Ortiz Delgado.
Corte Constitucional de Colombia, Sala Segunda de Revisión, 1.9.2016	T-476/2016	Ponente. Luis Guillermo Guerrero Pérez.
Corte Constitucional de Colombia, Sala Novena de Revisión, 21.9.2007	T-752/2007	Ponente. Clara Inés Vargas Hernández.
Corte Constitucional de Colombia, Sala Quinta de Revisión, 4.10.2002	T-823/2002	Ponente. Rodrigo Escobar Gil.
Corte Constitucional de Colombia, Sala Sexta de Revisión, 10.10.2011	T-765/2011	Ponente. Nilson Pinilla Pinilla.
Corte Constitucional de Colombia, Sala Sexta de Revisión, 12.10.2000	T-1390/2000	Ponente. Alejandro Martínez Caballero.
Corte Constitucional de Colombia, Sala Octava de Revisión, 3.11.2011	T-841/2011	Ponente. Humberto Antonio Sierra Porto.
Corte Constitucional de Colombia, Sala Plena, 13.11.2002	C-983/2002	Ponente. Jaime Córdoba Triviño.
Corte Constitucional de Colombia, Sala Cuarta de Revisión, 1.12.2006	T-1019/2006	Ponente. Jaime Córdoba Triviño.
Corte Constitucional de Colombia, Sala Octava de Revisión, 7.12.2016	T-690/2016	Ponente. Alberto Rojas Ríos.
Corte Constitucional de Colombia, Sala Plena, 10.6.2003	C-478/2003	Ponente. Clara Inés Vargas Hernández.

Corte Constitucional de Colombia, Sala Plena, 10.5.2006	C-355/2006	Ponente. Clara Inés Vargas Hernández. Ponente. Jaime Araújo Rentería.
Corte Constitucional de Colombia, Sala Plena, 8.11.2007	C-933/2007	Ponente. Jaime Araujo Rentería.
Corte Constitucional de Colombia, Sala Segunda de Revisión, 31.7.2008	T-760/2008	Ponente. Manuel José Cepeda Espinosa.
Corte Constitucional de Colombia, Sala Plena, 21.4.2010	C-293/2010	Ponente. Nilson Pinilla Pinilla.
Corte Constitucional de Colombia, Sala Séptima de Revisión, 17.11.2010	T-924/2010	Ponente. Jorge Ignacio Pretelt Chaljub.
Corte Constitucional de Colombia, Sala Plena, 22.7.2011	C-574/2011	Ponente. Juan Carlos Henao Pérez.
Corte Constitucional de Colombia, Sala Plena, 30.11.2011	C-900/2011	Ponente. Jorge Ignacio Pretelt Chaljub.
Corte Constitucional de Colombia, Sala Plena, 1.8.2012	C-606/2012	Ponente. Adriana María Guillén Arango.
Corte Constitucional de Colombia, Sala Plena, 11.2.2013	C-066/2013	Ponente. Luis Ernesto Vargas Silva.
Corte Constitucional de Colombia, Sala Plena, 8.5.2013	T-365/2013	Ponente. Alberto Rojas Ríos.
Corte Constitucional de Colombia, Sala Plena, 11.12.2013	C-934/2013	Ponente. Nilson Pinilla Pinilla.
Corte Constitucional de Colombia, Sala Plena, 11.3.2014	C-131/2014	Ponente. Mauricio González Cuervo.
Corte Constitucional de Colombia, Sala Plena, 29.5.2014	C-313/2014	Ponente. Gabriel Eduardo Mendoza Martelo.
Corte Constitucional de Colombia, Sala Plena, 10.12.2015	C-754/2015	Ponente. Gloria Stella Ortiz Delgado.
Corte Constitucional de Colombia, Sala Plena, 13.4.2016	C-182/2016	Ponente. Jorge Ignacio Pretelt Chaljub
Corte Constitucional de Colombia, Sala Plena, 25.5.2016	C-274/16	Ponente. Luis Ernesto Vargas Silva.
Corte Constitucional de Colombia, Sala Plena, 3.8.2016	C-405/2016	Ponente. Gloria Stella Ortiz Delgado.
Corte Constitucional de Colombia, Sala Plena, 26.4.2017	C-246/2017	Ponente. Gloria Stella Ortiz Delgado.
Corte Constitucional de Colombia, Sala Cuarta de Revisión, 9.2.2012	T-063/2012	Ponente. Gabriel Eduardo Mendoza Martelo.
Corte Constitucional de Colombia, Sala Plena, 2.3.2020	C-088/2020	Ponente. Antonio José Lizarazo Ocampo.
Corte Constitucional de Colombia, Sala Sexta de Revisión, 29.6.2006	T-492/2006	Ponente. Marco Gerardo Monroy Cabra.

Corte Constitucional de Colombia, Sala Octava de Revisión, 1.7.2008	T-653/2008	Ponente. Humberto Antonio Sierra Porto.
Corte Constitucional de Colombia, Sala Octava de Revisión, 1.7.2008	T-657/2008	Ponente. Humberto Antonio Sierra Porto.
Corte Constitucional de Colombia, Sala Tercera de Revisión, 29.4.2004	T-397/2004	Ponente. Manuel José Cepeda Espinosa.
Corte Constitucional de Colombia, Sala Tercera de Revisión, 2.10.2008	T-946/2008	Ponente. Jaime Córdoba Triviño.
Corte Constitucional de Colombia, Sala Quinta de Revisión, 10.10.2002	T-850/2002	Ponente. Rodrigo Escobar Gil.
Corte Constitucional de Colombia, Sala Séptima de Revisión, 10.11.2004	T-1131/2004	Ponente. Humberto Antonio Sierra Porto.
Corte Constitucional de Colombia, Sala Primera de Revisión, 11.8.2004	T-762/2004	Ponente. Jaime Araujo Rentería.
Corte Constitucional de Colombia, Sala Tercera de Revisión, 12.9.1994	T-401/1994	Ponente. Eduardo Cifuentes Muñoz.
Corte Constitucional de Colombia, Sala Tercera de Revisión, 12.9.1995	T-408/1995	Ponente. Eduardo Cifuentes Muñoz.
Corte Constitucional de Colombia, Sala Quinta de Revisión, 13.12.2016	T-697/2016	Ponente. Gloria Stella Ortiz Delgado.
Corte Constitucional de Colombia, Sala Séptima de Revisión, 15.6.2016	T-303/2016	Ponente. Jorge Ignacio Pretelt Chaljub.
Corte Constitucional de Colombia, Sala Séptima de Revisión, 15.8.2007	T-636/2007	Ponente. Humberto Antonio Sierra Porto.
Corte Constitucional de Colombia, Sala Novena de Revisión, 15.12.2014	T-970/2014	Ponente. Luis Ernesto Vargas Silva.
Corte Constitucional de Colombia, Sala Novena de Revisión, 7.7.2014	T-455/2014	Ponente. Luis Ernesto Vargas Silva.
Corte Constitucional de Colombia, Sala Segunda de Revisión, 16.1.2009	T-009/2009	Ponente. Manuel José Cepeda Espinosa.
Corte Constitucional de Colombia, Sala Segunda de Revisión, 18.6.2003	T-503/2003	Ponente. Alfredo Beltrán Sierra.
Corte Constitucional de Colombia, Sala Tercera de Revisión, 18.9.2008	T-912/2008	Ponente. Jaime Córdoba Triviño.
Corte Constitucional de Colombia, Sala Primera de Revisión, 19.10.2006	T-866/2006	Ponente. Jaime Araujo Rentería.
Corte Constitucional de Colombia, Sala Séptima de Revisión, 20.11.2007	T-988/2007	Ponente. Humberto Antonio Sierra Porto.
Corte Constitucional de Colombia, Sala Séptima de Revisión, 23.10.1995	T-477/1995	Ponente. Alejandro Martínez Caballero.
Corte Constitucional de Colombia, Sala Plena, 13.4.2016	C-182/2016	Ponente. Gloria Stella Ortiz Delgado.

Corte Constitucional de Colombia, Sala Séptima de Revisión, 28.5.2019	T-231/2019	Ponente. Cristina Pardo Schlesinger.
Corte Constitucional de Colombia, Sala Séptima de Revisión, 30.6.2011	T-502/2011	Ponente. Jorge Ignacio Pretelt Chaljub.
Corte Constitucional de Colombia, Sala Cuarta de Revisión, 24.10.2007	T-879/2007	Ponente. Rodrigo Escobar Gil.
Corte Constitucional de Colombia, Sala Quinta de Revisión, 24.10.2012	T-850/2012	Ponente. Luis Guillermo Guerrero Pérez.
Corte Constitucional de Colombia, Sala Segunda de Revisión, 28.10.1993	T-493/1993	Ponente. Antonio Barrera Carbonell.
Corte Constitucional de Colombia, Sala Cuarta de Revisión, 30.10.2003	T-1021/2003	Ponente. Jaime Córdoba Triviño.
Corte Constitucional de Colombia, Sala Novena de Revisión, 31.10.2002	T-946/2002	Ponente. Clara Inés Vargas Hernández.
Corte Constitucional de Colombia, Sala Quinta de Revisión, 27.11.2002	T-1025/2002	Ponente. Rodrigo Escobar Gil.
Corte Constitucional de Colombia, Sala Quinta de Revisión, 25.8.2017	T-544/2017	Ponente. Gloria Stella Ortiz Delgado.
Corte Constitucional de Colombia, Sala Séptima de Revisión, 25.3.2004	T-301/2004	Ponente. Eduardo Montealegre Lynett.
Corte Constitucional de Colombia, Sala Primera de Revisión, 28.11.2005	T-1229/2005	Ponente. Jaime Araujo Rentería.
Corte Constitucional de Colombia, Sala Cuarta de Revisión, 12.12.2017	T-721/2017	Ponente. Antonio José Lizarazo Ocampo.
Corte Constitucional de Colombia, Sala Novena de Revisión, 18.2.2020	T-060/2020	Ponente. Alberto Rojas Ríos.
Corte Constitucional de Colombia, Sala Octava de Revisión, 29.2.2008	T-216/2008	Ponente. Humberto Antonio Sierra Porto.
Corte Constitucional de Colombia, Sala Séptima de Revisión, 28.4.2017	T-277/2017	Ponente. Cristina Pardo Schlesinger.
Corte Constitucional de Colombia, Sala Séptima de Revisión, 6.7.2017	T-426/2017	Ponente. Aquiles Arrieta Gómez.
Corte Constitucional de Colombia, Sala Plena, 6.2.2019	C-046A/2019	Ponente. Cristina Pardo Schlesinger.
Corte Constitucional de Colombia, Sala Plena, 5.2.2021	C-025/2021	Ponente. Cristina Pardo Schlesinger.
Corte Constitucional de Colombia, Sala Plena, 14.10.2009	C-728/2009	Ponente. Gabriel Eduardo Mendoza Martelo.
Corte Constitucional de Colombia, Sala Plena, 16.4.2008	C-336/2008	Ponente. Clara Inés Vargas Hernández.
Corte Constitucional de Colombia, Sala Tercera de Revisión, 11.5.2010	T-340/2010	Ponente. Juan Carlos Henao Pérez.

Corte Constitucional del Colombia, Sala Séptima de Revisión, 17.10.2002	T-881/2002	Ponente. Eduardo Montealegre Lynett.
Corte Constitucional de Colombia, Sala Plena, 30.11.2011	C-900/2011	Ponente. Jorge Ignacio Pretelt Chaljub.
Corte Constitucional de Colombia, Sala Plena, 11.11.1993	C-531/1993	Ponente. Eduardo Cifuentes Muñoz.
Corte Constitucional de Colombia, Sala Sexta de Revisión, 1.4.2013	T-169/2013	Ponente. Nilson Pinilla Pinilla.
Corte Constitucional de Colombia, Sala Sexta de Revisión, 12.9.1994	T-401/1994	Ponente. Eduardo Cifuentes Muñoz.
Corte Constitucional de Colombia, Sala Sexta de Revisión, 4.7.2017	T-423/2017	Ponente. Iván Humberto Escruceria Mayolo.
Corte Constitucional de Colombia, Sala Plena, 22.7.2021	C-233/2021	Ponente. Diana Fajardo Rivera.
Corte Constitucional de Colombia, Sala Plena, 20.5.1997	C-239/1997	Ponente. Carlos Gaviria Díaz.
Corte Constitucional de Colombia, Sala Segunda de Revisión, 7.2.2023	T-018/2023	Ponente. Jorge Enrique Ibáñez Najar.

4.2. Corte Suprema de Justicia

Tribunal y fecha	Ref.	Magistrado Ponente
Corte Suprema de Justicia de Colombia, Sala de Casación Civil, 22.8.1924	GJ-XXIX	Ponente. Luis F. Rosales
Corte Suprema de Justicia de Colombia, Sala de Casación Civil, 5.3.1940	GJ-XLIX	Ponente. Liborio Escallón
Corte Suprema de Justicia de Colombia, Sala de Casación Civil, 4.4.1968	SC-0404/1968	Ponente. Fernando Hinestrosa.
Corte Suprema de Justicia de Colombia, Sala de Casación Civil, 17.5.1982	GJ- CLXV	Ponente. Humberto Murcia Ballén.
Corte Suprema de Justicia de Colombia, Sala de Casación Civil, 25.11.1992	SC-3382/1992	Ponente. Carlos Esteban Jaramillo Schloss.
Corte Suprema de Justicia de Colombia, Sala de Casación Civil, 10.6.1998	SC-6083/1998	Ponente. Rafael Romero Sierra.
Corte Suprema de Justicia de Colombia, Sala de Casación Civil, 30.1.2001	SC-5507/2001	Ponente. José Fernando Ramírez Gómez.
Corte Suprema de Justicia de Colombia, Sala de Casación Civil, 30.1.2001	SC-5507/2001	Ponente. José Fernando Ramírez Gómez.

Corte Suprema de Justicia de Colombia, Sala de Casación Civil, 17.8.2001	SC-6492/2001	Ponente. Jorge Santos Ballesteros.
Corte Suprema de Justicia de Colombia, Sala de Casación Civil, 27.3.2003	SC-6879/2003	Ponente. José Fernando Ramírez Gómez.
Corte Suprema de Justicia de Colombia, Sala de Casación Civil, 19.12.2005	SC-385/2005	Ponente. Pedro Octavio Munar Cadena
Corte Suprema de Justicia de Colombia, Sala de Casación Civil, 15.1.2008	SC-67300/2000	Ponente. Edgardo Villamil Portilla.
Corte Suprema de Justicia de Colombia, Sala de Casación Civil, Corte Suprema de Justicia de Colombia, Sala de Casación Civil, 13.5.2008	rad.11001-3103-006-1997-09327-01	Ponente. César Julio Valencia Copete.
Corte Suprema de Justicia de Colombia, Sala de Casación Civil, 24.6.2008	SC-055/2008	Ponente. Pedro Octavio Munar Cadena.
Corte Suprema de Justicia de Colombia, Sala de Casación Civil, 20.1.2009	1993-00215-01	Ponente. Pedro Octavio Munar Cadena.
Corte Suprema de Justicia de Colombia, Sala de Casación Civil, 18.9.2009	SC-10297/2009	Ponente. Ariel Salazar Ramírez.
Corte Suprema de Justicia de Colombia, Sala de Casación Civil, 9.9.2010	rad.17042-3103-001-2005-00103-01	Ponente. William Namén Vargas.
Corte Suprema de Justicia de Colombia, Sala de Casación Civil, 17.11.2011	rad.11001-3103-018-1999-00533-0l	Ponente. William Namén Vargas.
Corte Suprema de Justicia de Colombia, Sala de Casación Civil, 30.8.2013	rad.11001-31-03-018-2005-00488-01	Ponente. Ruth Marina Díaz Rueda.
Corte Suprema de Justicia de Colombia, Sala de Casación Civil, 5.11.2013	rad.20001-3103-005-2005-00025-01	Ponente. Arturo Solarte Rodríguez.
Corte Suprema de Justicia de Colombia, Sala de Casación Civil, 9.12.2013	rad. 88001-31-03-001-2002-00099-01	Ponente. Ariel Salazar Ramírez.
Corte Suprema de Justicia de Colombia, Sala de Casación Civil, 28.4.2014	SC-5050/2014	Ponente. Ruth Marina Díaz Rueda
Corte Suprema de Justicia de Colombia, Sala de Casación Civil, 4.8.2014	SC-10261/2014	Ponente. Margarita Cabello Blanco.

Corte Suprema de Justicia de Colombia, Sala de Casación Civil, 5.8.2014	SC-10297/2014	Ponente. Ariel Salazar Ramírez.
Corte Suprema de Justicia de Colombia, Sala de Casación Civil, 15.9.2014	SC-12994/2016	Ponente. Margarita Cabello Blanco.
Corte Suprema de Justicia de Colombia, Sala de Casación Civil, 14.11.2014	SC-15746/2014	Ponente. Fernando Giraldo Gutiérrez.
Corte Suprema de Justicia de Colombia, Sala de Casación Civil, 18.11.2014	SC-15787/2014	Ponente. Álvaro Fernando García Restrepo.
Corte Suprema de Justicia de Colombia, Sala de Casación Civil, 27.7.2015	SC-9721/2015	Ponente. Fernando Giraldo Gutiérrez.
Corte Suprema de Justicia de Colombia, Sala de Casación Civil, 29.7.2015	SC-9788/2015	Ponente. Fernando Giraldo Gutiérrez.
Corte Suprema de Justicia de Colombia, Sala de Casación Civil, 29.7.2015	SC-2506/2016	Ponente. Margarita Cabello Blanco.
Corte Suprema de Justicia de Colombia, Sala de Casación Civil, 9.9.2015	SC-12018/2015	Ponente. Margarita Cabello Blanco.
Corte Suprema de Justicia de Colombia, Sala de Casación Civil, 15.9.2016	SC-12947/2016	Ponente. Margarita Cabello Blanco.
Corte Suprema de Justicia de Colombia, Sala de Casación Civil, 30.9.2016	SC-13925/2016	Ponente. Ariel Salazar Ramírez.
Corte Suprema de Justicia de Colombia, Sala de Casación Civil, 10.5.2017	SC-6359/2017	Ponente. Ariel Salazar Ramírez.
Corte Suprema de Justicia de Colombia, Sala de Casación Civil, 24.5.2017	SC-7110/2017	Ponente. Luis Armando Tolosa Villabona.
Corte Suprema de Justicia de Colombia, Sala de Casación Civil, 28.6.2017	SC-9193/2017	Ponente. Ariel Salazar Ramírez.
Corte Suprema de Justicia de Colombia, Sala de Casación Civil, 14.8.2017	SC-12063/2017	Ponente. Luis Alonso Rico Puerta.
Corte Suprema de Justicia de Colombia, Sala de Casación Civil, 19.12.2017	SC-21828/2017	Ponente. Álvaro Fernando García Restrepo.
Corte Suprema de Justicia de Colombia, Sala de Casación Civil, 19.12.2017	SC-22036/2017	Ponente. Aroldo Wilson Quiroz Monsalvo.

Corte Suprema de Justicia de Colombia, Sala de Casación Civil, 7.12.2018	SC-5340/2018	Ponente. Aroldo Wilson Quiroz.
Corte Suprema de Justicia de Colombia, Sala de Casación Civil, 14.12.2018	SC-5641/2018	Ponente. Margarita Cabello Blanco.
Corte Suprema de Justicia de Colombia, Sala de Casación Civil, 26.7.2019	SC-2804/2019	Ponente. Margarita Cabello Blanco.
Corte Suprema de Justicia de Colombia, Sala de Casación Civil, 31.1.2020	AC-2532020	Sala de Casación Civil.
Corte Suprema de Justicia de Colombia, Sala de Casación Civil, 10.3.2020	SC-780/2020	Ponente. Ariel Salazar Ramírez.
Corte Suprema de Justicia de Colombia, Sala de Casación Civil, 7.12.2020	SC-4786/2020	Ponente. Aroldo Wilson Quiroz Monsalvo
Corte Suprema de Justicia de Colombia, Sala de Casación Civil, 15.9.2021	SC-3604/2021	Ponente. Luis Alonso Rico Puerta

4.3. Consejo de Estado

Tribunal y fecha	Ref.	Magistrado Ponente
Consejo de Estado de Colombia, Sección Tercera, 24.4.1991	Sentencia 6220/1991	Ponente. Julio César Uribe Acosta.
Consejo de Estado de Colombia, Sección Tercera, 17.7.1992	Sentencia 6750/1992	Ponente. Daniel Suárez Hernández.
Consejo de Estado de Colombia, Sección Tercera, 6.5.1993	Sentencia 7428/1993	Ponente. Julio César Uribe Acosta.
Consejo de Estado de Colombia, Sección Tercera, 09.07.1993	Sentencia 7795/1993	Ponente. Julio César Uribe Acosta.
Consejo de Estado de Colombia, Sección Tercera, 20.8.1993	Sentencia 7881/1993	Ponente. Daniel Suárez Hernández.
Consejo de Estado de Colombia, Sección Tercera, 15.11.1995	Sentencia 10301/1995	Ponente. Daniel Suárez Hernández.
Consejo de Estado de Colombia, Sección Tercera, 29.1.1998	Sentencia 10807/1998	Ponente. Jesús María Carrillo Ballesteros.
Consejo de Estado de Colombia, Sección Tercera, 26.4.1999	Sentencia 10755/1999	Ponente. Ricardo Hoyos Duque.
Consejo de Estado de Colombia, Sección Tercera, 3.5.1999	Sentencia 11169/1999	Ponente. Vicente Segundo Sierra Pérez.
Consejo de Estado de Colombia, Sección Tercera, 3.5.1999	Sentencia 11943/1999	Ponente. Jesús María Carrillo Ballesteros.
Consejo de Estado de Colombia, Sección Tercera, 6.9.2001	Sentencia 13232-15646/2001	Ponente. Alier Eduardo Hernández Enríquez

Consejo de Estado de Colombia, Sección Tercera, 24.1.2002	Sentencia 12706/2002	Ponente. Jesús María Carrillo Ballesteros.
Consejo de Estado de Colombia, Sección Tercera, 15.6.2002	Sentencia 11605/2002	Ponente. Alier Eduardo Hernández Enríquez
Consejo de Estado de Colombia, Sección Tercera 13.12.2004	Sentencia 14722/2004	Ponente. Germán Rodríguez Villamizar.
Consejo de Estado de Colombia, Sección Tercera, 15.12.2004	Sentencia 14250/2004	Ponente. Ruth Stella Correa Palacio.
Consejo de Estado de Colombia, Sección Tercera, 23.4.2008	Sentencia 15737/2008	Ponente. Ruth Stella Correa Palacio.
Consejo de Estado de Colombia, Sección Tercera, 23.4.2008	Sentencia 15737/2008	Ponente. Ruth Stella Correa Palacio.
Consejo de Estado de Colombia, Sección Tercera, 26.4.2008	Sentencia 15725/2008	Ponente. Enrique Botello Gil.
Consejo de Estado de Colombia, Sección Tercera, 26.5.2008	Sentencia 16095/2008	Ponente. Hugo Fernando Bastidas.
Consejo de Estado de Colombia, Sección Tercera, 15.10.2008	Sentencia 16350/2008	Ponente. María Adriana Marín
Consejo de Estado de Colombia, Sección Tercera, 11.2.2009	Sentencia 14726/2009	Ponente. Myriam Guerrero de Escobar
Consejo de Estado de Colombia, Sección Tercera, 11.2.2009	Sentencia 14726/2009	Ponente. Myriam Guerrero de Escobar
Consejo de Estado de Colombia, Sección Tercera, 11.6.2010	Sentencia 18593/2010	Ponente. Mauricio Fajardo Gómez
Consejo de Estado de Colombia, Sección Tercera, 11.8.2010	Sentencia 18593/2010	Ponente. Mauricio Fajardo Gómez
Consejo de Estado de Colombia, Sección Tercera, 10.3.2011	Sentencia 19347/2011	Ponente. Danilo Rojas Betancourth.
Consejo de Estado de Colombia, Sección Tercera, 27.4.2011	Sentencia 20636/2011	Ponente. Hugo Fernando Bastidas Bárcenas.
Consejo de Estado de Colombia, 28.4.2011	Sentencia 20027/2011	Ponente. Danilo Rojas Betancourth.
Consejo de Estado de Colombia, Sección Tercera, 14.9.2011	Sentencia 20144/2011	Ponente. Jaime Orlando Santofimio Gamboa.
Consejo de Estado de Colombia, Sección Tercera, 16.9.2011	Sentencia 22030/2011	Ponente. Stella Conto Díaz Del Castillo
Consejo de Estado de Colombia, Sección Tercera, 22.8.2012	Sentencia 26025/2012	Ponente. Danilo Rojas Betancourth.
Consejo de Estado de Colombia, Sección Tercera, 6.3.2013	Sentencia 25715/2013	Ponente. Olga Melida Valle De De La Hoz.
Consejo de Estado de Colombia, Sección Tercera, 9.10.2013	Sentencia 30286/2013	Ponente. Olga Melida Valle De La Hoz
Consejo de Estado de Colombia, Sección Tercera, 25.10.2013	Sentencia 25869/2013	Ponente. Enrique Botello Gil.
Consejo de Estado de Colombia, Sección Tercera, 12.12.2013	Sentencia 24493/2013	Ponente. Stella Conto Díaz Del Castillo

Consejo de Estado de Colombia, Sección Tercera, 27.3.2014	Sentencia 26660/2014	Ponente. Danilo Rojas Betancourth.
Consejo de Estado de Colombia, Sección Tercera, 28.8.2014	Sentencia 28804/2014	Ponente. Stella Conto Díaz del Castillos.
Consejo de Estado de Colombia, Sección Tercera, 28.8.2014	Sentencia 28832/2014	Ponente. Danilo Rojas Betancourth.
Consejo de Estado de Colombia, Sección Tercera, 28.8.2014	Sentencia 31170/2014	Ponente. Enrique Gil Botero.
Consejo de Estado de Colombia, Sección Tercera, 28.8.2014	Sentencia 31172/2014	Ponente. Olga Mélida Valle de la Hoz.
Consejo de Estado de Colombia, Sección Cuarta, 4.9.2014	Sentencia 19644/2014	Ponente. Martha Teresa Briceño de Valencia.
Consejo de Estado de Colombia, Sección Tercera, 9.10.2014	Sentencia 29720/2014	Ponente. Danilo Rojas Betancourth.
Consejo de Estado de Colombia, Sección Tercera, 6.11.2014	Sentencia 29595/2014	Ponente. Enrique Gil Botero
Consejo de Estado de Colombia, Sección Tercera, 1.7.2015	Sentencia 30385/2015	Ponente. Jaime Orlando Santofimio Gamboa.
Consejo de Estado de Colombia, Sección Tercera, 31.8.2015	Sentencia 29595/2014	Ponente. Ramiro de Jesús Pazos Guerrero
Consejo de Estado de Colombia, Sección Tercera, 31.5.2016	Sentencia 38267/2016	Ponente. Danilo Rojas Betancourth.
Consejo de Estado de Colombia, Sección Tercera, 5.4.2017	Sentencia 25706/2017	Ponente. Ramiro Pazos Guerrero.
Consejo de Estado de Colombia, Sección Tercera, 22.6.2017	Sentencia 33874/2017	Ponente. Jaime Enrique Rodríguez Navas.
Consejo de Estado de Colombia, Sección Segunda, 5.10.2017	Sentencia 1598/2016	Ponente. Sandra Lisset Ibarra.
Consejo de Estado de Colombia, Sección Tercera, 30.11.2017	Sentencia 43378/2017	Ponente. Marta Nubia Velásquez Rico.
Consejo de Estado de Colombia, Sección Tercera, 26.4.2018	Sentencia 41390/2018	Ponente. María Adriana Marín.
Consejo de Estado de Colombia, Sección Tercera, 9.8.2018	Sentencia 39902/2018	Ponente. María Adriana Marín
Consejo de Estado de Colombia, Sección Tercera, 4.3.2020	Sentencia 21554/2020	Ponente. Ramiro Pazos Guerrero.
Consejo de Estado de Colombia, Sección Tercera, 3.4.2020	Sentencia 19001-23-31-000-2005-00998-01	Ponente. Ramiro de Jesús Pazos Guerrero
Consejo de Estado de Colombia, Sección Tercera, 11.2.2009	Sentencia 14726/2020	Ponente. Myriam Guerrero de Escobar.

4.4. Tribunal Superior del Distrito Judicial

Tribunal y fecha	Ref.
Tribunal Superior del Distrito Judicial de Pasto, Sala Civil Familia, 3.4.2019	Rad. 2015-00036 (055-01

2. Tribunal Europeo de Derechos Humanos

Tribunal y fecha	Ref.	Partes
Tribunal Europeo de Derechos Humanos, 26.3.1985	(1986) ECHR 63	X e Y v. Países Bajos
Tribunal Europeo de Derechos Humanos, 24.9.1992	(1983) ECHR 10533	Caso Herczegfalvy v. Austria
Tribunal Europeo de Derechos Humanos, 16.12.1997	(1997) ECHR 1216	Raninen v. Finland
Tribunal Europeo de Derechos Humanos, 19.2.1998	(1989) ECHR 14967	Guerra y otros v. Italia
Tribunal Europeo de Derechos Humanos, 24.2.1998	(1998) ECHR 60	Botta v. Italia
Tribunal Europeo de Derechos Humanos, 5.7.1999		Matter v. Eslovaquia
Tribunal Europeo de Derechos Humanos, 29.4.2002	(2002) ECHR 2346	Pretty v. Reino Unido
Tribunal Europeo de Derechos Humanos, 9.7.2002	(1998) ECHR 42197	Salvetti v. Italia
Tribunal Europeo de Derechos Humanos, 22.6.2003	(1994) ECHR 24209	Y.F. v. Turquía
Tribunal Europeo de Derechos Humanos, 9.3.2004	(2000) ECHR 61827	Glass v. Reino Unido
Tribunal Europeo de Derechos Humanos, 11.7.2006	(2000) ECHR 54810	Jalloh v. Alemania
Tribunal Europeo de Derechos Humanos, 20.3.2007	(2003) ECHR 5410	Tysiac v. Polonia
Tribunal Europeo de Derechos Humanos, 2.6.2009	(2004) ECHR 31675	Codarcea v. Rumanía
Tribunal Europeo de Derechos Humanos, 23.3.2010	(2005) ECHR 45901	M.A.K. e RK v. Reino Unido
Tribunal Europeo de Derechos Humanos, 10.06.2010	(2002) ECHR 302	Testigos de Jehová de Moscú y otros v. Rusia
Tribunal Europeo de Derechos Humanos, 8.11.2011	(2007) ECHR 18968	V.C. v. Eslovaquia
Tribunal Europeo de Derechos Humanos, 15.3.2012	(2003) ECHR 24429	Solomakhin v. Ucrania
Tribunal Europeo de Derechos Humanos, 12.6.2012	(2010) ECHR 29518	N.B. v. Eslovaquia

3. Convenio Europeo de Derechos Humanos

Tribunal y fecha	Ref.	Partes
Convenio Europeo de Derechos Humanos, 13.12.1979	(1978) ECHR 8278	X v. Austria
Convenio Europeo de Derechos Humanos, 10.12.1984	(1983) ECHR 10435	Acmanne et al. v. Belgio

4. Corte Interamericana de Derechos Humanos

Tribunal y fecha	Ref.	Partes
Corte Interamericana de Derechos Humanos, 5.2.2001	C No. 73	«La Última Tentación de Cristo» Olmedo Bustos y otros v. Chile
Corte Interamericana de Derechos Humanos, 1.6.2006	C No. 148	Masacres de Ituango v. Colombia
Corte Interamericana de Derechos Humanos, 4.7.2006	C No. 149	Ximenes Lopes v. Brasil
Corte Interamericana de Derechos Humanos, 19.9.2006	C No. 151	Claude Reyes y otros v. Chile
Corte Interamericana de Derechos Humanos, 21.11.2007	C No. 170	Chaparro Álvarez y Lapo Íñiguez v. Ecuador
Corte Interamericana de Derechos Humanos, 2.5.2008	C No. 177	Kimel v. Argentina
Corte Interamericana de Derechos Humanos, 22.11.2008	C No. 171	Albán Cornejo y otros. v. Ecuador
Corte Interamericana de Derechos Humanos, 30.8.2010	C No. 226	Fernández Ortega y otros v. México
Corte Interamericana de Derechos Humanos, 15.5.2011	C No. 225	Rosendo Cantú y otra v. México
Corte Interamericana de Derechos Humanos, 24.2.2012	C No. 254	Atala Riffo y Niñas v. Chile
Corte Interamericana de Derechos Humanos, 31.8.2012	C No. 246	Furlan y Familiares v. Argentina
Corte Interamericana de Derechos Humanos, 28.11.2012	C No. 257	Artavia Murillo y otros v. Costa Rica
Corte Interamericana de Derechos Humanos, 21.5.2013	C No. 261	Suárez Peralta v. Ecuador
Corte Interamericana de Derechos Humanos, 20.11.2014	C No. 289	Espinoza Gonzáles v. Perú
Corte Interamericana de Derechos Humanos, 1.9.2015	C No. 298	Gonzales Lluy y otros v. Ecuador
Corte Interamericana de Derechos Humanos, 1.9.2015	C No. 299	Comunidad Campesina de Santa Bárbara v. Perú
Corte Interamericana de Derechos Humanos, 25.11.2015	C No. 309	Pueblos Kaliña y Lokono v. Surinam
Corte Interamericana de Derechos Humanos, 29.2.2016	C No. 312	Chinchilla Sandoval v. Guatemala
Corte Interamericana de Derechos Humanos, 31.8.2016	C No. 315	Flor Freire v. Ecuador
Corte Interamericana de Derechos Humanos, 30.11.2016	C No. 329	I.V. v. Bolivia
Corte Interamericana de Derechos Humanos, 8.3.2017	C No. 349	Poblete Vilches y otros v. Chile